U0253765

临床护理技术与护理实训

■ 主编 王 涵 张 舒 陈公伟 王 杨
刘丽霞 王 佩 肖燕慧

黑龙江科学技术出版社
HEILONGJIANG SCIENCE AND TECHNOLOGY PRESS

图书在版编目（CIP）数据

临床护理技术与护理实训 / 王涵等主编. -- 哈尔滨：
黑龙江科学技术出版社，2023.2
ISBN 978-7-5719-1787-6

Ⅰ. ①临… Ⅱ. ①王… Ⅲ. ①护理学 Ⅳ. ①R47

中国国家版本馆CIP数据核字（2023）第029029号

临床护理技术与护理实训
LINCHUANG HULI JISHU YU HULI SHIXUN

主　　编　王　涵　张　舒　陈公伟　王　杨　刘丽霞　王　佩　肖燕慧
责任编辑　陈兆红
封面设计　宗　宁
出　　版　黑龙江科学技术出版社
　　　　　地址：哈尔滨市南岗区公安街70-2号　邮编：150007
　　　　　电话：（0451）53642106　传真：（0451）53642143
　　　　　网址：www.lkcbs.cn
发　　行　全国新华书店
印　　刷　黑龙江龙江传媒有限责任公司
开　　本　787 mm×1092 mm　1/16
印　　张　24.75
字　　数　627千字
版　　次　2023年2月第1版
印　　次　2023年2月第1次印刷
书　　号　ISBN 978-7-5719-1787-6
定　　价　238.00元

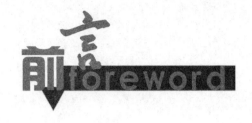

　　护理学是医学科学领域中一门自然科学和社会科学相结合的独立的综合性应用学科，是研究护理现象及其发生发展规律的学科，是现代医学的重要组成部分，在保护和增进人类健康的事业中扮演着重要角色。不论是在医院抢救患者的生命，有效地执行治疗计划，进行专业的生活照顾、人文关怀和心理支持，还是在社区、家庭中对有健康需求的人群进行保健指导、疾病预防，护理学都发挥着越来越重要的作用。人们对医护服务质量要求的不断提升，使护理学在理论和科研实践上都取得了长足的进步，新理论、新技术及新的科研成果不断面世，也更好地促进了护理学的发展。为了适应临床护理工作的需要，我们参阅了最新国内外相关护理资料，结合自身工作实际，编写了《临床护理技术与护理实训》一书。

　　本书主要讲解了临床常用护理技术、院前急救、呼吸内科护理、消化内科护理、普外科护理、神经科护理、精神科护理、肿瘤科护理、儿科护理等，具体介绍了疾病概述、护理评估、护理诊断、护理目标、护理措施、护理评价等。本书是我们根据多年的临床护理工作实践，结合常见疾病的临床特点，并尽量考虑到可操作性和实用性，同时结合国内外医疗技术新进展、现代医院发展新要求认真讨论和总结编写而成的。内容涵盖了各科常见病和多发病的护理要点，以贴近临床为目的，用简单、明了的阐述方式将护理理论融入护理实践，反映了护理研究的最新成果。本书适合医学院校师生及各级卫生医疗机构护理人员参考使用。

　　由于知识的局限性，书中难免会有不足及错误之处，承望广大读者批评指正，谨在此致以真诚的谢意。

《临床护理技术与护理实训》编委会

2022 年 12 月

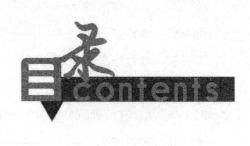

第一章

临床常用护理技术

第一节 生命体征观察与护理

生命体征是体温、脉搏、呼吸及血压的总称,是机体生命活动的客观反映,是评价生命活动状态的重要依据,也是护士评估患者身心状态的基本资料。

正常情况下,生命体征在一定范围内相对稳定,相互之间保持内在联系;当机体患病时,生命体征可发生不同程度的变化。护士通过对生命体征的观察,可以了解机体重要脏器的功能状态,了解疾病的发生、发展、转归,并为疾病预防、诊断、治疗和护理提供依据;同时,可以发现患者现存的或潜在的健康问题,以正确制订护理计划。因此,生命体征的测量及护理是临床护理工作的重要内容之一,也是护士应掌握的基本技能。

一、体温

体温由三大营养物质氧化分解而产生。50%以上迅速转化为热能,50%贮存于 ATP 内,供机体利用,最终仍转化为热能散发到体外。正常人体的温度是由大脑皮质和丘脑下部体温调节中枢所调节(下丘脑前区为散热中枢,下丘脑后区为产热中枢),并通过神经、体液因素调节产热和散热过程,保持产热与散热的动态平衡,所以正常人有相对恒定的体温。

(一)正常体温及生理性变化

1.正常体温

通常说的体温是指机体内部的温度,即胸腔、腹腔、中枢神经的温度,又称体核温度,较高且稳定。皮肤温度称体壳温度。临床上通常用口温、肛温、腋温来代替体温。在这 3 个部位测得的温度接近身体内部的温度,且测量较为方便。3 个部位测得的温度略有不同,口腔温度居中,直肠温度较高,腋下温度较低。同时在 3 个部位进行测量,其温度差一般不超过 1 ℃。这是由于血液在不断地流动,将热量很快地由温度较高处带往温度较低处,因而机体各部的温度一般差异不大。

体温的正常值不是一个具体的点,而是一个范围。机体各部位由于代谢率的不同,温度略有差异,常以口腔、直肠、腋下的平均温度为标准,个体体温可以较正常的平均温度增减 0.3～

1

0.6 ℃,健康成人的平均温度波动范围见表 1-1。

表 1-1　健康成人不同部位温度的波动范围

部位	波动范围
口腔	36.2～37.0 ℃
直肠	36.5～37.5 ℃
腋窝	36.0～36.7 ℃

2.生理性变化

人的体温在一些因素的影响下,会出现生理性的变化,但这种体温的变化,往往是在正常范围内或是一闪而过的。

(1)时间:人的体温 24 小时内的变动在 0.5～1.5 ℃,一般清晨 2～6 时体温最低,下午 2～8 时体温最高。这种昼夜的节律波动,可能与人体活动代谢的相应周期性变化有关。如长期从事夜间工作的人员,可出现夜间体温上升、日间体温下降的现象。

(2)年龄:新生儿因体温调节中枢尚未发育完全,调节体温的能力差,体温易受环境温度影响而变化;儿童由于代谢高,体温可略高于成人;老年人代谢率较低,血液循环变慢,加上活动量减少,因此体温偏低。

(3)性别:一般来说,女性比男性有较厚的皮下脂肪层,维持体热能力强,故女性体温较男性高约0.3 ℃。并且女性的基础体温随月经周期出现规律变化,即月经来潮后逐渐下降,至排卵后,体温又逐渐上升。这种体温的规律性变化与血中孕激素及其代谢产物的变化相吻合。

(4)环境温度:在寒冷或炎热的环境下,机体的散热受到明显的抑制或加强,体温可暂时性的降低或升高。另外,气流、个体暴露的范围大小亦影响个体的体温。

(5)活动:任何需要耗力的活动,都使肌肉代谢增强,产热增加,可以使体温暂时性上升 1～2 ℃。

(6)饮食:进食的冷热可以暂时性地影响口腔温度,进食后,由于食物的特殊动力作用,可以使体温暂时性地升高 0.3 ℃左右。

另外,强烈的情绪反应、冷热的应用及个体的体温调节机制都对体温有影响,在测量体温的过程中要加以注意并能够做出解释。

3.产热与散热

(1)产热过程:机体产热过程是细胞新陈代谢的过程。人体通过化学方式产热,即食物氧化、骨骼肌运动、交感神经兴奋、甲状腺素分泌增多,以及体温升高均可提高新陈代谢率,而增加产热量。

(2)散热过程:机体通过物理方式进行散热。机体大部分的热量通过皮肤的辐射、传导、对流、蒸发来散热;一小部分的热量通过呼吸、尿、粪便而散发于体外。

当外界温度等于或高于皮肤温度时,蒸发就是人体唯一的散热形式。

1)辐射:热由一个物体表面通过电磁波的形式传至另一个与它不接触物体表面的一种形式。在低温环境中,它是主要的散热方式,安静时的辐射散热所占的百分比较大,可达总热量的60%。其散热量的多少与所接触物质的导热性能、接触面积和温差大小有关。

2)传导:机体的热量直接传给同它接触的温度较低的物体的一种散热方法。

3)对流:传导散热的特殊形式。是指通过气体或液体的流动来交换热量的一种散热方法。

4)蒸发:由液态转变不气态,同时带走大量热量的一种散热方法。

(二)异常体温的观察

人体最高的耐受热为40.6~41.4 ℃,低于34 ℃或高于43 ℃,则极少存活。升高超过41 ℃,可引起永久性的脑损伤;高热持续在42 ℃以上24小时常导致休克及严重并发症。所以对于体温过高或过低者应密切观察病情变化,不能有丝毫的松懈。

1.体温过高

体温过高又称发热,是由于各种原因使下丘脑体温调节中枢的调定点上移,产热增加而散热减少,导致体温升高超过正常范围。

(1)原因:①感染性,如病毒、细菌、真菌、螺旋体、立克次体、支原体、寄生虫等感染引起的发热,最多见。②非感染性,如无菌性坏死物质的吸收引起的吸收热、变态反应性发热等。

(2)以口腔温度为例,按照发热的高低将发热分为如下几类。低热:37.5~37.9 ℃。中等热:38.0~38.9 ℃。高热:39.0~40.9 ℃。超高热:41 ℃及以上。

(3)发热过程:发热的过程常依疾病在体内的发展情况而定,一般分为3个阶段。

1)体温上升期:特点是产热大于散热。主要表现:皮肤苍白、干燥无汗,患者畏寒、疲乏,体温升高,有时伴寒战。方式:骤升和渐升。骤升指体温在数小时内升至高峰,如肺炎球菌导致的肺炎;渐升指体温在数小时内逐渐上升,数天内达高峰,如伤寒。

2)高热持续期:特点是产热和散热在较高水平上趋于平衡。主要表现:体温居高不下,皮肤潮红、呼吸加深加快,脉搏增快并有头痛、食欲不振、恶心、呕吐、口干、尿量减少等症状,甚至惊厥、谵妄。

3)体温下降期:特点是散热增加,产热趋于正常,体温逐渐恢复至正常水平。主要表现:大量出汗、皮肤潮湿、温度降低。老年人易出现血压下降、脉搏细速、四肢厥冷等循环衰竭的症状。方式:骤降和渐降。骤降指体温在数小时内降至正常,如大叶性肺炎、疟疾;渐降指体温在数天内降至正常,如伤寒、风湿热。

(4)热型:将不同时间测得的体温绘制在体温单上,互相连接就构成体温曲线。各种体温曲线形状称为热型。有些发热性疾病有特殊的热型,通过观察体温曲线可协助诊断。但需注意,药物的应用可使热型变得不典型。常见的热型如下。

1)稽留热:体温持续在39~40 ℃,达数天或数周,24小时波动范围不超过1 ℃。常见于大叶性肺炎、伤寒等急性感染性疾病的极期。

2)弛张热:体温多在39 ℃以上,24小时体温波动幅度可超过2 ℃,但最低温度仍高于正常水平。常见于化脓性感染、败血症、浸润性肺结核等疾病。

3)间歇热:体温骤然升高达高峰后,持续数小时又迅速降至正常,经过一天或数天间歇后,体温又突然升高,如此有规律地反复发作,常见于疟疾。

4)不规则热:发热不规律,持续时间不定。常见于流行性感冒、肿瘤等疾病引起的发热。

2.体温过低

体温过低是指由于各种原因引起的产热减少或散热增加,导致体温低于正常范围,称为体温过低。当体温低于35 ℃时,称为体温不升。体温过低的原因如下。

(1)体温调节中枢发育未成熟:如早产儿、新生儿。

(2)疾病或创伤:见于失血性休克、极度衰竭等患者。

(3)药物中毒。

(三)体温异常的护理

1.体温过高

降温措施有物理降温、药物降温及针刺降温。

(1)观察病情:加强对生命体征的观察,定时测量体温,一般每天测温 4 次,高热患者应每 4 小时测温 1 次,待体温恢复正常 3 天后,改为每天 1～2 次,同时观察脉搏、呼吸、血压、意识状态的变化;及时了解有关各种检查结果及治疗护理后病情好转还是恶化。

(2)饮食护理:①补充高蛋白、高热量、高维生素、易消化的流质或半流质饮食,如粥、鸡蛋羹、面片汤、青菜、新鲜果汁等。②多饮水,每天补充液量 3 000 mL,必要时给予静脉点滴,以保证入量。

由于高热时,热量消耗增加,全身代谢率加快,蛋白质、维生素的消耗量增加,水分丢失增多,同时消化液分泌减少,胃肠蠕动减弱,所以宜及时补充水分和营养。

(3)使患者舒适:①安置舒适的体位让患者卧床休息,同时调整室温和避免噪声。②每天早、晚刷牙,饭前、饭后漱口,不能自理者,可行特殊口腔护理。由于发热患者唾液分泌减少,口腔黏膜干燥,机体抵抗力下降,极易引起口腔炎、口腔溃疡,因此口腔护理可预防口腔及咽部细菌繁殖。③发热患者退热期出汗较多,此时应及时擦干汗液并更换衣裤和大单等,以保持皮肤的清洁和干燥,防止皮肤继发性感染。

(4)心理调护:注意患者的心理状态,对体温的变化给予合理的解释,以缓解患者紧张和焦虑的情绪。

2.体温过低

(1)保暖:①给患者加盖衣被、毛毯、电热毯等或放置热水袋,注意小儿、老人、昏迷者,热水袋温度不宜过高,以防烫伤。②暖箱:适用于体重低于 2 500 g,胎龄不足 35 周的早产儿、低体重儿。

(2)给予热饮。

(3)监测生命体征:每小时测体温 1 次,直至恢复正常且保持稳定,同时观察脉搏、呼吸、血压、意识的变化。

(4)设法提高室温:以 22～24 ℃为宜。

(5)积极宣教:教会患者避免导致体温过低的因素。

(四)测量体温的技术

1.体温计的种类及构造

(1)水银体温计:水银体温计又称玻璃体温计,是最常用的最普通的体温计。它是一种外标刻度为红线的真空玻璃毛细管。其刻度范围为 35～42 ℃,每小格 0.1 ℃,在 37 ℃刻度处以红线标记,以示醒目。体温计一端贮存水银,当水银遇热膨胀后沿毛细管上升;因毛细管下端和水银槽之间有一凹陷,所以水银柱遇冷不致下降,以便检视温度。

根据测量部位的不同可将体温计分为口表、肛表、腋表。口表的水银端呈圆柱形,较细长;肛表的水银端呈梨形,较粗短,适合插入肛门;腋表的水银端呈扁平鸭嘴形。临床上口表可代替腋表使用。

(2)其他:如电子体温计、感温胶片、可弃式化学体温计等。

2.测体温的方法

(1)目的:通过测量体温,了解患者的一般情况及疾病的发生,发展规律,为诊断、预防、治疗提供依据。

（2）用物准备：①测温盘内备体温计（水银柱甩至35℃以下）、秒表、纱布、笔、记录本。②若测肛温，另备润滑油、棉签、手套、卫生纸、屏风。

（3）操作步骤：①洗手、戴口罩，备齐用物，携至床旁。②核对患者并解释目的。③协助患者取舒适卧位。④根据病情选择合适的测温方法。测腋温：擦干汗液，将体温计放在患者腋窝，紧贴皮肤屈肘臂过胸，夹紧体温计。测量10分钟后，取出体温计用纱布擦拭。测口温法：嘱患者张口，将口表汞柱端放于舌下热窝。嘱患者闭嘴用鼻呼吸，勿用牙咬体温计。测量时间3～5分钟。嘱患者张口，取出口表，用纱布擦拭。测肛温法：协助患者取合适卧位，露出臀部。润滑肛表前端，戴手套用手垫卫生纸分开臀部，轻轻插入肛表3～4 cm。测量时间3～5分钟。用卫生纸擦拭肛表。④检视读数，放体温计盒内，记录。⑤整理床单位。⑥洗手，绘制体温于体温单上。⑦消毒用过的体温计。

（4）注意事项：①测温前应注意有无影响体温波动的因素存在，如30分钟内有无进食、剧烈活动、冷热敷、坐浴等。②体温值如与病情不符，应重复测量。③腋下有创伤、手术或消瘦夹不紧体温计者不宜测腋温；腹泻、肛门手术、心肌梗死的患者禁测肛温；精神异常、昏迷、婴幼儿等不能合作者及口鼻疾患或张口呼吸者禁测口温；进热食或面颊部热敷者，应间隔30分钟再测口温。④对小儿、重症患者测温时，护士应守护在旁。⑤测口温时，如不慎咬破体温计，应立即清除玻璃碎屑，以免损伤口腔黏膜；口服蛋清或牛奶，以保护消化道黏膜并延缓汞的吸收；病情允许者，进粗纤维食物，以加快汞的排出。

3.体温计的消毒与检查

（1）体温计的消毒：为防止测体温引起的交叉感染，保证体温计清洁，用过的体温计应消毒。先将体温计分类浸泡于含氯消毒液内30分钟后取出，再用冷开水冲洗擦干，放入清洁容器中备用。集体测温后的体温计，用后全部浸泡于消毒液中。①5分钟后取出清水冲净，擦干后放入另一消毒液容器中进行第二次浸泡，半小时后取出清水冲净，擦干后放入清洁容器中备用。②消毒液的容器及清洁体温计的容器每周进行2次高压蒸汽灭菌消毒，消毒液每天更换一次，若有污染随时消毒。③传染病患者应设专人体温计，单独消毒。

（2）体温计的检查：在使用新的体温计前，或定期消毒体温计后，应对体温计进行校对，以检查其准确性。将全部体温计的水银柱甩至35℃以下，同一时间放入已测好的40℃水内，3分钟后取出检视。若体温计之间相差0.2℃以上或体温计上有裂痕者，取出不用。

二、脉搏

（一）正常脉搏及生理性变化

1.正常脉搏

随着心脏节律性收缩和舒张，动脉内的压力也发生周期性的波动，这种周期性的压力变化可引起动脉血管发生扩张与回缩的搏动，这种搏动在浅表的动脉可触摸到，临床简称为脉搏。正常人的脉搏节律均匀、规则，间隔时间相等，每搏强弱相同且有一定的弹性，每分钟搏动的次数为60～100次（即脉率）。脉搏通常与心率一致，是心率的指标。

2.生理性变化

脉率受许多生理性因素影响而发生一定范围的波动。

（1）年龄：一般新生儿、幼儿的脉率较成人快。

(2)性别:同龄女性比男性快。

(3)情绪:兴奋、恐惧、发怒时脉率增快,忧郁时则慢。

(4)活动:一般人运动、进食后脉率会加快;休息、禁食则相反。

(5)药物:兴奋剂可使脉搏增快,镇静剂、洋地黄类药物可使脉搏减慢。

(二)异常脉搏的观察

1.脉率异常

(1)速脉:成人脉率在安静状态下超过 100 次/分,又称为心动过速。见于高热、甲状腺功能亢进(甲亢,由于代谢率增加而使脉率增快)、贫血或失血等患者。正常人可有窦性心动过速,为一过性的生理现象。

(2)缓脉:成人脉率在安静状态下低于 60 次/分,又称心动过缓。颅内压增高、病窦综合征、二度以上房室传导阻滞,或服用某些药物如地高辛、普尼拉明、利血平、普萘洛尔等可出现缓脉。正常人可有生理性窦性心动过缓,多见于运动员。

2.脉律异常

脉搏的搏动不规则,间隔时间时长时短,称为脉律异常。

(1)间歇脉:在一系列正常均匀的脉搏中出现一次提前而较弱的脉搏,其后有一较正常延长的间歇(即代偿性间歇),亦称期前收缩。见于各种心脏病或洋地黄中毒的患者;正常人在过度疲劳、精神兴奋、体位改变时也偶尔出现间歇脉。

(2)脉搏短绌:同一单位时间内脉率少于心率。绌脉是由于心肌收缩力强弱不等,有些心排血量少的搏动可发出心音,但不能引起周围血管搏动,导致脉率少于心率。特点:脉律完全不规则,心率快慢不一、心音强弱不等。多见于心房纤颤者。

3.强弱异常

(1)洪脉:当心排血量增加,血管充盈度和脉压较大时,脉搏强大有力,称洪脉。见于高热、甲状腺功能亢进、主动脉关闭不全等患者;运动后、情绪激动时也常触到洪脉。

(2)细脉:当心排血量减少,动脉充盈度降低时,脉搏细弱无力,扪之如细丝,称细脉或丝脉。见于大出血、主动脉瓣狭窄和休克、全身衰竭的患者,是一种危险的脉象。

(3)交替脉:节律正常而强弱交替时出现的脉搏,称为交替脉。交替脉是左心衰竭的重要体征。常见于高血压性心脏病、急性心肌梗死、主动脉关闭不全等患者。

(4)水冲脉:脉搏骤起骤落,有如洪水冲涌,故名水冲脉,主要见于主动脉关闭不全、动脉导管未闭、甲亢、严重贫血患者,检查方法是将患者前臂抬高过头,检查者用手紧握患者手腕掌面,可明显感知。

(5)奇脉:在吸气时脉搏明显减弱或消失为奇脉。其产生主要与吸气时,左心室的搏出量减少有关。常见于心包腔积液、缩窄性心包炎等患者,是心包压塞的重要体征之一。

4.动脉壁异常

由于动脉壁弹性减弱,动脉变得迂曲不光滑,有条索感,如按在琴弦上,多见于动脉硬化的患者。

(三)测量脉搏的技术

1.部位

临床上常在靠近骨骼的动脉测量脉搏。最常用和最方便的是桡动脉,患者也乐于接受。其次为颞动脉、颈动脉、肱动脉、腘动脉、足背动脉和股动脉等。如怀疑患者心搏骤停或休克时,应选择大动脉为诊脉点,如颈动脉、股动脉。

2.测脉搏的方法

(1)目的:通过测量脉搏,可间接了解心脏的情况,观察相关疾病发生、发展规律,为诊断、治疗提供依据。

(2)准备:治疗盘内备带秒钟的表、笔、记录本及听诊器。

(3)操作步骤:①洗手、戴口罩,备齐用物,携至床旁。②核对患者,解释目的。③协助患者取坐位或半坐卧位,手臂放在舒适位置,腕部伸展。④以示指、中指、无名指的指端按在桡动脉表面,压力大小以能清楚地触及脉搏为宜,注意脉律,强弱动脉壁的弹性。⑤一般情况下所测得的数值乘以 2,心脏病患者、脉率异常者、危重患者则应以 1 分钟记录。⑥协助患者取舒适体位。⑦将脉搏绘制在体温单上。

(4)注意事项:①诊脉前患者应保持安静,剧烈运动后应休息 20 分钟后再测。②偏瘫患者应选择健侧肢体测量。③脉搏细、弱难以测量时,用听诊器测心率。④脉搏短细的患者,应由 2 名护士同时测量,一人听心率,另一人测脉率,一人发出"开始""停止"的口令,记数 1 分钟,以分数式记录:心率/脉率,若心率每分钟 120 次,脉率 90 次,即应写成 120/90 次/分。

三、呼吸

(一)正常呼吸及生理变化

1.正常呼吸的观察

在安静状态下,正常成人的呼吸频率为 16～20 次/分。正常呼吸表现为节律规则,均匀无声且不费力。

2.生理性变化

(1)年龄:一般年龄越小,呼吸频率越快,小儿比成年人稍快,老年人稍慢。

(2)性别:同龄的女性呼吸频率比男性稍快。

(3)运动:运动后呼吸加深加快,休息和睡眠时减慢。

(4)情绪:强烈的情绪变化会刺激呼吸中枢,导致呼吸加快或屏气。如恐惧、愤怒、紧张等都可引起呼吸加快。

(5)其他:环境温度过高或海拔增加,均会使呼吸加深加快,呼吸的频率和深浅度还可受意识控制。

(二)异常呼吸的评估及护理

1.异常呼吸的评估

(1)频率异常:①呼吸过速,在安静状态下,成人呼吸频率超过 24 次/分,称为呼吸过速或气促。见于高热、疼痛、甲亢、缺氧等患者,因血液中二氧化碳积聚,血氧不足,可刺激呼吸中枢,使呼吸加快。发热时,体温每升高 1 ℃,每分钟呼吸增加 3～4 次。②呼吸过缓,在安静状态下,成人呼吸频率少于 10 次/分,称为呼吸过缓。常见于呼吸中枢抑制的疾病,如颅内压增高、麻醉剂及安眠药过量等患者。

(2)节律异常:①潮式呼吸又称陈-施呼吸,是一种周期性的呼吸异常,周期 0.5～2 分钟,需观察较长时间才能发现。特点表现为开始时呼吸浅慢,以后逐渐加深加快,又逐渐由深快变为浅慢,然后呼吸暂停 5～30 秒后,再重复上述状态的呼吸,如此周而复始,呼吸运动呈潮水涨落样,故称潮式呼吸(图 1-1)。发生机制:当呼吸中枢兴奋性减弱或高度缺氧时,呼吸减弱至暂停,血中二氧化碳增高到一定程度时,通过颈动脉和主动脉的化学感受器反射性地刺激呼吸中枢,使呼吸恢复。随着呼吸的由弱到强,二氧化碳不断排出,使其分压降低,呼吸中枢又失去有效的刺激,呼吸再次减弱至暂停,从而形成了周期性呼吸。常见于中枢神经系统疾病,如脑炎、颅内压增高、酸中毒、巴比妥中毒等患者。②间断呼吸又称毕奥呼吸,表现为呼吸和呼吸暂停现象交替出现的呼吸。特点是有规律地呼吸几次后,突然暂停呼吸,间隔时间长短不同,随后又开始呼吸,然后反复交替出现(图1-2)。其发生机制同潮式呼吸,是呼吸中枢兴奋性显著降低的表现,但比潮式呼吸更为严重,多在呼吸停止前出现,预后不佳。常见于颅内病变、呼吸中枢衰竭等患者。

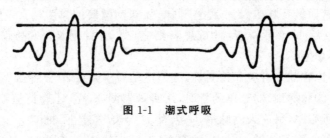

图1-1　潮式呼吸

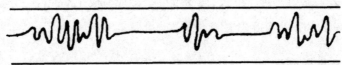

图1-2　间断呼吸

(3)深浅度异常:①深度呼吸又称库斯莫呼吸,是一种深而规则的大呼吸。见于尿毒症、糖尿病等引起的代谢性酸中毒等患者。②浮浅性呼吸是一种浅表而不规则的呼吸。有时呈叹息样,见于呼吸肌麻痹或濒死的患者。

(4)音响异常:①蝉鸣样呼吸,吸气时有一种高音调的音响,声音似蝉鸣,称为蝉鸣样呼吸。其发生机制多由于声带附近有阻塞,使空气进入发生困难所致。见于喉头水肿、痉挛、喉头有异物等患者。②鼾声呼吸,呼气时发出粗糙的呼声。其发生机制由于气管或支气管内有较多的分泌物蓄积,多见于深昏迷等患者。

(5)呼吸困难:指呼吸频率、节律和深浅度都有异常。呼吸困难的患者主观上表现空气不足、呼吸费力;客观上表现用力呼吸、张口耸肩、鼻翼翕动、发绀,辅助呼吸肌也参与呼吸运动,在呼吸频率、节律、深浅度上出现异常改变,根据临床表现可分为如下几种。

1)吸气性呼吸困难:是由于上呼吸道部分梗阻,使得气体进入肺部不畅,肺内负压极度增高所致,患者感觉吸气费力,吸气时间显著长于呼气时间,辅助呼吸肌收缩增强,出现明显的三凹征(胸骨上窝、锁骨上窝和肋间隙及腹上角凹陷)。多见于喉头水肿或气管、喉头有异物等患者。

2)呼气性呼吸困难:是由于下呼吸道部分梗阻,使得气体呼出肺部不畅所致,患者呼气费力,呼气时间显著长于吸气时间,多见于支气管哮喘和阻塞性肺气肿患者。

3)混合性呼吸困难:呼气和吸气均感费力,呼吸的频率加快而表浅。多见于重症肺炎、大片肺不张或肺纤维化的患者。

(6)形态异常:①胸式呼吸渐弱,腹式呼吸增强。正常女性以胸式呼吸为主。当胸部或肺有疾病或手术时均使胸式呼吸渐弱,腹式呼吸增强。②腹式呼吸渐弱,胸式呼吸增强。正常男性及儿童以腹式呼吸为主。当有腹部疾病时,如腹膜炎、腹部巨大肿瘤、大量腹水等,使膈肌下降,腹式呼吸渐弱,胸式呼吸增强。

2.异常呼吸的护理

(1)观察:密切观察呼吸状态及相关症状、体征的变化。

(2)吸氧:酌情给予氧气吸入,必要时可用呼吸机辅助呼吸。

(3)心理护理:根据患者的反应,有针对性地对患者做好患者的心理护理,合理解释及安慰患者,以消除患者的紧张、恐惧心理,有安全感,主动配合治疗和护理。

(4)卧床休息:调节室内温度和湿度,保持空气清新,禁止吸烟;根据病情安置舒适体位,以保证患者的休息,减少耗氧量。

(5)保持呼吸道通畅:及时清除呼吸道分泌物,必要时给予吸痰。

(6)给药治疗:根据医嘱给药治疗,注意观察疗效及不良反应。

(7)健康教育:讲解有效咳嗽和正确呼吸方法,指导患者戒烟。

(三)呼吸测量技术

1.目的

(1)测量患者每分钟的呼吸次数。

(2)协助临床诊断,为预防、治疗、护理提供依据。

(3)观察呼吸的变化,了解患者疾病的发生、发展规律。

2.评估

(1)患者的病情、治疗情况及合作程度。

(2)患者在 30 分钟内有无活动、情绪激动等影响呼吸的因素存在。

3.操作前准备

(1)用物准备:有秒针的表、记录本和笔。

(2)患者准备:情绪稳定,保持自然的呼吸状态。

(3)护士准备:着装整洁,修剪指甲,洗手,戴口罩。

(4)环境准备:安静、整洁、光线充足。

4.操作步骤

见表 1-2。

表 1-2 呼吸测量技术操作步骤

流程	步骤	要点说明
1.核对	携用物到床旁,核对床号、姓名	＊确定患者
2.取体位	测量脉搏后,护士仍保持诊脉手势	＊分散患者的注意力
3.测量呼吸	(1)观察患者胸部或腹部的起伏(一起一伏为一次呼吸),一般情况测 30 秒,将所测数值乘以 2 即为呼吸频率,如患者呼吸不规则或婴儿应测 1 分钟 (2)如患者呼吸微弱不易观察时,可用少许棉花放于患者鼻孔前,观察棉花纤维被吹动的次数,计数 1 分钟	＊男性多为腹式呼吸,女性多为胸式呼吸,同时应观察呼吸的节律、深浅度、音响及呼吸困难的症状
4.记录	记录呼吸值:次/分,洗手	

5.注意事项

测量患者呼吸时,患者应处于自然呼吸的状态,以保证测量数值的准确性。

四、血压

血压是指血液在血管内流动时对血管壁的侧压力。一般指动脉血压,如无特别注明均指肱动脉的血压。当心脏收缩时,主动脉压急剧升高,至收缩中期达最高值,此时的动脉血压称收缩压。当心室舒张时,主动脉压下降,至心舒末期达动脉血压的最低值,此时的动脉血压称舒张压。

(一)正常血压及生理性变化

1.正常血压

在安静状态下,正常成人的血压范围:(12.0~18.5)/(8.0~11.9)kPa,脉压为 4.0~5.3 kPa。

血压的计量单位,过去多用 mmHg(毫米汞柱),后改用国际统一单位 kPa(千帕斯卡)。目前仍用 mmHg(毫米汞柱)。两者换算公式:1 kPa=7.5 mmHg、1 mmHg=0.133 kPa。

2.生理性变化

在各种生理情况下,动脉血压可发生各种变化,影响血压的生理因素有以下几种。

(1)年龄:随着年龄的增长血压逐渐增高,以收缩压增高较显著。儿童血压的计算公式为:

$$收缩压=80+年龄×2$$

$$舒张压=收缩压×2/3$$

(2)性别:青春期前的男女血压差别不显著。成年男子的血压比女性高 0.7 kPa(5 mmHg);绝经期后的女性血压又逐渐升高,与男性差不多。

(3)昼夜和睡眠:血压在上午 8~10 小时达全天最高峰,之后逐渐降低;午饭后又逐渐升高,下午 4~6 小时出现全天次高值,然后又逐渐降低;至入睡后 2 小时,血压降至全天最低值;早晨醒来又迅速升高。睡眠欠佳时,血压稍增高。

(4)环境:寒冷时血管收缩,血压升高;气温高时血管扩张,血压下降。

(5)部位:一般右上肢血压常高于左上肢,下肢血压高于上肢。

(6)情绪:紧张、恐惧、兴奋及疼痛均可引起血压增高。

(7)体重:血压正常的人发生高血压的危险性与体重增加呈正比。

(8)其他:吸烟、劳累、饮酒、药物等都对血压有一定的影响。

(二)异常血压的观察

1.高血压

目前基本上采用 1999 年世界卫生组织(WHO)和国际抗高血压联盟(ISH)高血压治疗指南的高血压定义:在未服抗高血压药的情况下,成人收缩压≥18.7 kPa(140 mmHg)和/或舒张压≥12.0 kPa(90 mmHg)者。95%的患者为病因不明的原发性高血压,多见于动脉硬化、肾炎、颅内压增高等,最易受损的部位是心、脑、肾、视网膜。

2.低血压

一般认为血压低于正常范围且有明显的血容量不足表现如脉搏细速、心悸、头晕等,即可诊断为低血压。常见于休克、大出血等。

3.脉压异常

脉压增大多见于主动脉瓣关闭不全、主动脉硬化等;脉压减小多见于心包积液、缩窄性心包炎等。

（三）血压的测量

1.血压计的种类和构造

（1）水银血压计：分立式和台式两种，其基本结构都包括输气球、调节空气的阀门、袖带、能充水银的玻璃管、水银槽几部分。袖带的长度和宽度应符合标准：宽度比被测肢体的直径宽20%，长度应能包绕整个肢体。充水银的玻璃管上标有刻度，范围为0～40.0 kPa（0～300 mmHg），每小格表示0.3 kPa（2 mmHg）；玻璃管上端和大气相通，下端和水银槽相通。当输气球送入空气后，水银由玻璃管底部上升，水银柱顶端的中央凸起可指出压力的刻度。水银血压计测得的数值相当准确。

（2）弹簧表式血压计：由一袖带与有刻度2.7～4.0 kPa（20～30 mmHg）的圆盘表相连而成，表上的指针指示压力。此种血压计携带方便，但欠准确。

（3）电子血压计：袖带内有一换能器，可将信号经数字处理，在显示屏上直接显示收缩压、舒张压和脉搏的数值。此种血压计操作方便，清晰直观，不需听诊器，使用方便、简单，但欠准确。

2.测血压的方法

（1）目的：通过测量血压，了解循环系统的功能状况，为诊断、治疗提供依据。

（2）准备：听诊器、血压计、记录纸、笔。

（3）操作步骤：①测量前，让患者休息片刻，以消除活动或紧张因素对血压的影响；检查血压计，如袖带的宽窄是否适合患者、玻璃管有无裂缝、橡胶管和输气球是否漏气等。②向患者解释，以取得合作。患者取坐位或仰卧，被侧肢体的肘臂伸直、掌心向上，肱动脉与心脏在同一水平。坐位时，肱动脉平第4软骨；卧位时，肱动脉平腋中线。如手臂低于心脏水平，血压会偏高；手臂高于心脏水平，血压会偏低。③放平血压计于上臂旁，打开水银槽开关，将袖带平整地缠于上臂中部，袖带的松紧以能放入一指为宜，袖带下缘距肘窝2～3 cm。如测下肢血压：袖带下缘距腘窝3～5 cm，将听诊器胸件置于腘动脉搏动处，记录时注明下肢血压。④戴上听诊器，关闭输气球气门，触及肱动脉搏动。易地听诊器胸件放在肱动脉搏动最明显的地方，但勿塞入袖带内，以一手稍加固定。⑤挤压输气球囊打气至肱动脉搏动音消失，水银柱又升高2.7～4.0 kPa（20～30 mmHg）后，以每秒0.5 kPa（4 mmHg）左右的速度放气，使水银柱缓慢下降，视线与水银柱所指刻度平行。⑥在听诊器中听到第一声动脉音时，水银柱所指刻度即为收缩压；当搏动音突然变弱或消失时，水银柱所指的刻度即为舒张压。当变音与消失音之间有差异时，或危重者应记录两个读数。⑦测量后，驱尽袖带内的空气，解开袖带。安置患者于舒适卧位。⑧将血压计右倾45°，关闭气门，气球放在固定的位置，以免压碎玻璃管；关闭血压计盒盖。⑨用分数式，即收缩压/舒张压 mmHg记录测得的血压值，如14.7/9.3 kPa（110/70 mmHg）。

（4）注意事项：①测血压前，要求安静休息20～30分钟，如运动、情绪激动、吸烟、进食等可导致血压偏高。②血压计要定期检查和校正，以保证其准确性，切勿倒置或震动。③打气不可过猛、过高，如水银柱里出现气泡，应调节或检修，不可带着气泡测量。④降至"0"，稍等片刻再行第二次测量。⑤对偏瘫、一侧肢体外伤或手术后患者，应在健侧手臂上测量。⑥排除影响血压值的外界因素，如袖带太窄、袖带过松、放气速度太慢测得的血压值偏高，反之则血压值偏低。⑦长期测血压应做到四定，即部位、定体位、定血压计、定时间。

（陈公伟）

第二节 患者体位的移动

一、移动技术

(一)目的

协助不能自行移动的患者进行床上移动,达到患者舒适的目的。

(二)操作前准备

1.告知患者

操作目的、方法、注意事项、配合方法。

2.评估患者

(1)病情、意识状态、皮肤情况、活动耐力及配合程度。

(2)肢体活动能力、体重,有无约束、伤口、引流管、骨折和牵引等。

3.操作护士

着装整洁、修剪指甲、洗手、戴口罩。

4.物品准备

快速手消毒剂、必要时备软枕。

5.环境

整洁、安静。

(三)操作步骤

1.协助患者移向床头

(1)一人协助法:适用于轻症或疾病恢复期患者。①核对患者腕带、床头卡。②固定床脚刹车,妥善安置各种管路。③视病情放平床头,将软枕横立于床头。④患者仰卧屈膝,双手握住床头栏杆,也可搭在护士肩部或抓住床沿。⑤护士一手托在患者肩部,另一手托住臀部,同时让患者两臂用力,脚蹬床面,托住患者重心顺势向床头移动。⑥放回软枕,根据病情摇起床头。⑦固定管路,整理床单位。⑧洗手。

(2)二人协助法:适用于重症或体重较重的患者。①同一人协助法①～③。②患者仰卧屈膝。③两位护士分别站在床的两侧,交叉托住患者颈肩部和臀部,或一人托住肩及腰部,另一人托住臀部及腘窝部,两人同时抬起患者移向床头。④放回枕头。⑤协助患者取舒适卧位,固定管路,整理床单位。⑥洗手。

2.协助患者翻身侧卧

(1)一人协助法:适用于体重较轻的患者。①核对患者腕带、床头卡。②固定床脚刹车,妥善安置各种管路。③患者仰卧,两手放于腹部。④将患者肩部、臀部移向护士侧床缘,护士两腿分开 11～15 cm,以保持平衡,使重心稳定。⑤移上身:护士将患者近侧肩部稍托起,一手伸入肩部,并用手臂扶托颈项部;另一手移至对侧肩背部,用合力抬起患者上身移至近侧。再将患者臀部、双下肢移近并屈膝,使患者尽量靠近护士。⑥护士一手托肩,一手扶膝,轻轻将患者转向对侧,背向护士。⑦按侧卧要求,在患者背部及所需部位垫上软枕。⑧固定管路,整理床单位。

⑨洗手。⑩记录翻身时间和皮肤情况。

（2）二人协助法:适用于重症或体重较重的患者。①同一人协助法①～③。②护士两人站在床的同一侧,一人托住患者颈肩部和腰部,另一人托住患者臀部和腘窝部,两人同时抬起患者移向近侧。③分别托扶患者的肩、腰、臀和膝,轻轻将患者翻向对侧。④同一人协助法⑦～⑩。

(四)注意事项

（1）注意各种体位转换间的患者安全,保护管路。

（2）注意体位转换后患者的舒适;观察病情、生命体征的变化,记录体位维持时间。

（3）协助患者体位转换时,不可拖拉,注意节力。

（4）被动体位患者翻身后,应使用辅助用具支撑体位保持稳定,确保肢体和关节处于功能位。

（5）注意各种体位受压处的皮肤情况,做好预防压疮的护理。

（6）颅脑手术后,不可剧烈翻转头部,应取健侧卧位或平卧位。

（7）颈椎或颅骨牵引患者,翻身时不可放松牵引。

（8）石膏固定和伤口较大患者翻身后应使用软垫支撑,防止局部受压。

(五)评价标准

（1）患者/家属能够知晓护士告知的事项,对服务满意。

（2）卧位正确,管道通畅。

（3）护理过程安全,患者局部皮肤无擦伤,无其他并发症。

（4）操作规范,动作熟练。

二、运送技术

(一)目的

运送不能下床的患者。

(二)操作前准备

1.告知患者

操作目的、方法、注意事项、配合方法。

2.评估患者

（1）病情、意识状态、体重及配合能力。

（2）躯体活动能力、皮肤情况。

（3）有无约束、各种管路情况,身体有无移动障碍。

3.操作护士

着装整洁、修剪指甲、洗手、戴口罩。

4.物品准备

轮椅/平车、被单。

5.环境

安全。

(三)操作步骤

（1）轮椅运送:①携用物至患者床旁,核对腕带、床头卡。②从床上向轮椅移动时,在床尾处备轮椅,轮椅应放在患者健侧,固定轮椅。③协助患者下床、转身,坐入轮椅后,放好足踏板。④患者坐不稳或轮椅下斜坡时,用束腰带保护患者。⑤下坡时,倒转轮椅,使轮椅缓慢下行,患者头及背部应向后靠。⑥从轮椅向床上移动时,推轮椅至床尾,轮椅朝向床头,并固定轮椅。⑦协助患者站起、转身、坐至床边。⑧协助患者取舒适卧位,整理床单位。⑨整理用物,洗手。

(2)平车运送:①携用物至患者床旁,核对腕带、床头卡。②挪动法:适用于能在床上配合移动的患者。将平车推至与床平行,并紧靠床边,固定平车,将盖被平铺于平车上,协助患者移动到平车上,盖好被单。③搬运法:儿童或体重较轻者可采用1人搬运法;不能自行活动或体重较重者采用2~3人搬运法;病情危重或颈、胸、腰椎骨折患者采用4人以上搬运法;应先将平车推至床尾,使平车头端与床尾成钝角,固定平车,1人或以上人员将患者搬运至平车上,盖好被单。④拉起护栏。⑤头部置于平车的大轮端。⑥推车时小轮在前,车速适宜,护士站于患者头侧,上下坡时应使患者头部在高处一端。⑦返回病房时,同法移回病床,协助患者取舒适卧位。⑧整理用物及床单位。⑨洗手。

(四)注意事项

(1)使用前应先检查轮椅和平车,保证完好无损方可使用;轮椅、平车放置位置合理,移动前应先固定。

(2)轮椅、平车使用中注意观察病情变化,确保安全。

(3)保护患者安全、舒适,注意保暖,骨折患者应固定好骨折部位再搬运。

(4)遵循节力原则,速度适宜。

(5)在搬运过程中,妥善安置各种管路,避免牵拉。

(五)评价标准

(1)患者/家属能够知晓护士告知的事项,对服务满意。

(2)护理过程安全,患者出现异常情况时,护士处理及时。

三、预防跌倒

(一)目的

评估患者及客观危险因素,采取防止患者跌倒的有效措施,保证患者安全。

(二)操作前准备

1.告知患者/家属

(1)操作目的、注意事项、配合方法。

(2)预防跌倒的方法。

2.评估患者

(1)病情、年龄、意识、自理能力、步态、合作程度、心理状态。

(2)用药、既往病史、目前疾病状况等。

3.操作护士

着装整洁、洗手、戴口罩。

4.物品准备

根据患者情况适时准备污物桶、快速手消毒剂、隔离衣。

5.环境

(1)地面、各种标识、灯光照明、病房设施。

(2)易跌倒的因素。

(3)整洁、私密、温度适宜。

（三）操作步骤

(1)穿隔离衣,携用物至患者床旁,核对腕带、床头卡。

(2)协助患者取舒适、安全卧位。

(3)定时巡视患者,严密观察患者的生命体征及病情变化,合理安全陪护。

(4)遵医嘱按时给患者服药,告知患者服药后注意事项,患者服药后,密切观察患者状况。

(5)将病床调至最低位置,并固定好脚刹,必要时加床挡。

(6)患者坐凳稳定,螺丝固定牢固。

(7)呼叫器、便器等常用物品放在患者易取处。

(8)搬运患者时将平车(轮椅)固定,防止滑动,就位后拉好护栏。

(9)创造良好的病室安全环境,保持地面干净无水迹,走廊畅通,无障碍物、光线明亮。

(10)加强与患者及家属的交流沟通,关注患者的心理需求,给予必要的生活帮助和护理。

(11)整理用物及床单位,用物按医疗垃圾分类处理。

(12)脱隔离衣、洗手、记录。

（四）注意事项

(1)做好防止患者跌倒的宣教工作。

(2)对年老体弱、活动不便者,下床活动时应有保护措施。

(3)搬运患者时将平车(轮椅)固定,防止滑动,就位后拉好护栏。

(4)创造良好的病室安全环境,保持地面干净无水迹,走廊畅通,无障碍物、光线明亮。

(5)加强与患者及家属的交流沟通,关注患者的心理需求,给予必要的生活帮助和护理。

（五）评价标准

(1)患者/家属能够知晓护士告知的事项,对服务满意。

(2)操作规范,动作娴熟。

(3)护理过程安全。

（刘焕芳）

第三节　药物疗法

一、口服给药

（一）目的

药物经胃肠黏膜吸收而产生疗效,以减轻症状,治疗疾病,维持正常生理功能,协助诊断,预防疾病。

（二）操作前准备

1.告知患者

服药目的、方法、注意事项、配合方法。

2.评估患者

(1)病情、意识状态、自理能力、心理状况、吞咽能力、合作程度。

（2）用药史、过敏史、不良反应史。

（3）口腔黏膜及食管情况。

3.操作护士

着装整洁、修剪指甲、洗手、戴口罩。

4.物品准备

发药车、服药单、口服药、水壶（备温开水），必要时备量杯、滴管、研钵。

5.环境

整洁、安静。

（三）操作过程

（1）携物至患者床旁，核对腕带及床头卡。

（2）查对药物（核对无误后发药）。

（3）协助患者服药到口。

（4）对老、弱、小儿及危重患者应协助喂药，必要时将药研碎后服入。

（5）患者不在病房或者因故暂不能服药者，暂不发药，做好交班。

（6）发药后再次核对。

（7）患者如有疑问，应重新核对，确认无误后给予解释再给患者服用。

（8）整理用物。

（9）洗手、签字、确认医嘱。

（四）注意事项

（1）严格执行查对制度。

（2）遵医嘱及药品使用说明书服药。

（3）掌握患者所服药物的作用、不良反应及某些服用的特殊要求。如对服用强心苷类药物的患者，服药前应先测脉搏、心率，注意其节律变化，如心率低于 60 次/分，不可以服用。对服用铁剂用吸管；止咳糖浆类药用后不宜立即饮水，磺胺类药服后多饮水等。

（4）观察服药后不良反应。

（5）患者因故暂时不能服药时，做好交班。

（五）评价标准

（1）患者能够知晓护士告知的事项，对服务满意。

（2）遵循查对制度，符合标准预防、安全给药原则。

（3）操作过程规范、准确。

二、皮内注射

（一）目的

用于药物的皮肤过敏实验、预防接种及局部麻醉的前驱步骤。

（二）操作前准备

1.告知患者

操作目的、方法、注意事项、配合方法。

2.评估患者

（1）病情、意识状态、心理反应、自理能力、合作程度、进食情况。

（2）患者药物过敏史、用药史、不良反应史。

（3）注射部位的皮肤状况。

3.操作护士

着装整洁、修剪指甲、洗手、戴口罩。

4.物品准备

医嘱单、注射卡、药液、静点包、注射器、穿刺盘、75％酒精或生理盐水、快速手消毒剂、急救药品。

5.评估、查对

评估用物，查对用药。

6.核对

双人核对，治疗室抽吸药液。

7.环境

整洁、安静。

（三）操作过程

（1）携用物至患者床旁，核对腕带及床头卡。

（2）协助患者取适当体位，暴露注射部位。

（3）消毒皮肤。

（4）绷紧皮肤，注射器针头斜面向上与皮肤呈 5°角刺入皮内，注入 0.1 mL 药液，使局部呈半球状皮丘，皮肤变白并显露毛孔。

（5）迅速拔出针头（20 分钟后，由 2 名护士观察结果）。

（6）整理床单位，协助患者取舒适、安全卧位。

（7）整理用物，按医疗垃圾分类处理用物。

（8）洗手、记录、医嘱确认。

（四）注意事项

（1）皮试前必须询问过敏史，有过敏史者不可做试验。

（2）消毒皮肤时，避免反复用力涂擦局部皮肤，忌用含碘消毒剂。

（3）正确判断试验结果。对皮试结果阳性者，应在病历、床头或腕带、门诊病历醒目标记，并将结果告知医师、患者及家属。

（4）特殊药物的过敏试验，按要求观察结果。

（5）备好相应抢救药物与设备，及时处理变态反应。

（五）评价标准

（1）患者知晓护士告知的事项，了解操作目的，对服务满意。

（2）操作规范、准确。

（3）遵循查对制度，符合无菌技术、标准预防、安全给药原则。

（4）密切观察病情，及时处理各种变态反应。

三、皮下注射

（一）目的

需要迅速达到药效和不能或不宜经口服给药时采用，预防接种，局部给药等。

（二）操作前准备

（1）告知患者：操作目的、方法、注意事项、配合方法。

（2）评估患者：①病情、年龄、意识状态、合作程度、心理反应。②注射部位皮肤及皮下组织状况。③用药史及药物过敏史。

（3）操作护士：着装整洁、修剪指甲、洗手、戴口罩。

（4）物品准备：医嘱执行单、治疗卡、静点包、注射器、药液、治疗车、穿刺盘、快速手消毒剂、锐器盒、消毒桶、污物桶。

（5）评估用物，查对用药。

（6）双人核对，治疗室抽吸药液。

（7）环境：整洁、安静。

（三）操作步骤

（1）双人核对，在治疗室抽吸药液。

（2）携用物至患者床旁，核对腕带及床头卡。

（3）协助患者取适宜体位。

（4）正确选择注射部位，常规消毒。

（5）再次核对。

（6）排气，绷紧皮肤，进针，抽吸无回血方可推药。

（7）注射完毕，快速拔针，轻压进针处片刻。

（8）再次核对。

（9）整理用物及床单位，按医疗垃圾分类处理用物。

（10）擦拭治疗车。

（11）洗手、记录、确认医嘱。

（四）注意事项

（1）遵医嘱及药品说明书使用药品。

（2）注射时绷紧皮肤，固定针栓，过瘦者可捏起注射皮肤，减小注射角度。

（3）针头刺入角度不宜超过 45°，以免刺入肌层。

（4）观察注射后不良反应。

（5）需长期注射者，有计划地更换注射部位。

（五）评价标准

（1）患者及其家属知晓护士告知的事项，对服务满意。

（2）遵循无菌操作原则和消毒制度。

（3）护士操作过程规范、准确。

四、肌内注射

（一）目的

不宜采用口服或静脉的药物，且要求比皮下注射更迅速发生疗效时使用。用于注射刺激性较强或药量较大的药物。

（二）操作前准备

（1）告知患者及其家属：操作目的、方法、注意事项、配合方法。

（2）评估患者：①病情、意识状态、自理能力、心理状况、合作程度。②过敏史、用药史。③注射部位的皮肤状况和肌肉组织状况。

（3）操作护士：着装整洁、修剪指甲、洗手、戴口罩。

（4）物品准备：医嘱执行单、注射卡、药液、静点包、注射器、治疗车、穿刺盘、快速手消毒剂、利器盒、污物桶、消毒桶。集体注射时另备大方盘、治疗巾。

（5）评估用物，查对用药。

（6）双人核对，治疗室抽吸药液。

（7）环境：安静、整洁。

（三）操作过程

（1）携用物至患者床旁，核对腕带及床头卡。

（2）协助患者摆好体位。

（3）暴露注射部位，注意保护患者隐私。

（4）消毒皮肤。

（5）排尽注射器内空气。

（6）一手绷紧皮肤，一手持注射器快速垂直进针。

（7）固定针头，抽动活塞无回血后，缓慢注入药液。

（8）快速拔针，轻压进针处片刻。

（9）整理床单位，观察并询问用药后的反应。

（10）协助患者取舒适、安全卧位。

（11）整理用物，按医疗垃圾分类处理用物。

（12）洗手、记录、确认医嘱。

（四）注意事项

（1）遵医嘱及药品说明书使用药品，需要两种以上药液同时注射时，注意配伍禁忌。

（2）观察注射后疗效和不良反应。

（3）切勿将针头全部刺入，以防针梗从根部折断。

（4）2岁以下婴幼儿不宜选用臀大肌内注射射，最好选择臀中肌和臀小肌内注射射。

（5）出现局部硬结，可采用热敷、理疗等方法。

（6）长期注射者，有计划地更换注射部位，并选择细长针头。

（7）注射时做到两快一慢（进针、拔针快，推药慢）。

（8）同时注射多种药液时，应先注射刺激性较弱的药液，后注射刺激性较强的药液。

（五）评价标准

（1）患者/家属能够知晓护士告知的事项，对服务满意。

（2）护士操作过程规范、准确。

（3）遵循查对制度，符合无菌技术、标准预防、安全给药原则。

（4）注意观察患者用药后情况及不适症状。

五、静脉注射

（一）目的

（1）注入药物，用于药物不宜口服、皮下、肌内注射，或需迅速发挥药效时。

（2）注入药物作某些诊断性检查。

（3）静脉营养治疗。

（二）操作前准备

（1）告知患者：操作目的、方法、注意事项、配合方法。

（2）评估患者：①病情、意识状态、心理状况、自理能力、合作程度。②药物过敏史、用药史。③穿刺部位皮肤及血管情况。

（3）操作护士：着装整洁、修剪指甲、洗手、戴口罩。

（4）物品准备：治疗单、输液卡及输液签字单、药液、静点包、注射器（必要时备头皮针）、治疗车、穿刺盘、快速手消毒剂、手表、消毒桶、污物桶、利器盒。

（5）评估用物，查对用药。

（6）双人核对，治疗室抽吸药液。

（7）环境：整洁、安静。

（三）操作过程

（1）携用物至患者床旁，核对腕带及床头卡。

（2）协助患者取舒适卧位。

（3）选择血管，系止血带，嘱患者握拳。

（4）消毒皮肤，待干。

（5）核对，注射器排气。

（6）绷紧皮肤，穿刺。

（7）见回血后松止血带、松拳，缓慢推注药液、观察反应。

（8）固定。

（9）缓慢推注药液。

（10）拔针、按压，再次核对。

（11）整理床单位，协助患者取舒适卧位。

（12）观察患者穿刺部位情况及用药后反应，询问患者感受。

（13）整理用物，按医疗垃圾分类处理用物。

（14）擦拭治疗车。

（15）洗手、记录、确认医嘱。

（四）注意事项

（1）选择粗直、弹性好、易于固定的静脉，避开关节、瘢痕和静脉瓣。

（2）推注刺激性药物时，须先用生理盐水引导穿刺。

（3）注射过程中，间断回抽血液，确保药液安全注入血管内。

（4）根据患者年龄、病情及药物性质以适当速度注入药物，推药过程中要观察患者反应。

（5）凝血功能不良者应延长按压时间。

（五）评价标准

（1）患者能够知晓护士告知的事项，对服务满意。

（2）遵循查对制度，符合无菌技术、标准预防。

（3）操作过程规范、安全，动作娴熟。

六、密闭式静脉输液

(一)目的

(1)纠正水和电解质失调,维持酸碱平衡。

(2)补充营养,维持热量。输入药物,达到治疗疾病的目的。

(3)补充血容量,维持血压。

(4)输入脱水剂,提高血浆渗透压,以达到减轻脑水肿,降低颅内压。

(5)改善中枢神经系统功能的作用。

(二)操作前准备

(1)告知患者:操作目的、方法、注意事项、配合方法。

(2)评估患者:①病情、意识状态、心理状况、自理能力、合作程度。②药物过敏史、用药史。③穿刺部位皮肤及血管情况。

(3)操作护士:着装整洁、修剪指甲、洗手、戴口罩。

(4)物品准备:治疗单、输液卡及输液签字单、药液、静点包、一次性输液器、注射器、治疗车、穿刺盘、快速手消毒剂、手表、消毒桶、污物桶、利器盒。

(5)评估用物,查对用药。

(6)双人核对,治疗室配制药液。

(7)环境:安静、整洁。

(三)操作过程

(1)携用物至患者床旁,核对腕带及床头卡。

(2)协助患者取舒适卧位。

(3)选择血管,系止血带,嘱患者握拳。

(4)消毒皮肤,待干。

(5)核对,输液管排气。

(6)绷紧皮肤,穿刺。

(7)见回血后松止血带、松拳、打开调节器。

(8)固定。

(9)调节滴速(一般成人 40～60 滴/分,儿童 20～40 滴/分)。

(10)再次核对。

(11)整理床单位,协助患者取舒适卧位。

(12)观察患者穿刺部位情况,询问患者感受。

(13)整理用物,按医疗垃圾分类处理用物。

(14)擦拭治疗车。

(15)洗手、记录、确认医嘱。

(四)注意事项

(1)严格执行无菌操作及查对制度。

(2)对长期输液的患者,应当注意保护、合理使用静脉。

(3)选择粗直、弹性好、易于固定的静脉,避开关节、瘢痕和静脉瓣,下肢静脉不应作为成年人穿刺血管的常规部位。

(4)在满足治疗前提下选用最小型号、最短的留置针或钢针。

(5)输注两种以上药液时,注意药物间的配伍禁忌。

(6)输入强刺激性特殊药物,应确定针头已刺入静脉内时再加药。

(7)不应在输液侧肢体上端使用血压袖带和止血带。

(8)定期换药,如果患者出汗多,或局部有出血或渗血,可选用纱布敷料。

(9)敷料、无针接头或肝素帽的更换及固定均应以不影响观察为基础。

(10)发生留置针相关并发症,应拔管重新穿刺,留置针保留时间根据产品使用说明书而定。

(11)连续输液者 24 小时要更换输液器。

(五)评价标准

(1)患者能够知晓护士告知的事项,对服务满意。

(2)护士操作过程规范、准确。

(3)遵循查对制度,符合无菌技术、标准预防。

七、经外周静脉置入中心静脉导管术

(一)目的

建立长期静脉通路,配合治疗、抢救。减少重复穿刺、减少药物对外周静脉的刺激。

(二)操作前准备

1.告知患者/家属

操作目的、方法、注意事项、配合方法。签署知情同意书。

2.评估患者

(1)病情、年龄、意识状态、治疗需求、承受能力、肢体功能状况、心理反应及合作程度。

(2)穿刺部位皮肤和血管条件。是否需要借助影像技术帮助辨认和选择血管。

(3)穿刺侧肢体功能状况。

(4)过敏史、用药史、凝血功能及是否安装起搏器。

3.操作护士

着装整洁、修剪指甲、洗手、戴口罩。

4.物品准备

医嘱单、经外周静脉置入中心静脉导管(PICC)穿刺包、PICC 导管 1 根、局麻药、肝素钠盐水(50～100 U/mL)、注射器、输液接头 1 个、10 cm×12 cm 透明敷料 1 贴、无菌无粉手套 2 副、无菌手术衣、治疗车、止血带、弹力绷带、纸尺、乙醇、葡萄糖酸氯己定、快速手消毒剂、一次性多用巾、污物桶、消毒桶、利器盒等。

5.环境

安静、整洁。

(三)操作过程

(1)确认已签知情同意书,携用物至患者床旁,核对腕带及床头卡。

(2)协助患者取舒适安全卧位。

(3)选择血管,充分暴露穿刺部位,手臂外展与躯干呈 90°。

(4)测量预置导管长度及术侧上臂臂围。

(5)打开 PICC 穿刺包,戴无菌手套。

(6)将一次性多用巾垫在患者术侧手臂下,助手将止血带放好。

(7)消毒穿刺部位,消毒范围以穿刺点为中心直径 20 cm,两侧至臂缘;先用乙醇清洁脱脂,待干后,再用葡萄糖酸氯己定消毒皮肤 3 遍。

(8)穿无菌衣,更换无菌无粉手套,铺孔巾及治疗巾。

(9)置管前检查导管的完整性,导管及连接管内注入生理盐水,并用生理盐水湿润导管。

(10)扎止血带(操作助手于患者术侧上臂扎止血带),嘱患者握拳。

(11)绷紧皮肤,以 15°～30°实施穿刺。见到回血后降低穿刺角度,再进针 0.5 cm,使套管尖端进入静脉。固定钢针,将导入鞘送入静脉。

(12)助手协助松开止血带,嘱患者松拳。撤出穿刺针芯。

(13)再送入导管;到相当深度后退出导入鞘。

(14)固定导管,撤出导丝,抽取回血再次确认穿刺成功,然后用 10 mL 生理盐水脉冲式冲管、封管,导管末端连接输液接头。

(15)将体外导管放置呈 S 状或 L 形弯曲,用免缝胶带及透明敷料固定。弹力绷带包扎穿刺处 4 小时后撤出。

(16)透明敷料上注明导管的种类、规格、置管深度、日期和时间,操作者姓名。

(17)整理床单位,协助患者取舒适卧位。

(18)整理用物,按医疗垃圾分类处理用物。

(19)脱无菌衣。

(20)擦拭治疗车。

(21)洗手、记录、确认医嘱。

(22)X 线拍片确定导管尖端位置,做好记录。

(四)注意事项

(1)护士需要取得 PICC 操作的资质后,方可进行独立穿刺。

(2)置管部位皮肤有感染或损伤、有放疗史、血栓形成史、外伤史、血管外科手术史或接受乳腺癌根治术和腋下淋巴结清扫术后者,禁止在此置管。

(3)穿刺首选贵要静脉,次选肘正中静脉,最后选头静脉。肘部静脉穿刺条件差者可采用 B 超引导下 PICC 术。

(4)新生儿置管后体外导管固定牢固,必要时给予穿刺侧上肢适当约束。

(5)禁止使用＜10 mL 注射器给药及冲、封管,使用脉冲式方法冲管。

(6)输入化疗药物、氨基酸、脂肪乳等高渗、强刺激性药物或输血前后,应及时冲管。

(7)常规 PICC 导管不能用于高压注射泵推注造影剂。

(8)PICC 后 24 小时内更换敷料,并根据使用敷料种类及贴膜使用情况决定更换频次;渗血、出汗等导致的敷料潮湿、卷曲、松脱或破损时立即更换。

(9)新生儿选用 1.9 Fr PICC 导管,禁止在 PICC 导管处抽血、输血及血制品,严禁使用 10 mL 以下注射器封管、给药。

(10)禁止将导管体外部分人为移入体内。

(11)患者置入 PICC 导管侧手臂不能提重物、不做引体向上、托举哑铃等持重锻炼,并需避免游泳等会浸泡到无菌区的活动。

(12)治疗间歇期每 7 天对 PICC 导管进行冲洗,更换贴膜、肝素帽等。

（五）评价标准

（1）患者/家属能够知晓护士告知的事项，对服务满意。

（2）遵循查对制度，符合无菌技术、标准预防、安全静脉输液的原则。

（3）操作过程规范，动作娴熟。

（王　涵）

第四节　氧　疗　法

一、目的

提高动脉血氧分压和动脉血氧饱和度，增加动脉血氧含量，纠正各种因素导致的缺氧状态，促进组织的新陈代谢，维持机体正常生命活动。

根据呼吸衰竭的类型及缺氧的严重程度，选择给氧方法和吸入氧分数。①Ⅰ型呼吸衰竭：PaO_2 在 $6.7\sim8.0$ kPa($50\sim60$ mmHg)，$PaCO_2<6.7$ kPa(50 mmHg)，应给予中流量($2\sim4$ L/min)吸氧，吸入氧浓度($>35\%$)。②Ⅱ型呼吸衰竭：PaO_2 在 $5.3\sim6.7$ kPa($40\sim50$ mmHg)，$PaCO_2$ 正常，间断给予高流量($4\sim6$ L/min)高浓度($>50\%$)，若 $PaO_2>9.3$ kPa(70 mmHg)，应逐渐降低吸氧浓度，防止长期吸入高浓度氧引起中毒。

供氧装置分为氧气筒和管道氧气装置两种。

给氧方法分为鼻导管给氧、氧气面罩给氧及高压给氧。

氧气面罩给氧适于长期使用氧气，患者严重缺氧、神志不清，病情较重者，氧气面罩吸入氧分数最高可达 90%，但由于气流及无法及时喝水，常会造成口腔干燥、沟通及谈话受限；而双侧鼻导管给氧则没有这些问题。鼻导管给氧方法又分单侧鼻导管给氧法和双侧鼻导管给氧法。

吸氧方式的选择：严重缺氧但无二氧化碳潴留者，宜采用面罩吸氧(吸入氧分数最高可达90%)；缺氧伴有二氧化碳潴留者可用双侧鼻导管吸氧方法。

二、准备

（一）用物准备

1.治疗盘外

氧气装置一套包括氧气筒(管道氧气装置)、氧气流量表装置、扳手、用氧记录单、笔、安全别针。

2.治疗盘内

橡胶管、湿化瓶、无菌容器内盛一次性双侧鼻导管或一次性吸氧面罩、消毒玻璃接管、无菌持物镊、无菌纱布缸、治疗碗内盛蒸馏水、弯盘、棉签、胶布、松节油。

3.氧气筒

氧气筒顶部有一总开关，控制氧气的进出。氧气筒颈部的侧面，有一气门与氧气表相连，是氧气自氧气瓶中输出的途径。

4.氧气流量表装置

由压力表、减压阀、安全阀、流量表和湿化瓶组成。压力表测量氧气筒内的压力。减压阀是一种自动弹簧装置,将氧气筒流出的氧压力减至 $2\sim3$ kg/cm^2($0.2\sim0.3$ MPa),使流量平稳安全。当氧流量过大、压力过高时,安全阀内部活塞自行上推,过多的氧气由四周小孔流出,确保安全。流量表是测量每分钟氧气的流量,流量表内有浮标上端平面所指的刻度,可知氧气每分钟的流出量。湿化瓶内盛 $1/3\sim1/2$ 蒸馏水、凉开水、$20\%\sim30\%$ 乙醇(急性肺水肿患者吸氧时用,可降低肺泡内泡沫的表面张力,使泡沫破裂、扩大气体和肺泡壁接触面积使气体易于弥散,改善气体交换功能),通气管浸入水中,湿化瓶出口与鼻导管或面罩相连,湿化氧气。

5.装表

把氧气放在氧气架上,打开总开关放出少量氧气,快速关上总开关,此为吹尘(为防止氧气瓶上灰尘吹入氧气表内)。然后将氧气表向后稍微倾斜置于气阀上,用手初步旋紧固定然后再用扳手旋紧螺帽,使氧气表立于氧气筒旁,按湿化瓶,打开氧气检查氧气装置是否漏气,氧气输出是否通畅后,关闭流量表开关,推至病床旁备用。

(二)患者、护理人员及环境准备

患者了解吸氧目的、方法、注意事项及配合要点。取舒适体位,调整情绪。护理人员应衣帽整齐,修剪指甲,洗手,戴口罩。环境安静、整洁、光线、温湿度适宜,远离火源。

三、操作步骤

(1)携用物至病床旁,再次核对患者。

(2)用湿棉签清洁患者双侧鼻腔,清除鼻腔分泌物。

(3)连接鼻导管及湿化瓶的出口。调节氧流量,轻度缺氧 $1\sim2$ L/min,中度缺氧 $2\sim4$ L/min,重度缺氧 $4\sim6$ L/min,氧气筒内的氧气流量=氧气筒容积(L)×压力表指示的压力(kg/cm)。

(4)鼻导管插入患者双侧鼻腔约 1 cm,鼻导管环绕患者耳部向下放置,动作要轻柔,避免损伤黏膜、根据情况调整长度。

(5)停止用氧时,首先取下鼻导管(避免误操作引起肺组织损伤),安置患者于舒适体位。

(6)关流量表开关,关氧气筒总阀门,再开流量表开关,放出余气,再关流量表开关,最后卸表(中心供氧装置,取下鼻导管后,直接关闭流量表开关)。

(7)处理用物,预防交叉感染。

(8)记录停止用氧时间及效果。

四、注意事项

(1)用氧时认真做好四防:防火、防震、防热、防油。

(2)禁用带油的手进行操作,氧气和螺旋口禁止上油。

(3)氧气筒内氧气不能用完,压力表指针应>0.5 MPa。

(4)防止灰尘进入氧气瓶,避免充氧时引起爆炸。

(5)长期、高浓度吸氧者观察患者有无胸骨后烧热感、干咳、恶心呕吐、烦躁及进行性呼吸困难加重等氧中毒现象。

(6)长期吸氧,吸氧浓度应<40%。氧气浓度与氧流量的关系:吸氧浓度(%)=21+4×氧气流量(L/min)。

(杨鹏利)

第五节 雾 化 吸 入

一、操作目的

(1)用于止咳平喘,帮助患者解除支气管痉挛。

(2)改善肺通气功能。

(3)湿化气道。

(4)预防和控制呼吸道感染。

二、操作流程

(一)评估

(1)患者的心理状态,合作程度。

(2)对氧气雾化吸入法的认识。

(3)环境整齐、安静,用氧安全的认识。

(二)准备

(1)按需备齐用物,根据医嘱备药。

(2)环境:四防(防火、防震、防热、防油)。

(3)查对、解释。

(三)雾化实施

(1)取坐位、半坐卧位。

(2)将氧气雾化吸入器与氧气连接,调节氧气流量(8~10 L/min),检查出雾情况。

(3)协助患者将喷气管含入口中并嘱其紧闭双唇作深慢呼吸。

(四)处理

(1)吸毕,取下雾化器,关闭氧气开关,擦净面部,询问感觉,采取舒适卧位。

(2)观察记录:雾化吸入的情况。

(3)用物:妥善清理,归原位。

三、操作关键环节提示

(1)每次雾化吸入时间不应超过20分钟,如用液体过多应计入液体总入量内。若盲目用量过大有引起肺水肿或水中毒的可能。

(2)有增加呼吸道阻力的可能。当雾化吸入完成几小时后,呼吸困难反而加重,除警惕肺水肿外,还可能是由于气道分泌物液化膨胀阻塞加重的原因。

(3)预防呼吸道再感染。由于雾滴可带细菌入肺泡,故有可能继发革兰阴性杆菌感染,不但要加强口、鼻、咽的卫生护理,还要注意雾化器、室内空气和各种医疗器械的消毒。

(4)长期雾化吸入治疗的患者,所用雾化量必须适中。如果湿化过度,可致痰液增多,对危重患者神志不清或咳嗽反射减弱时,常可因痰不能及时咳出而使病情恶化甚至死亡。如果湿化不够,则很难达到治疗目的。

(5)注意防止药物吸收后引起的不良反应或毒性作用。

(6)过多长期使用生理盐水雾化吸入,会因过多的钠吸收而诱发或加重心力衰竭。

(7)雾化器应垂直拿,用面罩罩住口鼻或用口含嘴,在吸入的同时应做深吸气,使药液充分到达支气管和肺内。

(8)氧流量调至4~5 L/min,请不要擅自调节氧流量,禁止在有氧环境附近吸烟或燃明火。

(9)雾化前半小时尽量不进食,避免雾化吸入过程中气雾刺激,引起呕吐。

(10)每次雾化完后要及时洗脸或用湿毛巾抹干净口鼻部留下的雾珠,防止残留雾滴刺激口鼻皮肤,以免引起皮肤过敏或受损。

(11)每次雾化完后要协助患者饮水或漱口,防止口腔黏膜二重感染。

(谷洋洋)

第六节 机械吸痰法

一、目的

清除呼吸道分泌物,保持呼吸道通畅,预防并发症发生。适用于排痰无力、痰液黏稠、意识不清、危重、老年体弱及身体各脏器衰竭者。可通过患者口腔、鼻腔、气管插管或气管切开处进行负压吸引。

二、准备

(一)用物准备

1.治疗盘外

电动吸引器或中心吸引器包括马达、偏心轮、气体过滤器、压力表、安全瓶、贮液瓶、开口器、舌钳、压舌板、电源插座等。

2.治疗盘内

有盖的缸2只(1只盛消毒一次性吸痰管若干根、1只盛有消毒液的盐水瓶)、消毒玻璃接管、治疗碗2个(1只内盛无菌生理盐水、1只内盛消毒液用于消毒玻璃接管)、弯盘、消毒纱布、无菌弯血管钳一把、消毒镊子一把、棉签一包、液状石蜡、冰硼散等,急救箱1个备用。

(二)患者、护理人员及环境准备

患者取舒适体位,稳定情绪,了解吸痰目的、方法、注意事项及配合要点。护理人员应衣帽整齐,修剪指甲,洗手,戴口罩。环境安静、整洁,光线、温湿度适宜。

三、操作步骤

(1)携用物至病床旁,接通电源,打开开关,调节负压,检查吸引器性能。

（2）检查患者口腔（昏迷患者可借助压舌板及开口器）、鼻腔，有无义齿，如有应先取下活动义齿，患者头部转向一侧，面向操作者。

（3）连接吸痰管，先吸少量生理盐水。用于检查吸痰管是否通畅，并润滑吸痰管前端。

（4）一手反折吸痰管末端，另一手持无菌弯血管钳或无菌镊子夹取吸痰管前端，插入口咽部10～15 cm（过深可触及支气管处，易堵塞呼吸道）后，放松吸痰管末端，先吸口咽部分泌物，再吸气管内分泌物。吸痰时采取上下左右旋转向上提吸痰管的方法，有利于呼吸道分泌物吸出，避免损伤呼吸道黏膜。每次吸引时间少于15秒，防止缺氧。

（5）吸痰管拔出后，用生理盐水抽吸。防止分泌物堵塞吸痰管。

（6）观察患者呼吸道是否畅通及面部、呼吸、心率、血压等情况及吸出液的色、质、量。

（7）协助患者擦净面部分泌物，整理床单位，取舒适体位。

（8）处理用物，吸痰管玻璃接头清洁后，放入盛有消毒液的治疗碗中浸泡，或清洁后，置低温消毒箱内消毒备。

（9）洗手，观察并记录治疗效果与反应。

四、注意事项

（1）严格无菌操作，吸痰管应即吸即弃。

（2）吸痰动作应轻柔，以防呼吸道黏膜损伤。

（3）痰液黏稠者可配合叩击、雾化吸入，提高治疗效果。

（4）储液瓶内的液体不得超过2/3。

（5）每次吸痰时间不超过15秒，以免缺氧。

（6）两次吸痰间隔不少于30分钟。

（7）气管隆嵴处不宜反复刺激，避免引起咳嗽反射。

（孙　丹）

第七节　冲　洗　技　术

一、会阴冲洗

（一）目的
清洁会阴，去除异味，预防和减少感染；增进舒适感。

（二）操作前准备

1.告知患者

操作目的、方法、注意事项、配合方法。

2.评估患者

（1）病情、意识状态、自理能力、合作程度。

（2）会阴部的皮肤黏膜情况，有无大小便失禁及留置尿管。

3.操作护士

着装整洁、修剪指甲、洗手、戴口罩。

4.物品准备

治疗车、治疗盘、会阴冲洗包(持物钳1把、纱布4块、冲洗瓶一个或另备冲洗壶)、冲洗液、一次性多用巾、快速手消毒剂、手套、隔离衣、屏风、便盆、污物桶。

5.环境

安静、整洁、私密、室温适宜。

(三)操作过程

(1)穿隔离衣,携用物至患者床旁,核对腕带及床头卡。

(2)协助患者取仰卧屈膝位,两腿略外展,适度暴露会阴部。

(3)戴手套臀下垫一次性多用巾,放置便盆。

(4)一手持冲洗瓶,一手持持物钳夹取干纱布自内向外边擦边冲洗会阴部。最后反复冲洗尿道口。

(5)冲洗后,干纱布自内向外、自上而下擦干水迹。

(6)皮肤黏膜有红肿、破溃或分泌物异常时需及时给予处理。

(7)撤去便盆和多用巾,脱去手套。

(8)整理床单位,协助患者取舒适卧位。

(9)整理用物,按医疗垃圾分类处理用物。

(10)脱隔离衣。

(11)洗手、记录、确认医嘱。

(四)注意事项

(1)水温适宜,注意保暖,为患者保护隐私。

(2)避免牵拉引流管、尿管。

(3)留置尿管者,由尿道口处向远端依次用消毒棉球擦洗。

(4)女性患者月经期宜采用会阴冲洗。

(五)评价标准

(1)患者知晓护士告知的事项,了解操作目的,对服务满意。

(2)会阴部清洁,床单位及衣服清洁干燥。

(3)护士操作规范、安全,动作娴熟。

二、阴道冲洗

(一)目的

清洁阴道,治疗各种阴道炎,妇科手术或检查前准备。

(二)操作前准备

1.告知患者

操作目的、方法、注意事项、配合方法。

2.评估患者

阴道及宫颈上药的认知水平、自理能力、合作程度、婚姻情况、心理反应。

3.操作护士

着装整洁、仪表端庄、洗手、戴口罩。

4.物品准备

灌洗筒、灌洗液(液量 500～1 000 mL,温度 41～43 ℃)、橡皮接管、阴道灌洗头、窥阴器、弯盘、长止血钳、一次性多用巾、无菌大棉球、手套。

5.环境

清洁、舒适、室温适宜、私密。

(三)操作步骤

(1)核对患者腕带,并协助其在妇科检查床上。

(2)协助患者取膀胱截石位,暴露会阴部,铺一次性多用巾。

(3)将灌洗筒挂至距离检查床 60～70 cm 高处,连接橡皮管及灌洗头,排去管内空气。

(4)戴手套,用灌洗液先冲洗外阴部,关闭开关,将灌洗头沿阴道纵壁插入至阴道内(约 6 cm),开启开关,轻轻转动进行灌洗。或手持窥阴器慢慢倾斜插入阴道内,边转正、张开,然后缓缓转动灌洗头及窥阴器,将阴道穹隆及阴道壁全部冲洗干净。

(5)灌洗液剩约 100 mL,拔出灌洗头(及窥阴器),再冲洗一次外阴。

(6)协助患者坐起使阴道内药液流出,然后擦干外阴。

(7)撤去一次性多用巾,协助患者穿好裤子,整理检查床。

(8)整理用物,按医疗垃圾分类处理用物。

(9)洗手、记录、确认医嘱。

(四)注意事项

阴道灌洗时,操作者动作要轻柔,勿损伤阴道及宫颈组织。

(五)评价标准

(1)患者能够知晓护士告知的事项,对服务满意。

(2)操作过程规范、安全,动作娴熟。

三、膀胱冲洗

(一)目的

(1)留置导尿管的患者,保持其尿液引流通畅。

(2)清洁膀胱:清除膀胱内的血凝块、黏液、细菌等异物,预防感染。

(3)膀胱内给药,治疗某些膀胱疾病。

(二)操作前准备

1.告知患者/家属

操作目的、方法、注意事项、配合方法。

2.评估患者

(1)病情、意识状态、自理能力、合作程度。

(2)尿液性质、出血情况、排尿不适症状。

3.操作护士

着装整洁、修剪指甲、洗手、戴口罩。

4.物品准备

治疗车、医嘱单(或治疗单)、无菌膀胱冲洗管、冲洗药液、一次性多用巾、快速手消毒剂、污物桶、消毒桶等。

5.环境

整洁、安静、私密。

(三)操作过程

(1)携用物至床旁,核对腕带及床头卡。

(2)协助患者取平卧位。

(3)暴露导尿管,臀下放置一次性多用巾,排空膀胱,放出尿液。

(4)将膀胱冲洗药液悬挂在输液架上,瓶内液面距床面约 60 cm,连接无菌膀胱冲洗管、排气后关闭冲洗管。

(5)关闭导尿管,与引流管接头断开。

(6)消毒导尿管接头,将导尿管与冲洗管连接(如为三腔导尿管,尿管一头连接冲洗管,另一头连接尿袋)。

(7)打开尿管,开放冲洗药液,使药液滴入膀胱,滴速一般为 80～100 滴/分。

(8)观察患者的反应及膀胱有无憋胀感。

(9)冲洗完毕,评估冲洗液入量和出量。

(10)取下冲洗管,消毒导尿管接口,更换引流袋。

(11)固定,位置低于膀胱。

(12)整理床单位,协助患者取舒适卧位。

(13)整理用物,按医疗垃圾分类处理用物。

(14)擦拭治疗车。

(15)洗手、记录、确认医嘱。

(四)注意事项

(1)严格执行无菌技术操作,防止医源性感染。

(2)冲洗后嘱患者深呼吸,尽量放松,以减轻疼痛。若患者出现腹痛、腹胀、膀胱剧烈收缩等情形,应暂停冲洗。

(3)冲洗后如出血较多或血压下降,应立即报告医师给予处理,并注意准确记录冲洗液量及性状。

(4)避免用力回抽造成黏膜损伤。若引流的液体量少于灌入的液体量,应考虑是否有阻塞,可增加冲洗次数或更换导尿管。

(五)评价标准

(1)患者/家属能够知晓护士告知的事项,对服务满意。

(2)遵循查对制度,符合无菌操作、标准预防及安全原则。

(3)操作过程规范,动作娴熟。

(刘焕芳)

第八节　胃肠减压术

一、目的

(1)解除或者缓解肠梗阻所致的症状。

(2)进行胃肠道手术的术前准备,以减少胃肠胀气。

(3)术后吸出胃肠内气体和胃内容物,减轻腹胀,减少缝线张力和伤口疼痛,促进伤口愈合,改善胃肠壁血液循环,促进消化功能的恢复。

(4)通过对胃肠减压吸出物的判断,可观察病情变化和协助诊断。

二、评估

(一)评估患者

(1)双人核对医嘱。

(2)核对床号、姓名、病历号和腕带(请患者自己说出床号和姓名)。

(3)评估患者病情、意识状态、合作程度,有无插胃管经历。

(4)告知患者胃肠减压的目的和方法、注意事项和配合要点,以取得患者合作。

(5)有义齿或戴眼镜者操作前应取下,妥善放置。

(6)对于昏迷患者,若家属在床旁,可向其家属解释,以获得支持。

(7)使用光源充足的手电筒检查患者鼻腔状况,包括鼻腔黏膜有无肿胀、炎症,有无鼻中隔偏曲和息肉等,既往有无鼻部疾病,鼻呼吸是否通畅。

(二)评估环境

安静整洁,宽敞明亮。隔离帘或屏风。墙壁负压吸引装置完好,保证有效负压。

三、操作前准备

(一)人员准备

仪表整洁,符合要求。洗手,戴口罩。

(二)物品准备

治疗车上层放置清洁盘内放 50 mL 注射器、一次性胃管 2 根、清洁治疗巾 1 块、压舌板、无菌棉签、胶布、治疗碗(内放清洁纱布数块和镊子 1 把)、治疗碗(内盛温开水)、听诊器、弯盘(内放消毒液状石蜡纱布、无齿止血钳 1 把、安全别针 1 个)、手电筒,治疗盘外放置快速手消毒液,胃肠减压装置一套。以上物品符合要求,均在有效期内。治疗车下层放置医疗废物桶、生活垃圾桶。

四、操作程序

(1)携用物推车至患者床旁,核对床号、姓名、病历号和腕带(请患者自己说出床号和姓名)。如戴眼镜或义齿,应取下妥善放置。

(2)协助患者取坐位或平卧位,无法坐起者取右侧卧位,头颈部自然伸直。颌下铺治疗巾,将弯盘置于口角。清洁鼻腔,将用过的棉签弃于医疗废物桶内。

(3)备胶布2~3条。将胃管和50 mL注射器(针头放入锐器桶)放入弯盘内,外包装弃于生活垃圾桶内。

(4)测量胃管插入长度,并作一标记,方法为自前额发际至剑突的距离,或自鼻尖经耳垂至胸骨剑突处的距离。或者参照胃管上刻度,保证胃管前端达到胃内,一般成人插入长度为45~55 cm。

(5)检查胃管是否通畅。用液状石蜡纱布润滑胃管前段。用止血钳夹闭胃管的末端。

(6)一手持纱布托住胃管,另一手持镊子夹住胃管前段,沿选定的一侧鼻孔缓缓插入鼻腔至10~15 cm(咽喉部),嘱患者做吞咽动作,同时顺势将胃管轻轻插入至预定长度。插管过程中患者出现剧烈恶心、呕吐,应暂停插管,深呼吸,胃管插入不畅时,嘱患者张口,检查胃管是否盘在口咽部。

(7)昏迷患者插管:插管前先协助患者去枕、头向后仰,当胃管插入约15 cm时,左手将患者头部托起,使下颌靠近胸骨柄,将胃管缓缓插入至预定长度。

(8)验证胃管是否在胃内:用注射器抽吸,见胃内容物。向胃管内注入10 mL空气,用听诊器在左上腹部听到气过水声。将胃管末端放入盛水治疗碗内,无气泡溢出。

(9)证实后将胃管末端封帽盖好,用胶布固定胃管于鼻翼两侧和面颊部。

(10)正确连接并用安全别针妥善固定负压装置及引流管,负压吸力不可过强,以免堵塞管口和损伤胃黏膜。

(11)撤除颌下铺巾,患者取舒适体位,整理用物。

(12)快速手消毒液消毒双手,推车回治疗室,按医疗废物分类处理原则清理用物。

(13)洗手,记录。

(14)停止胃肠减压步骤如下:①根据医嘱决定停止胃肠减压。②抬高床头取半卧位,铺治疗巾于颌下,弯盘置于患者口角旁。先关闭负压吸引装置,将吸引装置与胃管分离,用止血钳夹闭胃管的末端并放于弯盘内。③戴手套,轻轻揭去固定胃管的胶布,用纱布包裹贴近鼻孔处的胃管,嘱患者深呼吸,在患者呼气时拔管,边拔管边用纱布擦拭胃管,到咽喉处快速拔除。④脱去手套,用棉签清洁患者鼻腔,擦净胶布痕迹,协助患者取舒适卧位。⑤按医疗废物分类处理原则处理用物,洗手。

五、注意事项

(1)护患之间进行有效的沟通,可以减轻插入胃管时给患者和家属带来的心理压力。

(2)插管时动作轻柔,避免损伤食管黏膜。

(3)普通胃管每周更换1次,硅胶胃管每月更换1次。妥善固定管路,防止导管移位或脱出。

(4)留置胃管期间禁止饮水和进食,应加强患者的口腔护理,保持口腔清洁。

(5)观察引流物的颜色、性质、量,并记录24小时引流总量。

(6)胃肠减压期间,注意观察患者水、电解质和胃肠功能恢复情况。

(李美玲)

第九节　营养支持技术

一、肠内营养

(一)目的
(1)全面、均衡、符合生理的营养供给,以降低高分解代谢,提高机体免疫力。

(2)维持胃肠道功能,保护肝脏功能。

(3)提供经济、安全的营养治疗。

(二)操作前准备
1.告知患者/家属

操作目的、方法、注意事项、配合方法。

2.评估患者

病情、意识状态、合作程度、营养状态、管饲通路情况、输注方式。

3.操作护士

着装整洁、修剪指甲、洗手、戴口罩。

4.物品准备

肠内营养液、营养泵、肠内营养袋、加温器、20 mL 注射器、温水。必要时备插线板。

5.环境

整洁、安静。

(三)操作过程
(1)携用物至患者床旁,核对腕带及床头卡。

(2)协助患者取半卧位。

(3)固定营养泵,安装管路,检查并确认喂养管位置,抽吸并评估胃内残留量。

(4)温水冲洗胃肠营养管并与管路连接。

(5)根据医嘱调节输注速度。

(6)加温器连于喂养管上(一般温度调节在 37～40 ℃)。

(7)核对。

(8)输注完毕,温水冲洗喂养管。

(9)包裹、固定胃肠营养管。

(10)协助患者取适宜卧位,整理床单位。

(11)整理用物,按医疗垃圾分类处理用物。

(12)擦拭治疗车。

(13)洗手、记录、确认医嘱。

(四)注意事项
(1)营养液现用现配,24 小时内用完。

(2)长期留置胃肠营养管者,每天用油膏涂擦鼻腔黏膜,每天进行口腔护理。

(3)输注前后或经胃肠营养管注入药物后均用温水冲洗胃肠营养管。

(4)定期(或按照说明书)更换胃肠营养管,对胃造口、空肠造口者,保持造口周围皮肤干燥、清洁。

(5)避免空气入胃,引起胀气。

(6)加温器放到合适的位置,以免烫伤患者。

(7)抬高床头,避免患者平卧引起误吸。

(8)观察并记录输注量及输注中、输注后的反应。

(9)特殊用药前后用约30 mL温水冲洗胃肠营养管,药片或药丸经研碎、溶解后注入胃肠营养管。

(10)注意放置恰当的管路标识。

(五)评价标准

(1)患者/家属能够知晓护士告知的事项,对服务满意。

(2)操作规范、安全,动作娴熟。

二、肠外营养

(一)目的

通过静脉途径输注各种营养素,补充和维持患者的营养。

(二)操作前准备

1.告知患者/家属

操作目的、方法、注意事项、配合方法。

2.评估患者

(1)病情、意识状态、合作程度、营养状态。

(2)输液通路情况、穿刺点及其周围皮肤状况。

3.操作护士

着装整洁、修剪指甲、洗手、戴口罩。

4.物品准备

治疗车、穿刺盘、营养液、20 mL注射器、输液泵、营养袋、加温器、温水。必要时备插线板。

5.环境

整洁、安静。

(三)操作过程

(1)携用物至患者床旁,核对腕带及床头卡。

(2)协助患者取舒适卧位。

(3)固定输液泵,连接电源。

(4)营养袋挂于仪器架上,排气。

(5)打开输液泵门,固定输液管,关闭输液泵门。

(6)开机,设置输液速度及预输液量。

(7)将感应器固定在墨菲氏滴管上端。

(8)消毒皮肤,二次排气。

(9)穿刺,启动输液泵,妥善固定管路。

(10)整理床单位,协助患者取舒适卧位。

(11)整理用物,按医疗垃圾分类处理用物。

(12)擦拭治疗车。

(13)洗手、记录、确认医嘱。

(四)注意事项

(1)营养液宜现配现用,若营养液配制后暂时不输注,冰箱冷藏,输注前室温下复温后再输,保存时间不超过 24 小时。

(2)等渗或稍高渗溶液可经周围静脉输入,高渗溶液应从中心静脉输入,明确标识。

(3)如果选择中心静脉导管输注,注意管路维护。

(4)不宜从营养液输入的管路输血、采血。

(五)评价标准

(1)患者/家属能够知晓护士告知的事项,对服务满意。

(2)遵循查对制度,符合无菌技术、安全给药原则。

(3)操作过程规范,动作娴熟。

(宋明月)

第十节 心包、纵隔引流管护理

一、概述

心包、纵隔引流管为心脏或纵隔术后放置于心包或纵隔内的引流管,目的是通过放置的引流管排除心包或纵隔内渗血、渗液,并通过观察其引流液量、颜色、性质,评估和判断术后有无出血,预防心脏压塞。

二、病情观察与评估

(1)监测生命体征,观察有无心率、呼吸增快。

(2)观察伤口有无渗血、渗液。

(3)评估有无因躁动导致非计划拔管的风险。

三、护理措施

(一)体位

患者取半卧位,以利呼吸和引流。

(二)保持有效引流

(1)妥善固定引流管,翻身及活动时防止受压、打折、扭曲、脱出。定时挤压,保持引流管通畅。

(2)保持引流系统密闭:管道衔接处连接紧密,避免脱落。

(3)低负压吸引:需持续低负压吸引者,调节并随时观察负压大小,保证有效负压吸引。

（三）出血观察

观察记录引流液的量、颜色、性质，术后每小时引流量大于 200 mL 持续 3 小时以上、颜色鲜红，提示有活动性出血的可能，协助医师处理。

（四）心脏压塞观察护理

警惕心脏压塞的早期征象，如原有引流量偏多、有凝血块、突然减少或无，挤压引流管无液体引出且伴有心率增快、血压下降、中心静脉压增高，应考虑有心脏压塞的可能，及时明确诊断并处理。

（五）预防感染

（1）伤口护理：保持伤口敷料清洁、干燥，按需换药。

（2）防止引流液逆流：保持引流瓶低于引流管胸腔出口平面 60 cm，不可倒转。

（3）引流管更换：长期安置心包、纵隔引流管者，每周更换引流瓶一次。更换时用止血钳夹闭引流管近心端，严格无菌操作。

（4）肺功能锻炼：指导患者进行呼吸功能锻炼，如深呼吸、有效咳嗽排痰、吹气球、正确使用呼吸训练器，预防肺不张或肺部感染。

（六）意外拔管处理

用无菌纱布覆盖伤口，告知医师，协助重新置管或换药。

（七）拔管护理

一般术后 48～72 小时，引流量明显减少，＜50 mL/d，颜色变淡，即可拔除引流管，拔管时密切观察生命体征变化。

四、健康指导

（1）告知患者和家属留置引流管的重要性及注意事项，取得配合。

（2）指导患者适当活动，保护导管，防止意外脱管。

（3）如需约束的患者，告知家属约束的目的，取得理解与配合。

（王　冰）

第十一节　气管插管护理

一、概述

气管插管是指将特制的气管导管，通过口腔或鼻腔插入患者气管内，能迅速解除上呼吸道梗阻，进行有效的机械通气，为气道通畅、通气供氧、呼吸道吸引和防止误吸等提供最佳条件，是一种气管内麻醉和抢救患者的技术。

二、病情观察与评估

（1）监测生命体征，观察呼吸频率、动度及血氧饱和度变化。

（2）观察患者意识、面色、口唇及甲床有无发绀。

(3)评估有无喉头水肿,气道急性炎症等插管禁忌证。

(4)评估年龄、体重,选择与患者匹配的气管导管型号。

(5)评估患者有无因躁动导致意外拔管的危险。

三、护理措施

(一)插管前准备

1.抢救药品

盐酸肾上腺素、阿托品、镇静药(常用丙泊酚)等。

2.用物准备

合适型号的导管、喉镜、牙垫、连接好管道的呼吸机、氧气设备、吸痰器、简易呼吸器等。

3.抢救人员

符合资质的医师至少1名、护士2名。

(二)插管时的护理配合

(1)评估患者意识、耐受程度;约束四肢,避免抓扯;遵医嘱使用镇静药。

(2)判断插管成功的指标:呼气时导管口有气流,人工辅助通气时胸廓对称起伏,能闻及双肺呼吸音。

(3)妥善固定导管:选择适当牙垫或气管导管固定器固定导管。

(4)监测气囊压力:维持压力 $2.5\sim3.0$ kPa($25\sim30$ cmH_2O)为宜,避免误吸或气管黏膜的损伤。

(三)插管后护理

(1)体位:床头抬高 $15°\sim30°$,保持患者头后仰,减轻气管插管对咽、喉的压迫。

(2)每班观察、记录插管长度并交接,成人经口(22 ± 2)cm,儿童为12+年龄÷2,经鼻插管时增加 2 cm。

(3)保持呼吸道通畅,按需吸痰,观察痰液颜色、量及黏稠度。痰液黏稠者持续气道湿化或遵医嘱雾化吸入。

(4)口腔护理:经口气管插管口腔护理由2人配合进行,1人固定气管插管,1人做口腔护理。口腔护理前吸净插管内及口鼻腔分泌物。

(5)防止非计划拔管:遵医嘱适当约束和镇静。使用呼吸机的患者更换体位时,专人负责管路固定,避免气管插管过度牵拉移位发生脱管。

(四)拔管护理

拔管前吸净口腔及气道内分泌物,气囊放气后拔管。密切观察患者呼吸频率、动度及氧饱和度。

四、健康指导

(1)告知患者及家属气管插管的目的及配合要点。

(2)告知家属行保护性约束的目的及意义。

(3)指导并鼓励患者进行有效咳嗽,做深呼吸,及早拔管。

(4)指导患者在插管期间通过写字板、图片、宣教卡等方式进行有效沟通。

（陈公伟）

第十二节　气管切开套管护理

一、概述

气管切开术是临床常用的急救手术之一,方法是在颈部切开皮肤及气管,将套管插入气管,以迅速解除呼吸道梗阻或下呼吸道分泌物潴留所致的呼吸困难。可经套管吸痰、给氧、进行人工通气,从而改善患者呼吸及氧合。

二、病情观察与评估

(1)监测生命体征,观察呼吸频率、呼吸动度及血氧饱和度情况。

(2)观察患者意识、面色、口唇及甲床有无发绀。

(3)评估气管套管位置、颈带松紧度、气囊压力。

(4)评估患者有无因躁动导致意外拔管的危险。

三、护理措施

(一)术前准备

(1)药品准备:利多卡因、盐酸肾上腺素、阿托品。

(2)用物准备:合适型号的导管、氧气设备、吸痰器、简易呼吸器等。

(3)抢救人员:符合资质的医师至少 1 名、护士 2 名。

(二)术中护理配合

(1)体位:去枕平卧,肩部垫软枕,使头部正中后仰,保持颈部过伸。

(2)气管前壁暴露后,协助医师拔除经口或鼻的气管插管。

(3)密切观察患者面色、口唇及肢端颜色、血氧饱和度。

(三)术后护理

(1)体位:床头抬高 $30°\sim45°$。

(2)妥善固定:系带牢固固定气管切开套管,松紧度以能伸进系带一小指为宜,防止套管脱出。

(3)保持气道通畅:按需吸痰,观察痰液颜色、量、黏稠度,导管口覆盖双层湿润无菌纱布。痰液黏稠时给予雾化吸入或持续气道湿化。

(4)切口护理:观察切口有无渗血、发红,切口及周围皮肤用 0.5% 碘伏或 2% 氯己定消毒,每天 2 次,无菌开口纱或高吸收性敷料保护切口,保持敷料清洁干燥。

(5)内套管护理:金属气管内套管每天清洁消毒 2 次,清洁消毒顺序为清水洗净→碘伏浸泡30 分钟或煮沸消毒→0.9% 氯化钠注射液冲洗。

(6)口腔护理:2~6 小时 1 次,保持口腔清洁无异味。

(7)并发症观察:观察气管切口周围有无肿胀,出现皮下捻发音,可用头皮针穿刺皮下排气,嘱患者勿用力咳嗽,以免加重皮下气肿。

(8)心理护理:患者经气管切开后不能发音,指导患者采用手势、写字板、图片、文字宣教卡等方式进行沟通,满足其需求。

(四)拔管

首先试堵管,第一天封住 1/3,第二天封住 1/2,第三天全堵。堵管期间,严密观察呼吸变化,如堵管 24～48 小时后呼吸平稳、发音好、咳嗽排痰功能好时可考虑拔管。拔管后密切观察患者呼吸及氧饱和度变化。

四、健康指导

(1)告知患者及家属气管切开的目的及配合要点。
(2)指导并鼓励患者进行深呼吸及有效咳嗽排痰。
(3)教会患者有效的沟通方法。

（陈公伟）

第十三节 心脏电复律

近半个世纪前,人们发现电流通过人体可诱发心室纤维震颤。1947 年首例电击对开胸后的心脏除颤治疗成功,随后相关专家研制出一种交流除颤器,用于闭合胸壁患者体外电击除颤。1962 年 Lown 等叙述了一种使用直流电的新型除颤器;直流除颤器的输出实际上并非直流,因为其电流强度是随时间改变的,但这种输出基本上是单相的,从此开辟了电治疗的新纪元。虽然现代除颤器使用的多是单相波除颤,但近来双相波除颤是新近除颤器发展的主要趋势,并已显示了其市场前景和临床应用的价值。

一、基本原理

一定强度的电流作用于心脏可以引起室颤,引起室颤所需的最小电流量称为室颤阈。以大于室颤阈的电流作用于心脏,尤其当作用于心室肌的易损期时,容易发生室颤,其原因是强度不太大的电流足以兴奋部分心肌,但还不足以兴奋全部心肌,于是心脏有不同部分发生不应期差,易引起折返而导致心室颤动。若所用电流甚小(在室颤阈以下),则虽可发生心肌的反应,但不致引起室颤。若所加电流强度甚大,使整个心肌几乎同时除极,则心脏发生协调的收缩,不致产生室颤,并可使室颤中止。从实验中发现电流刺激的时间越长,易损期也长,而阈值则减小,容易发生颤动。

基于上述实验结果,目前认为电复律的机制有二:①电流使所有心肌同时除极,然后由最高自律性的起搏点(通常为窦房结)控制心脏而达到复律。为此,需用较高能量的电流。②电流使一部分心肌除极而中断一个或多个折返途径,使原来循环折返不已的机制中止。因此,用较低能量的电流也可以治疗成功。

从临床上看,电复律有效的心律失常多数属于折返机制,如属灶性兴奋性过高则电复律后极易再发。心房颤动电复律后少数患者转为心房扑动,此现象较易用后一机制解释,也支持后一机制的真实性。

二、适应证与禁忌证

(一)急诊电复律指征

1.室上性心律失常

(1)室上性心动过速:经刺激迷走神经方法及药物治疗无效,并有明显的血流动力学改变者。

(2)急性心肌梗死:合并室上速、心房扑动或心房颤动,室率较快,伴有明显的血流动力学障碍者。

(3)预激综合征:合并极快心率的室上性心动过速(心室率超过 200 次/分)、合并心房颤动(室率较快),药物治疗无效,伴有血流动力学明显障碍者。

2.室性心律失常

(1)心室颤动:都是电复律治疗的绝对指征,并应当分秒必争地进行,在 30～45 秒转复为窦性心律最佳,最迟不宜超过 4 分钟。

(2)室性心动过速:室速伴有血流动力学显著改变,并出现心力衰竭、休克等,应立即行电复律治疗。血流动力学改变不明显时,可先试用抗快速型室性心律失常的药物治疗,一旦无效立即行电复律术。

(二)择期电复律指征

1.室上性心动过速

药物及兴奋迷走神经的方法治疗无效时,需考虑电复律治疗。

2.心房扑动

常首选电复律术治疗,一般情况下心房扑动对药物治疗的反应差,而电复律成功率高。

3.心房颤动

伴有下述情况的心房颤动应考虑电复律术治疗。

(1)心房颤动时室率过快,药物控制室律不满意或伴有心绞痛频繁发作或心力衰竭,电复律后有希望改善者。

(2)房颤持续时间不足 1 年,心脏无显著增大者。

(3)近期有栓塞史者。

(4)去除基本病因后房颤仍持续,如甲状腺功能亢进症治愈后,心脏瓣膜病或缩窄性心包炎术后 4～6 个月仍为房颤者。

(三)禁忌证

(1)洋地黄中毒性心律失常和/或低钾血症引起的快速性心律失常(室颤除外)。

(2)心房颤动或室上性心动过速伴高度或完全性房室传导阻滞。

(3)病态窦房结综合征。

(4)复律后不具备长期用药物维持治疗者或药物维持治疗下反复发生心房颤动。

(5)巨大左心房或二尖瓣有明显反流者。

(6)心脏扩大明显,心胸比例＞60%,房颤病史＞5 年者。

(7)风湿性心脏病伴心房颤动,且风湿活动者。

(8)器质性心脏病心力衰竭未纠正者。

三、操作方法

(一)术前准备

(1)心房颤动伴有心力衰竭者,先用洋地黄等以控制心室率,改善心功能,使心率在休息状态下为70～80次/分,可提高转复成功率。但在复律前2天停用强心利尿剂;纠正低血钾或酸中毒。

(2)过去有栓塞史,超声心动图检查发现有心房内附壁血栓及人造生物瓣膜者,均应在复律前用华法林类药物抗凝2周,复律后应继续服用至少2周。

(3)心房颤动者复律前2天服用胺碘酮。

(4)直流电复律除颤器、气管插管器械和急救药品。

(二)非同步直流电复律

(1)两电极板涂导电糊或用湿生理盐水纱布包裹,分别放在心尖部和胸骨右缘第2～3肋间,两电极相距约10 cm,避免两电极间因盐水或导电糊而短路。

(2)打开除颤器电源开关,选择"非同步"按钮。

(3)按充电按钮,充电能量至需要水平。

(4)按放电按钮,此时患者身体抽动一下说明已放电,此后立即移去电极。

(5)观察示波器或记录心电图,判断患者心律是否已转为窦性心律。不成功时应立即准备第二次放电。除观察心电外还应注意患者一般情况、神志、发绀情况。

(6)开胸手术或开胸心脏按压抢救时。消毒心电极板用消毒盐水纱布包扎后,分别置于心脏前后,充电、放电等操作与胸外心脏电除颤相同,阴极置于左心缘,阳极置于右心缘(两电极板相距应较远),能量常为20～50 J。

(三)同步直流电复律

(1)患者卧于木板床上,或背部垫木板,空腹并术前排空小便,建立静脉输液通道。测血压,记录12导联心电图以了解心律失常和ST段情况,接好心电示波连续监测。

(2)选择R波较高的导联进行观察,测试同步性能,将电钮放在同步位置,则放电同步信号应在R波降支的上1/3。除颤电极板的放置位置和方法同前。

(3)常用硫喷妥钠和地西泮或丙泊酚麻醉。缓慢注地西泮20～30 mg,同时嘱患者报数"1,2,3…"直至患者入睡,睫毛反射消失,按压充电按钮,根据不同心律失常类型选用不同能量充电(单项波除颤器:心房扑动为50～100 J,心房颤动、室上性心动过速、室性心动过速为100～150 J)。一切工作人员离开床边,放电方法同前,但应持续按压放电按钮,待放完电后再松手。首次失败后间歇5～10分钟后进行第二次放电,能量可增加50～100 J。若再不行,可第3次电击。一般来说,择期性电复律一天内不超过3次。

(4)复律成功后,应观察患者血压、心律、呼吸、直到患者清醒。清醒后让患者四肢活动,观察有无栓塞现象。术后给予维持剂量的抗心律失常药物,胺碘酮每天0.1～0.2 g,可继续服用3～6个月,也可用几年。

四、注意事项

(一)室颤和室扑

应按心脏骤停复苏处理,必须分秒必争地迅速除颤。因患者神志消失,故无须行麻醉。电除颤的成功标志是心电图由室颤或室扑变成一条直线,至于是否复律,则由窦房结或房室结是否能复跳所决定。如电击后心电图为一直线而不复跳,则应注射肾上腺素及心外按压。

(二)"潜伏"室颤

对已经停跳的心脏进行除颤并无好处,然而在少数患者,一些导联有粗大的室颤波形,而与其相对导联则仅有极微细的颤动,或出现一条直线类似于心脏停搏,称为"潜伏"室颤,在2个导联上检查心律有助于鉴别这种现象。更重要的是,有研究提出"误导"心脏停搏,由于技术错误出现心搏呈现直线(如无电源、未接导联、参数设置错误、导联选择不正确),临床上这种情况大大多于潜伏的室颤。为了应付随时可能发生的室颤,除颤器应随时处于待机状态。建立使用检查记录能避免除颤设备性能障碍和不正确操作,而不适当地维护或电源故障通常是除颤器性能障碍的主要原因。

(三)电极板

放置的部位有2种:一前一后,阳极放在左背部肩胛下区,阴极放在胸骨左缘第4肋间水平;一左一右,阴极放在左腋前线的心尖水平,阳极放在胸骨右缘2~3肋间处。如胸部有埋藏起搏器者,应尽量避免电极板接近起搏器。电极板应涂以导电糊或生理盐水纱布,且加压而使电极板紧密接触胸壁。注意两电极板不宜相接近,亦不宜让导电糊或生理盐水相通以免短路。

(四)同步与非同步模式

(1)电复律时电流应与QRS波群相同步,从而减少诱发室颤的可能性,如果电复律时正好处在心动周期的相对不应期,则可能形成室颤。

(2)在转复一些血流动力学状态稳定的心动过速时,如室上性心动过速、房颤和房扑,同步模式可避免这种并发症的发生,室颤则应用非同步模式。

(3)有些室速及预激综合征合并房颤患者采用同步模式复律非常困难。因为QRS综合波的形态变化很大,除颤器不能识别R波,故无法放电,此时可选择非同步模式复律。但是,室速用非同步模式电击后,可能恢复窦性节律,也可能由于电流与QRS波群不同步,落到心肌易损期,转变为室颤。此时应再用非同步模式除颤,使之恢复窦性节律。

(4)室速时患者如存在无脉搏、意识丧失、低血压或严重的肺水肿,可适时选择非同步电复律,以避免因反复试图用同步模式复律不成功,而延误治疗。

(5)发现室颤或无脉性室速一般应在数秒钟内给予电除颤。

(五)电复律术的并发症

电复律术的并发症发生率为4%~6%,部分并发症与麻醉有关。

(1)低血压:使用高能量放电时容易出现,不需特殊处理,数小时后自行恢复。

(2)心肌损伤及心肌顿抑:复律后可出现心肌损伤性心电图表现,可持续一段时间,不需特殊处理。

(3)心律失常:电复律术可引起多种心律失常,多数情况历时短暂,不需处理,诱发室性快速性心律失常,可再次电击治疗。

(4)栓塞:少数患者可发生肺血管或周围血管栓塞。可在术前服适量抗凝药物,但不作为常规用药。

五、自动体外除颤器

自动体外电除颤(automatic electrical defibrilator,AED)使用非常方便,尤其适合急诊使用。其结构主要包括自动心脏节律分析和电击咨询系统,还可建议术者实施电击,而由操作者按下"SHOCK"按钮,即可行电除颤。

使用 AED 前,须首先判断是否有禁忌证,主要有:患者处在水中;为 8 岁以下或体重小于25 kg的儿童;除颤部位敷有外用药物,以及患者装有起搏器或自动体内除颤器。

患者仰卧,AED 放在患者耳旁,在患者左侧进行除颤操作,这样方便安放电极,同时可另有人在患者右侧实施 CPR。

(一)四步操作法

(1)第一步——接通电源:打开电源开关,方法是按下电源开关或掀开显示器的盖子,仪器发出语音提示,指导操作者进行以下步骤。

(2)第二步——安放电极:迅速把电极片粘贴在患者的胸部,一个电极放在患者右上胸壁(锁骨下方),另一个放在左乳头外侧,上缘距腋窝 7 cm 左右。若患者出汗较多,应事先用衣服或毛巾擦干皮肤。若患者胸毛较多,会妨碍电极与皮肤的有效接触,可用力压紧电极,若无效,应剔除胸毛后再粘贴电极。

(3)第三步——分析心律:应确保不与患者接触,避免影响仪器分析心律。心律分析需要5~15秒。如果患者发生室颤,仪器会通过声音报警或图形报警提示。

(4)第四步——电击除颤:按"电击"键前必须确定已无人接触患者,或大声宣布"离开"。当分析有需除颤的心律时,电容器往往会自动充电,并有声音或指示灯提示。电击时,患者会出现突然抽搐。第一次电击后,先不要重新开始 CPR,AED 会手动或自动重新开始心律分析。若心律仍为室颤,AED 会发出提示并自动充电,后进行第二次甚至第三次除颤。以 3 次除颤为 1 组的目的是尽快判别,并治疗致死性心律失常。完成1组3次的除颤后,仪器会自动停止 1 分钟,以便再进行 CPR。因此,3 次除颤后,应检查患者的循环并进行 1 分钟的胸外按压和人工呼吸。

(二)电击指征

(1)重新出现室颤,3 次除颤后,患者的循环仍未恢复,复苏者应立即实施 CPR,若心律仍为室颤,则再行 1 组 3 次的电除颤,然后再行 CPR,直至仪器出现"无电击指征"信息或行高级生命支持。

(2)不要在 1 组 3 次除颤中检查循环情况,因为这会耽搁仪器的分析和电击,快速连续电击可部分减少胸部阻抗,提高除颤效果。

(三)无除颤指征

1.无循环体征

AED 仪提示"无除颤指征"信息,检查患者的循环体征,如循环仍未恢复,继续行 CPR。3 个"无除颤指征"信息提示成功除颤的可能性很小。因此行 CPR 后,需再次行心律分析。心律分析时,应停止 CPR。

2.循环体征恢复

如果循环体征恢复,检查患者呼吸,如无自主呼吸,即给予人工通气;若有呼吸,将患者置于恢复体位,除颤器应仍连接在患者身体上,如再出现室颤,AED 仪会发出提示并自动充电,再行电除颤。

六、双相波除颤器

单相波是以单方向释放电流(从正极到负极,一次放电),如果单相波逐渐降至 0 V 特点时,则称之为"正弦衰减",如果单相波迅速下降,则称之为"指数截断"。这种采用单相波释放电流的除颤器称为单向波除颤器。相反,双相波电流在一个特定的时限是正向的,而在剩余的数毫秒内其电流方向改变为负向(从正极到负极,再从负极到正极,共两次放电。)此双相指数截断波形能够有阻抗补偿。这种采用双相波释放电流的除颤器称为双向波除颤器。

1996年FDA批准了第一台双相波自动除颤器,除颤能量固定在150 J,有研究比较其与传统单相正弦衰减波形200 J和360 J能量水平的除颤效果。结果表明首次电除颤时150 J双相波除颤器能达到与200 J传统单相正弦衰减波形除颤器相同的除颤成功率,而前者造成ST段的改变则明显小于后者。但目前双相波除颤最适能量尚未能确定,多首次使用<200 J的固定能量。

双向波除颤器比单向波除颤器有下列特点:①成效较高;②电流和电压较低,对心脏损害较小;③耗电量低,电池较轻和长寿。

总之,电复律是治疗心律失常和心脏复苏的主要方法,对于抢救严重心律失常极为有用。电复律术终止心动过速疗效明显优于药物治疗,在密切监护患者的条件下,以一精确调控的"电荷量"便可立即且安全地使心律恢复为窦性。其次,电复律术中鉴别快速心律失常是室上性还是室性也不如药物治疗时迫切,不需费时调节药物剂量,避免了药物不良反应。故电复律术具有安全、迅速、高效而又操作简便的特点,已成为一种临床常规治疗方法。

(陈公伟)

第二章

院 前 急 救

第一节 院前急救概述

院前急救是急诊医疗服务体系的首要环节和重要组成部分,是在患者发病或受伤开始到医院救治之前这一阶段的救护。随着社会的进步与发展,生命的价值越来越被关注,院前急救也越来越被重视。因此,加强院前急救知识的学习与应用具有十分重要的意义。

一、概念和重要性

(一)概念

院前急救也称院外急救,是指对各种危及生命的急症、创伤、中毒、灾难事故等患者在到达医院之前进行的紧急医疗救护,由现场目击者和专业救护人员共同配合完成。院前急救主要是在现场和途中进行,从含义上理解,指患者发病在医院以外的地方,病情紧急、严重,必须在送入医院以前进行初期救治,由于现场条件有限,院前急救这种救治只能是短暂的、应急的,不能成为救治的全过程,而且经现场抢救的患者需要及时、安全地输送到医院进行延续、系统救治。对急危重伤病员而言,有效的生命支持技术是其治疗过程中贯穿始终的主线。因此,院前急救是急危重症患者成功救治的开始和基础,"时间就是生命"在这里已经是一个具体的可实施的概念。

(二)重要性

在日常工作中,人们常会受到突发疾病、意外伤害和灾害的袭击,据统计我国主要致死性的疾病前五位的依次是脑血管疾病、恶性肿瘤、呼吸系统疾病、心脏病、外伤和中毒。除了恶性肿瘤外,其他疾病的突发性是显而易见的,更重要的是,它们不仅仅是突发,常常是第一时间内致命,所以时间不但是生命,而且是必须落实的急救措施。如果人们在遭遇到突发疾病或意外伤害时,不能在第一时间内得到及时有效的救治而引起组织器官的不可逆损伤和死亡,那么医院急诊科设备装备得再好,急诊科的技术人员配备得再强,对患者也没有实际意义。院前急救一方面维持了患者的生命、防止再损伤、减轻患者痛苦,为进一步治疗创造条件,提高了抢救成功率及减少了伤残率、死亡率;另一方面,也是衡量一个地区急救工作能力与水平的标志。

因此,院前急救专业是现代医学的一大进步,将医疗救护送到急危重症患者的身边,不仅体现了现代医学"尊重生命,生命至上"的理念,更重要的是第一时间的正确处理,为患者后期器官功能的恢复、提高生存质量奠定了基础。总之,随着社会的进步与发展,人们对生活的质量要求越来越高,对待院前急救的要求已经从单纯的速度变成既要求速度更要求质量,因此院前急救已进入快速发展期并备受关注。

二、特点

明确院前急救的特点对于组织急救工作,提高急救效率具有重要意义。院前急救的特点可表现在以下几个方面。

(一)情况紧急

院前急救的这一特点不仅表现在病情急、时间急,而且表现在心理上的紧急。时间就是生命,要求救治者迅速到达现场,要充分理解患者及其家属心理上焦急和恐惧,而且救治者的技术水平与救护质量都要体现出"急"。因此,要求救护人员常备不懈,在做好现场抢救与转运的同时,做好患者与家属的安抚工作。

(二)急救条件较差

院前急救的条件一般较差,在光线暗淡、空间较小、人群拥杂的家中或马路上,在将患者搬上救护车后由于车辆震动和马达噪声使诊疗工作大受影响,这些都要求医护人员不仅具备熟练的急救技术,而且要具备良好的心理素质。

(三)病种涉及多个学科

院前急救的患者所患疾病种类是多种多样的。因此要求救护人员在较短时间对患者所患病种做出初步筛选诊断和处理,要求救护人员掌握全科的知识和技能,能自如地应对各科急诊患者,尤其在发生重大事故进行现场救护时,如果过分强调专科专治将对急救工作十分不利。

(四)体力消耗较大

院前急救的现场是各种各样的,可能要爬高楼或高坡也可能穿街过巷,甚至是车辆无法到达的地方,医护人员身背急救箱,既要救治患者,又要指导和帮助搬运患者,因此体力消耗较大,要求有强健的体魄。

(五)对症急救是主要任务

院前急救通常没有足够的时间来进行鉴别诊断。急救人员主要的任务是对症急救,是针对生命指征的问题尤其是心、肺、脑功能衰竭进行复苏,以及对外伤的止血、包扎、固定和搬运等,能使生命初步得以延续的各种对症急救。

总之,院前急救的特点主要包括以下两方面的因素,首先是患者的特点。需要院前急救的患者大都是急危重症的患者,因此,具有极强的时限性,强调"急"和"快",包括对报警的迅速反应。大部分急救中心对反应时间都有具体要求。一旦发生公共卫生事件,就与社会安全息息相关。其次是医务人员的工作特点。院前工作最大的特点就是无规律性,既无法预知什么患者呼救,也无法预知什么时间出警,而且多数情况紧急,客观条件差,现场混乱,因此,要求急救人员有极强的责任感、临场应变能力和专业决断能力,不仅要熟练掌握生命支持技术,更要懂得适时应用。

三、任务和救治原则

(一)院前急救的任务

1.对呼救患者进行现场急救和运送

这是院前急救的主要和经常性的任务。要求接到呼救电话或其他方式的信息后,救护车、飞机或救护艇要立即出动,医护人员要随车、随机或随艇前往,尽快到达现场,进行现场急救后,迅速安全地将患者送到就近的合适的医院急诊科(室)。呼救的患者一般分为两种。

(1)短时间内有生命危险的患者:如急性心肌梗死、窒息、大出血、昏迷患者等,称为危重患者,有些需要现场徒手心肺复苏抢救。

(2)病情紧急但短时间内不会发生生命危险的患者:如骨折、急腹症、普通外伤患者等,现场救护要稳定病情,减轻痛苦,防止并发症的发生。

2.对各类灾难遇难者进行院前急救

在自然灾害和人为灾害中,由于伤者多,病情轻重不等,如水灾、火灾、地震等自然灾害,以及战场救护现场,除了做好医疗急救外,还要注意现场指挥,组织人力、物力,合理分工,迅速将患者进行分类、救护与运送,合理分流。同时,还要注意与现场的其他救灾系统如消防、公安、交通等部门密切配合,不能忽略现场急救中救护人员自身的安全。应该指出,特大灾害有大批病伤患者时,应结合实际情况执行相关紧急预案,有条不紊地做好现场急救、分类与转运。

3.承担特殊任务的医疗救护

特殊任务主要是指当地的大型集会或活动、重要会议、大型比赛等,首先应制定紧急预案,按照预案合理分工安排救护值班,要求值班人员加强责任心,坚守岗位,确保通信网络与枢纽畅通,为可能出现的各种意外事件做好准备。

(二)原则

院前急救的基本原则是先救命、后治病。当救护人员到达现场后,首先迅速而果断地处理直接威胁患者生命的伤情或症状,同时迅速对患者进行全身体检,这对因创伤所致的昏迷患者,从外观上不能确定损伤部位和伤情程度时尤为重要。院前急救必须遵守以下4条原则。

1.先排险后救护

在进行现场救护前应先根据现场情况排除险情后再进行救护。目的是防止继续损伤或再损伤,确保现场人员安全。

2.先重伤后轻伤

遇有危重和较轻的患者,应优先抢救危重者,后抢救较轻的患者。如果有大批患者出现时,在有限的时间、人力、物力情况下,在遵循"先重后轻"原则的同时,重点抢救有可能存活的患者;如果有心搏、呼吸骤停同时伴有骨折者,应先复苏后固定;如果有大出血同时伴有创口者,应先止血后包扎。

3.先救治后运送

在接到呼救后立即赶赴现场,先进行现场的紧急救治,待病情许可时再转运,否则易引起转运途中病情加重或死亡。在搬运患者特别是危重患者时,医护人员必须步调一致,重视并合理运用搬运技术,在运送医院的途中,不要停止抢救措施,持续观察病情变化,少颠簸,注意保暖,应尽可能地减少患者痛苦,减少死亡率,将患者安全护送到达目的地。

4.急救与呼救并重

在现场抢救患者时,应分工与合作,急救与呼救同时进行,以尽快争取到急救外援。需要强调的是当一人在急救现场时,先处理危及生命的现状,再呼叫援助;当有两人以上在急救现场时,合理分工,边急救边呼叫援助,决不能仅仅等待援助。

四、院前急救的主要内容

(一)现场急救

时间就是生命,一定要改变所谓现场急救是迅速把患者送到医院去进行治疗的陈旧观念。实践证明,一些原有希望救活的患者失去抢救机会,其关键是忽视现场急救的重要性,采用先"送"后"救",而不是坚持先"救"后"送"的重要原则。例如,外伤大出血患者必须先进行止血处理后再运送,可减少失血性休克发生的可能性及减轻休克程度;对骨折患者必须先进行初步固定并正确地搬运和护送,才能减轻患者痛苦,预防骨折加重和其他并发症的发生;对心跳呼吸骤停的患者必须进行心肺复苏才能使患者有得救的希望。因此,对院前急救的新概念应扩展到对急诊患者,尤其是危重患者,要求能在其发病和呼救时,及时将医疗措施送到他们身边,立即开始有效处理,然后安全护送到就近合适的医院作进一步诊断和处理。

(二)搬运

经过初步现场处理后,必须把伤患者及时转送到合适的医院进行进一步急救处理。在这个转送过程中,搬运做得及时正确不但可减少伤患者的痛苦,还有利于防止造成新的损伤而导致残障或死亡。搬运方法有多种,可因地、因时、因人而异。最常用的方法有担架搬运法、徒手搬运法等。对颈、腰椎骨折患者必须三人以上同时搬运,托住头颈、胸腰、臀部脚腿,切忌一人搬腿的双人搬运。

(三)监护运送

现代急救医学的新概念,已摒弃过去把运送急诊患者看成是交通运输部门或医务人员只是协调运输部门进行,导致在运送过程中得不到有效医疗救护的陈旧概念,而是认为医疗急救运送是院外(院前)急救的重要组成部分,是连接急救医疗体系的一个重要的"链"。要把单纯的患者运载工具改造成为抢救危重患者的"流动医院""活动急救站",成为医务人员院前抢救的场所,即"浓缩急诊室",甚至发展到"集装箱急救车(实际上是一种微型医院)"。

(陈公伟)

第二节　院前急救的现场评估

院前急救最重要的专业特色是在事件发生的第一时间内达到现场,迅速进行环境及病情的评估,稳定生命体征,及时转运。病情评估是这个过程中的核心环节,是院前急救专业人员的基本功,是其技术水平的直接反映。急危重症的病情评估要求院前急救专业人员在最短的时间内,根据患者的主要症状、体征,判定其病情的轻重缓急,并进行有效的稳定生命体征的处理,而不需要立即明确诊断,即"先救命,后治病",而非传统的"治病救命"专科思维。

院前急救作为急诊专业的亚专业体系,已经不再局限于内、外、妇、儿的传统专业的分类。因此,院前急救的评估主要是对生命体征的评估,而非伤情病情的诊断。

一、概念

现场评估是指患者突患急病或遭到意外伤害时,院前急救人员赶赴现场,进行评估的过程。

接到呼救,及时到达急救现场后迅速评估造成事故、伤害及发病的原因,查看是否有继续损伤的危险存在,若有险情存在应尽快排险,确保安全。如在触电现场急救应先切断电源再施救;如地震、火灾现场众多伤员围困在险区,先消除险境再施救;如进入有毒环境现场,应先做好防毒防护措施再施救,以保自身及患者的安全。

二、内容

现场评估的内容很多,必须突出"急"字,首先应根据现场患者伤情的轻重缓急,对意识、瞳孔、气道、生命体征等方面进行评估,然后进行一般情况评估。

(一)意识

意识是大脑高级神经中枢功能活动的综合表现,即对环境的知觉状态。任何原因引起大脑高级神经中枢功能损害时,都可出现意识障碍。意识障碍是指人对周围环境及自身状态的识别和觉察能力出现障碍,多由高级神经中枢功能活动(意识、感觉和运动)受损引起。严重的意识障碍表现为昏迷。

对意识状态的评估,应根据患者的语言反应,了解其思维、反应情感活动、定向力等,必要时观察瞳孔对光反射、角膜反射、对强刺激(如疼痛)反应、肢体活动等来判断其有无意识障碍及其程度。

意识清醒程度(AVPU)的判定。①A(awake):清醒。②V(verbalresponse):有言语应答。③P(painfulresponse):疼痛刺激有反应。④U(unresponsive):无反应。

急危重症患者"无反应,无呼吸"应立即进行心肺脑复苏,对意识障碍的患者,严密监护循环、呼吸情况,管理好气道,注意保持头侧位。

(二)瞳孔

瞳孔的变化是许多疾病,尤其是颅内疾病、药物中毒、昏迷等病情变化的一个重要指征。瞳孔观察要注意两侧瞳孔的形状、对称性、边缘、大小及对光反应。

现场救护对瞳孔的观察,应特别注意以下两个方面:①瞳孔不等大说明可能存在颅脑损伤,双瞳孔缩小或散大与中毒或意识丧失有直接关系,有时心跳可能已经停止。如双侧瞳孔缩小常见于有机磷农药、氯丙嗪、吗啡等药物中毒;单侧瞳孔缩小常提示同侧小脑幕裂孔疝早期;双侧瞳孔散大常见于颅内压增高、颅脑损伤、颠茄类药物中毒及濒死状态;一侧瞳孔扩大、固定,常提示同侧颅内病变。②瞳孔对光反应消失,常见于危重或深昏迷患者。

(三)气道

急救用语中的气道是指气管以上的呼吸道。保持气道通畅是呼吸的必要条件。急救现场一定要分清呼吸停止的原因,是因梗阻、堵塞、扭曲所致,还是因病情严重致呼吸功能丧失而出现呼吸停止,要进行综合判断。如患者有反应但不能说话、咳嗽,出现呼吸困难,可能存在气道梗阻,必须立即检查原因并予以清除。现场急救对危重患者保持呼吸道通畅的最佳体位是去枕平卧、头偏向一侧。

(四)生命体征

生命体征是体温、脉搏、呼吸及血压的总称。生命体征受大脑皮质控制,是机体内在活动的一种客观反映,是衡量机体身心状况的可靠指标。通过对这些体征的检查,可较客观地评估病情,为科学的临床决策服务。

1.呼吸

对呼吸的评估主要从呼吸的频率、节律、深度、呼吸音及呼吸肌的参与程度来判定患者是否存在呼吸有无呼吸困难及呼吸衰竭，是否需要建立紧急人工气道保证有效通气。

(1)异常呼吸的判定：在正常安静状态下，成人的呼吸频率12～20次/分，呼吸与脉搏之比为1：4，新生儿呼吸30～40次/分，随着年龄的增长逐渐减慢。正常人的潮气量400～600 mL，呼气较吸气略长，吸呼比1：(1.5～2)胸廓两侧活动度基本对称。

1)呼吸频率异常：正常呼吸频率12～20次/分，呼吸频率稳定而节律均匀。呼吸增快，吸呼次数＞24次/分，常见病因为发热、缺氧、二氧化碳潴留、甲状腺功能亢进等呼吸过缓，呼吸次数＜10次/分，常见的病因为颅内压增高、药物抑制呼吸中枢。

2)呼吸深度异常：呼吸浅快，见于肺受到压迫、呼吸中枢或肺实质性病变、呼吸肌麻痹、大量胸腔积液、腹水、肺炎等。呼吸深快，见于剧烈运动时，因机体的需氧量增加而需增加肺内气体交换所致。此外当情绪激动或过度紧张，也常出现呼吸深快，常伴有过度通气现象，此时动脉血二氧化碳浓度降低，引起呼吸性碱中毒，患者常感口周及肢端麻木，严重者会出现手足抽搐及呼吸暂停。呼吸深慢是一种深大呼吸，又称Kussmaul呼吸，是一种深而规则的呼吸，见于糖尿病酮症酸中毒和尿毒症酸中毒。因严重代谢性酸中毒时，细胞外液碳酸氢根缺乏，机体希望通过肺脏排除二氧化碳，进行代偿以调节细胞外液酸碱平衡。

3)呼吸节律异常：正常人在静息状态下，呼吸节律基本是均匀而整齐的，病理状态下，往往会出现呼吸节律的异常。①潮式呼吸：是一种由浅慢逐渐变为深快，又由深快转为浅慢，随之出现5～30秒的呼吸暂停，又开始上述周期的呼吸，全周期30～120秒，多见于中枢神经系统疾病、缺血缺氧性脑病、中毒和临终的患者。产生的机制是呼吸中枢对二氧化碳反应降低，兴奋阈值高于正常，血液中正常的二氧化碳浓度不能刺激化学感受器兴奋呼吸中枢，因而呼吸暂停，待到血液中二氧化碳水平超过正常水平达到刺激阈值，才能通过主动脉弓和颈动脉窦化学感受器兴奋呼吸中枢，使呼吸恢复。周而复始，形成潮式呼吸。②间停呼吸：又称Biots呼吸，表现为规律的几次呼吸后突然停止一段时间，如此交替出现，常见病因为颅内病变和呼吸中枢衰竭，多在临终前出现，发生机制类似潮式呼吸。③叹息样呼吸：表现为一段正常的呼吸节律中插入一次深大呼吸，常伴有叹息声。多为功能性改变，见于神经衰弱精神紧张或抑郁。

4)呼吸声音的异常：蝉鸣样呼吸指吸气时发出高音调的音响，多由于声带附近的阻塞，空气进入困难，见于喉头水肿、痉挛，喉头异物等。鼾声呼吸呼气时发出粗糙的鼾声，多由于舌后坠、气管支气管内有较多的分泌物，见于深昏迷的患者。

(2)呼吸困难的判定：呼吸困难是指患者主观感到空气不足，呼吸费力，客观表现为运动用力，重者鼻翼翕动，张口耸肩甚至发绀，呼吸辅助肌也参与活动，并伴有呼吸频率节律、深度与呼吸音的异常。常见于呼吸系统疾病、心血管系统疾病、中毒、血液系统疾病及神经精神因素所致。

1)肺源性呼吸困难：是由于呼吸系统疾病引起的通气和换气功能障碍，导致缺氧和二氧化碳潴留。临床上分为三种类型：①吸气型呼吸困难，主要表现为吸气费力，吸气时间显著长于呼气，出现三凹征。常见于喉头水肿、气管及喉头异物等上气道阻塞的患者。②呼气型呼吸困难，主要表现为呼气费力，呼气时间显著长于吸气。常见于哮喘及慢性阻塞性肺气肿(COPD)的患者。③混合型呼吸困难，表现为吸气、呼气均感费力，呼吸频率增快变浅，常见于重症肺部感染、大量胸腔积液、大块肺栓塞及休克等。

2)心源性呼吸困难：活动时出现或加剧，休息时减轻或缓解。急性左心衰竭时，常出现夜间阵发性呼吸困难。

3)中毒性呼吸困难:各种原因导致代谢性酸中毒时,通过刺激化学感受器兴奋呼吸中枢,或者某些毒物、药物抑制呼吸中枢,出现呼吸节律、频率、深度甚至呼吸音的改变,表现为呼吸困难。

4)神经精神性呼吸困难:见于各种颅内结构的改变,颅内外伤、出血、肿瘤至颅高压,使呼吸变慢变浅及节律异常。某些癔症患者,由于精神心理因素致呼吸困难发作,其特点是呼吸频数,可达 60~100 次/分,可伴有碱中毒等过度换气综合征的临床表现。

5)血液病性呼吸困难:重度贫血或大出血休克刺激呼吸中枢,导致呼吸节律和频率的改变。

(3)呼吸衰竭的判定:呼吸衰竭是指各种原因导致肺通气和/或换气功能严重障碍,以至于在静息状态下也不能维持足够的气体交换,导致低氧血症伴(或不伴)高碳酸血症,进而引起一系列病理生理改变和相应临床表现的临床综合征。

临床表现缺乏特异性,可表现为呼吸困难、发绀、精神神经症状、循环衰竭等,明确诊断有赖于动脉血气分析。呼吸衰竭是指在海平面,静息状态,呼吸空气的状态下,动脉血氧分压(PaO_2)<8.0 kPa(60 mmHg)和/或二氧化碳分压($PaCO_2$)>6.7 kPa(50 mmHg),排除心内解剖分流及原发性心排血量导致的低氧血症。呼吸衰竭分为Ⅰ型和Ⅱ型。①Ⅰ型呼吸衰竭:PaO_2<8.0 kPa(60 mmHg);②Ⅱ型呼吸衰竭:PaO_2<8.0 kPa(60 mmHg),$PaCO_2$>6.7 kPa(50 mmHg)。

2.循环功能的评估

对急危重症患者评估呼吸后应该迅速评估循环功能,发现呼吸停止、大动脉搏动消失,应立即开始心肺复苏;常规检测血压,发现心律异常,立即检查心电图,发现休克、恶性心律失常应立即及时有效的处理,并严密监护。从以下几个方面评价循环功能。

(1)心率:正常心率 60~100 次/分,节律规整,听诊心音,心律整齐、清晰有力。①频率异常:心率>100 次/分,称心动过速,见于低血容量、心力衰竭、低氧血症、低钾血症、高热、甲状腺功能亢进、高肾上腺素能状态。心率<60 次/分,称心动过缓,见于颅内压增高、房室传导阻滞等。②节律异常:常见于各种心律失常,包括期前收缩、心房颤动等。

(2)血压:血压是评价循环功能的重要指标,是危重患者的重要的病情参数。

1)血压异常的判定:成人正常血压为 12.0~18.7/8.0~12.0 kPa(90~140/60~90 mmHg),脉压 4.0~5.3 kPa(30~40 mmHg)。成人收缩压 12.0 kPa(90 mmHg)以下,舒张压 8.0 kPa(60 mmHg)以下,脉压<4.0 kPa(30 mmHg),高血压者收缩压下降 20%以上称低血压。

2)休克的判定:血压高低是诊断休克的重要参数,还应考虑其他参数,本文仅将血压列出,供急危重症患者病情评估的参考。①轻度休克:收缩压<10.7 kPa(80 mmHg),脉压<4.0 kPa(30 mmHg)。②中度休克:收缩压 8.0~10.7 kPa(60~80 mmHg),脉压<2.7 kPa(20 mmHg)。③重度休克:收缩压 5.3~8.0 kPa(40~60 mmHg)。④极重度休克:收缩压<5.3 kPa(40 mmHg)。

3)高血压危象:是指血压急性升高且舒张压>16.0 kPa(120 mmHg),合并心、脑、肾、眼底等重要器官血管急性损伤的情况。危象发生时,出现头痛、烦躁、眩晕、恶心、呕吐、心悸、气急、视物模糊,以及伴有动脉痉挛(冠状动脉、颈内动脉等)累及的靶器官缺血的症状。

(3)尿量:是反映循环好坏最可靠的指标,正常>30 mL/h;如果<25 mL/h 称为尿少,<5 mL/h 称为尿闭。在排除肾脏实质性损害的前提下,如果尿量较多(>40 mL/h),即使血压偏低也证明血循环较好,不必过分强调升压治疗,如果尿量<20 mL/h,应注意如下可能:低血容

量;心功能不全致肾血流量减少;肾血管痉挛由于不恰当使用缩血管药引起;肾功能不全原先存在或继发于休克。

3.体温

正常人体温受体温调节中枢控制,并通过神经、体液因素的参与,是机体产热和散热呈动态平衡过程,保持体温在相对恒定的范围内。

正常人体温一般在 36～37 ℃,由于各种生理因素,体温可有波动,但 24 小时内波动范围不超过 1 ℃。

(1)异常体温的判定:体温异常表现为发热和体温过低。昏迷的患者应注意体温,当体温＞41 ℃时,预后不良,死亡率高,存活者可能留下永久性脑损伤,低温者极易出现恶性心律失常。因此,对高热和低体温患者均应严密监护生命体征。

1)发热:根据体温的高低可分为低热 37.3～38 ℃,中等度热 38.1～39 ℃,高热 39.1～41 ℃,超高热 41 ℃以上。发热一般分为三期,即体温上升期、高温持续期和退热期。体温上升期的患者常常持续畏寒、寒战、皮肤苍白,退热期常常伴有大汗致体液的大量丧失,对于老年人及循环不稳定的患者,可诱发休克,须严密观察。

2)低体温:深部体温<35 ℃,即为低体温,分为原发性低体温和继发性低体温。体温调节中枢没有受损,由于寒冷环境,意外引起体温下降至 35 ℃以下称原发性低体温;由于下丘脑体温调节中枢受损引起的体温下降称继发性低体温。

(2)高温综合征的判定:在高温、高湿或强烈太阳照射的环境中运动或劳作数小时,或老年、体弱、有慢性疾病的患者在高温和通风不良的环境中持续数天,或由于体液的过度丧失,热应急机制失代偿,致中心体温骤升达 41 ℃或以上,体内蛋白酶发生变性,线粒体功能受损有氧代谢遭到破坏,而出现一系列热损伤性器官功能损害。

患者常出现神志不清、惊厥,体温可高达 41～42 ℃,心率可达 160～180 次/分,严重患者可出现休克、心力衰竭心律失常、肺水肿、脑水肿、肝肾衰竭、DIC 等。

(3)低温综合征的判定:当体温下降至 32.2 ℃时,机体进入代谢和功能抑制状态,患者出现心动过缓、心肌收缩力下降、血压下降、呼吸减慢、意识模糊、知觉与反应迟钝,瞳孔开始散大,出现恶性心律失常,严重者出现横纹肌溶解木僵和昏迷,最后呼吸心跳停止。

(五)一般状况观察

在急救现场,经快速评估和病情判断后,如何使不同程度伤情的病员得到尽快地救治,做好快速正确地伤情检测与分类工作是极其重要的,并且检伤与分类时抢救工作必须同时进行,以达到提高生存率、降低死亡率的目的。当快速完成危重病情评估后,应全面观察患者的一般情况,在进行体检时,尽量不移动患者身体,尤其对不能确定伤势的创伤患者;注意倾听患者或目击者的主诉及与发病或创伤有关的细节;重点查看与主诉相符的症状、体征及局部表现。

1.头颈部

注意观察患者的口、眼、耳、鼻、面部、头颅部及颈部有无伤口、出血,有无骨折、异物,有无充血、水肿等,检查时应仔细认真,依次序进行,不可忽视或遗漏,因为每一处的疏忽都会影响到病情的及时处理。

(1)口:观察口唇有无发绀、破损;口腔内有无呕吐物、血液、食物或脱落的牙齿,如发现牙齿松脱或安装有义齿者要及时清除;观察有无因腐蚀性液体致口唇烧伤或色泽改变;经口呼吸者,观察呼吸的频率、幅度、有无呼吸阻力或异味。

(2)鼻:观察鼻腔是否通畅,有无呼吸气流,鼻孔有无血液或脑脊液流出,鼻骨是否完整、有无变形。

(3)耳:耳郭是否完整,耳道中有无异物,听力如何,有无液体流出,是血性的还是清亮的。如有血液或脑脊液流出,则提示有颅底骨折。

(4)眼:观察眼球表面及晶状体有无出血或充血,视物是否清楚,眼睑是否完整。

(5)面部:面色是否苍白或潮红,有无汗液流出。

(6)头颅:注意头颅的大小和外形,头皮有无外伤和血肿,颅骨是否完整,有无凹陷。

(7)颈部:观察颈部外形与活动有无改变,有无损伤、出血和血肿,有无颈项强直和颈部压痛。能否触摸到颈动脉搏动,注意有无颈椎损伤,气管是否居中。

2.躯干部

(1)脊柱:主要是针对创伤患者,在未确定是否存在脊髓损伤的情况下,切不可盲目搬动患者。检查时,用手伸向患者后背,自上向下触摸,检查有无肿胀或形状异常。对神志不清并确知患者无脊髓损伤或非创伤性急症,应把患者放置在左侧卧位,这种体位能使患者被动放松并保持呼吸道通畅。

(2)胸部:查看锁骨有无异常隆起或变形,在其上稍施加压力,观察有无压痛,以确定有无骨折并定位。查看胸部有无创伤、出血或畸形,吸气时胸廓起伏是否对称。另外检查者双手轻轻在胸部两侧施加压力,可以检查有无肋骨骨折。

(3)腹部:观察腹部外形有无膨隆、凹陷,有无腹式呼吸运动,有无创伤、出血或畸形;腹部有无压痛、反跳痛或肌紧张。判断可能损伤的脏器及其范围。

(4)骨盆:检查者可将双手分别放在患者髋部两侧,轻轻施加压力,检查有无疼痛或骨折存在。检查外生殖器有无损伤。

3.四肢部

(1)上肢:检查上臂、前臂及手部有无形态异常、肿胀或压痛。神志清醒者可嘱其配合。还要注意检查肢体的运动、活动度,皮肤的感觉、温度与色泽,检查肢端温度与循环情况。

(2)下肢:检查双下肢有无肿胀、变形,可双下肢对照查看有无差异,但注意不能随意抬起患者双脚,以免加重创伤,检查足背动脉搏动时也不能抬起患者下肢进行检查,以免影响检查效果。

三、注意事项

现场评估主要是对急危重症患者进行病情评估,要求医护人员在最短的时间内,对患者的病情按轻、重、缓、急进行初步检查与判断,要求对疾病的发展变化有一定的预见性。因此,现场评估时要注意如下几个方面。

(1)体检时尽量不移动患者,以免加重病情。

(2)适当应用些物理检查,重点是对生命体征的观察,用物理方式解决问题。

(3)询问病史时,要听清患者或旁人的主诉,问清与病情有关的细节,看清与主诉有关的症状、体征及局部表现。

(4)配合现场其他工作人员做好现场处理工作。

四、分类

伤员分类是院前急救工作的重要组成部分,正确而合理的分类是提高抢救成功率的关键,利用现有的人力、物力和时间,抢救有存活希望的患者,是提高存活率的有效方法。因此,如何分类,要从如下几方面考虑:①现有的技术力量能否满足所有伤员的救治。②现有的急救物资能否满足所有伤员的供应。③轻重伤的区分是否符合有效存活率的要求。④轻重伤的转运是否符合就地就近的抢救原则。

现场分类的负责人员,必须是经过训练,经验丰富、有组织能力和协调能力的高年资护理技术人员。应当指出,现场分类工作是在特殊困难而紧急的情况下进行,注意按照边抢救边分类的原则。

通过全面体格检查,按病情轻重,一般可将患者分为三种情况。①轻症患者:患者清醒,能够配合检查,对刺激反应灵敏。②中度患者:对刺激有反应,但不灵敏,说明有轻度意识障碍。对刺激反应微弱者,说明已进入浅昏迷状态。③重度患者:对刺激完全无反应,说明意识丧失,随时有生命危险。

(陈公伟)

第三节　危重患者转运途中的监护技术

危重症患者的转运包括危重症患者的搬动和运输。危重症患者的转运,看似简单,实际存在着一定的风险。随着科技的迅猛发展,以及各类新型便携式医疗器械的不断生产与使用,使得医疗转运越来越常见,范围越来越广,对危重症患者的转运也已成为现实。转运分为短途转运和长途转运。短途转运主要是指患者在医院内各科室之间的转运如由急诊科到手术室,急诊科到ICU,由手术室到ICU,由ICU到CT室等。长途转运是指患者在各医院之间的转运,如患者由下级医院转运至上级医院。由医务人员参与完成的医疗转运,能使患者快速、安全地到达转运目的地目前有些医院成立了流动ICU,使危重症患者的转运更具科学性、合理性、安全性,不仅使患者得到更进一步的救治提高了患者抢救成功率,而且减少了医疗差错和事故。

一、转运前的准备

(一)医护人员准备

(1)具备全面的危重症监护理论和较广泛的多专科知识和实践经验,熟练掌握各种监护仪器的使用、管理、监护参数和图像的分析及其临床意义。

(2)熟练掌握危重症患者的搬运技术,合理运用正确搬运姿势。安全、轻巧的转运技术不仅可尽快将患者转运,还可以减轻患者因转运造成的痛苦,避免并发症的发生。

(3)掌握省力的原则和方法,减轻疲劳,防止发生自身损伤。

(4)具备良好的身体素质。危重症患者的转运工作节奏快、体力消耗大,所以护士必须具有强健的体格以适应紧张的工作需要。

(5)了解患者体重,评估身体各部分的重量,大致确定各部分的重心位置,合理分配支托力量和选择着力点。搬运时力量应主要分配在躯干、大腿和臀部,着力点应在各部分重心位置。身体各部分的重量为头、颈和躯干约占体重的58%,上肢各占5%,下肢各占16%。

(6)了解患者病情和病损部位,有针对性地采取保护措施。主要是防止患者病损部位受压和扭曲,加重原有病理损害和疼痛。如有肢体骨折时,患肢局部应妥善支托固定,使患部既不受压,也不悬空。

(7)保持患者转运过程中平衡稳定,防止跌倒摔伤。保证患者安全、舒适。

(二)患者及家属准备

(1)向清醒患者及患者家属说明转运的目的、方法和配合事项,鼓励患者及患者家属积极参与转运。

(2)必要时建立有效的静脉通路,维持有效循环血量和保证治疗药物及时输注。

(3)身上安置有各种导管的患者,应先将各种导管和输液管妥善固定后再转运。

(4)外伤大出血患者应先止血再转运,否则可导致失血性休克,甚至死亡。

(5)心跳呼吸骤停的患者就地进行徒手心肺复苏后再转运,以免失去宝贵的抢救时间。

(6)脊柱骨折患者应先进行初步固定后再转运,否则可引起瘫痪等严重的并发症。

(7)必须在保持患者呼吸道通畅和生命体征稳定的情况下方可转运。

(8)为患者准备保暖用品。

(三)转运工具准备

(1)根据患者病情选择合适的转运工具,如轮椅、平车担架和救护车等。

(2)认真检查转运工具的安全技术性能,保证安全使用。

(3)配备必要的转运用品,使用轮椅时,应根据季节备毛毯、别针、软垫等。使用平车和担架时,上面应置以被单和橡胶单包好的垫子和枕头,带套的毛毯或棉被。如为骨折患者,应有木板垫于其上,并将骨折部位妥善固定。如为颈椎、腰椎骨折或病情较重的患者,应备有帆布中单或布中单等。

(4)短途转运时,根据患者病情需要准备各种急救物品和器械,如氧气袋、简易呼吸器、口咽通气管、舌钳、呼吸机等;长途转运时,护士应检查急救车上的急救药品,器械和设备,针对患者病情做好充分准备,确保转运途中能正常使用。

(四)仪器设备准备

(1)根据患者病情选择合适的仪器设备,如心电监护仪、除颤仪、血糖仪、简易呼吸器、呼吸机及吸痰器等。

(2)认真检查转运仪器设备的安全性能,各种仪器设备呈备用状态,保证安全使用。

(3)配备相应仪器设备的用品,如电源线、蓄电池、吸痰管等。

(五)药品准备

(1)根据患者病情有针对性的准备药品,如抗心律失常、降压、升压、强心、利尿药等,静脉输液溶液,如生理盐水、林格液、羟乙基淀粉、甘露醇等。

(2)必要时携带急救箱,以确保患者的安全。

(六)转运方式的选择

1.常用转运方式

(1)目的:①协助不能行走的患者入院、出院,接受检查、治疗或户外活动。②协助患者下床活动,促进血液循环和体力恢复。

(2)评估:①患者心理状态及合作程度。②患者的体重、病情、意识状态与躯体活动能力;患者病损部位的大小与严重程度。③转运工具各部件的性能是否良好。

(3)操作步骤:①核对患者。②向患者或家属解释转运的目的、注意事项及配合方法。③根据病情将转运工具如轮椅、平车、担架或转运车至床旁,采用挪动法、一人搬运法、两人搬运法、三人搬运法、四人搬运法、滚动搬运法、平托法、担架搬运法、或过床易转运法将患者转移至转运工具。④整理好床单位,铺成暂空床。⑤观察患者,确定无不适处,推患者至目的地。⑥把患者转到床上(方法与上车时相同)。⑦协助患者取舒适体位,并观察患者病情变化。⑧整理好床单位,把转运工具送回原处放置,需要时做记录。

(4)注意事项:①应仔细检查转运工具各部件的性能,以保证安全使用。②根据所选转运工具,合适角度摆在患者床旁。③搬运过程中,医护人员应注意观察患者的病情变化,并做好记录,及时处理发生的问题。④保证各种管道的通畅,如气管插管、输液管、胃管氧气管、导尿管和各种引流管等。⑤颅脑损伤及颌面部外伤患者应卧于健侧;昏迷的患者应将头转向一侧。是为了保持呼吸道通畅,防止舌后坠堵塞呼吸道,或分泌物、呕吐物吸入气管而引起窒息。⑥对怀疑或已有颈椎损伤的患者,搬运时要保持头部处于中立位,并沿身体纵轴向上略加牵引颈部或由患者自己用双手托住头部,缓慢移至平车中央。患者取仰卧位,并在枕部垫小枕或衣服,以保持头、颈中立位,头颈两侧用衣物或沙袋加以固定,如果搬运不当会引起高位脊髓损伤,导致高位截瘫,甚至在短时间内死亡。脊柱、脊髓损伤的患者,放到硬质担架上,并在腰部垫一软枕,以保持脊柱的生理弯曲。⑦搬运骨折患者时,平车上应垫木板,并固定好骨折部位。⑧患者坐在轮椅上,头和背应尽量向后靠,并抓紧扶手,不可前倾、自行站起或下轮椅;身体不能保持平衡者,应系安全带,以免发生意外。平车转运患者时,在推行患者的路途中应保持平稳,下坡应减速,并嘱患者抓紧扶手;过门槛时要翘起前轮随后提起后轮,患者头部置大轮端,避免过大的震动,上下坡时,患者的头部应位于高处,可减轻患者在运送过程中的不适,确保患者的安全。但是各种原因所致的休克患者,可保持担架水平或头部稍低位,切忌头高脚低位。用担架抬起患者行走时,患者应头部在后,足部在前,这样不仅有利于危重症患者头部的血液供应,同时便于后面抬担架者随时观察患者病情变化。⑨转运中,转运工具有安全栏的要拉起,对烦躁患者应适当约束四肢,以防坠出。⑩转运工具每次用后进行表面清洁,不定期进行消毒擦洗。

2.机械通气患者的转运

(1)评估:①患者基本生命体征是否平稳。②在呼吸支持的情况下,患者是否能保证充分的氧合。③患者是否能维持稳定的血流动力学。④是否需要持续的气道管理。⑤转运组成员配备是否充足。⑥患者是否有急性症状或其他转运禁忌的情况。

(2)资源、设备和人员:①转运前检查用于气道管理的紧急设备(喉镜,气管插管导管等)。②脉搏血氧饱和度监测仪。③抢救药物:肾上腺素,阿托品,溶栓药物(适用于肺栓塞的患者)等。④便携式监护仪。⑤听诊器、氧气袋、除颤仪、手动吸痰器、转运呼吸机简易呼吸器、注射器。⑥队伍至少有医师、呼吸治疗师、护士各一名。

(3)转运过程:①观察患者病情,对患者病情进行评估,注意是否有转运禁忌证。②将转运原因告之清醒患者,组织转运人员,准备转运设备。③转运时密切观察患者生命体征。④随时处理可能的急性症状。⑤将患者送到目的地后,应继续密切观察患者情况给予及时处理可能发生的危险情况。⑥倘若患者无须返回,则护送到目的地后护送完成若需返回,则返回到病房后护送完成。⑦将护送设备归还原位。

(4)监测要点:①心电图用于持续监测心率、心律。②应持续监测血压,如果没有侵入性血压监测,也应采用脉压计间歇测定血压。③间歇监测呼吸频率。④如果使用转运用呼吸机,应监测气道压力。⑤监测潮气量以确保合适的通气水平。⑥对所有机械通气的患者在转运中应持续监测脉搏血氧饱和度。⑦间断听诊呼吸音。

(5)禁忌证:①对氧供要求比较高的患者,而用手工通气方式、便携式呼吸机或标准的 ICU 呼吸机均不能保证提供充分的氧供的患者。②转运过程中,不能维持稳定的血流动力学的患者。③转运过程中,不能充分监测心肺功能的患者。④转运过程中,不能进行有效气道管理的患者。⑤转运时,人员配备不齐。

(6)危险和并发症:①手工通气过程中出现过度通气,可导致呼吸性碱中毒,心律失常和低血压。②由于 PEEP/CPAP 的丧失可导致低氧血症和休克。③体位的改变可能导致低血压,高碳酸血症和低氧血症。④心动过速或其他心律失常。⑤仪器的故障可导致监测数据误差或丧失其他检测功能。⑥静脉输液通道的意外脱出可能导致血流动力学的不稳定。⑦通气管道的脱开或意外拔管。⑧血管通路的意外脱出。⑨供氧的丧失引起低氧血症。⑩与转运有关的呼吸机相关性肺炎。

3.其他转运法

(1)救护车转运特点:速度快,受气候条件影响小,但在不平的路面上行驶颠簸较严重,给途中救护增加难度,而且部分患者易发生晕车,出现恶心、呕吐,甚至加重病情。

(2)轮船转运特点:轮船运送平稳,但速度慢,遇风浪颠簸严重,极易引起晕船。

(3)飞机转运特点:速度快、效率高、平稳,不受道路、地形的影响。但随飞行高度的上升,空气中的含氧量会下降,对肺部病变、肺功能不全等患者不利。飞机上升与下降时气压的变化对开放性气胸、腹部术后的患者、外伤致脑脊液漏患者不利;湿度低、气压低对气管切开患者不利等。

(4)注意事项:①搬运过程中,动作要轻巧、敏捷、步调一致,避免震动,以减少患者的痛苦。②根据不同的病情采取不同的搬运方法,避免再次损伤和由于搬运不当造成的意外伤害。③根据不同运输工具和患者病情取舒适体位,一般患者平卧,恶心、呕吐者应侧卧位。胸部损伤呼吸困难的患者取半卧位,下肢损伤或术后患者应将下肢抬高 $15°\sim20°$,以减轻肿胀及术后出血。④脊柱损伤的患者:应保持脊柱轴线稳定,将患者身体固定在硬板担架上搬运。对已确定或疑有颈椎损伤的患者要尽量用颈托保护颈椎,运送时尽可能避免颠簸,不摇动患者的身体。⑤救护车在拐弯、上下坡、停车调头中要防止颠簸,以免患者发生坠落。⑥空运中注意患者保温和湿化呼吸道,因高空中温度、湿度较地面低。飞机上一般将患者横放,但休克患者头部朝向机尾,以免飞行中引起脑缺血。颅脑损伤导致颅内高压的患者应在骨片摘除减压后再空运。脑脊液漏患者因空中气压低会增加漏出液,要用多层纱布保护,严防逆行感染。腹部损伤有腹胀的患者应行胃肠减压术后再空运。气管插管的气囊内注气量要较地面少,因高空低压会使气囊膨胀造成气管黏膜缺血性坏死。⑦途中要加强生命支持性措施,如输液、吸氧、吸痰、心肺复苏、气管切开等措施,注意保持各种管道通畅。⑧用先进的监测、治疗手段加强生命支持,随时观察患者生命体征、意识等变化,做好紧急抢救的准备。⑨详细记录患者转运途中病情变化情况,并妥善保存此类医疗文件,到达目的地后做好患者的交接工作。

二、转运途中的监护与管理

(一)转运原则

(1)转运前提前与相关科室电话通知,携带好危重患者转运登记本,详细记录转运患者的姓名、病情、转运事由、转运人及接收科室值班人员签名。

(2)危重患者转运途中必须有医护陪同。

（3）转运途中要保持呼吸道通畅,有气管插管的患者转运前要彻底清理呼吸道,根据病情携带氧气及急救药品,必要时携带便携式呼吸机。

（4）转运途中上下坡时要保持患者的头在上方,且医护人员要站在患者的头侧,密切观察病情变化,患者若出现病情变化应立即就地抢救或转回抢救室抢救。

（5）与病房值班护士严格交接班,核对腕带,交接患者的病情、用药、检查结果等,并请值班人员在危重患者转运登记本上签名。

（二）转运途中的监护

（1）转运途中严密观察患者的神志、生命体征,必要时观察氧饱和度。

（2）观察患者的病情变化,如出血的患者观察出血量及有无活动性出血;使用机械通气的患者观察患者的呼吸形式、呼吸机的监测参数,及时处理各种报警等。

（3）注意各仪器设备是否正常运转。

（4）转运过程中注意患者的安全,杜绝坠床等事故的发生。

（三）转运途中的管理

1.保证转运中用药安全

转运中可能因移动造成药物输入不均匀,如血管活性药物,造成血压、心率变化,使医师、护士对病情判断有误。因此严密观察输注速度及滴数。

2.保证各种管道的固定通畅

转运过程中首先要确保输液瓶的牢固,防止坠落摔破或砸伤患者,固定好输液针管,保证静脉通道的通畅。除了静脉通路外,转运中可能还带有其他的管道,如气管切开和气管插管、胸腔闭式引流管、尿管、胃管、脑室引流管,以及各手术引流管等,要保证各管道的固定通畅,避免管道反折、扭曲,以及引流物反流引发感染,观察引流物的量、颜色及性质等,做好记录。

3.确保患者安全

加强途中急救监护,维持生命体征平稳。强调转运中的速度。当确定转运患者时,搬运要求动作准确,并做到轻、稳、快,避免震动,病情危重或颈腰椎骨折的患者要3～4人同时搬运,保持头部躯干成直线位置。推车搬运时保持头部在大轮端,因大轮转速慢、稳而减轻震动。上下坡时头部始终在高处端,以免引起患者不适,转运车搬运患者时,尽量保持快而稳速行驶,减少颠簸,不仅有利于实施急救措施,更有利于患者舒适。体位安置据病情和伤情而定,一般轻伤员取仰卧位,颅脑损伤者要侧卧位或头偏向一侧,以防舌后坠或分泌物阻塞呼吸道,胸部伤取半卧位或伤侧向下的低斜坡位,减轻呼吸困难,腹部伤取仰卧位膝下垫高,使腹部松弛,休克患者取仰卧中凹位等。转运过程中医护人员严格守候着患者,始终守护在患者上身靠近头端位置,便于观察患者的面色、瞳孔、呼吸的变化等。由于患者呕吐、打嗝或车辆颠簸等影响胸廓活动而产生干扰,多参数监护仪显示的呼吸次数和心率与患者的实际呼吸情况、心率可能不相符,医护人员绝不能仅仅依赖仪器的数据而盲目草率地做出错误的处置。对于昏迷躁动的患者要用约束带防止坠伤,酌情盖好被服以免着凉或过热途中应做的治疗护理措施不漏掉,保持各种治疗措施有效如途中发现病情恶化和意外伤时要立即进行处理,并及时与有关科室联系呼救,以便得到及时的抢救。

4.及时做好记录

在转运途中,医师根据病情需要及时给予相应处置,必要时护士执行口头医嘱,除三查七对外,强调"三清一复核"(听清、问清、看清和与医师复核),保证途中忙而不乱和治疗的安全,用药后详细记录用药的时间、剂量。转运完毕立即补写抢救记录。

5.危重患者安全转运制度

(1)患者转运包括从原来楼层或部门通过推床、轮椅等转运到其他部门。

(2)一般情况下,患者转运须有护士或医院内其他人员陪同。

(3)转运患者前,须先通知相关科室或医院。检查科室在检查过程中对该患者安全负责。

(4)护士长、责任护士有权决定转运工具(包括约束带的使用),按患者病情安排人员护送(除医师特殊医嘱外)。

(5)危重患者(手术患者)转运前护士应协同医师稳定患者病情,清空各引流管,妥善固定各种管道,确保患者各项指征能在一定时间内维持平稳方可转运。

(6)危重患者(手术患者)转运前,根据病情通知接收部门准备各种仪器和抢救药物,并通告电梯等候,一切就绪后方可转出,以免耽误病情。

(7)危重(躁动)患者转运前医护人员应向患者及家属做好解释、交代工作。

(8)负责转运危重患者的医护人员要具有一定的临床经验,转运途中(或检查时),护士严密观察患者的生命体征和病情变化,关注管道是否正常和随身的各种仪器的工作情况。

(9)转运过程中,患者一旦出现意外情况,遵医嘱利用随身携带的仪器、物品和药品进行就地抢救,并在事后及时补记病情变化和抢救过程。

(10)转运后应向接诊人员详细交接班。

三、转运交接

(一)病情交接

(1)交接患者的病史、生命体征、主要异常生化、影像等检查结果和目前所存在的护理问题及处理措施。

(2)交接患者的各管道置管时间、深度,引流物的色、泽、量及注意事项等。

(二)仪器设备及药品的交接

(1)交接转运过程中所用的药品、剂量、输液速度等。

(2)患者用药的效果及不良反应。

(3)各仪器设备应用的注意事项,特别是机械通气的患者交接呼吸机的参数设置。

四、转运意外的应急处理

发达国家的急救经验显示,医疗监护转运水平越高,患者的预后相应地也越好。安全的医疗转运是院前急救成败的重要环节之一。而不少患者在事发现场虽已得到最初的基础救治或处理,但在转运途中病情变化得不到及时的医疗救护,致使病情恶化而发生意外。因此有效的医疗转运是院前急救的延续,是院前急救成功的桥梁。反之则致院前急救前功尽弃。

(一)病情恶化

伤病员在事发现场经过初步救治之后,在转运途中病情突然发生变化,出现生命体征、病情乃至神志方面的改变,需要及时采取有效措施尽快遏制患者病情异常情况,尽量减少致残率和死亡率。

1.原因

(1)缺乏院前急救知识,到现场后对患者未进行初步急救,抬上车就走,致使病情加重甚至死亡。

（2）没有掌握好转运时机,对一些危重患者,病情尚未稳定就进行转运,途中极易引起病情恶化。

（3）转运前准备工作不完善。如骨折伤员未经妥善固定,造成移位;转运中各种管道固定不牢,造成途中管道松脱或意外拔除等。

（4）途中缺乏必需的抢救设备。由于条件的限制,危重患者在转运的途中缺少抢救设备(吸引装置、心电监护除颤仪、呼吸机等),给途中的急救带来一定的难度。

（5）转运路径路况及救护车辆、驾驶员技术等方面欠佳。

2.救护要点

（1）患者发生病情恶化,立即短暂停车进行抢救。

（2）立即摆放适当体位,如昏迷患者可采取卧位头偏向一侧,清除口腔分泌物,保持呼吸道通畅;呼吸系统疾病患者应半坐卧位;休克患者取仰卧中凹位等。

（3）给予抢救措施,如吸氧、吸痰、输液、用药、心肺复苏、气管插管、除颤、监护、导尿、止血、固定、约束带的使用等,注意保持各种管道固定通畅。

（4）监测生命体征变化。医护分工明确,观察神志是否清楚、气道是否畅通、有无自主呼吸、血压是否正常、止血是否有效等,并根据病情给予对症处理。

（5）启动绿色通道,向医院告知患者病情,以利于医院做好接收准备,减少交接时间和环节,为患者救治赢得时机。

（6）与家属沟通,告知病情。

（7）做好抢救、观察、监护等有关医疗文件的记录,并做好伤病员的交接工作。

3.预防

（1）不断提高急救人员素质:在心理上要求沉着、冷静,快而稳,忙而不乱;在业务上要求知识全面、技能精湛。

（2）严格掌握危重患者的转运时机:这一点对于长途转运患者尤为重要。特别是对多脏器衰竭的患者,要权衡利弊,详细评估后方可决定是否适合转运。根据预见性思维原则对危重患者在转运途中可能出现的病情变化有应急预案。

（3）充分做好转运前的准备工作:①到达现场后应先给予急救处置,使患者生命体征维持在一个相对平稳的状态后方能转运。②认真评估病情并记录危重患者病情观察记录单。③建立有效的静脉通道。如疑有休克,建立 2～3 条静脉通道,保证大量输血、输液通畅,并留置导尿管以指导治疗。④抢救药品、物品准备充分。⑤各种管道妥善固定防止途中扭曲、脱落。⑥积极与医院联系,做好病情汇报和接收患者的准备工作。

（4）备齐抢救设备药物:配备抢救设备,保证性能良好。出诊箱内药物器械分层放置,按序排放,取用方便,随时保持良好的备用状态;救护车内配备氧气、负压吸引器心电监护仪等,保证现场急救顺利进行。

（5）尽量选择路面平整度高的捷径路线,车况良好,驾驶员技术娴熟,车速要快,但要保持平稳,以减轻途中对患者的颠簸。尽量避免急拐弯、急刹车,达到匀速行驶,拐弯慢行。

（6）转运时机选择及把握:①通常危重患者须经过初步治疗后病情稳定或相对稳定,如呼吸、心率、心律、血压等生命指标相对平稳,血压维持在正常低水平值 10.7～12.0/6.7～8.0 kPa(80～90/50～60 mmHg)。②直接威胁生命的危险因素得到有效控制或基本控制。③无直接威胁生命因素存在。

(二)仪器设备故障

在急危重患者转运途中,使用中的急救仪器或设备突然发生故障或缺失致使抢救不能正常进行,从而影响患者病情监测、治疗及使用,若不及时处理,容易引发严重的后果。

1.原因

(1)医护人员检查不到位,准备不充分。

(2)长途转运仪器设备耗损增大。如仪器电量不足、氧气瓶氧气不足、一次性物品使用较多等。

(3)车载仪器连接故障,使急救车与急救仪器不能正常连接使用。

(4)行车中因颠簸碰撞使仪器运作故障或导线破损致使屏幕无法显示。

2.救护要点

(1)立即寻求最近的医院给予相应的仪器设备支撑,确保患者急救措施不受影响。

(2)临时替代法。如便携式呼吸机出现故障,立即采用人工呼吸气囊替代机械通气;吸痰器发生故障后,立即用注射器替代吸痰等。

(3)向医院急诊科汇报,请求支援。

(4)密切观察生命体征变化。

(5)做好各种医疗文件记录。

3.预防

(1)转运前备好所需急救仪器设备:①根据病种备齐所需急救仪器;②能够熟练操作使用所备仪器;③仪器性能完好;④型号与辅助材料相配,如血糖仪;⑤仪器后备电池充足;⑥氧气桶充满;⑦检查各种药品和输液用品是否齐全、是否过期;⑧检查担架及夹板等的完好性。

(2)转运途中要随时检查急救仪器设备的工作情况,若有异常,立即进行干预和修复。

(3)急救仪器设备使用后要做好日常保养和维护。建立使用登记本,做好交接班工作。

(三)交通意外

由于一些原因,救护车在转运患者途中突发交通意外使车中患者和随行医护人员心理和生理上不同程度受损迫使转运暂时中断。急救人员的安全是院前急救工作的保障。而在出诊过程中急救人员由于交通事故丧失急救能力,耽搁了救治患者,使患者病情加重,引起纠纷。

1.原因

车速过快、违章驾驶、闯红灯和抢过路口是造成交通事故的主要原因。

(1)驾驶员方面。①责任心不够:违章驾驶,车辆故障,逆向行驶,争道抢道,酒后驾驶等。②技术不熟练:急启急停,车速不平稳等。③综合素质不高:急救意识不强,缺乏医疗常识和能力,身体素质欠佳,守法意识缺失,排险意识薄弱,献身意识薄弱等。

(2)路况方面:如崎岖山路、羊肠小道、道路泥泞湿滑路障、交通堵塞拥挤等。

(3)其他方面。①天气因素:暴风雨雪、闪电雷击等;②自然灾害如泥石流、地震、山体滑坡等。

2.救护要点

(1)立即将患者和医护人员转移到安全的地方,避免被各种锐利碎片刺伤划伤、被车辆爆炸损伤、被其他车辆撞伤等。

(2)检查患者是否出现了病情异常,安抚患者及家属紧张情绪。除最大限度地保证原发疾病的急救效果外,检查救治因意外引起的伤害如摔伤、挤压伤、碰撞伤等。

（3）向 120 急救中心请求另派救护车完成急救任务。

（4）做好医护人员自身安全防护，保存急救力量。

（5）必要时请 110、119、122 工作人员或现场其他相关人员协助抢救伤病员，处理其他事宜。

3.预防

（1）驾驶员管理：①加强对驾驶员的业务培训和安全教育，提高思想素质和技术素质。要求驾驶员要有熟练的驾驶技能，要有崇高的职业道德。②经常组织驾驶员学习《道路交通安全法》等交通法规，进行遵章守纪和行车安全教育，建立安全行车奖惩制度，制定出车安全的保障措施，做好出车前、后的安全检查。③定期对救护车驾驶员进行院前急救知识培训，培养驾驶员的强烈的急救意识。在面对复杂危险的急救和转运现场时，能应对自如、临危不乱。④定期实地察看区域内的地理信息。在执行急救任务时，尽量选择最捷径、最安全路线将患者快速运送到医院，避免绕行和临时改变运行路线。

（2）救护车的管理：①加强对救护车运行情况的管理，了解救护车性能，能处理一般的临时故障。定期做好救护车预防性日常检查和维护。车况良好，油箱充足，做好长途转运准备。②救护车内车载设备完好齐全，固定牢固。③救护车需专车专用，严禁无关人员驾乘救护车。

（3）建立健全督导检查制度：①制定并执行《救护车辆管理办法》。②建立救护车辆使用、检修情况登记制度和交接班制度。③定期组织车辆安全大检查，检查情况及时反馈、及时整改、及时修复。

（陈公伟）

第四节 院前急救职业暴露的预防

职业暴露是指实验室、医护、预防保健人员，以及有关的监管工作人员，在从事各类传染病防治工作的过程中意外被感染者或患者的血液、体液污染了破损的皮肤或非胃肠道黏膜，或是含有毒的血液、体液污染了的针头及其他锐器刺破皮肤，而具有被感染的可能性。

院前急救中，经常面对危及生命的急症、创伤、中毒、灾难事故等，包括现场紧急处理和转运途中监护。然而，院前急救环境有时很差，条件有限，每天接送不同病种的患者，其中有些是传染病患者，尤其有一些潜伏期传染病患者和细菌、病毒携带者，是危险的传染源，可以不断向外扩散细菌、病毒，其血液、分泌物、排泄物污染救护车内环境，加上有时急救任务繁重，难以对救护车进行完全、彻底地消毒处理，造成院前急救医务人员常暴露在多种职业危险因素之中，是职业暴露的高危人群。加强院前急救人员的自我防护，把职业损伤的危害降低到最低，保障医务人员健康的重要环节，也是阻断医源性感染的途径之一。

一、一般防护措施

医务人员的防护措施应当遵照标准预防原则，对所有患者的血液、体液及被血液、体液污染的物品均视为具有传染性的病源物质，医务人员接触这些物质时，必须采取预防措施。

（一）洗手

洗手是预防感染传播最经济、最有效的措施。院前医务人员在进行救护前后应当洗手，即使当时戴手套。在接触患者前后,接触排泄物(尿、粪便),分泌物(伤口、皮肤感染处)和感染的物品都要洗手。建议在流水下至少用10秒清洗表面。

(二)戴手套

抢救完每位患者后要更换手套,操作完毕,应尽快脱去受血液或深层体液污染的手套。脱去手套后,即使手套表面上并无破损,也应马上清洗双手。

(三)口罩和防护镜

在医疗救治过程中,有可能发生血液、体液飞溅到医务人员的面部时,医务人员应当戴口罩防护眼镜。

(四)隔离衣

当预料有可能发生血液、体液大面积飞溅或者有可能污染医务人员的身体时,应当穿戴具有防渗透性能的隔离衣或者围裙。

(五)针头及其他尖锐物品

(1)不要将针帽套回针头,一定要套回时,请运用单手法。

(2)绝对不要徒手处理破碎的锐器。

(3)应尽快将用过的针头或锐器扔进耐刺的容器中,容器外表应有醒目标志。

(4)手持无针帽的注射器时,行动要特别小心,以避免刺伤别人或自己。所有操作后应由操作者自己处理残局。

(5)在院前急救工作过程中,如果不甚被利器意外刺伤后,在妥善安置患者的同时,应立即脱去手套,由近心端向远端不断挤出血液,并用肥皂和流水清洗伤口,然后用3%碘伏液消毒浸泡3分钟,待手干后再贴上无菌敷料。然后主动报告,这样有助于改善传染病控制措施,以减少意外的发生。

(六)医疗废物

医疗废物分为五类:感染性废物、病理性废物、损伤性废物、药物性废物和化学性废物。当急救现场产生这些废物,应当将其分类装入黄色垃圾袋中,根据垃圾种类贴上标识,做好预防感染及损失措施。

(七)污染被服

污染的被服应当加以袋装并贴上标识。理想的是在袋内装有消毒液浸泡被服。可以免除洗衣人员对被服洗涤前的处理。洗涤时可以应用71 ℃的热水并加上去污剂,用25分钟则足以使患者的血液和体液污染的被服清洗干净。

二、特殊防护措施

当院前医务人员快速到达急救现场时,如遇到特殊传染性疾病患者,在严格做好个人防护同时,立即将患者进行隔离,并且向上级部门上报。

(一)各种急救操作时的防护

(1)在进行急救操作时应注意戴手套,戴口罩。必要的时候带防护眼镜。

(2)急救过程中,工作人员应避免皮肤、黏膜接触血液唾液和所有可能感染的体液。

(3)尽量避免做口对口呼吸,不做口对口人工呼吸,使用呼吸气囊及呼吸过滤器做人工呼吸。

(4)标本的处理:如果遇到外伤断肢应放在标本容器中,应用双层包装并标记"小心血液/体液"字样。

(5)如果接触体液血液,应记录及报告所有与血液,深层体液接触的情况。

(二)救护器械的消毒措施

做好急救物品的消毒灭菌和管理。急救物品应由专人负责检查管理,及时补充,避免急救过程中无菌物品短缺或污染。由于一次性物品便于携带、保管,且使用方便,可在急救车内多备一次性物品。当被患者的血液、体液、分泌物和排泄物污染的医疗用品和仪器设备应及时做好清洁消毒处理,防止污染扩散。

(三)院前交通工具及用具的消毒维护

现代院前急救的运载工具主要是救护车、救护飞机、船艇,在院前急救中发挥重要作用。但由于运送患者的种类复杂,包括传染病在内的各种急危重症患者,使车厢空气及物体表面污染状况令人担忧。同时救护运载工具清洁消毒和管理目前尚未形成有效的体系,从而成为预防院内感染极易被忽视的薄弱环节,因此加强救护工作消毒成为管理的重要内容。担架和救护车是救治、监护及转运患者的工具。为了预防交叉感染,应做好运载患者的交通工具及用具消毒。

1.污染的菌种

文献报道,从救护车内检测出的细菌包括葡萄球菌、大肠埃希菌、铜绿假单胞菌、四联球菌、嗜麦芽假单胞菌和未能鉴定的革兰阴性杆菌,其中大多数是条件致病菌,多耐药,一旦感染不易控制。

目前多数救护车内无固定的消毒措施,驾驶员缺乏消毒隔离知识,随车救护人员消毒隔离知识薄弱,重救护车轻消毒隔离现象十分普遍。加上救护车伤员病种多,车辆交叉使用,急危重症患者身体抵抗力差,抢救时常需要进行一些侵入性操作等,这些都是导致感染的危险因素。患者的血液、分泌物、排泄物又可直接污染车内环境,病菌对随车救护人员亦可造成一种威胁,因此救护车的消毒处理是不容忽视的重要环节。

平时应注意救护车内通风,保证车内空气新鲜;运送患者后,尤其是接送传染病患者或每天工作结束后,按规定对救护车进行消毒,车内用 0.1% 过氧乙酸溶液按 0.16 g/m³ 喷雾消毒,或用乳酸 12 mL/100 m³ 加水 45 倍,加热蒸发,车厢密闭 56 小时;驾驶室、急救箱、氧气瓶、门窗、把手、座椅、担架床、地板等及时用 0.2% 过氧乙酸或 0.1% 苯扎溴铵等消毒液擦拭;根据客观实际情况可以将救护车的空间分为清洁区(驾驶室)、半清洁区(车厢前部)及污染区(车厢后部),半清洁区放置急救箱、急救器材等,污染区放置担架车及患者携带的物品;运送患者时担架车上铺一次性中单,尽量减少陪送人员;车内被污染的物品如废敷料、患者呕吐物等按消毒隔离要求集中处理。当救护车运载非典型肺炎患者时应开窗通风,患者离车后,应立即对车内空间及担架、推车等物品用 0.5% 过氧乙酸喷洒消毒,作用 30 分钟。

2.消毒预防措施

(1)车内空气消毒。①过氧乙酸喷雾:0.10~0.15 g/m³,作用 15~30 分钟,对车内空气自然菌的杀灭效果可达 80% 以上。②电子臭氧发生器:在救护车内做熏蒸消毒,作用 30 分钟对车内空气的自然杀灭菌可杀灭 95% 左右。③移动式紫外线消毒装置:以其照射 30 分钟,可杀灭车厢内 97.92% 的自然菌;照射 15 分钟,可杀灭距灯管距离 1 m 处菌片上金黄色葡萄球菌、大肠埃希菌。

(2)车内物体表面消毒。①84 液消毒:1∶2 000 的 84 消毒液擦拭车厢内壁、担架。84 消毒液对车厢内物体进行擦拭后再喷雾消毒一次,可大大降低细菌的密度,同时配合甲醛熏蒸效果更为理想。含氯消毒剂具有广谱、高效、低毒或无毒等特点,加入防锈剂采用擦拭的方法,可作为救护车车厢内所有物体表面的消毒,效果较满意。②熏箱熏蒸:用40%甲醛40 mL/m³加高锰酸钾(2：1)熏蒸8小时,适用于血压计,药品盒、听诊器、氧气筒等小物件熏蒸消毒。甲醛是一种灭菌剂,对绝大多数的微生物都有杀灭作用,包括细菌繁殖体、芽孢、细菌、真菌和病毒等。甲醛气体灭菌效果可靠,使用方便,对物品无损害,但甲醛作用的时间较长,而且对呼吸道、眼睛刺激性较强,有致癌作用。

(3)医护人员手消毒:医院感染源传播的主要媒介是医护人员感染的手,美国疾病中心强调接触患者前后、医疗操作前后洗手的重要性。①在没有水的情况下,使用0.1%氯己定乙醇擦手,也可以达到卫生学标准要求;②救护车上备一次性消毒纸巾,工作人员接触患者前后要用消毒纸巾擦手。由于其包装小、便于携带、有效期长,很适合院前急救医务人员手的消毒。

三、暴露程度分级

根据暴露类型、损伤程度、暴露量和时间、部位等分为三级。

(一)一级暴露

(1)暴露源为体液、血液或含有体液、血液的医疗器械物品。

(2)暴露类型为暴露源沾染了有损伤的皮肤或黏膜,暴露量小且暴露时间较短。

(二)二级暴露

(1)暴露源为体液、血液或含有体液、血液的医疗器械物品。

(2)暴露类型为暴露源沾染了有损伤的皮肤或黏膜,暴露量大且暴露时间长;或暴露类型为暴露源刺伤或割伤皮肤,但损伤程度较轻,为表皮擦伤或针刺伤。

(三)三级暴露

(1)暴露源为体液、血液或含有体液、血液的医疗器械、物品。

(2)暴露类型为暴露源刺伤或割伤皮肤,但损伤程度较重,为深部伤口或割伤物有明显可见的血液。

四、职业暴露时的紧急处理

作为院前医务人员,在积极抢救患者生命时,一旦发生职业暴露,除了妥善安置患者,应该立即采取职业暴露的紧急处理。

(1)用肥皂液和流动水清洗污染的皮肤,用生理盐水冲洗黏膜。

(2)如有伤口,应当在伤口旁端轻轻挤压,尽可能挤出损伤处的血液,再用肥皂液和流动水进行冲洗,禁止进行伤口的局部挤压。

(3)受伤部位的伤口冲洗后,应当用消毒液,如75%乙醇或者0.5%碘伏进行消毒,并包扎伤口;被暴露的黏膜,应当反复用生理盐水冲洗干净。

(4)医务人员发生职业暴露后,预防保健科和检验中心主任应当对其暴露的级别和暴露源的病毒载量水平进行评估和确定。

(5)对发生职业暴露的医务人员应当进行预防性用药。①如疑为乙型肝炎病毒、丙型肝炎病毒暴露,应在24小时内查乙型肝炎病毒、丙型肝炎病毒抗体。②如疑为艾滋病病毒暴露,预防性用药方案分为基本用药程序和强化用药程序。基本用药程序为两种反转录酶制剂,使用常规治疗剂量,连续使用28天。强化用药程序是在基本用药程序的基础上,同时增加一种蛋白酶抑制剂,使用常规治疗剂量,连续使用28天。③预防性用药应当在发生艾滋病病毒职业暴露后尽早开始,最好在4小时内实施,最迟不得超过24小时,即使超过24小时,也应当实施预防性用药。④发生一级暴露且暴露源的病毒载量水平为轻度时可能不使用预防性用药;发生一级暴露且暴露源的病毒载量水平为重度或者发生二级暴露且暴露源的病毒载量水平为轻度时,使用基本用药程序。⑤发生二级暴露且暴露源的病毒载量水平为重度或者发生三级暴露且暴露源的病毒载量水平为轻度或者重度时,使用强化用药程序。暴露源的病毒载量水平不明时,可能使用基本用药程序。

(6)在发生职业暴露后,应当在暴露后的第4周、第8周、第12周及第6个月时对艾滋病病毒、乙型肝炎病毒、丙型肝炎病毒等抗体进行检测,对服用药物的毒性进行监控和处理,观察和记录艾滋病病毒感染的早期症状等。

(7)对职业暴露情况进行登记及上报医院信息科。

（陈公伟）

第三章

呼吸内科护理

第一节 肺 炎

一、概述

(一)疾病概述

肺炎是指终末气道、肺泡和肺间质的炎症,可由病原微生物、理化因素、免疫损伤、过敏及药物所致。细菌性肺炎是最常见的肺炎,也是最常见的感染性疾病之一。在抗菌药物应用以前,细菌性肺炎对儿童及老年人的健康威胁极大,抗菌药物的出现及发展曾一度使肺炎病死率明显下降。但近年来,尽管应用强力的抗菌药物和有效的疫苗,肺炎总的病死率却不再降低,甚至有所上升。

(二)肺炎分类

肺炎可按解剖、病因或患病环境加以分类。

1.解剖分类

(1)大叶性(肺泡性):肺炎病原体先在肺泡引起炎症,经肺泡间孔(Cohn孔)向其他肺泡扩散,致使部分肺段或整个肺段、肺叶发生炎症改变。典型者表现为肺实质炎症,通常并不累及支气管。致病菌多为肺炎链球菌。X线胸片显示肺叶或肺段的实变阴影。

(2)小叶性(支气管性):肺炎病原体经支气管入侵,引起细支气管、终末细支气管及肺泡的炎症,常继发于其他疾病,如支气管炎、支气管扩张、上呼吸道病毒感染及长期卧床的危重患者。其病原体有肺炎链球菌、葡萄球菌、病毒、肺炎支原体及军团菌等。支气管腔内有分泌物,故常可闻及湿啰音,无实变的体征。X线显示为沿肺纹理分布的不规则斑片状阴影,边缘密度浅而模糊,无实变征象,肺下叶常受累。

(3)间质性肺炎:以肺间质为主的炎症,可由细菌、支原体、衣原体、病毒或肺孢子菌等引起。累及支气管壁及支气管周围,有肺泡壁增生及间质水肿,因病变仅在肺间质,故呼吸道症状较轻,异常体征较少。X线通常表现为一侧或双侧肺下部的不规则条索状阴影,从肺门向外伸展,可呈网状,其间可有小片肺不张阴影。

2.病因分类

(1)细菌性肺炎:如肺炎链球菌、金黄色葡萄球菌、甲型溶血性链球菌、肺炎克雷伯杆菌、流感嗜血杆菌、铜绿假单胞菌肺炎等。

(2)非典型病原体所致肺炎:如军团菌、支原体和衣原体等。

(3)病毒性肺炎:如冠状病毒、腺病毒、呼吸道合胞病毒、流感病毒、麻疹病毒、巨细胞病毒、单纯疱疹病毒等。

(4)肺真菌病:如白念珠菌、曲霉菌、隐球菌、肺孢子菌等。

(5)其他病原体所致肺炎:如立克次体(如Q热立克次体)、弓形虫(如鼠弓形虫)、寄生虫(如肺包虫、肺吸虫、肺血吸虫)等。

(6)理化因素所致的肺炎:如放射性损伤引起的放射性肺炎,胃酸吸入引起的化学性肺炎,或对吸入或内源性脂类物质产生炎症反应的类脂性肺炎等。

3.患病环境分类

由于细菌学检查阳性率低,培养结果滞后,病因分类在临床上应用较为困难,目前多按肺炎的获得环境分成两类,有利于指导经验治疗。

(1)社区获得性肺炎(community-acquired pneumonia,CAP)是指在医院外罹患的感染性肺实质炎症,包括具有明确潜伏期的病原体感染而在入院后平均潜伏期内发病的肺炎。其临床诊断依据:①新近出现的咳嗽、咳痰或原有呼吸道疾病症状加重,并出现脓性痰,伴或不伴胸痛。②发热。③肺实变体征和/或闻及湿啰音。④白细胞数$>10\times10^9$/L或$<4\times10^9$/L,伴或不伴中性粒细胞核左移。⑤胸部X线检查显示片状、斑片状浸润性阴影或间质性改变,伴或不伴胸腔积液。以上(1)～(4)项中任何1项加第(5)项,除外非感染性疾病可作出诊断。CAP常见病原体为肺炎链球菌、支原体、衣原体、流感嗜血杆菌和呼吸道病毒(甲、乙型流感病毒,腺病毒、呼吸合胞病毒和副流感病毒)等。

(2)医院获得性肺炎(hospital-acquired pneumonia,HAP)亦称医院内肺炎,是指患者入院时不存在,也不处于潜伏期,而于入院48小时后在医院(包括老年护理院、康复院等)内发生的肺炎。HAP还包括呼吸机相关性肺炎(ventilator associated pneumonia,VAP)和卫生保健相关性肺炎。其临床诊断依据是X线检查出现新的或进展的肺部浸润影加上下列三个临床征候中的两个或以上即可诊断为肺炎:①发热超过38℃。②血白细胞计数增多或减少。③脓性气道分泌物。但HAP的临床表现、实验室和影像学检查特异性低,应注意与肺不张、心力衰竭和肺水肿、基础疾病肺侵犯、药物性肺损伤、肺栓塞和急性呼吸窘迫综合征等相鉴别。无感染高危因素患者的常见病原体依次为肺炎链球菌、流感嗜血杆菌、金黄色葡萄球菌、大肠埃希菌、肺炎克雷伯杆菌、不动杆菌属等;有感染高危因素患者为铜绿假单胞菌、肠杆菌属、肺炎克雷伯杆菌等,金黄色葡萄球菌的感染有明显增加的趋势。

(三)肺炎发病机制

正常的呼吸道免疫防御机制(支气管内黏液-纤毛运载系统、肺泡巨噬细胞等细胞防御的完整性等)使气管隆凸以下的呼吸道保持无菌。是否发生肺炎取决于两个因素:病原体和宿主因素。如果病原体数量多,毒力强和/或宿主呼吸道局部和全身免疫防御系统损害,即可发生肺炎。病原体可通过下列途径引起肺炎:①空气吸入;②血行播散;③邻近感染部位蔓延;④上呼吸道定植菌的误吸。肺炎还可通过误吸胃肠道的定植菌(胃食管反流)和通过人工气道吸入环境中的致病菌引起。病原体直接抵达下呼吸道后滋生繁殖,引起肺泡毛细血管充血、水肿,肺泡内纤维蛋白渗出及细胞浸润。除了金黄色葡萄球菌、铜绿假单胞菌和肺炎克雷伯杆菌等可引起肺组织的坏死性病变易形成空洞外,肺炎治愈后多不遗留瘢痕,肺的结构与功能均可恢复。

二、几种常见病原体所致肺炎

不同病原体所致肺炎在临床表现、辅助检查及治疗要点等方面均有差异。

(一)肺炎链球菌肺炎

肺炎链球菌肺炎是由肺炎链球菌或称肺炎球菌所引起的肺炎,约占社区获得性肺炎的半数。

1.临床表现

(1)症状:发病前常有受凉、淋雨、疲劳、醉酒、病毒感染史,多有上呼吸道感染的前驱症状。起病多急骤,高热、寒战、全身肌肉酸痛,体温通常在数小时内升至 39~40 ℃,高峰在下午或傍晚,或呈稽留热,脉率随之增速。可有患侧胸部疼痛,放射到肩部或腹部,咳嗽或深呼吸时加剧。痰少,可带血或呈铁锈色,胃纳锐减,偶有恶心、呕吐、腹痛或腹泻,易被误诊为急腹症。

(2)体征:患者呈急性热病容,面颊绯红,鼻翼翕动,皮肤灼热、干燥,口角及鼻周有单纯疱疹;病变广泛时可出现发绀。有败血症者,可出现皮肤、黏膜出血点,巩膜黄染。早期肺部体征无明显异常,仅有胸廓呼吸运动幅度减小,叩诊稍浊,听诊可有呼吸音减低及胸膜摩擦音。肺实变时叩诊浊音、触觉语颤增强并可闻及支气管呼吸音。消散期可闻及湿啰音。心率增快,有时心律不齐。重症患者有肠胀气,上腹部压痛多与炎症累及膈胸膜有关。重症感染时可伴休克、急性呼吸窘迫综合征及神经精神症状,表现为神志模糊、烦躁、呼吸困难、嗜睡、谵妄、昏迷等。累及脑膜时有颈抵抗及出现病理性反射。

本病自然病程大致 1~2 周。发病 5~10 天,体温可自行骤降或逐渐消退;使用有效的抗菌药物后可使体温在 1~3 天内恢复正常。患者的其他症状与体征亦随之逐渐消失。

(3)并发症:肺炎链球菌肺炎的并发症近年来已很少见。严重败血症或毒血症患者易发生感染性休克,尤其是老年人。表现为血压降低、四肢厥冷、多汗、发热、心动过速、心律失常等,而高热、胸痛、咳嗽等症状并不突出。其他并发症有胸膜炎、脓胸、心包炎、脑膜炎和关节炎等。

2.辅助检查

(1)血液检查:血白细胞计数$(10~20)×10^9/L$,中性粒细胞多在 80% 以上,并有核左移,细胞内可见中毒颗粒。年老体弱、酗酒、免疫功能低下者的白细胞计数可不增高,但中性粒细胞的百分比仍增高。

(2)细菌学检查:痰直接涂片做革兰染色及荚膜染色镜检,如发现典型的革兰染色阳性、带荚膜的双球菌或链球菌,即可初步作出病原诊断。痰培养 24~48 小时可以确定病原体。聚合酶链反应(PCR)检测及荧光标记抗体检测可提高病原学诊断率。痰标本送检应注意器皿洁净无菌,在抗菌药物应用之前漱口后采集,取深部咳出的脓性或铁锈色痰。10%~20% 患者合并菌血症,故重症肺炎应做血培养。

(3)X 线检查:早期仅见肺纹理增粗,或受累的肺段、肺叶稍模糊。随着病情进展,肺泡内充满炎性渗出物,表现为大片炎症浸润阴影或实变影,在实变阴影中可见支气管充气征,肋膈角可有少量胸腔积液。在消散期,X 线显示炎性浸润逐渐吸收,可有片状区域吸收较快,呈现"假空洞"征,多数病例在起病 3~4 周后才完全消散。老年患者肺炎病灶消散较慢,容易出现吸收不完全而成为机化性肺炎。

3.治疗要点

(1)抗菌药物治疗:一经诊断即应给予抗菌药物治疗,不必等待细菌培养结果。首选青霉素G,用药途径及剂量视病情轻重及有无并发症而定:对于成年轻症患者,可用 240 万 U/d,分 3 次肌内注射,或用普鲁卡因青霉素每 12 小时肌内注射 60 万单位。病情稍重者,宜用青霉素 G 240 万～480 万 U/d,分次静脉滴注,每 6～8 小时 1 次;重症及并发脑膜炎者,可增至 1 000 万～3 000 万 U/d,分 4 次静脉滴注。对青霉素过敏者,或耐青霉素或多重耐药菌株感染者,可用呼吸氟喹诺酮类、头孢噻肟或头孢曲松等药物,多重耐药菌株感染者可用万古霉素、替考拉宁等。

(2)支持疗法:患者应卧床休息,注意补充足够蛋白质、热量及维生素。密切监测病情变化,注意防止休克。剧烈胸痛者,可酌用少量镇痛药,如可卡因 15 mg。不用阿司匹林或其他解热药,以免过度出汗、脱水及干扰真实热型,导致临床判断错误。鼓励饮水每天 1～2 L,轻症患者不需常规静脉输液,确有失水者可输液,保持尿比重在 1.020 以下,血清钠保持在 145 mmol/L 以下。中等或重症患者[PaO$_2$<8.0 kPa(60 mmHg)或有发绀]应给氧。若有明显麻痹性肠梗阻或胃扩张,应暂时禁食、禁饮和胃肠减压,直至肠蠕动恢复。烦躁不安、谵妄、失眠者酌用地西泮 5 mg 或水合氯醛 1～1.5 g,禁用抑制呼吸的镇静药。

(3)并发症的处理:经抗菌药物治疗后,高热常在 24 小时内消退,或数天内逐渐下降。若体温降而复升或 3 天后仍不降者,应考虑肺炎链球菌的肺外感染,如脓胸、心包炎或关节炎等。持续发热的其他原因尚有耐青霉素的肺炎链球菌或混合细菌感染、药物热或并存其他疾病。肿瘤或异物阻塞支气管时,经治疗后肺炎虽可消散,但阻塞因素未除,肺炎可再次出现。10%～20%肺炎链球菌肺炎伴发胸腔积液者,应酌情取胸液检查及培养以确定其性质。若治疗不当,约 5%并发脓胸,应积极排脓引流。

(二)葡萄球菌肺炎

葡萄球菌肺炎是由葡萄球菌引起的急性肺化脓性炎症。常发生于有基础疾病如糖尿病、血液病、艾滋病、肝病、营养不良、酒精中毒、静脉吸毒或原有支气管肺疾病者。儿童患流感或麻疹时也易罹患。多急骤起病,高热、寒战、胸痛,痰脓性,可早期出现循环衰竭。X 线表现为坏死性肺炎,如肺脓肿、肺气囊肿和脓胸。若治疗不及时或不当,病死率甚高。

1.临床表现

(1)症状:本病起病多急骤,寒战、高热,体温多高达 39～40 ℃,胸痛,痰脓性,量多,带血丝或呈脓血状。毒血症状明显,全身肌肉、关节酸痛,体质衰弱,精神萎靡,病情严重者可早期出现周围循环衰竭。院内感染者通常起病较隐袭,体温逐渐上升。老年人症状可不典型。血源性葡萄球菌肺炎常有皮肤伤口、疖痈和中心静脉导管置入等,或静脉吸毒史,咳脓性痰较少见。

(2)体征:早期可无体征,常与严重的中毒症状和呼吸道症状不平行,其后可出现两肺散在性湿啰音。病变较大或融合时可有肺实变体征,气胸或脓气胸则有相应体征。血源性葡萄球菌肺炎应注意肺外病灶,静脉吸毒者多有皮肤针口和三尖瓣赘生物,可闻及心脏杂音。

2.辅助检查

(1)血液检查:外周血白细胞计数明显升高,中性粒细胞比例增加,核左移。

(2)X 线检查:胸部 X 线显示肺段或肺叶实变,可形成空洞,或呈小叶状浸润,其中有单个或多发的液气囊腔。另一特征是 X 线阴影的易变性,表现为一处炎性浸润消失而在另一处出现新的病灶,或很小的单一病灶发展为大片阴影。治疗有效时,病变消散,阴影密度逐渐减低,2～4 周后病变完全消失,偶可遗留少许条索状阴影或肺纹理增多等。

3.治疗要点

强调应早期清除引流原发病灶,选用敏感的抗菌药物。近年来,金黄色葡萄球菌对青霉素 G 的耐药率已高达 90%,因此可选用耐青霉素酶的半合成青霉素或头孢菌素,如苯唑西林钠、氯唑西林、头孢呋辛钠等,联合氨基糖苷类如阿米卡星等,亦有较好疗效。阿莫西林、氨苄西林与酶抑制剂组成的复方制剂对产酶金黄色葡萄球菌有效,亦可选用。对于耐甲氧西林金黄色葡萄球菌,则应选用万古霉素、替考拉宁等,近年国外还应用链阳霉素和噁唑烷酮类药物(如利奈唑胺)。万古霉素 1~2 g/d 静脉点滴,或替考拉宁首日 0.8 g 静脉点滴,以后 0.4 g/d,偶有药物热、皮疹、静脉炎等不良反应。临床选择抗菌药物时可参考细菌培养的药物敏感试验。

(三)肺炎支原体肺炎

肺炎支原体肺炎是由肺炎支原体引起的呼吸道和肺部的急性炎症改变,常同时有咽炎、支气管炎和肺炎。支原体肺炎约占非细菌性肺炎的 1/3 以上,或各种原因引起的肺炎的 10%。秋冬季节发病较多,但季节性差异并不显著。

1.临床表现

潜伏期 2~3 周,通常起病较缓慢。症状主要为乏力、咽痛、头痛、咳嗽、发热、食欲缺乏、腹泻、肌痛、耳痛等。咳嗽多为阵发性刺激性呛咳,咳少量黏液。发热可持续 2~3 周,体温恢复正常后可能仍有咳嗽。偶伴有胸骨后疼痛。肺外表现更为常见,如皮炎(斑丘疹和多形红斑)等。体格检查可见咽部充血,儿童偶可并发鼓膜炎或中耳炎,颈淋巴结肿大。胸部体格检查与肺部病变程度常不相称,可无明显体征。

2.辅助检查

(1)X 线检查:X 线显示肺部多种形态的浸润影,呈节段性分布,以肺下野多见,有的从肺门附近向外伸展。病变常经 3~4 周后自行消散。部分患者出现少量胸腔积液。

(2)血常规检查:血白细胞总数正常或略增高,以中性粒细胞为主。

(3)病原体检查:起病 2 周后,约 2/3 的患者冷凝集试验阳性,滴度>1：32,如果滴度逐步升高,更有诊断价值。约半数患者对链球菌 MG 凝集试验阳性。凝集试验为诊断肺炎支原体感染的传统实验方法,但其敏感性与特异性均不理想。血清支原体 IgM 抗体的测定(酶联免疫吸附试验最敏感,免疫荧光法特异性强,间接血凝法较实用)可进一步确诊。直接检测标本中肺炎支原体抗原,可用于临床早期快速诊断。单克隆抗体免疫印迹法、核酸杂交技术及 PCR 技术等具有高效、特异而敏感等优点,易于推广,对诊断肺炎支原体感染有重要价值。

3.治疗要点

早期使用适当抗菌药物可减轻症状及缩短病程。本病有自限性,多数病例不经治疗可自愈。大环内酯类抗菌药物为首选,如红霉素、罗红霉素和阿奇霉素。氟喹诺酮类如左氧氟沙星、加替沙星和莫西沙星等,四环素类也用于肺炎支原体肺炎的治疗。疗程一般 2~3 周。因肺炎支原体无细胞壁,青霉素或头孢菌素类等抗菌药物无效。对剧烈呛咳者,应适当给予镇咳药。若继发细菌感染,可根据痰病原学检查,选用针对性的抗菌药物治疗。

(四)肺炎衣原体肺炎

肺炎衣原体肺炎是由肺炎衣原体引起的急性肺部炎症,常累及上下呼吸道,可引起咽炎、喉炎、扁桃体炎、鼻窦炎、支气管炎和肺炎。常在聚居场所的人群中流行,如军队、学校、家庭,通常感染所有的家庭成员,但 3 岁以下的儿童患病较少。

1.临床表现

起病多隐袭,早期表现为上呼吸道感染症状。临床上与支原体肺炎颇为相似。通常症状较轻,发热、寒战、肌痛、干咳,非胸膜炎性胸痛,头痛、不适和乏力。少有咯血。发生咽喉炎者表现为咽喉痛、声音嘶哑,有些患者可表现为双阶段病程:开始表现为咽炎,经对症处理好转,1～3周后又发生肺炎或支气管炎,咳嗽加重。少数患者可无症状。肺炎衣原体感染时也可伴有肺外表现,如中耳炎,关节炎,甲状腺炎,脑炎,吉兰-巴雷综合征等。体格检查肺部偶闻湿啰音,随肺炎病变加重湿啰音可变得明显。

2.辅助检查

(1)血常规检查:血白细胞计数正常或稍高,血沉加快。

(2)病原体检查:可从痰、咽拭子、咽喉分泌物、支气管肺泡灌洗液中直接分离肺炎衣原体。也可用 PCR 方法对呼吸道标本进行 DNA 扩增。原发感染者,早期可检测血清 IgM,急性期血清标本如 IgM 抗体滴度多 1∶16 或急性期和恢复期的双份血清 IgM 或 IgG 抗体有 4 倍以上的升高。再感染者 IgG 滴度为 1∶512 或 4 倍增高,或恢复期 IgM 有较大的升高。咽拭子分离出肺炎衣原体是诊断的金标准。

(3)X 线检查:X 线胸片表现以单侧、下叶肺泡渗出为主。可有少到中量的胸腔积液,多在疾病的早期出现。肺炎衣原体肺炎常可发展成双侧,表现为肺间质和肺泡渗出混合存在,病变可持续几周。原发感染的患者胸片表现多为肺泡渗出,再感染者则为肺泡渗出和间质病变混合型。

3.治疗要点

肺炎衣原体肺炎首选红霉素,亦可选用多西环素或克拉霉素,疗程均为 14～21 天。阿奇霉素0.5 g/d,连用 5 天。氟喹诺酮类也可选用。对发热、干咳、头痛等可对症治疗。

(五)病毒性肺炎

病毒性肺炎是由上呼吸道病毒感染,向下蔓延所致的肺部炎症。可发生在免疫功能正常或抑制的儿童和成人。本病大多发生于冬春季节,暴发或散发流行。密切接触的人群或有心肺疾病者容易罹患。社区获得性肺炎住院患者约 8% 为病毒性肺炎。婴幼儿、老人、原有慢性心肺疾病者或妊娠妇女,病情较重,甚至导致死亡。

1.临床表现

好发于病毒疾病流行季节,临床症状通常较轻,与支原体肺炎的症状相似,但起病较急,发热、头痛、全身酸痛、倦怠等较突出,常在急性流感症状尚未消退时,即出现咳嗽、少痰、或白色黏液痰、咽痛等呼吸道症状。小儿或老年人易发生重症病毒性肺炎,表现为呼吸困难、发绀、嗜睡、精神萎靡,甚至发生休克、心力衰竭和呼吸衰竭等并发症,也可发生急性呼吸窘迫综合征。本病常无显著的胸部体征,病情严重者有呼吸浅速、心率增快、发绀、肺部干、湿啰音。

2.辅助检查

(1)血常规检查:白细胞计数正常、稍高或偏低,血沉通常在正常范围。

(2)病原体检查:痰涂片所见的白细胞以单核细胞居多,痰培养常无致病细菌生长。

(3)X 线检查:胸部 X 线检查可见肺纹理增多,小片状浸润或广泛浸润,病情严重者显示双肺弥漫性结节性浸润,但大叶实变及胸腔积液者均不多见。病毒性肺炎的致病源不同,其 X 线征象亦有不同的特征。

3.治疗要点

以对症为主,卧床休息,居室保持空气流通,注意隔离消毒,预防交叉感染。给予足量维生素及蛋白质,多饮水及少量多次进软食,酌情静脉输液及吸氧。保持呼吸道通畅,及时消除上呼吸道分泌物等。

原则上不宜应用抗菌药物预防继发性细菌感染,一旦明确已合并细菌感染,应及时选用敏感的抗菌药物。

目前已证实较有效的病毒抑制药物:①利巴韦林具有广谱抗病毒活性,包括呼吸道合胞病毒、腺病毒、副流感病毒和流感病毒。$0.8\sim1.0$ g/d,分 3 或 4 次服用;静脉滴注或肌内注射每天 $10\sim15$ mg/kg,分 2 次。亦可用雾化吸入,每次 $10\sim30$ mg,加蒸馏水 30 mL,每天 2 次,连续 $5\sim7$ 天。②阿昔洛韦具有广谱、强效和起效快的特点。临床用于疱疹病毒、水痘病毒感染。尤其对免疫缺陷或应用免疫抑制剂者应尽早应用。每次 5 mg/kg,静脉滴注,一天 3 次,连续给药 7 天。③更昔洛韦可抑制 DNA 合成。主要用于巨细胞病毒感染,$7.5\sim15$ mg/(kg·d),连用 $10\sim15$ 天。④奥司他韦为神经氨酸酶抑制剂,对甲、乙型流感病毒均有很好作用,耐药发生率低,75 mg,每天 2 次,连用 5 天。⑤阿糖腺苷具有广泛的抗病毒作用。多用于治疗免疫缺陷患者的疱疹病毒与水痘病毒感染,$5\sim15$ mg/(kg·d),静脉滴注,每 $10\sim14$ 天为 1 个疗程。⑥金刚烷胺有阻止某些病毒进入人体细胞及退热作用。临床用于流感病毒等感染。成人量每次 100 mg,晨晚各 1 次,连用 $3\sim5$ 天。

(六)肺真菌病

肺真菌病是最常见的深部真菌病。近年来由于广谱抗菌药物、糖皮质激素、细胞毒药物及免疫抑制剂的广泛使用,器官移植的开展,以及免疫缺陷病如艾滋病增多,肺真菌病有增多的趋势。真菌多在土壤中生长,孢子飞扬于空气中,被吸入到肺部引起肺真菌病(外源性)。有些真菌为寄生菌,当机体免疫力下降时可引起感染。体内其他部位真菌感染亦可循淋巴或血液到肺部,为继发性肺真菌病。

1.临床表现

临床上表现为持续发热、咳嗽、咳痰(黏液痰或乳白色、棕黄色痰,也可有血痰)、胸痛、消瘦、乏力等症状。肺部体征无特异性改变。

2.辅助检查

肺真菌病的病理改变可有过敏、化脓性炎症反应或形成慢性肉芽肿。X 线表现无特征性可为支气管肺炎、大叶性肺炎、单发或多发结节,乃至肿块状阴影和空洞。病理学诊断仍是肺真菌病的金标准。

3.治疗要点

轻症患者经去除诱因后病情常能逐渐好转,念珠菌感染常使用氟康唑、氟胞嘧啶治疗,肺曲霉素病首选两性霉素 B。肺真菌病重在预防,合理使用抗生素、糖皮质激素,改善营养状况加强口鼻腔的清洁护理,是减少肺真菌病的主要措施。

三、护理评估

(一)病因评估

主要评估患者发病史与健康史,询问与本病发生相关的因素,如有无受凉、淋雨、劳累等诱因;有无上呼吸道感染史;有无性阻塞性肺疾病、糖尿病等慢性基础疾病;是否吸烟及吸烟量;是否长期使用激素、免疫抑制剂等。

(二)一般评估

1.生命体征

有无心率加快、脉搏细速、血压下降、脉压变小、体温不升、高热、呼吸困难等。

2.患者主诉

有无畏寒、发热、咳嗽、咳痰、胸痛、呼吸困难等症状。

3.精神和意识状态

有无精神萎靡、表情淡漠、烦躁不安、神志模糊等。

4.皮肤黏膜

有无发绀、肢端湿冷。

5.尿量

疑有休克者,测每小时尿量。

6.相关记录

体温、呼吸、血压、心率、意识、尿量(必要时记录出入量)痰液颜色、性状和量等情况。

(三)身体评估

1.视诊

观察患者有无急性面容和鼻翼翕动等表现;有无面颊绯红、口唇发绀、有无唇周疱疹、有无皮肤黏膜出血判断患者意识是否清楚,有无烦躁、嗜睡、惊厥和表情淡漠等意识障碍;患者呼吸时双侧呼吸运动是否对称,有无一侧胸式呼吸运动的增强或减弱;有无三凹征,有无呼吸频率加快或节律异常。

2.触诊

有无头颈部浅表淋巴结肿大与压痛,气管是否居中,双肺触觉语颤是否对称;有无胸膜摩擦感。

3.听诊

有无闻及肺泡呼吸音减弱或消失、异常支气管呼吸音;胸膜摩擦音和干、湿啰音等。

(四)心理-社会评估

患者在疾病治疗过程中的心理反应与需求,家庭及社会支持情况,引导患者正确配合疾病的治疗与护理。

(五)辅助检查结果评估

1.血常规检查

有无白细胞计数和中性粒细胞增高及核左移、淋巴细胞升高。

2.胸部 X 线检查

有无肺纹理增粗、炎性浸润影等。

3.痰培养

有无致病菌生长,药敏试验结果如何。

4.血气分析

是否有 PaO_2 减低和/或 $PaCO_2$ 升高。

(六)治疗常用药效果的评估

(1)应用抗生素的评估要点:①记录每次给药的时间与次数,评估有无按时,按量给药,是否足疗程。②评估用药后患者症状有否缓解。③评估用药后患者是否出现皮疹、呼吸困难等变态反应。④评估用药后患者有无胃肠道不适,使用氨基糖苷类抗生素注意有无肾、耳等不良反应。老年人或肾功能减退者应特别注意有无耳鸣、头晕、唇舌发麻不良反应。⑤使用抗真菌药后,评估患者有无肝功能受损。

(2)使用血管活性药时,需密切监测与评估患者血压、心率情况及外周循环改善情况。评估药液有无外渗等。

四、主要护理诊断/问题

(一)体温过高
与肺部感染有关。

(二)清理呼吸道无效
与气道分泌物多、痰液黏稠、胸痛、咳嗽无力等有关。

(三)潜在并发症
感染性休克。

五、护理措施

(一)体温过高

1.休息和环境

患者应卧床休息。环境应保持安静、阳光充足、空气清新,室温为 18～20 ℃,湿度 55％～60％。

2.饮食

提供足够热量、蛋白质和维生素的流质或半流质,以补充高热引起的营养物质消耗。鼓励患者足量饮水(2～3 L/d)。

3.口腔护理

做好口腔护理,鼓励患者经常漱口;口唇疱疹者局部涂液体石蜡或抗病毒软膏。

4.病情观察

监测患者神志、体温、呼吸、脉搏、血压和尿量,做好记录,观察热型。重症肺炎不一定有高热,应重点观察儿童、老年人、久病体弱者的病情变化。

5.高热护理

寒战时注意保暖,及时添加被褥,给予热水袋时防止烫伤。高热时采用温水擦浴、冰袋、冰帽等物理降温措施,以逐渐降温为宜,防止虚脱。患者大汗时,及时协助擦汗和更换衣物,避免受凉。必要时遵医嘱使用退烧药。必要时遵医嘱静脉补液,补充因发热丢失的水分和盐,加快毒素排泄的热量散发。心脏病或老年人应注意补液速度,避免过快导致急性肺水肿。

6.用药护理

遵医嘱及时使用抗生素,观察疗效和不良反应。如头孢唑啉钠(先锋 V)可有发热、皮疹、胃肠道不适,偶见白细胞减少和丙氨酸氨基转移酶增高。喹诺酮类药(氧氟沙星、环丙沙星)偶见皮疹、恶心等。注意氨基糖苷类抗生素有肾、耳毒性的不良反应,老年人或肾功能减退者应慎用或适当减量。

(二)清理呼吸道无效

1.痰液观察

观察痰液颜色、性质、气味和量,如肺炎球菌肺炎呈铁锈色痰,克雷伯杆菌肺炎典型痰液为砖红色胶冻状,厌氧菌感染者痰液多有恶臭味等。最好在用抗生素前留取痰标本,痰液采集后应在10分钟内接种培养。

2.鼓励患者有效咳嗽,清除呼吸道分泌物

痰液黏稠不易咳出、年老体弱者,可给予翻身、拍背、雾化吸入、机械吸痰等协助排痰。

(三)潜在并发症(感染性休克)

1.密切观察病情

一旦出现休克先兆,应及时通知医师,准备药品,配合抢救。

2.体位

将患者安置在监护室,仰卧中凹位,抬高头胸部20°,抬高下肢约30°,有利于呼吸和静脉血回流,尽量减少搬动。

3.吸氧

迅速给予高流量吸氧。

4.尽快建立两条静脉通道

遵医嘱补液,以维持有效血容量,输液速度个体化,以中心静脉压作为调整补液速度的指标,中心静脉压<0.5 kPa(5 cmH$_2$O)可适当加快输液速度,中心静脉压≥1.0 kPa(10 cmH$_2$O)时,输液速度则不宜过快,以免诱发急性左心衰竭。

5.纠正水、电解质和酸碱失衡

监测和纠正钾、钠、氯和酸碱失衡。纠正酸中毒常用5%的碳酸氢钠静脉点滴,但输液不宜过多过快。

6.血管活性药物

在输入多巴胺、间羟胺等血管活性药物时,应根据血压随时调整滴速,维持收缩压在12.0~13.3 kPa(90~100 mmHg),保证重要器官的血液供应,改善微循环。注意防止液体溢出血管外引起局部组织坏死。

7.糖皮质激素应用

激素有抗炎抗休克,增强人体对有害刺激的耐受力的作用,有利于缓解症状,改善病情,及回升血压,可在有效抗生素使用的情况下短期应用,如氢化可的松100~200 mg或地塞米松5~10 mg静脉滴注,重症休克可加大剂量。

8.控制感染

联合使用广谱抗生素时,注意观察药物疗效和不良反应。

9.健康指导

(1)疾病预防指导:避免上呼吸道感染、受凉、淋雨、吸烟、酗酒,防止过疲劳。尤其是免疫功能低下者(糖尿病、血液病、艾滋病、肝病、营养不良等)和慢支、支气管扩张者。易感染人群如年老体弱者,慢性病患者可接种流感疫苗、肺炎疫苗等,以预防发病。

(2)疾病知识指导:对患者与家属进行有关肺炎知识的教育,使其了解肺炎的病因和诱因。指导患者遵医嘱按疗程用药,出院后定期随访。慢性病、长期卧床、年老体弱者,应注意经常改变体位、翻身、拍背,咳出气道痰液。

(3)就诊指标:出现高热、心率增快、咳嗽、咳痰、胸痛等症状及时就诊。

(刘丽霞)

第二节 矽 肺

矽肺是长期吸入游离 SiO_2 (SiO_2) 含量较高的粉尘所致的以肺组织纤维化为主的全身性疾病。我国矽肺病例约占尘肺总病例 50%，位居第一，是尘肺中危害最严重的一种。国际劳工组织(ILO)和世界卫生组织(WHO)的统计资料(1981、1995)表明,美国有矽肺患者约 600 000 例,每年有 250 多人死亡澳大利亚 1992 年资料统计,在 136 400 名接触矽尘工人中约有 1 010 例矽肺新患者;在发展中国家矽肺的发生更为严重,例如印度有 1 691 000 名工人在矽尘作业场所工作,开采岩石的工人中矽肺患病率为 55%,哥伦比亚有 180 万粉尘工人处于矽肺危险之中。

根据全国尘肺流行病学调查,1986 年底我国县及县以上全民和集体所有制企业接尘工人中累计发生尘肺 39.4 万例,其中矽肺 19 万例,古全国尘肺发病率的 48.2%,居第 1 位。据 1976 年统计资料,我国每年约有 2 万例左右新的尘肺患者出现。至 1998 年底全国尘肺总数达 54.2 万,其中矽肺 25.3 万。据统计,1985－1986 年与 1955－1959 年比较,矽肺平均发病工龄从 9.54 年延长到 26.25 年,矽肺发病年龄从35.23 岁延长至 51.34 岁,死亡年龄由 36.64 岁延长至60.64 岁。尽管近年来我国各工矿企业进一步加强了防尘宣传工作,推广综合防尘措施,1997 年统计矽肺新发病例仍高达 3196 例,表明我国矽肺的防治仍是一项艰巨的工作。

一、病因和发病机制

石英中 97% 以上的化学成分为 SiO_2,而石英在自然矿物中分布最为广泛,因此,从事开采矿石、凿岩、穿凿隧道的工人接触石英粉尘最为密切。石英粉厂、耐火材料厂、玻璃厂的原料粉碎、碾磨、筛选,铸造业的拌砂工、造型、砌炉、清砂、喷砂、陶瓷工业等的工人,均接触粉尘,皆可能引起矽肺。

生产空气中粉尘浓度愈高,吸入粉尘量越多,矽肺的发生越快。一旦有大量含游离氧化硅很高的粉尘,尤其是 $0.5\sim2~\mu m$ 大小的粉尘吸入肺内,即使脱离工作,也可能在若干年后出现晚发性矽肺。人的防御功能减低,如呼吸系统有慢性疾病、慢性支气管炎或伴肺气肿者在同一作业环境下也较易患病。接触石英者是否发病取决于很多因素,除本身的物理特性外,粉尘中游离 SiO_2 含量、空气中粉尘浓度、粉尘颗粒大小、接触时间,以及人体的防御功能都影响矽肺的发生及其严重程度,快者数年,慢者十数年发病。中医认为,矽肺的发生主要是因为长期接触石末粉尘。但游离 SiO_2 粉尘进入肺泡后如何引起矽肺病理改变,其发病机制至今尚未完全明了。现主要认为矽肺纤维化的形成与肺泡巨噬细胞破坏和细胞免疫有关。当硅尘吸人肺内后,被巨细胞吞噬,含矽尘的巨噬细胞因 SiO_2 的毒性作用而坏死和裂解,被破坏的巨噬细胞可能释放具有抗原性、激活网状内皮系统的物质,从而导致肺纤维化。SiO_2 所致的肺组织病变有间质性与结节性纤维化两种。在组织切片中看到肺间质有同心圆形成旋涡状排列,像洋葱头切面样的胶原纤维组织,称为矽肺结节,为本病的病变特征。

二、病理

矽肺是吸入结晶型游离 SiO_2 粉尘引起的尘肺,属结节型尘肺,矽肺是尘肺中最严重、最多见、报告最早、研究最多、病理改变基本清楚的一种尘肺。目前对矽肺的研究着重于 SiO_2 的发病机制、并发肺癌的病因学和发病学。

矽肺基本病变是矽结节形成和弥漫性肺间质纤维化。矽肺患者的肺脏多呈灰褐色,体积增大,重量增加,质地较硬,表面有沙粒感或硬块感,胸膜粘连增厚,切面两肺布有大小不等的圆形结节或硬块及间质纤维化,在结节周围肺组织可见有肺气肿。早期单纯性矽肺的矽结节呈 3～12 mm 大小不一,晚期可见单个或数个质硬如橡胶的矽肺团块。矽肺团块在矽肺的晚期大小一般为 2 cm×2 cm×2 cm 以上,质硬,灰黑色。通常肺门淋巴结增大、变硬、粘连,可见矽性病变。显微镜下呈无细胞结构薄层排列的透明蛋白形成的结节,直径为 0.3～1.5 mm,多位于细支气管和血管周围,外围包绕着不成比例的网状纤维、巨噬细胞、成纤维细胞和不同成熟期的浆细胞,呈同心圆排列,用偏光显微镜检查可见矽结节中有折光的砂粒。随着病情的进展,结节趋向扩大和融合形成大而致密的透明蛋白,正常肺组织被压缩以致消失称进行性大块状纤维化。团块状病变多位于肺尖及上叶中部,这些结节中心常因缺血性坏死而钙化,结节中也可出现空洞。在病变中可以看到小支气管和小血管的毁损、腺样化生的无气肺泡及肺泡内大量类脂蛋白沉着形成的矽尘性肺泡蛋白沉积症。肺门淋巴结为矽反应的最早部位。肉眼可见淋巴结肿大、粘连、坚硬,淋巴结内或其周围可有钙盐沉着,在 X 线胸片上出现特征性的肺门淋巴结"蛋壳样钙化"。弥漫性肺间质纤维化主要表现在肺胸膜下,小血管、小支气管周围及邻近的肺泡隔有广泛的纤维组织增生呈小片状或网状结构,肺组织破坏严重者,可见成片粗大的胶原纤维,其间见少数腺样肺泡及小血管。

三、临床类型

一般分为 3 型。

(一)普通型矽肺

发病一般比较缓慢,接触较低浓度游离 SiO_2 粉尘 15～20 年后发病。但发病后,即使脱离粉尘作业,病变仍可继续发展。

(二)速发型矽肺

持续吸入含高浓度、高游离 SiO_2 的粉尘,经 1～2 年即发病者称之为"速发型矽肺"。据文献报道接触极高浓度游离 SiO_2 粉尘者数月内即可出现典型矽肺。

(三)晚发型矽肺

接尘者虽接触较高浓度矽尘,但在脱离粉尘作业时 X 线胸片未发现明显异常,或发现异常但尚不能诊断为矽肺,往往在脱离接尘作业若干年后被诊断为矽肺,称为"晚发型矽肺"。

四、治疗要点

矽肺的治疗原则是增强体质阻止病变发展,改善症状,积极防治并发症。

(一)生活作息改变

矽肺的诊断确定后应将患者立即调离粉尘作业,根据健康状况另行安排工作。Ⅰ期与Ⅱ期矽肺患者绝大多数仍能工作,但要注意增加营养,加强身体锻炼,避免肺部感染,定期体格检查。

(二)药物治疗

1.克矽平

克矽平适用于各期矽肺患者,对早期矽肺疗效较好。克矽平主要以 4% 水溶液 8 mL

（320 mg）雾化吸入，每周 6 次。以 12 周为 1 个疗程，每疗程间隔 4～8 周，可治疗 2～3 年

2.磷酸羟基喹哌

该药是一种哌吡基的 4-氨基喹啉类化合物，具有保护和稳定巨噬细胞的生物膜的作用，防止巨噬细胞进一步坏死和崩解，阻断肺纤维化进程，同时还具有抑制胶原含量增多和成纤维细胞合成羟脯氨酸的作用。适用于单纯矽肺治疗，也可用于单纯煤矽肺治疗。每周口服 2 次，每次 2 片，早饭后服为宜。12 周为 1 个疗程，疗程间隔 4 周。每个疗程首次服 4 片，可在 1 天内分 2 次服。症状改善率为 54％～62％。不良反应多为窦性心动过缓，偶有血压偏低倾向，谷丙转氨酶活性升高，并可促使结核病恶化。此外，个别患者可有头昏失眠腹泻、口干症状，皮肤色素沉着征、过缓性心律失常、合并肺结核及有肝脏疾病者禁用。应注意心电图及肝脏功能检查

3.磷酸喹哌

磷酸喹哌是 4-氨基喹啉类药物，原为抗疟药，现在是治疗矽肺的较好药物。本品具有稳定溶酶体膜的作用，能抑制胶原蛋白的合成和胶原纤维的生成。同时，还能抑制体液免疫。方法：每片 0.25 g，每次口服 2～3 片，每 10 天 1 次，4 周为 1 个疗程，疗程间歇 12 周，可偶见口干、面唇麻木、头昏及皮肤色素沉着等不良反应，少数患者可出现窦性心动过缓，谷丙转氨酶活性升高，尿中有蛋白及微量红细胞。应注意检查肝、肾功能，心、肝、肾有明显器质性损害者忌用，合并肺结核者应同时给予抗结核治疗，症状好转率在 30％～70％。

4.矽复康

矽复康是以莨菪类药物为主的中药复方制剂，具有活血化瘀，疏通微循环，提高免疫功能，增强肺的廓清能力等作用。方法：矽复康片每次 3 片，每天 3 次，12 周为 1 个疗程，中间休息 1 周，连服 4 个疗程。不良反应有口干、视物模糊和瞳孔轻度散大

5.粉防己碱

该药能解除血管痉挛，使组织的血液供应得到改善从而加速病变消散。上海市劳动卫生职业研究所给患者使用该药每天 300 mg，分 3 次饭后服用，每周服药 6 天，第 1 和第 2 个疗程各为 24 周，疗程间隔 12～24 周，第 3 和第 4 个疗程各为 12 周，间隔 8 周，疗效显著好转者达 88％。

6.小檗胺

本品每周按 150 mg/kg 给药 1 次，对大鼠实验性矽肺有一定治疗作用。预防性给药 4 周或 8 周，大鼠肺干重、全肺胶原蛋白含量及其百分率均显著低于对照组。病后持续给药约 12 周或 20 周，肺胶原蛋白含量的百分率及矽肺病变与染尘 4 周的对照相仿，表明该药对矽肺发展有一定抑制作用。

（三）对症治疗

气急者给予吸氧。咳嗽、吐痰、胸痛者给予镇咳、祛痰及止痛剂，气喘者用解痉药物，重者可加用激素。

（四）并发症治疗

矽肺合并肺结核患者病情较重，且常常耐药，因此，对矽肺患者应常规反复行抗酸杆菌痰查，做到早发现，早治疗，要联合应用抗结核药物，以防结核恶化和病情进展。对矽肺患者亦可行预防性抗结核药物治疗。

（五）支气管肺泡灌洗

粉尘在肺内潴留是引起矽肺发生、发展的根本病因，因此清除肺内粉尘可延缓病情的发展，目前国内一些单位采用的大容量全肺灌洗术结果显示，部分患者经上述治疗后症状改善，X 线胸

片和对照组相比,病情稳定者居多。该疗法对短期吸入高浓度矽尘者效果较好。

五、护理评估

(一)病史

详细询问病史,患者多有采矿、采煤和密切接触粉尘的病史。

(二)临床表现

矽肺发病一般比较缓慢,多在接触砂尘数年后发病,病程一般较长,少数患者短期内吸入大量、高浓度的砂尘,且原有慢性肺部疾病(如肺结核),则矽肺发病早,可在 3～5 年内发病。按X线的特征,矽肺分为Ⅰ、Ⅱ、Ⅲ期。症状和体征在Ⅰ、Ⅱ期矽肺不明显,Ⅲ期矽肺较为明显。

1.症状

常见症状为咳嗽胸痛、气急等。早期单纯矽肺患者,一般无咳嗽或仅有轻微干咳,晚期矽肺合并肺结核、呼吸道感染者,往往咳嗽、咳痰较多,少数患者可有血痰,可能与结核、支气管扩张及肺纤维牵拉使毛细血管破裂有关。前胸常有针刺样痛或闷痛,劳动后加重。气急与病变轻重和范围大小有关。病变广泛和进展快者,呼吸困难就明显,此外,患者可有失眠、乏力、心悸食欲缺乏等症状。

2.体征

Ⅰ期矽肺患者常缺乏阳性体征。Ⅲ期矽肺患者多有肺气肿体征,出现大块肺纤维化时,肺组织收缩,可有叩诊浊音和气管移位。伴有慢性支气管炎肺结核者,可有干湿性啰音,偶有杵状指(趾)。

3.并发症

矽肺的并发症常使病情加重,影响预后,及时诊断和处理十分重要。矽肺并发结核、气胸、呼吸系统感染、肺源性心脏病及呼吸衰竭等较为常见。

(1)矽肺并发结核:矽肺和结核的病变相互促进,矽肺合并结核后,病情复杂、加重,抗结核治疗的效果很差,是矽肺的重要死因。

(2)气胸:边缘性泡性肺气肿的破裂是矽肺并发气胸的主要原因。靠近脏层胸膜的结核空洞或干酪坏死进入胸腔而发生的气胸,常并发结核性脓胸,有的发生支气管胸膜瘘。矽肺并发气胸时,因肺组织严重纤维化,使肺压缩不完全,导致肺功能显著减退,即使肺脏部分压缩也会造成缺氧状态。常因胸膜粘连而发生局限性气胸,肺脏部分受压。有些病例多次复发,个别病例出现双侧气胸危及生命,需紧急处理。

(3)呼吸系统感染:矽肺患者因机体抵抗力降低,肺清除异物功能障碍。肺部广泛纤维化,细支气管扭曲变形及狭窄而引流不畅,易于感染。感染的病原有病毒、支原体、细菌、真菌等。院外感染以流感嗜血杆菌和肺炎双球菌最为常见,其次是葡萄球菌、卡他邻球菌、链球菌等。偶见大肠埃希菌、变形杆菌、铜绿假单胞菌等革兰阴性杆菌感染。近年来呼吸道感染的病原菌有较大的变化,由过去的革兰阳性球菌为主转变为革兰阴性杆菌为主。特别是院内感染,革兰阴性杆菌感染占半数以上。有人统计呼吸监护室患者的痰培养,以革兰阴性杆菌为多,其中铜绿假单胞菌最多,其次为肠杆菌科。这与医疗器械污染(如雾化器、人工呼吸器等)有很大关系。在矽肺呼吸系统感染中,长期或反复大量应用广谱抗生素及激素,易致真菌感染或真菌、细菌的双重感染;还有耐药菌,特别是多重耐药菌的感染及抗生素的合理使用等,都是在呼吸系统感染的诊断、治疗中应予重视的问题

（4）肺源性心脏病：矽肺时由于肺弥漫性纤维化，小动脉内膜增厚和其周围纤维增生使管腔狭窄、闭塞，有时发生血栓，肺毛细血管床破坏，肺循环阻力增加而致肺动脉高压；肺间质及呼吸性细支气管周围纤维增生，支气管腔狭窄、痉挛，使吸气时空气虽通入无阻，而呼气时管腔易陷闭而加重支气管阻塞，肺泡内压力升高，肺泡膨胀，挤压肺泡毛细血管，增加肺循环阻力致肺动脉压升高；呼吸道感染低氧血症和高碳酸血症均可加重肺动脉高压。发生气胸时，肺脏压缩；长期低氧血症时的代偿性红细胞增多使血液黏稠度升高等均可增高肺循环阻力，而加重肺动脉高压。

（5）呼吸衰竭：矽肺早期，肺部虽有较广泛的病变，但肺功能可能基本正常或仅有轻度降低；但在矽肺晚期，特别是并发肺气肿和支气管病变时，呼吸功能降低日趋严重，直至发生呼吸衰竭。呼吸衰竭是指在呼吸大气压空气时，出现缺氧和/或 CO_2 潴留而致系列生理功能和代谢紊乱的状态。矽肺并发呼吸衰竭时，多数患者在较长的时间内处在呼吸功能不全的状态，表现为动脉血氧分压降低和/或 CO_2 分压升高。虽然如此，患者在呼吸空气的情况下，仍能生活自理和轻微活动，即为代偿性呼吸衰竭，但在并发呼吸道感染、气胸或不适当地应用呼吸中枢抑制药时，可诱发呼吸衰竭，称为失代偿性慢性呼吸衰竭。在这些诱因得到控制或排除后，呼吸衰竭病情可以缓解并趋向好转。有少数晚期矽肺，由于肺组织破坏严重，在较长的一段时间内，处在失代偿性慢性呼吸衰竭状态，他们无论活动或安静，清醒或睡眠，均需吸氧才能维持生存。

（三）实验室及其他检查

1.X线检查

X线检查是诊断矽肺的主要方法，合格的胸片是矽肺分期的重要依据。主要表现为结节阴影、网状阴影和/或大片融合病灶。其次为肺门改变、肺纹理改变和胸膜改变。

典型的X线表现是两上肺野出现对称的圆形小阴影，直径一般为 $1\sim3$ mm，常在外带明显，以右侧为多，可逐渐增多、增大，中、下肺区也出现圆形小阴影。严重的病例，两肺满布圆形小阴影，恰似漫天大雪（暴雪状），通常肺尖不受累及，如肺尖出现阴影，特别是阴影不规则，双侧不对称，则并发肺结核的可能性较大。矽结节密集融合后可形成纤维化病变的大团块阴影，一般多见于两肺上野中外带，常呈对称性跨叶的八字形双翼状或腊肠状。肺纹理增多、扭曲变形，呈垂柳状，气管纵隔移位。肺门阴影密度增加呈对称性轻度增大，肺门淋巴结和气管旁淋巴结蛋壳钙化也较常见，有时可见"蛋壳样钙化"的淋巴结。胸膜可有增厚、粘连或钙化。

2.肺功能检查

早期无异常。病情严重、有大块纤维化病变时，可有限制性通气功能障碍，如肺活量、肺总量、残气量和最大通气量均降低，一般Ⅰ期硅沉着病患者肺活量较正常人降低 $10\%\sim20\%$，Ⅱ期降低 $20\%\sim30\%$，Ⅲ期降低 $30\%\sim50\%$。弥散功能障碍不常见，在硅沉着病晚期可能有改变，严重时可有低氧血症。合并支气管改变时可有阻塞性通气功能障碍或呈混合型通气功能障碍。

3.实验室检查

血清铜蓝蛋白、溶菌酶、过氧化物歧化酶、肿瘤坏死因子、免疫球蛋白及尿羟脯氨酸等随着病期发展有不同程度的升高，但特异性不强。

（四）诊断要点

诊断矽肺必须以确切的接触游离 SiO_2 粉尘职业史为前提，以技术质量合格的高千伏X线后前位胸片为依据，根据国家尘肺X线诊断标准，参考受检者的系列胸片和该单位矽肺发病情况，方可作出X线诊断和分期。对于职业史不清或只有单张胸片及胸片质量不佳者，应尽量查清职业史，重新拍摄出质量良好的X线胸片，再行诊断，避免误诊和漏诊。按照《职工工伤与职业病致残程度鉴定》(GB/16180－1996),由职业病执业医师组成的诊断组诊断,发给尘肺病诊断证明书,患者享受国家相应医疗和劳动保险待遇。

对于少数生前有较长时间接尘职业史,未被诊断为矽肺者,根据本人遗愿或死后家属提出申请进行尸体解剖诊断者,具有诊断权的职业病理医师按照《尘肺病理诊断标准》(CB8783-88),参考患者生前接尘史和历次拍摄的 X 线胸片,综合判断作出病理诊断,交送检单位和由职业病执业医师组成的诊断组处理。该诊断可作为享受职业病待遇的依据。

(五)鉴别诊断

许多疾病的胸部 X 线表现与矽肺相似,但认真分析职业史发病规律和各种检验资料,特别是系统观察胸部 X 线片的变化规律,多不难鉴别。有些病例必须经过一段时间的观察或治疗,并根据患者对有针对性治疗的反应,作出最后诊断。对少数难以鉴别又关系到患者的合理治疗和预后的病例,应进行肺活体组织检查以明确诊断。有些疾病在肺野可以出现圆形的小阴影和/或线条状的不规则小阴影,常见的有下列疾病。

1.粟粒型肺结核

急性粟粒型肺结核是因结核菌短期大量进入血液循环,形成双肺播散,两肺对称出现分布均匀的粟粒状阴影,以两上肺野明显,肺尖常受累。病情发展,结节可融合并有全身症状,如发热、消瘦及血沉增快、痰结核菌阳性,病情变化明显。经抗结核治疗病情得到控制,则肺部小阴影可消失。亚急性血行播散型肺结核,肺内反复发生播散,X 线特点是小阴影大小不一、分布不均、小阴影的密集度不同。病灶自肺上区域向下蔓延,因此肺尖的病灶较陈旧、下部病灶较新。病灶有渗出性的、纤维化的,也有的已钙化的,有时还可见小空洞等。结核病有全身中毒症状,因此不难鉴别。

2.结节病

结节病是一种原因不明、非干酪性类上皮细胞肉芽肿性疾病,可侵犯全身许多脏器,但多发生在肺部及胸内淋巴结。早期结节病肺门淋巴结常肿大,肺部病变广泛对称地分布于两侧,呈1～3 mm 结节状、点状或絮状,但以结节阴影为多见。Ⅲ期结节病肺部呈现纤维化改变,而肺门肿大淋巴结消失,纤维化阴影中常混杂有膈肌升高、肺门上提等,可能伴有其他脏器改变(皮肤、眼结膜炎等)。确诊主要靠 X 线胸片改变和组织学活检,血清血管紧张素转化酶增高、结核菌素试验阴性或弱阳性可作为参考指标。

3.弥漫性支气管肺泡细胞癌

起病隐匿,进展快,临床表现主要为刺激性干咳、消瘦,进行性呼吸困难是其一大特点。X 线胸片表现为结节性或浸润性病变,不成团块或大片融合,很少有网状阴影及肺气肿,痰中可找到癌细胞,必要时可行纤维支气管镜肺活检以明确诊断。

4.弥漫性间质性肺纤维化

矽肺属于已知病因弥漫性间质性肺纤维化,因此应与其他多种弥漫性间质性肺纤维化相鉴别,其中以特发性弥漫性间质性肺纤维化为常见。特发性弥漫性间质性肺纤维化临床表现与矽肺极为相似,仔细询问职业史可助鉴别。

5.肺含铁血黄素沉着症

无矽尘接触史,有心脏病、心力衰竭史,如风湿性心脏病、二尖瓣狭窄、反复发作心力衰竭,系由于肺部毛细血管长期淤血破裂出血,含铁血黄素沉着于肺组织所致。X 线为两肺弥散性、对称性粟粒样小阴影,直径 1.5～2 mm,近肺门处阴影较密,以中下肺野为多,中外带变稀,左心房扩大,纤维支气管镜肺泡灌洗可见含铁血黄素巨噬细胞。根据患者有心脏病及反复左心衰竭病史而无粉尘接触史可资鉴别。

6.外源性过敏性肺泡炎

可因放线菌、真菌或其他有机物质引起呼吸性细支气管和肺泡壁病变,急性与亚急性型可有肺水肿,明显的淋巴细胞浸润和肺泡壁增厚。肺水肿性改变,在两周内即可消退,继之发生肉芽肿,有人称为"急性肉芽肿性肺炎"。慢性型是由于长期低浓度接触而发生的肺泡壁、终末细支气管或呼吸性细支气管弥漫性胶原纤维化。患者活动时呼吸困难,咳痰,临床症状逐渐加重。两肺中、下野有 1~2 mm 的圆形小阴影,也可见斑斑点点的不规整的阴影。较大的阴影一般在 2~3 周内消退,小点状影可持续 6~12 个月。大多数患者的血清学检查对抗原有沉淀反应。

7.其他疾病

结缔组织病有时累及肺脏,如硬皮病、全身性红斑狼疮,可致肺部纤维化,必须结合全身病情进行鉴别。结节病、组织胞浆菌病等在肺内可见小钙化点和肺门淋巴结蛋壳样钙化,应注意鉴别。偶尔能见到肺泡微石症,呈密度极高的细小点状阴影,并有进展,有家族发病倾向,鉴别并无困难。此外还有许多原因可致肺部出现小圆形阴影或线条状阴影,其中有些是在短期内就有改变的(消退或恶化),有些是持续时间较久的。

矽肺的大阴影应和肺结核、肿瘤、肺不张、肺部炎症相鉴别。参考细菌学、细胞学、组织学或其他特殊检查结果,结合病情变化,及时作出正确诊断,以免贻误治疗时机。

矽肺是进行性疾病,发病后虽脱离接触粉尘,病情常继续进展,从Ⅰ期进展到Ⅱ期,也能由Ⅱ期进展到Ⅲ期。矽肺的进展主要取决于既往接触粉尘的浓度和粉尘含游离二氧化矽的量、粉尘分散度、接触粉尘的年限等。发病工龄短的患者,多为接触含高游离 SiO_2 的高浓度粉尘,这些患者的病情进展快、预后不佳。也有些患者虽有进展,但较缓慢。目前急进型矽肺已很少见,我国在 20 世纪 50 至 60 年代常可遇到这样的患者,接触高浓度、高含矽量粉尘 2~4 年,有的仅半年就发病,病情急剧进展,一两年内死亡。有些接尘工人在脱离粉尘作业后数年才发病的矽肺,称为晚发性矽肺,病情进展比较缓慢。单纯矽肺预后较好,矽肺并发结核,可促使病情进展,矽肺并发呼吸道感染或并发气胸,均影响矽肺的病程,特别是气胸反复发作,虽经治疗肺脏复张,在圆形小阴影的基础上出现局部小阴影密集或小片状阴影,最后形成大阴影。

个体的生物学因素,如年龄、生长发育、血型、遗传等因素对矽肺的发病和预后的影响都有人进行过研究,但均不够深入

六、护理诊断及合作性问题

(1)气体交换受损与肺部炎症及呼吸面积减少有关。

(2)胸痛:因炎症波及胸膜所致。

(3)潜在并发症:肺结核、气胸、呼吸道感染、呼吸衰竭等。

七、护理目标

(1)呼吸频率恢复正常。

(2)会运用缓解胸痛的方法,疼痛减轻或消失。

八、护理措施

(一)一般护理

(1)休息:急性期应卧床休息,以后循序渐进,进行适宜的活动。

(2)饮食与营养:加强营养,给予清淡易消化、高热量、高蛋白质、富含维生素的饮食,以增强机体抵抗力。

(3)加强口腔护理:指导患者每天漱口数次以减轻口臭,对应用抗生素患者应注意口腔霉菌感染。

(二)病情观察与护理

(1)注意观察患者的体温、脉搏、呼吸、血压的变化;观察有无精神不振、食欲缺乏剧烈胸痛等症状。如发现患者呼吸困难发绀时,应及时通知医师,并做好抢救准备

(2)观察咳嗽、咳痰、痰量、性质等变化,晚期矽肺应指导患者正确排痰,护士应向患者讲清排痰目的、意义和方法,同时在咳痰前可给患者以蒸气或雾化吸入,以利于痰液排出。

(3)呼吸困难者取半坐卧位,必要时给予氧气吸入。

(三)药物治疗的护理

注意观察药物的不良反应,发现异常及时报告医师处理。

九、健康教育

做好早期监测、早期诊断对已确诊为矽肺患者,应采取综合措施包括调离粉尘作业,安排适当的劳动和休息。嘱患者应加强营养,坚持呼吸体操以增强机体抗感染能力。此外,为控制矽肺的发生,还要努力搞好预防,定期体检。

(刘丽霞)

第三节 急性肺水肿

急性肺水肿是由不同原因引起肺组织血管外液体异常增多,液体由间质进入肺泡,甚至呼吸道出现泡沫状分泌物。表现为急性呼吸困难、发绀,呼吸做功增加,两肺布满湿啰音,甚至从气道涌出大量泡沫样痰液。人类可发生下列两类性质完全不同的肺水肿:心源性肺水肿(亦称流体静力学或血流动力学肺水肿)和非心源性肺水肿(亦称通透性增高肺水肿、急性肺损伤或急性呼吸窘迫综合征)。

一、发病机制

(一)肺毛细血管静水压

肺毛细血管静水压是使液体从毛细血管流向间质的驱动力,正常情况下,肺毛细血管静水压约 1.1 kPa(8 mmHg),有时易与肺动脉楔压相混淆。肺动脉楔压反映肺毛细血管床的压力,可估计左心房压(LAP),正常情况下较肺毛细血管静水压高 0.1～0.3 kPa(1～2 mmHg)。肺水肿时肺动脉楔压和肺毛细血管静水压并非呈直接相关,两者的关系取决于总肺血管阻力(肺静脉阻力)。

(二)肺间质静水压

肺毛细血管周围间质的静水压即肺间质静水压,与肺毛细血管静水压相对抗,两者差别越大,则毛细血管内液体流出越多。肺间质静水压为负值,正常值为 $-2.3\sim-1.1$ kPa($-17\sim-8$ mmHg),可能与肺组织的机械活动、弹性回缩及大量淋巴液回流对肺间质的吸引有关。理论上肺间质静水压的下降亦可使静水压梯度升高,当肺不张进行性再扩张时,出现复张性肺水肿可能与肺间质静水压骤降有关。

(三)肺毛细血管胶体渗透压

肺毛细血管胶体渗透压由血浆蛋白形成,正常值为 $3.3\sim3.7$ kPa($25\sim28$ mmHg),但随个体的营养状态和输液量不同而有所差异。肺毛细血管胶体渗透压是对抗肺毛细血管静水压的主要力量,单纯的肺毛细血管胶体渗透压下降能使毛细血管内液体外流增加。但在临床上并不意味着血液稀释后的患者会出现肺水肿,经血液稀释后血浆蛋白浓度下降,但过滤至肺组织间隙的蛋白也不断地被淋巴系统所转移,肺毛细血管静水压的下降可与肺毛细血管胶体渗透压的降低相平行,故肺毛细血管胶体渗透压与肺毛细血管静水压间梯度即使发挥净渗透压的效应,也可保持相对的稳定。

肺毛细血管胶体渗透压和肺动脉楔压间的梯度与血管外肺水压呈非线性关系。当肺毛细血管静水压<2.0 kPa(15 mmHg)、毛细血管通透性正常时,肺毛细血管胶体渗透压-肺动脉楔压≤1.2 kPa(9 mmHg)可作为出现肺水肿的界限,也可作为治疗肺水肿疗效观察的动态指标。

(四)肺间质胶体渗透压

肺间质胶体渗透压取决于间质中渗透性、活动的蛋白质浓度,它受反应系数(δf)和毛细血管内液体流出率(Qf)的影响,是调节毛细血管内液体流出的重要因素。肺间质胶体渗透压正常值为 $1.6\sim1.9$ kPa($12\sim14$ mmHg),难以直接测定。临床上可通过测定支气管液的胶体渗透压鉴别肺水肿的类型,如支气管液与血浆蛋白的胶体渗透压比值<60%,则为血流动力学改变所致的肺水肿,如比值>75%,则为毛细血管渗透增加所致的肺水肿,称为肺毛细血管渗漏综合征。

(五)毛细血管通透性

资料表明,越过内皮细胞屏障时,通透性肺水肿透过的蛋白多于压力性水肿,仅越过上皮细胞屏障时,两者没有明显差别。毛细血管通透性增加,使δ从正常的0.8降至0.3~0.5,表明血管内蛋白,尤其是清蛋白大量外渗,使肺毛细血管胶体渗透压与肺间质胶体渗透压梯度下降。

二、病理与病理生理

(一)心源性急性肺水肿

正常情况下,两侧心腔的排血量相对恒定,当心肌严重受损和左心负荷过重而引起心排血量降低和肺淤血时,过多的液体从肺泡毛细血管进入肺间质甚至肺泡内,则产生急性肺水肿,实际上是左心衰竭最严重的表现,多见于急性左心衰竭和二尖瓣狭窄患者。

有以下并发症的患者术中易发生左心衰竭:①左心室心肌病变,如冠心病、心肌炎等;②左心室压力负荷过度,如高血压、主动脉狭窄等;③左心室容量负荷过重,如主动脉瓣关闭不全、左向右分流的先天性心脏病等。

当左心室舒张末压>1.6 kPa(12 mmHg),毛细血管平均压>4.7 kPa(35 mmHg),肺静脉平均压>4.0 kPa(30 mmHg)时,肺毛细血管静水压超过血管内胶体渗透压及肺间质静水压,可导致急性肺水肿,若同时有肺淋巴管回流受阻,更易发生急性肺水肿。其病理生理表现为肺顺应性减退、气道阻力和呼吸作用增强、缺氧、呼吸性酸中毒,间质静水压增高压迫肺毛细血管、升高肺动脉压,从而增加右心负荷,导致右心功能不全。

(二)神经源性肺水肿

中枢神经系统损伤后,颅内压急剧升高,脑血流量减少,造成下丘脑功能紊乱,解除了对视前核水平和下丘脑尾部"水肿中枢"的抑制,引起交感神经系统兴奋,释放大量儿茶酚胺,使周围血管强烈收缩,血流阻力加大,大量血液由阻力较高的体循环转至阻力较低的肺循环,引起肺静脉高压,肺毛细血管压随之升高,跨肺毛细血管 Starling 力不平衡,液体由血管渗入至肺间质和肺泡内,最终形成急性肺水肿。延髓是发生神经源性肺水肿的关键神经中枢,交感神经的激发是产生肺高压及肺水肿的基本因素,而肺高压是神经源性肺水肿发生的重要机制。通过给予交感神经阻断剂和肾上腺素 α 受体阻滞剂均可降低或避免神经源性肺水肿的发生。

(三)液体负荷过重

围术期输血补液过快或输液过量,使右心负荷增加。当输入胶体液达血浆容量的 25% 时,心排血量可增多至 300%。若患者伴有急性心力衰竭,虽通过交感神经兴奋维持心排血量,但神经性静脉舒张作用减弱,对肺血管压力和容量的骤增已经起不到有效的调节作用,导致肺组织间隙水肿。

大量输注晶体液,使血管内胶体渗透压下降,增加液体从血管的滤出,聚集到肺组织间隙中,易致心、肾功能不全、静脉压增高或淋巴循环障碍患者发生肺水肿。

(四)复张性肺水肿

复张性肺水肿是各种原因所致肺萎陷后,在肺复张时或复张后 24 小时内发生的急性肺水肿。一般认为与多种因素有关,如负压抽吸迅速排出大量胸膜积液、大量气胸所致的突然肺复张,均可造成单侧性肺水肿。

临床上多见于气胸或胸腔积液 3 个月后出现进行性快速肺复张,1 小时后可表现为肺水肿的临床症状,50% 的肺水肿发生在 50 岁以上老年人。水肿液的形成遵循 Starling 公式。复张性肺水肿发生时,肺动脉压和肺动脉楔压正常,水肿液蛋白浓度与血浆蛋白浓度的比值>0.7,说明存在肺毛细血管通透性增加。肺萎陷越久,复张速度越快,胸膜腔负压越大,越易发生肺水肿。

肺复张性肺水肿的可能病理生理机制:①肺泡长期萎缩,使Ⅱ型肺细胞代谢障碍,肺泡表面活性物质减少,肺泡表面张力增加,使肺毛细血管内液体向肺泡内滤出。②肺组织长期缺氧,使肺毛细血管内皮和肺泡上皮的完整性受损,通透性增加。③使用负压吸引设备,突然增加胸内负压,使复张肺的毛细血管压力与血流量增加,作用于已受损的毛细血管,使管壁内外的压力差增大;机械性力量使肺毛细血管内皮间隙孔变形,间隙增大,促使血管内液和血浆蛋白流入肺组织间隙。④在声门紧闭的情况下用力吸气,负压峰值可超 5.0 kPa(-50 cmH$_2$O),如负的胸膜腔内压传至肺间质,增加肺毛细血管和肺间质静水压之差,则增加肺循环液体的渗出。⑤肺的快速复张引起胸膜腔内压急剧改变,肺血流增加而压力升高,并产生高的直线血流速度,加大了血管内和间质的压差。当其超过一定阈值时,液体进入间质和肺泡形成肺水肿。

(五)高原性肺水肿

高原性肺水肿是一种由低地急速进入海拔 3 000 m 以上地区的常见病,主要表现为发绀、心率增快、心排血量增多或减少、体循环阻力增加和心肌受损。其发病因素是多方面的,如缺氧性肺血管收缩、肺动脉高压、高原性脑水肿、全身和肺组织生化改变。肺代偿功能异常和心功能减退是造成重度低氧血症的直接原因。高原性肺水肿为高蛋白渗出性肺水肿,炎性介质是毛细血管增加的主要原因。

(六)通透性肺水肿

通透性肺水肿指肺水和血浆蛋白均通过肺毛细血管内间隙进入肺间质,肺淋巴液回流量增加,且淋巴液内蛋白含量亦明显增加,表明肺毛细血管内皮细胞功能失常。

1.感染性肺水肿

感染性肺水肿指继发于全身感染和/或肺部感染的肺水肿,如革兰阴性杆菌感染所致的败血症和肺炎球菌性肺炎均可引起肺水肿,主要是通过增加肺毛细血管壁通透性所致。肺水肿亦可继发于病毒感染。流感病毒、水痘-带状疱疹病毒所致的病毒性肺炎均可引起肺水肿。

2.毒素吸入性肺水肿

毒素吸入性肺水肿指吸入有害性气体或毒物所致的肺水肿。有害性气体包括二氧化氮、氯、光气、氨、氟化物、二氧化硫等,毒物以有机磷农药最为常见。其病理生理:①有害性气体引起变态反应或直接损害,使肺毛细血管通透性增加,减少肺泡表面活性物质,并通过神经体液因素引起肺静脉收缩和淋巴管痉挛,使肺组织水分增加。②有机磷通过皮肤、呼吸道和消化道进入人体,与胆碱酯酶结合,抑制该酶的作用,使乙酰胆碱在体内积聚,导致支气管痉挛、分泌物增加、呼吸肌麻痹和呼吸中枢抑制,导致缺氧和肺毛细血管通透性增加。

3.淹溺性肺水肿

淹溺性肺水肿指淡水和海水淹溺所致的肺水肿。淡水为低渗性,被大量吸入后,很快通过肺泡-毛细血管膜进入血循环,导致肺组织的组织学损伤和全身血容量增加,肺泡-毛细血管膜损伤较重或左心代偿功能障碍时,诱发急性肺水肿。高渗性海水进入肺泡后,使得血管内大量水分进入肺泡引起肺水肿。肺水肿引起缺氧可加重肺泡上皮、毛细血管内皮细胞损害,增加毛细血管通透性,进一步加重肺水肿。

4.尿毒症性肺水肿

肾衰竭患者常伴肺水肿和纤维蛋白性胸膜炎。主要发病因素:①高血压所致左心衰竭;②少尿患者循环血容量增多;③血浆蛋白减少,血管内胶体渗透压降低,肺毛细血管静水压与胶体渗透压差距增大,促进肺水肿形成。

5.氧中毒性肺水肿

氧中毒性肺水肿指长时间吸入高浓度($>60\%$)氧引起肺组织损害所致的肺水肿。一般在常压下吸入纯氧 12~24 小时,高压下 3~4 小时即可发生氧中毒。氧中毒的损害以肺组织为主,表现为上皮细胞损害、肺泡表面活性物质减少、肺泡透明膜形成,引起肺泡和间质水肿,以及肺不张。其毒性作用是由于氧分子还原成水时所产生的中间产物自由基(如超氧阴离子、过氧化氢、羟自由基和单线态氧等)所致。正常时氧自由基为组织内抗氧化系统,如超氧化物歧化酶、过氧化氢酶、谷胱甘肽氧化酶所清除。吸入高浓度氧,氧自由基形成加速,当其量超过组织抗氧化系统清除能力时,即可造成肺组织损伤,形成肺损伤。

(七)与麻醉相关的肺水肿

1.麻醉药过量

麻醉药过量引起肺水肿,可见于吗啡、美沙酮、急性巴比妥酸盐和海洛因中毒。发病机制可能与下列因素有关:①抑制呼吸中枢,引起严重缺氧,使肺毛细血管通透性增加,同时伴有肺动脉高压,产生急性肺水肿。②缺氧刺激下丘脑引起周围血管收缩,血液重新分布而致肺血容量增加。③海洛因所致肺水肿可能与神经源性发病机制有关。④个别患者的易感性或变态反应。

2.呼吸道梗阻

围术期喉痉挛常见于麻醉诱导期插管强烈刺激,亦见于术中神经牵拉反应,以及甲状腺手术因神经阻滞不全对气道的刺激。气道通畅时,胸腔内压对肺组织间隙压力的影响不大,但急性上呼吸道梗死时,用力吸气造成胸膜腔负压增加,几乎全部传导至血管周围间隙,促进血管内液进入肺组织间隙。上呼吸道梗阻时,患者处于挣扎状态,缺氧和交感神经活性极度亢进,可导致肺小动脉痉挛性收缩、肺小静脉收缩、肺毛细血管通透性增加。酸中毒又可增加对心脏做功的抑制,除非呼吸道梗阻解除,否则将形成恶性循环,加速肺水肿的发展。

3.误吸

围术期呕吐或胃内容物反流可引起吸入性肺炎和支气管痉挛,肺表面活性物质灭活和肺毛细血管内皮细胞受损,从而使液体渗出至肺组织间隙内,发生肺水肿。患者表现为发绀、心动过速、支气管痉挛和呼吸困难。肺组织损害的程度与胃内容物的 pH 直接相关,pH>2.5 的胃液所致的损害要比 pH<2.5 者轻微得多。

4.肺过度膨胀

一侧肺不张使单肺通气,全部潮气量进入一侧肺内,导致肺过度充气膨胀,随之出现肺水肿,其机制可能与肺容量增加有关。

三、临床表现

发病早期,均先有肺间质性水肿,肺泡毛细血管间隔内的胶原纤维肿胀,刺激附近的肺毛细血管旁"J"感受器,反射性引起呼吸频率增快,促进肺淋巴液回流,同时表现为过度通气。

水肿液在肺泡周围积聚后,沿着肺动脉、静脉和小气道鞘延伸,在支气管堆积到一定程度,引起支气管狭窄,可出现呼气性啰音。患者常主诉胸闷、咳嗽,有呼吸困难、颈静脉曲张,听诊可闻及哮鸣音和少量湿啰音。若不及时发现和治疗,则继发为肺泡性肺水肿。

肺泡性肺水肿时,水肿液进入末梢细支气管和肺泡,当水肿液溢满肺泡后,出现典型的粉红色泡沫痰,液体充满肺泡后不能参与气体交换,通气/血流比值下降,引起低氧血症。插管患者可表现呼吸道阻力增大和发绀,经气管导管喷出或涌出大量的粉红色泡沫痰。

四、诊断

肺水肿发病早期多为间质性肺水肿,若未及时发现和治疗,可继发为肺泡性肺水肿,加重心肺功能紊乱,故应重视早期诊断和治疗。

肺水肿的诊断主要根据症状、体征和 X 线表现,一般并不困难。临床上同时测定肺动脉楔压和肺毛细血管胶体渗透压,肺毛细血管胶体渗透压-肺动脉楔压正常值为 (1.20 ± 0.2) kPa $[(9.7\pm1.7)$ mmHg$]$,当肺毛细血管胶体渗透压-肺动脉楔压≤0.5 kPa(4 mmHg)时,提示肺内肺水增多,有助于早期诊断。复张性肺水肿常伴有复张性低血压。

五、鉴别诊断

心源性肺水肿在肺间质和肺泡腔的渗出以红细胞为主。左心衰竭导致肺淤血。非心源性肺水肿在肺间质和肺泡腔的渗出以血浆内的一些蛋白、体液为主。肺泡-毛细血管膜的通透性增加,为漏出性肺水肿。

(一)心源性肺水肿

1.主要表现

常突然发作、高度气急、呼吸浅速、端坐呼吸、咳嗽、咳白色或粉红色泡沫痰、面色灰白、口唇及肢端发绀、大汗、烦躁不安、心悸、乏力等。

2.体征

体征包括双肺广泛水泡音和/或哮鸣音、心率增快、心尖区奔马律及收缩期杂音、心界向左扩大,可有心律失常和交替脉,不同心脏病尚有相应体征和症状。

急性心源性肺水肿是一种严重的重症,必须分秒必争进行抢救,以免危及患者生命。具体急救措施包括:①非特异性治疗;②查出肺水肿的诱因并加以治疗;③识别及治疗肺水肿的基础心脏病变。

(二)非心源性肺水肿

1.主要表现

进行性加重的呼吸困难、端坐呼吸、大汗、发绀、咳粉红色泡沫痰。

2.体征

双肺可闻及广泛湿啰音,可先出现在双肺中下部,然后波及全肺。

3.X线

早期可出现 Kerley 线,提示间质性肺水肿,进一步发展可出现肺泡肺水肿的表现。

肺动脉楔压用于鉴别心源性及非心源性肺水肿。前者肺动脉楔压>1.6 kPa(12 mmHg),后者肺动脉楔压≤1.6 kPa(12 mmHg)。

六、治疗

治疗原则为病因治疗,是缓解和根本消除肺水肿的基本措施;维持气道通畅,充分供氧和机械通气治疗,纠正低氧血症;降低肺血管静水压,提高血浆胶体渗透压,改善肺毛细血管通透性;保持患者镇静,预防和控制感染。

(一)充分供氧和机械通气治疗

1.维持气道通畅

水肿液进入肺泡和细支气管后汇集至气管,使呼吸道阻塞,增加气道压,从气管喷出大量粉红色泡沫痰,即便用吸引器抽吸,水肿液仍大量涌出。采用去泡沫剂能提高水肿液清除效果。

2.充分供氧

轻度缺氧患者可用鼻导管给氧,每分钟 6~8 L;重度低氧血症患者,行气管内插管,进行机械通气,同时保证呼吸道通畅。约85%的急性肺水肿患者须行短时间气管内插管。

3.间歇性正压通气

间歇性正压通气通过增加肺泡压和肺组织间隙压力,阻止肺毛细血管内液滤出;降低右心房充盈压,减少肺内血容量,缓解呼吸肌疲劳,降低组织氧耗量。常用的参数:潮气量 8~10 mL/kg,呼吸频率12~14 次/分,吸气峰值压力应小于 4.0 kPa(30 mmHg)。

4.持续正压通气或呼气末正压通气

应用间歇性正压通气,$FiO_2>0.6$ 仍不能提高 PaO_2,可用持续正压通气或呼气末正压通气(PEEP)。通过开放气道,扩张肺泡,增加功能残气量,改善肺顺应性及通气/血流比值。合适的PEEP 通常先从0.5 kPa(5 cmH₂O)开始,逐步增加到 1.0~1.5 kPa(10~15 cmH₂O),其前提是对患者心排血量无明显影响。

(二)降低肺毛细血管静水压

1.增强心肌收缩力

急性肺水肿合并低血压时,病情更为险恶。应用适当的正性变力药物使左心室能在较低的充盈压下维持或增加心排血量,包括速效强心苷、拟肾上腺素药和能量合剂等。

强心苷药物表现为剂量相关性的心肌收缩力增强,同时可以降低心房颤动时的心率、延长舒张期充盈时间,使肺毛细血管平均压下降。强心药对高血压性心脏病、冠心病引起的左心衰竭所造成的急性肺水肿疗效明显。氨茶碱除增加心肌收缩力、降低后负荷外,还可舒张支气管平滑肌。

2.降低心脏前后负荷

当中心静脉压为 1.5 kPa(15 cmH$_2$O),肺动脉楔压增高达 2.0 kPa(15 mmHg)以上时,应限制输液,同时静脉注射利尿药,如呋塞米、依他尼酸等。若不见效,可加倍剂量重复给药,尤其对心源性或输液过多引起的急性肺水肿,可迅速有效地从肾脏将液体排出体外,使肺毛细血管静水压下降,减少气道水肿液。使用利尿药时应注意补充氯化钾,并避免血容量过低。

吗啡解除焦虑、松弛呼吸道平滑肌,有利于改善通气,同时具有降低外周静脉张力、扩张小动脉的作用,减少回心血量,降低肺毛细血管静水压。一般静脉注射吗啡 5 mg,起效迅速,对高血压、二尖瓣狭窄等引起的肺水肿效果良好,应早期使用。在没有呼吸支持的患者,应严密监测呼吸功能,防止吗啡抑制呼吸。休克患者禁用吗啡。

东莨菪碱、山莨菪碱及阿托品对中毒性急性肺水肿疗效满意,该类药物具有较强的解除阻力血管及容量血管痉挛的作用,可降低心脏前后负荷,增加肺组织灌注量及冠状动脉血流,增加动脉血氧分压,同时还具有解除支气管痉挛、抑制支气管分泌过多液体、兴奋呼吸中枢及抑制大脑皮质活动的作用。

患者体位对回心血量有明显影响,取坐位或头高位有助于减少静脉回心血量、减轻肺淤血、降低呼吸做功和增加肺活量,但低血压和休克患者应取平卧位。

α受体阻滞剂可使全身及内脏血管扩张、回心血量减少,改善肺水肿。可用酚妥拉明 10 mg 加入 5% 葡萄糖溶液 100~200 mL 静脉滴注。硝普钠通过降低心脏后负荷改善肺水肿,但对二尖瓣狭窄引起者要慎用。

(三)镇静及感染的防治

1.镇静药物

咪达唑仑、丙泊酚具有较强的镇静作用,可减少患者的惊恐和焦虑,减轻呼吸急促,将急促而无效的呼吸调整为均匀有效的呼吸,减少呼吸做功。有利于通气治疗患者的呼吸与呼吸机同步,以改善通气。

2.预防和控制感染

感染性肺水肿继发于全身感染和/或肺部感染所致的肺水肿,革兰阴性杆菌所致的败血症是引起肺水肿的主要原因。各种原因引起的肺水肿均应预防肺部感染,除加强护理外,应常规给予抗生素以预防肺部感染。常用的抗生素有氨基苷类抗生素、头孢菌素和氯霉素。

给予抗生素的同时,应用肾上腺皮质激素,可以预防毛细血管通透性增加,减轻炎症反应,促使水肿消退,并能刺激细胞代谢,促进肺泡表面活性物质产生,增强心肌收缩,降低外周血管阻力。

临床常用的药物有氢化可的松、地塞米松和泼尼松龙,通常在发病 24～48 小时内用大剂量皮质激素。氢化可的松首次静脉注射 200～300 mg,24 小时用量可达 1 g 以上;地塞米松首次用量可静脉注射 30～40 mg,随后每 6 小时静脉注射 10～20 mg,甲泼尼龙的剂量为 30 mg/kg 静脉注射,用药不宜超过72 小时。

(四)复张性肺水肿的防治

防止跨肺泡压的急剧增大是预防肺复张性肺水肿的关键。行胸腔穿刺或引流复张时,应逐步减少胸内液气量,复张过程应在数小时以上,负压吸引不应超过 1.0 kPa(10 cmH$_2$O),每次抽液量不应超过1 000 mL。

若患者出现持续性咳嗽,应立即停止抽吸或钳闭引流管,术中膨胀肺时,应注意潮气量和压力适中,主张采用双腔插管以免健侧肺过度扩张,肺复张后持续做一段时间的 PEEP,以保证复张过程中跨肺泡压差不致过大,防止复张后肺毛细血管渗漏的增加。

肺复张性肺水肿治疗的目的是维持患者足够的氧合和血流动力学的稳定。无症状者无须特殊处理,低氧血症较轻者予以吸氧,较重者则需气管内插管,应用 PEEP 及强心利尿剂和激素。向胸内注入 50～100 mL 气体、做肺动脉栓塞术均是可取的方法。在肺复张期间要避免输液过多、过快。

七、病情观察与评估

(1)监测生命体征,观察患者有无呼吸增快(频率可达 30～40 次/分)、心率增快、脉搏细速、血压升高或持续下降。

(2)观察有无皮肤发绀、湿冷、毛孔收缩、尿量减少等微循环灌注不足表现。

(3)观察患者有无咯粉红色泡沫痰等肺水肿特征性表现。

(4)心肺听诊有无干啰音或湿啰音。

八、护理措施

(一)体位

协助患者取坐位,双腿下垂。

(二)氧疗

遵医嘱予以吸氧 6～8 L/min,可于湿化瓶中加入 50％乙醇湿化,乙醇可使肺泡内泡沫表面张力降低而破裂、消散。若患者不能耐受,可降低乙醇浓度或间歇使用。病情严重者采用无创或有创机械通气。

(三)用药护理

1.镇静药

常用吗啡皮下或静脉注射,注意观察患者有无呼吸抑制、心动过缓、血压下降。呼吸衰竭、昏迷、严重休克者禁用。

2.利尿剂

常用呋塞米静脉推注,观察患者有无腹胀、恶心、呕吐、心律失常;有无嗜睡、意识淡漠、肌痛性痉挛;有无烦躁或谵妄、呼吸浅慢、手足抽搐等低钾、低钠血症及低氯性碱中毒等电解质紊乱表现。准确记录 24 小时尿量,监测血钾变化和心律。

3.血管扩张剂

常用硝普钠和硝酸甘油静脉滴注或微量泵泵入。硝普钠现配现用,避光输注,控制速度,严密监测血压变化,根据血压调整剂量。

4.洋地黄制剂

常用毛花苷 C 0.2～0.4 mg 稀释后缓慢静脉推注,观察心率和节律变化,心率或脉搏<60 次/分时停止用药。当出现食欲减退、恶心、心悸、头痛、黄绿视、视物模糊,心律从规则变为不规则,或从不规则变为规则时可能是中毒反应,应立即停药并告知医师。

九、健康指导

(1)告知患者避免劳累、情绪激动等诱因。

(2)告知患者限制钠盐及液体摄入。

(3)告知患者疾病相关知识,如出现频繁咳嗽、气喘、咳粉红色泡沫痰时,立即取端坐位并及时就诊。

(刘丽霞)

第四节 肺 栓 塞

一、概述

肺栓塞(pulmonary embolism,PE)是由内源性或外源性栓子堵塞肺动脉或其分支引起肺循环和右心功能障碍的一组临床和病理生理综合征,包括肺血栓栓塞症(pulmonary thromboem-bolism,PTE)、脂肪栓塞综合征、羊水栓塞、空气栓塞、肿瘤栓塞等。

来自静脉系统或右心的血栓堵塞肺动脉或其分支引起肺循环和呼吸功能障碍的临床和病理综合征称为 PTE,临床上 95％以上的 PE 是由于 PTE 所致,是最常见的 PE 类型,因此,临床上所说的 PE 通常指的是 PTE。PE 中 80％～90％的栓子来源于下肢或骨盆深静脉血栓,临床上又把 PE 和深静脉血栓形成(deep venous thrombosis,DVT)划归于静脉血栓栓塞症(venous thromboembolism,VTE),并认为 PE 和 DVT 具有相同的易患因素,大多数情况下二者伴随发生,为 VTE 的两种不同临床表现形式。PE 可单发或多发,但常发生于右肺和下叶。当栓子堵塞肺动脉,如果其支配区的肺组织因血流受阻或中断而发生坏死,称之为肺梗死(pulmonary in-farction,PI)。由于肺组织同时接受肺动脉、支气管动脉和肺泡内气体三重供氧,因此肺动脉阻塞时临床上较少发生肺梗死。如存在基础心肺疾病或病情严重,影响到肺组织的多重氧供,才有可能导致 PI。

经济舱综合征(economy class syndrome,ECS)是指由于长时间空中飞行,静坐在狭窄而活动受限的空间内,双下肢静脉回流减慢,血液淤滞,从而发生 DVT 和/或 PTE,又称为机舱性血栓形成。长时间坐车(火车、汽车、马车等)旅行也可以引起 DVT 和/或 PTE,故广义的 ECS 又称为旅行者血栓形成。

"e 栓塞"是指上网时间比较长而导致的下肢静脉血栓形成并栓塞的事件,与现代工作中电脑普及,以及相应工作习惯有关。

二、病因与发病机制

PE 的栓子 99％是属血栓性质的,因此,导致血栓形成的危险因素均为 PE 的病因。这些危险因素包括自身因素(多为永久性因素)和获得性因素(多为暂时性因素)。自身因素一般指的是血液中一些抗凝物质及纤溶物质先天性缺损,如蛋白 C 缺乏、蛋白 S 缺乏、抗凝血酶Ⅲ(ATⅢ)缺乏,以及凝血因子 V Leiden 突变和凝血酶原(PTG)20210A 突变等,为明确的 VTE 危险因素,常以反复静脉血栓形成和栓塞为主要临床表现,称为遗传性血栓形成倾向,或遗传性易栓症。若 40 岁以下的年轻患者无明显诱因反复发生 DVT 和 PTE,或发病呈家族聚集倾向,应注意检测这些患者的遗传缺陷。获得性因素临床常见有:高龄、长期卧床、长时间旅行、动脉疾病(含颈动脉及冠状动脉病变)、近期手术史、创伤或活动受限如卒中、肥胖、真性红细胞增多症、管状石膏固定患肢、VTE 病史、急性感染、抗磷脂抗体综合征、恶性肿瘤、妊娠、口服避孕药或激素替代治疗等。另外随着医学科学技术的发展,心导管、有创性检查及治疗技术(如 ICD 植入和中心静脉置管等)的广泛开展,也大大增加了 DVT-PE 的发生,因此,充分重视上述危险因素将有助于对 PE 的早期识别。

引起 PTE 的血栓可以来源于下腔静脉径路、上腔静脉径路或右心腔,其中大部分来源于下肢深静脉,尤其是从腘静脉上端到髂静脉段的下肢近端深静脉(占 50％～90％)。盆腔静脉丛亦是血栓的重要来源。

由于 PE 致肺动脉管腔阻塞,栓塞部位肺血流量减少或中断,机械性肺毛细血管前动脉高压,加之肺动脉、冠状动脉反射性痉挛,使肺毛细血管床减少,肺循环阻力增加,肺动脉压力上升,使右心负荷加重,心排血量下降。由于右心负荷加重致右心压力升高,右心室扩张致室间隔左移,导致左心室舒张末期容积减少和充盈减少,使主动脉与右心室压力阶差缩小及左心室功能下降,进而心排血量减少,体循环血压下降,冠状动脉供血减少及心肌缺血,致脑动脉及冠状动脉供血不足,患者可发生脑供血不足、脑梗死、心绞痛、急性冠状动脉综合征、心功能不全等。肺动脉压力升高程度与血管阻塞程度有关。由于肺血管床具备强大的储备能力,对于原无心肺异常的患者,肺血管床面积减少 25％～30％时,肺动脉平均压轻度升高;肺血管床面积减少 30％～40％时,肺动脉平均压可达 4.0 kPa(30 mmHg)以上,右心室平均压可升高;肺血管床面积减少 40％～50％时,肺动脉平均压可达 5.3 kPa(40 mmHg),右心室充盈压升高,心排血指数下降;肺血管床面积减少 50％～70％时,可出现持续性肺动脉高压;肺血管床面积减少达 85％以上时,则可发生猝死。PE 时由于低氧血症及肺血管内皮功能损伤,释放内皮素、血管紧张素Ⅱ,加之血栓中的血小板活化脱颗粒释放 5 羟色胺、缓激肽、血栓素 A、二磷酸腺苷、血小板活化因子等大量血管活性物质,均进一步使肺动脉血管收缩,致肺动脉高压等病理生理改变。PE 后堵塞部位肺仍保持通气,但无血流,肺泡不能充分地进行气体交换,致肺泡无效腔增大,导致肺通气/血流比例失调,低氧血症发生。由于右心房与左心房之间压差倒转,约 1/3 的患者超声可检测到经卵圆孔的右向左分流,加重低氧血症,同时也增加反常栓塞和卒中的风险。较小的和远端的栓子虽不影响血流动力学,但可使肺泡出血致咯血、胸膜炎和轻度的胸膜渗出,临床表现为"肺梗死"。

若急性 PE 后肺动脉内血栓未完全溶解,或反复发生 PTE,则可能形成慢性血栓栓塞性肺动脉高压,继而出现慢性肺心病,右心代偿性肥厚和右心衰竭。

三、临床表现

PE发生后临床表现多种多样,可涉及呼吸、循环及神经系统等多个系统,但是缺乏特异性。其表现主要取决于栓子的大小、数量、与肺动脉堵塞的部位、程度、范围,也取决于过去有无心肺疾病、血流动力学状态、基础心肺功能状态、患者的年龄及全身健康状况等。较小栓子可能无任何临床症状。小范围的PE(面积小于肺循环50%的PE)一般没有症状或仅有气促,以活动后尤为明显。当肺循环>50%突然发生栓塞时,就会出现严重的呼吸功能和心功能障碍。

多数患者因呼吸困难、胸痛、先兆晕厥、晕厥和/或咯血而疑诊为急性肺栓塞。常见症状:①不明原因的呼吸困难及气促,尤以活动后明显,为PE最重要、最常见症状,发生率为80%～90%。②胸痛:为PE常见的症状,发生率为40%～70%,可分为胸膜炎性胸痛(40%～70%)及心绞痛样胸痛(4%～12%)。胸膜炎性胸痛常为较小栓子栓塞周边的肺小动脉,局部肺组织中的血管活性物质及炎性介质释放累及胸膜所致。胸痛多与呼吸有关,吸气时加重,并随炎症反应消退或胸腔积液量的增加而消失。心绞痛样胸痛常为较大栓子栓塞大的肺动脉所致,是梗死面积较大致血流动力学变化,引起冠状动脉血流减少,患者发生典型心绞痛样发作,发生时间较早,往往在栓塞后迅速出现。③晕厥:发生率为11%～20%,为大面积PE所致心排血量降低致脑缺血,值得重视的是临床上晕厥可见于PE首发或唯一临床症状。出现晕厥往往提示预后不良,有晕厥症状的PTE病死率高达40%,其中部分患者可猝死。④咯血占10%～30%,多于梗死后24小时内发生,常为少量咯血,大咯血少见,多示肺梗死发生。⑤烦躁不安、惊恐甚至濒死感:多提示梗死面积较大,与严重呼吸困难或胸痛有关。⑥咳嗽、心悸等。各病例可出现以上症状的不同组合。临床上有时出现所谓"三联征",即同时出现呼吸困难、胸痛及咯血,但仅见于20%的患者,常常提示肺梗死患者。急性肺栓塞也可完全无症状,仅在诊断其他疾病或尸检时意外发现。

(一)症状

常见体征如下。①呼吸系统:呼吸频率增加(>20次/分)最常见;发绀;肺部有时可闻及哮鸣音和/或细湿啰音;合并肺不张和胸腔积液时出现相应的体征。②循环系统:心率加快(>90次/分),主要表现为窦性心动过速,也可发生房性心动过速、心房颤动、心房扑动或室性心律失常;多数患者血压可无明显变化,低血压和休克罕见,但一旦发生常提示中央型急性肺栓塞和/或血流动力学受损;颈静脉充盈、曲张,或搏动增强;肺动脉瓣区第二心音亢进或分裂,三尖瓣可闻收缩期杂音。③其他:可伴发热,多为低热,提示肺梗死。

(二)体征

下肢DVT的主要表现为患肢肿胀、周径增大、疼痛或压痛、皮肤色素沉着,行走后患肢易疲劳或肿胀加重。但半数以上的下肢DVT患者无自觉症状和明显体征。应测量双侧下肢的周径来评价其差别。

(三)DVT的症状与体征

周径的测量点分别为髌骨上缘以上15 cm处,髌骨下缘以下10 cm处。双侧相差>1 cm即考虑有临床意义。

四、辅助检查

尽管血气分析的检测指标不具有特异性,但有助于对PE的筛选。为提高血气分析对PE诊断的准确率,应以患者就诊时卧位、未吸氧、首次动脉血气分析的测量值为准。由于动脉血氧分压随年龄的增长而下降,所以血氧分压的正常预计值应按照公式 $PaO_2(mmHg)=106-0.14\times$ 年龄(岁)进行计算。70%~86%的患者示低氧血症及呼吸性碱中毒,93%的患者有低碳酸血症,86%~95%的患者肺泡-动脉血氧分压差 $P_{(A-a)}O_2$ 增加[>2.0 kPa(15 mmHg)]。

(一)动脉血气分析

为目前诊断 PE 及 DVT 的常规实验室检查方法。急性血栓形成时,凝血和纤溶系统同时激活,引起血浆 D-二聚体水平升高,如>500 $\mu g/L$ 对诊断 PE 有指导意义。D-二聚体水平与血栓大小、堵塞范围无明显关系。由于血浆中 2%~3%的血浆纤维蛋白原转变为血浆蛋白,故正带人血浆中可检测到微量 D-二聚体,正常时 D-二聚体<250 $\mu g/L$。D-二聚体测定敏感性高而特异性差,阴性预测价值很高,水平正常多可以排除急性 PE 和 DVT。在某些病理情况下也可以出现 D-二聚体水平升高,如肿瘤、炎症、出血、创伤、外科手术及急性心肌梗死和主动脉夹层,所以 D-二聚体水平升高的阳性预测价值很低。本项检查的主要价值在于急诊室排除急性肺栓塞,尤其是低度可疑的患者,而对确诊无益。中度急性肺栓塞可疑的患者,即使检测 D-二聚体水平正常,仍需要进一步检查。高度急性肺栓塞可疑的患者,不主张检测 D-二聚体水平,此类患者不论检测的结果如何,均不能排除急性肺栓塞,需行超声或 CT 肺动脉造影进行评价。

(二)血浆 D-二聚体测定

心电图改变是非特异性的,常为一过性和多变性,需动态比较观察有助于诊断。窦性心动过速是最常见的心电图改变,其他包括电轴右偏,右心前区导联及 Ⅱ、Ⅲ、aVF 导联 T 波倒置(此时应注意与非 ST 段抬高性急性冠脉综合征进行鉴别),完全性或不完全性右束支传导阻滞等;最典型的心电图表现是 $S_I Q_{III} T_{III}$(Ⅰ导联 S 波变深,S 波>1.5 mm,Ⅲ导联有 Q 波和 T 波倒置),但比较少见。房性心律失常,尤其是心房颤动也比较多见。

(三)心电图

在提示诊断、预后评估及除外其他心血管疾病方面有重要价值。超声心动图具有快捷、方便和适合床旁检查等优点,尤其适用于急诊,可提供急性肺栓塞的直接和间接征象,直接征象为发现肺动脉近端或右心腔(包括右心房和右心室)的血栓,如同时患者临床表现符合 PTE,可明确诊断。间接征象多是右心负荷过重的表现,如右心室壁局部运动幅度降低;右心室和/或右心房扩大;室间隔左移和运动异常;近端肺动脉扩张;三尖瓣反流速度增快等。既往无心肺疾病的患者发生急性肺栓塞,右心室壁一般无增厚,肺动脉收缩压很少超过 4.7~5.3 kPa(35~40 mmHg)。因此在临床表现的基础上,结合超声心动图的特点,有助于鉴别急、慢性肺栓塞。

(四)超声心动图

PE 时 X 线检查可有以下征象。①肺动脉阻塞征:区域性肺血管纹理纤细、稀疏或消失,肺野透亮度增加。②肺动脉高压征及右心扩大征:右下肺动脉干增宽或伴截断征,肺动脉段膨隆及右心室扩大。③肺组织继发改变:肺野局部片段阴影,尖端指向肺门的楔形阴影,肺不张

(五)胸部 X 线检查

胸部 X 线检查或膨胀不全,肺不张侧可见膈肌抬高,有时合并胸腔积液。CT 肺动脉造影具有无创、快捷、图像清晰和较高的性价比等特点,同时由于可以直观的判断肺动脉阻塞的程度和形态,以及累及的部位和范围,因此是目前急诊确诊 PE 最主要确诊手段之一。CT 肺动脉造影可显示主肺动脉、左右肺动脉及其分支的血栓或栓子,不仅能够发现段以上肺动脉内的栓子,对亚段或以上的 PE 的诊断价值较高,其诊断敏感度为 83%,特异度为 78%~100%,但对亚段以下的肺动脉内血栓的诊断敏感性较差。PE 的直接征象为肺动脉内的低密度充盈缺损,部分或

完全包围在不透光的血流之间(轨道征),或者呈完全充盈缺损,远端血管不显影。间接征象包括肺野楔形密度增高影,条带状的高密度区或盘状肺不张,中心肺动脉扩张及远端血管分支减少或消失等。同时也可以对右心室的形态和室壁厚度等右心室改变的征象进行分析。

(六)CT肺动脉造影

本项检查是二线诊断手段,在急诊的应用价值有限,通常禁用于肾功能不全、造影剂过敏或者妊娠妇女。严重肺动脉高压,中度以上心脏内右向左分流及肺内分流者禁用此诊断方法。典型征象是与通气显像不匹配的肺段分布灌注缺损。其诊断肺栓塞的敏感性为92%,特异性为87%,且不受肺动脉直径的影响,尤其在诊断亚段以下肺动脉血栓栓塞中具有特殊意义。

(七)放射性核素肺通气灌注扫描

放射性核素肺通气灌注扫描是公认诊断PE的金指标,属有创性检查,不作为PTE诊断的常规检查方法。肺动脉造影可显示直径1.5 mm的血管栓塞,其敏感性为98%,特异性为95%～98%。肺动脉造影影像特点:直接征象为血管腔内造影剂充盈缺损,伴或不伴轨道征的血流阻断;间接征象为栓塞区域血流减少及肺动脉分支充盈及排空延迟。多在患者需要介入治疗如导管抽吸栓子、直接肺动脉内溶栓时应用。

(八)肺动脉造影

单次屏气20秒内完成肺动脉造影扫描,可直接显示肺动脉内栓子及肺栓塞所致的低灌注区。与CT肺动脉造影相比,肺动脉造影的一个重要优势在于可同时评价患者的右心功能,对于无法进行造影的碘过敏患者也适用,缺点在于不能作为独立排除急性肺栓塞的检查。

(九)磁共振肺动脉造影

对于PE来讲这项检查十分重要,可寻找PE栓子的来源。血管超声多普勒检查为首选方法,可对血管腔大小、管壁厚度及管腔内异常回声均可直接显示。除下肢静脉超声外,对可疑的患者应推荐加压静脉超声成像检查,即通过探头压迫静脉等技术诊断DVT,静脉不能被压陷或静脉腔内无血流信号为DVT的特定征象。加压静脉超声成像诊断近端血栓的敏感度为90%,特异度为95%。

五、病情观察与评估

(1)监测生命体征,观察患者有无呼吸、脉搏增快,血压下降。

(2)观察有无剧烈胸痛、晕厥、咯血"肺梗死三联征"。

(3)观察有无口唇及肢端发绀、鼻翼翕动、三凹征、辅助呼吸肌参与呼吸等呼吸困难的表现。

(4)观察患者有无下肢肿胀、疼痛或压痛,皮肤发红或色素沉着等深静脉血栓的表现。

(5)评估辅助检查结果D-二聚体在PTE急性期升高;动脉血气分析表现为低氧血症、低碳酸血症、肺泡-动脉血氧分压差增大;深静脉超声检查发现血栓。

(6)评估有无活动性出血、近期自发颅内出血等溶栓禁忌证。

六、护理措施

(一)体位与活动

抬高床头,绝对卧床休息。

(二)氧疗

根据缺氧严重程度选择鼻导管或面罩给氧。如患者有意识改变,氧分压(PaO_2)＜8.0 kPa

(60 mmHg),二氧化碳分压($PaCO_2$)＞6.7 kPa(50 mmHg)时行机械通气。

(三)用药护理

1.溶栓药

常用尿激酶、链激酶、重组纤溶酶原激活物静脉输注。

2.抗凝药物

常用普通肝素输注、低分子肝素皮下注射、华法林口服。

3.镇静止痛药物

常用吗啡或哌替啶止痛。

4.用药注意事项

溶栓、抗凝治疗期间观察大小便颜色,有无皮下、口腔黏膜、牙龈、鼻腔、穿刺点出血等。观察患者神志,警惕颅内出血征象。使用吗啡者观察有无呼吸抑制。定时测定国际标准化比值、部分凝血活酶时间、凝血酶原时间及血小板。

七、健康指导

(1)告知患者避免挖鼻、剔牙及肌内注射,禁用硬毛牙刷,以免引起出血。

(2)禁食辛辣、坚硬、多渣饮食,服用华法林期间,避免食用萝卜、菠菜、咖啡等食物。

(3)告知患者戒烟,控制体重、血压、血脂、血糖。

(4)告知下肢静脉血栓患者患肢禁止按摩及冷热敷。

(5)定期随访,定时复查国际标准化比值、部分凝血活酶时间、凝血酶原时间及血小板。

（刘丽霞）

第五节　急性呼吸窘迫综合征

急性呼吸窘迫综合征(acute respiratory distress syndrome,ARDS)是指严重感染、创伤、休克等非心源性疾病过程中,肺毛细血管内皮细胞和肺泡上皮细胞损伤造成弥漫性肺间质及肺泡水肿,导致的急性低氧性呼吸功能不全或衰竭,属于急性肺损伤(acute lung injury,ALI)的严重阶段。以肺容积减少、肺顺应性降低、严重的通气/血流比例失调为病理生理特征。临床上表现为进行性低氧血症和呼吸窘迫,肺部影像学表现为非均一性的渗出性病变。本病起病急、进展快、病死率高。

ALI 和 ARDS 是同一疾病过程中的两个不同阶段,ALI 代表早期和病情相对较轻的阶段,而 ARDS 代表后期病情较为严重的阶段。发生 ARDS 时患者必然经历过 ALI,但并非所有的 ALI 都要发展为 ARDS。引起 ALI 和 ARDS 的原因和危险因素很多,根据肺部直接和间接损伤对危险因素进行分类,可分为肺内因素和肺外因素。肺内因素是指致病因素对肺的直接损伤,包括:①化学性因素,如吸入毒气、烟尘、胃内容物及氧中毒等。②物理性因素,如肺挫伤、放射性损伤等。③生物性因素,如重症肺炎。肺外因素是指致病因素通过神经体液因素间接引起肺损伤,包括严重休克、感染中毒症、严重非胸部创伤、大面积烧伤、大量输血、急性胰腺炎、药物或麻醉品中毒等。ALI 和 ARDS 的发生机制非常复杂,目前尚不完全清楚。多数学者认为,ALI 和

ARDS是由多种炎性细胞、细胞因子和炎性介质共同参与引起的广泛肺毛细血管急性炎症性损伤过程。

一、临床特点

ARDS的临床表现可以有很大差别,取决于潜在疾病和受累器官的数目和类型。

(一)症状体征

(1)发病迅速:ARDS多发病迅速,通常在发病因素攻击(如严重创伤、休克、败血症、误吸)后12～48小时发病,偶尔有长达5天者。

(2)呼吸窘迫:是ARDS最常见的症状,主要表现为气急和呼吸频率增快,呼吸频率大多在25～50次/分。其严重程度与基础呼吸频率和肺损伤的严重程度有关。

(3)咳嗽、咳痰、烦躁和神志变化:ARDS可有不同程度的咳嗽、咳痰,可咳出典型的血水样痰,可出现烦躁、神志恍惚。

(4)发绀:是未经治疗ARDS的常见体征。

(5)ARDS患者也常出现呼吸类型的改变,主要为呼吸浅快或潮气量的变化。病变越严重,这一改变越明显,甚至伴有吸气时鼻翼翕动及三凹征。在早期自主呼吸能力强时,常表现为深快呼吸,当呼吸肌疲劳后,则表现为浅快呼吸。

(6)早期可无异常体征,或仅有少许湿啰音;后期多有水泡音,也可出现管状呼吸音。

(二)影像学表现

1.X线胸片检查

早期病变以间质性为主,胸部X线片常无明显异常或仅见血管纹理增多,边缘模糊,双肺散在分布的小斑片状阴影。随着病情进展,上述的斑片状阴影进一步扩展,融合成大片状,或两肺均匀一致增加的毛玻璃样改变,伴有支气管充气征,心脏边缘不清或消失,称为"白肺"。

2.胸部CT检查

与X线胸片相比,胸部CT尤其是高分辨率CT可更为清晰地显示出肺部病变分布、范围和形态,为早期诊断提供帮助。由于肺毛细血管膜通透性一致性增高,引起血管内液体渗出,两肺斑片状阴影呈现重力依赖性现象,还可出现变换体位后的重力依赖性变化。在CT上表现为病变分布不均:①非重力依赖区(仰卧时主要在前胸部)正常或接近正常。②前部和中间区域呈毛玻璃样阴影。③重力依赖区呈现实变影。这些提示肺实质的实变出现在受重力影响最明显的区域。无肺泡毛细血管膜损伤时,两肺斑片状阴影均匀分布,既不出现重力依赖现象,也无变换体位后的重力依赖性变化。这一特点有助于与感染性疾病鉴别。

(三)实验室检查

1.动脉血气分析

$PaO_2 < 8.0$ kPa(60 mmHg),有进行性下降趋势,在早期$PaCO_2$多不升高,甚至可因过度通气而低于正常;早期多为单纯呼吸性碱中毒;随病情进展可合并代谢性酸中毒,晚期可出现呼吸性酸中毒。氧合指数较动脉氧分压更能反映吸氧时呼吸功能的障碍,而且与肺内分流量有良好的相关性,计算简便。氧合指数参照范围为$53.2 \sim 66.5$ kPa($400 \sim 500$ mmHg),在ALI时≤ 40.0 kPa(300 mmHg),ARDS时≤ 26.7 kPa(200 mmHg)。

2.血流动力学监测

通过漂浮导管,可同时测定并计算肺动脉压(PAP)、肺动脉楔压(PAWP)等,不仅对诊断、鉴别诊断有价值,而且对机械通气治疗也为重要的监测指标。肺动脉楔压一般<1.6 kPa(12 mmHg),若>2.4 kPa(18 mmHg),则支持左心衰竭的诊断。

3.肺功能检查

ARDS 发生后呼吸力学发生明显改变,包括肺顺应性降低和气道阻力增高,肺无效腔/潮气量是不断增加的,肺无效腔/潮气量增加是早期 ARDS 的一种特征。

二、诊断及鉴别诊断

1999 年,中华医学会呼吸病学分会制定的诊断标准如下。

(1)有 ALI 和/或 ARDS 的高危因素。

(2)急性起病、呼吸频数和/或呼吸窘迫。

(3)低氧血症:ALI 时氧合指数≤40.0 kPa(300 mmHg);ARDS 时氧合指数≤26.7 kPa(200 mmHg)。

(4)胸部 X 线检查显示两肺浸润阴影。

(5)肺动脉楔压≤2.4 kPa(18 mmHg)或临床上能除外心源性肺水肿。

符合以上 5 项条件者,可以诊断 ALI 或 ARDS。必须指出,ARDS 的诊断标准并不具有特异性,诊断时必须排除大片肺不张、自发性气胸、重症肺炎、急性肺栓塞和心源性肺水肿(表 3-1)。

表 3-1　ARDS 与心源性肺水肿的鉴别

类别	ARDS	心源性肺水肿
特点	高渗透性	高静水压
病史	创伤、感染等	心脏疾病
双肺浸润阴影	+	+
重力依赖性分布现象	+	+
发热	+	可能
白细胞计数增多	+	可能
胸腔积液	−	+
吸纯氧后分流	较高	可较高
肺动脉楔压	正常	高
肺泡液体蛋白	高	低

三、急诊处理

ARDS 是呼吸系统的一个急症,必须在严密监护下进行合理治疗。治疗目标是:改善肺的氧合功能,纠正缺氧,维护脏器功能和防治并发症。治疗措施如下。

(一)氧疗

应采取一切有效措施尽快提高 PaO_2,纠正缺氧。可给高浓度吸氧,使 PaO_2≥8.0 kPa(60 mmHg)或 SaO_2≥90%。轻症患者可使用面罩给氧,但多数患者需采用机械通气。

(二)去除病因

病因治疗在 ARDS 的防治中占有重要地位,主要是针对涉及的基础疾病。感染是 ALI 和

ARDS常见原因也是首位高危因素,而ALI和ARDS又易并发感染。如果ARDS的基础疾病是脓毒症,除了清除感染灶外,还应选择敏感抗生素,同时收集痰液或血液标本分离培养病原菌和进行药敏试验,指导下一步抗生素的选择。一旦建立人工气道并进行机械通气,即应给予广谱抗生素,以预防呼吸道感染。

(三)机械通气

机械通气是最重要的支持手段。如果没有机械通气,许多ARDS患者会因呼吸衰竭在数小时至数天内死亡。机械通气的指征目前尚无统一标准,多数学者认为一旦诊断为ARDS,就应进行机械通气。在ALI阶段可试用无创正压通气,使用无创机械通气治疗时应严密监测患者的生命体征及治疗反应。神志不清、休克、气道自洁能力障碍的ALI和ARDS患者不宜应用无创机械通气。如无创机械通气治疗无效或病情继续加重,应尽快建立人工气道,行有创机械通气。

为了防止肺泡萎陷,保持肺泡开放,改善氧合功能,避免机械通气所致的肺损伤,目前常采用肺保护性通气策略,主要措施包括以下两方面。

1.呼气末正压

适当加用呼气末正压可使呼气末肺泡内压增大,肺泡保持开放状态,从而达到防止肺泡萎陷,减轻肺泡水肿,改善氧合功能和提高肺顺应性的目的。应用呼气末正压应首先保证有效循环血容量足够,以免因胸内正压增加而降低心排血量,而减少实际的组织氧运输;呼气末正压先从低水平$0.3\sim0.5$ kPa($3\sim5$ cmH$_2$O)开始,逐渐增加,直到PaO$_2$>8.0 kPa(60 mmHg)、SaO$_2$>90%时的呼气末正压水平,一般呼气末正压水平为$0.5\sim1.8$ kPa($5\sim18$ cmH$_2$O)。

2.小潮气量通气和允许性高碳酸血症

ARDS患者采用小潮气量($6\sim8$ mL/kg)通气,使吸气平台压控制在$3.0\sim3.5$ kPa($30\sim35$ cmH$_2$O)以下,可有效防止因肺泡过度充气而引起的肺损伤。为保证小潮气量通气的进行,可允许一定程度的CO$_2$潴留[PaCO$_2$一般不宜高于$10.7\sim13.3$ kPa($80\sim100$ mmHg)]和呼吸性酸中毒(pH $7.25\sim7.30$)。

(四)控制液体入量

在维持血压稳定的前提下,适当限制液体入量,配合利尿药,使出入量保持轻度负平衡(每天500 mL左右),使肺脏处于相对"干燥"状态,有利于肺水肿的消除。液体管理的目标是在最低($0.7\sim1.1$ kPa或$5\sim8$ mmHg)的肺动脉楔压下维持足够的心排血量及氧运输量。在早期可给予高渗晶体液,一般不推荐使用胶体液。存在低蛋白血症的ARDS患者,可通过补充清蛋白等胶体溶液和应用利尿药,有助于实现液体负平衡,并改善氧合。若限液后血压偏低,可使用多巴胺和多巴酚丁胺等血管活性药物。

(五)加强营养支持

营养支持的目的在于不但纠正现有的患者的营养不良,还应预防患者营养不良的恶化。营养支持可经胃肠道或胃肠外途径实施。如有可能应尽早经胃肠补充部分营养,不但可以减少补液量,而且可获得经胃肠营养的有益效果。

(六)加强护理、防治并发症

有条件时应在ICU中动态监测患者的呼吸、心律、血压、尿量及动脉血气分析等,及时纠正酸碱失衡和电解质紊乱。注意预防呼吸机相关性肺炎的发生,尽量缩短病程和机械通气时间,加强物理治疗,包括体位、翻身、拍背、排痰和气道湿化等。积极防治应激性溃疡和多器官功能障碍综合征。

(七)其他治疗

糖皮质激素、肺泡表面活性物质替代治疗、吸入一氧化氮在 ALI 和 ARDS 的治疗中可能有一定价值,但疗效尚不肯定。不推荐常规应用糖皮质激素预防和治疗 ARDS。糖皮质激素既不能预防 ARDS 的发生,对早期 ARDS 也没有治疗作用。ARDS 发病>14 天应用糖皮质激素会明显增加病死率。感染性休克并发 ARDS 的患者,如合并肾上腺皮质功能不全,可考虑应用替代剂量的糖皮质激素。肺表面活性物质,有助于改善氧合,但是还不能将其作为 ARDS 的常规治疗手段。

四、急救护理

在救治 ARDS 过程中,精心护理是抢救成功的重要环节。护士应做到及早发现病情,迅速协助医师采取有力的抢救措施。密切观察患者生命体征,做好各项记录,准确完成各种治疗,备齐抢救器械和药品,防止机械通气和气管切开的并发症。

(一)护理目标

(1)及早发现 ARDS 的迹象,及早有效地协助抢救。维持生命体征稳定,挽救患者生命。

(2)做好人工气道的管理,维持患者最佳气体交换,改善低氧血症,减少机械通气并发症。

(3)采取俯卧位通气护理,缓解肺部压迫,改善心脏的灌注。

(4)积极预防感染等各种并发症,提高救治成功率。

(5)加强基础护理,增加患者舒适感。

(6)减轻患者心理不适,使其合作、平静。

(二)护理措施

(1)及早发现病情变化 ARDS 通常在疾病或严重损伤的最初 24～48 小时后发生。首先出现呼吸困难,通常呼吸浅快。吸气时可存在肋间隙和胸骨上窝凹陷。皮肤可出现发绀和斑纹,吸氧不能使之改善。

护士发现上述情况要高度警惕,及时报告医师,进行动脉血气和胸部 X 线等相关检查。一旦诊断考虑 ARDS,立即积极治疗。若没有机械通气的相应措施,应尽早转至有条件的医院。患者转运过程中应有专职医师和护士陪同,并准备必要的抢救设备,氧气必不可少。若有指征行机械通气治疗,可以先行气管插管后转运。

(2)迅速连接监测仪,密切监护心率、心律、血压等生命体征,尤其是呼吸的频率、节律、深度及血氧饱和度等。观察患者意识、发绀情况、末梢温度等。注意有无呕血、黑便等消化道出血的表现。

(3)氧疗和机械通气的护理治疗 ARDS 最紧迫问题在于纠正顽固性低氧,改善呼吸困难,为治疗基础疾病赢得时间。需要对患者实施氧疗甚至机械通气。

严密监测患者呼吸情况及缺氧症状。若单纯面罩吸氧不能维持满意的血氧饱和度,应予辅助通气。首先可尝试采用经面罩持续气道正压吸氧等无创通气,但大多需要机械通气吸入氧气。遵医嘱给予高浓度氧气吸入或使用呼气末正压通气(positive end expiratory pressure,PEEP)并根据动脉血气分析值的变化调节氧浓度。

使用 PEEP 时应严密观察,防止患者出现气压伤。PEEP 是在呼气终末时给予气道以一恒定正压使之不能回复到大气压的水平。可以增加肺泡内压和功能残气量改善氧合,防止呼气使肺泡萎陷,增加气体分布和交换,减少肺内分流,从而提高 PaO_2。由于 PEEP 使胸腔内压升高,静脉回流受阻,致心搏减少,血压下降,严重时可引起循环衰竭,另外正压过高,肺泡过度膨胀、破裂有导致气胸的危险。所以在监护过程中,注意 PEEP 观察有无心率增快、突然胸痛、呼吸困难加重等相关症状,发现异常立即调节 PEEP 压力并报告医师处理。

帮助患者采取有利于呼吸的体位,如端坐位或高枕卧位。

人工气道的管理有以下几方面。

1)妥善固定气管插管,观察气道是否通畅,定时对比听诊双肺呼吸音。经口插管者要固定好牙垫,防止阻塞气道。每班检查并记录导管刻度,观察有无脱出或误入一侧主支气管。套管固定松紧适宜,以能放入一指为准。

2)气囊充气适量。充气过少易产生漏气,充气过多可压迫气管黏膜导致气管食管瘘,可以采用最小漏气技术,用来减少并发症发生。方法:用 10 mL 注射器将气体缓慢注入,直至在喉及气管部位听不到漏气声,向外抽出气体每次 0.25~0.50 mL,至吸气压力到达峰值时出现少量漏气为止,再注入 0.25~0.50 mL 气体,此时气囊容积为最小封闭容积,气囊压力为最小封闭压力,记录注气量。观察呼吸机上气道峰压是否下降及患者能否发音说话,长期机械通气患者要观察气囊有无破损、漏气现象。

3)保持气道通畅。严格无菌操作,按需适时吸痰。过多反复抽吸会刺激黏膜,使分泌物增加。先吸气道再吸口、鼻腔,吸痰前给予充分气道湿化、翻身叩背、吸纯氧 3 分钟,吸痰管最大外径不超过气管导管内径的 1/2,迅速插吸痰管至气管插管,感到阻力后撤回吸痰管 1~2 cm,打开负压边后退边旋转吸痰管,吸痰时间不应超过 15 秒。吸痰后密切观察痰液的颜色、性状、量及患者心率、心律、血压和血氧饱和度的变化,一旦出现心律失常和呼吸窘迫,立即停止吸痰,给予吸氧。

4)用加温湿化器对吸入气体进行湿化,根据病情需要加入盐酸氨溴索、异丙托溴铵等,每天3 次雾化吸入。湿化满意标准为痰液稀薄、无泡沫、不附壁能顺利吸出。

5)呼吸机使用过程中注意电源插头要牢固,不要与其他仪器共用一个插座;机器外部要保持清洁,上端不可放置液体;开机使用期间定时倒掉管道及集水瓶内的积水,集水瓶安装要牢固;定时检查管道是否漏气、有无打折、压缩机工作是否正常。

(4)维持有效循环,维持出入液量轻度负平衡。循环支持治疗的目的是恢复和提供充分的全身灌注,保证组织的灌流和氧供,促进受损组织的恢复。在能保持酸碱平衡和肾功能前提下达到最低水平的血管内容量。①护士应迅速帮助完成该治疗目标。选择大血管,建立 2 个以上的静脉通道,正确补液,改善循环血容量不足。②严格记录出入量、每小时尿量。出入量管理的目标是在保证血容量、血压稳定前提下,24 小时出量大于入量 500~1 000 mL,利于肺内水肿液的消退。充分补充血容量后,护士遵医嘱给予利尿剂,消除肺水肿。观察患者对治疗的反应。

(5)俯卧位通气护理:由仰卧位改变为俯卧位,可使 75% ARDS 患者的氧合改善。可能与血流重新分布,改善背侧肺泡的通气,使部分萎陷肺泡再膨胀达到"开放肺"的效果有关。随着通气/血流比例的改善进而改善了氧合。但存在血流动力学不稳定、颅内压增高、脊柱外伤、急性出血、骨科手术、近期腹部手术、妊娠等为禁忌实施俯卧位。①患者发病 24~36 小时后取俯卧位,翻身前给予纯氧吸入 3 分钟。预留足够的管路长度,注意防止气管插管过度牵拉致脱出。②为减少特殊体位给患者带来的不适,用软枕垫高头部 15°~30°角,嘱患者双手放在枕上,并在髋、膝、踝部放软枕,每 1~2 小时更换 1 次软枕的位置,每 4 小时更换 1 次体位,同时考虑患者的耐受程度。③注意血压变化,因俯卧位时支撑物放置不当,可使腹压增加,下腔静脉回流受阻而引起低血压,必要时在翻身前提高吸氧浓度。④注意安全、防坠床。

(6)预防感染的护理:①注意严格无菌操作,每天更换气管插管切口敷料,保持局部清洁干燥,预防或消除继发感染。②加强口腔及皮肤护理,以防护理不当而加重呼吸道感染及发生压疮。③密切观察体温变化,注意呼吸道分泌物的情况。

(7)心理护理,减轻恐惧,增加心理舒适度:①评估患者的焦虑程度,指导患者学会自我调整心理状态,调控不良情绪。主动向患者介绍环境,解释治疗原则,解释机械通气、监测及呼吸机的报警系统,尽量消除患者的紧张感。②耐心向患者解释病情,对患者提出的问题要给予明确、有效和积极的信息,消除心理紧张和顾虑。③护理患者时保持冷静和耐心,表现出自信和镇静。④如果患者由于呼吸困难或人工通气不能讲话,可提供纸笔或以手势与患者交流。⑤加强巡视,了解患者的需要,帮助患者解决问题。⑥帮助并指导患者及家属应用松弛疗法、按摩等。

(8)营养护理:ARDS 患者处于高代谢状态,应及时补充热量和高蛋白、高脂肪营养物质。能量的摄取既应满足代谢的需要,又应避免糖类的摄取过多,蛋白摄取量一般为每天 1.2～1.5 g/kg。

尽早采用肠内营养,协助患者取半卧位,充盈气囊,证实胃管在胃内后,用加温器和输液泵匀速泵入营养液。若有肠鸣音消失或胃潴留,暂停鼻饲,给予胃肠减压。一般留置 5～7 天后拔除,更换到对侧鼻孔,以减少鼻窦炎的发生。

(三)健康指导

在疾病的不同阶段,根据患者的文化程度做好有关知识的宣传和教育,让患者了解病情的变化过程。

(1)提供舒适安静的环境以利于患者休息,指导患者正确卧位休息,讲解由仰卧位改变为俯卧位的意义,尽可能减少特殊体位给患者带来的不适。

(2)向患者解释咳嗽、咳痰的重要性,指导患者掌握有效咳痰的方法,鼓励并协助患者咳嗽、排痰。

(3)指导患者自己观察病情变化,如有不适及时通知医护人员。

(4)嘱患者严格按医嘱用药,按时服药,不要随意增减药物剂量及种类。服药过程中,需密切观察患者用药后反应,以指导用药剂量。

(5)出院指导指导患者出院后仍以休息为主,活动量要循序渐进,注意劳逸结合。此外,患者病后生活方式的改变需要家人的积极配合和支持,应指导患者家属给患者创造一个良好的身心休养环境。出院后 1 个月内来院复查 1～2 次,出现情况随时来院复查。

(刘丽霞)

第四章

消化内科护理

第一节　细菌性肝脓肿

一、概述

（一）病因

因化脓性细菌侵入肝脏形成的肝化脓性病灶，称为细菌性肝脓肿。细菌性肝脓肿的主要病因是继发于胆管结石、胆管感染，尤其是肝内胆管结石并引发化脓性胆管炎时，在肝内胆管结石梗阻的近端部位可引起散在多发小脓肿。此外，在肝外任何部位或器官的细菌性感染病灶，均可因脓毒血症的血行播散而发生本病。总之，不论何种病因引起细菌性肝脓肿，绝大多数都为多发性，其中可能有一个较大的脓肿，单个细菌性脓肿很少见。

（二）病理

化脓性细菌侵入肝脏后，正常肝脏在巨噬细胞作用下不发生脓肿。当机体抵抗力下降时，细菌在组织中发生炎症，形成脓肿。血源性感染通常为多发性，胆源性感染脓肿也为多发性，且与胆管相通。肝脓肿形成发展过程中，大量细菌毒素被吸收而引起败血症、中毒性休克、多器官功能衰竭或形成膈下脓肿、腹膜炎等。

二、护理评估

（一）健康史

了解患者的饮食、活动等一般情况，是否有胆管病史及胆管感染病史，体内部位有无化脓性病变，是否有肝外伤史。

（二）临床表现

（1）寒战和高热是最常见的症状。往往寒热交替，反复发作，多呈一天数次的弛张热，体温38～41 ℃，伴有大量出汗，脉率增快。

（2）腹痛：为右上腹肝区持续性胀痛，如位于肝右叶膈顶部的脓肿，则可引起右肩部放射痛。

（3）肝大：肝大而有压痛，如脓肿在肝脏面的下缘，则在右肋缘下可扪到肿大的肝或波动性肿块,有明显触痛及腹肌紧张;如脓肿浅表,则可见右上腹隆起;如脓肿在膈面,则横膈抬高,肝浊音界上升。

(4)乏力、食欲缺乏、恶心和呕吐;少数患者还出现腹泻、腹胀及难以忍受的呃逆等症状。

(5)黄疸:可有轻度黄疸;若继发于胆管结石胆管炎,可有中度或重度黄疸。

(三)辅助检查

(1)实验室检查:血常规检查提示白细胞数明显升高,中性粒细胞比例在 0.90 以上,有核左移现象或中毒颗粒。肝功能、血清转氨酶、碱性磷酸酶升高。

(2)影像学检查:X 线检查能分辨肝内直径 2 cm 的液性病灶,并明确部位与大小,CT、磁共振检查有助于诊断肝脓肿。

(3)诊断性穿刺:B 超可以测定脓肿部位、大小及距体表深度,为确定脓肿穿刺点或手术引流提供了方便,可作为首选的检查方法。

(四)治疗原则

非手术治疗,应在治疗原发病灶的同时,使用大剂量有效抗生素和全身支持疗法。手术治疗,可进行脓肿切开引流术和肝切除术。

三、护理问题

(一)疼痛

疼痛与腹腔内感染、手术切口、引流管摩擦牵拉有关。

(二)体温过高

这与感染、手术损伤有关。

(三)焦虑

其与环境改变及不清楚疾病的预后、病情危重有关。

(四)口腔黏膜改变

这与高热、进食、进水量少有关。

(五)体液不足

体液不足与高热后大汗、液体摄入不足、引流液过多有关。

(六)潜在并发症

并发症如腹腔感染。

四、护理目标

(一)患者疼痛减轻或缓解

其表现为能识别并避免疼痛的诱发因素,能运用减轻疼痛的方法自我调节,不再应用止痛药。

(二)患者体温降低

这表现为体温恢复至正常范围或不超过 38.5 ℃,发热引起的反应减轻或消失,舒适感增加。

(三)患者焦虑减轻

其表现为能说出焦虑的原因及自我表现;能有效运用应对焦虑的方法;焦虑感减轻,生理和心理上舒适感有所增加;能客观地正视存在的健康问题,对生活充满信心。

（四）患者口腔黏膜无改变

这主要表现为患者能配合口腔护理；口腔清洁卫生，无不适感；口腔黏膜完好。

（五）患者组织灌注良好

组织灌注良好表现为患者循环血容量正常，皮肤黏膜颜色、弹性正常；生命体征平稳，体液平衡，无脱水现象。

（六）患者不发生并发症

不发生并发症或并发症能及时被发现和处理。

五、护理措施

（一）减轻或缓解疼痛

（1）观察、记录疼痛的性质、程度、伴随症状，评估诱发因素。

（2）加强心理护理，给予精神安慰。

（3）咳嗽、深呼吸时用手按压腹部，以保护伤口，减轻疼痛。

（4）妥善固定引流管，防止引流管来回移动所引起的疼痛。

（5）严重时注意生命体征的改变及疼痛的演变。

（6）指导患者使用松弛术、分散注意力等方法，如听音乐、相声或默数，以减轻患者对疼痛的敏感性，减少止痛药物的用量。

（7）在疼痛加重前，遵医嘱给予镇痛药，并观察、记录用药后的效果。

（8）向患者讲解用药知识，如药物的主要作用、用法，用药间隔时间，疼痛时及时应用止痛药。

（二）降低体温，妥善保暖

（1）评估体温升高程度及变化规律，观察生命体征、意识状态变化及食欲情况，以便及时处理。

（2）调节病室温度、湿度，保持室温在 18～20 ℃，湿度在 50％～70％，保证室内通风良好。

（3）给予清淡、易消化的高热量、高蛋白、高维生素的流质或半流质饮食，鼓励患者多饮水或饮料。

（4）嘱患者卧床休息，保持舒适体位，保持病室安静，以免增加烦躁情绪。

（5）有寒战者，增加盖被或用热水袋、电热毯保暖，并做好安全护理，防止坠床。

（6）保持衣着及盖被适中，大量出汗后要及时更换内衣、床单，可在皮肤与内衣之间放入毛巾，以便更换。

（7）物理降温。体温超过 38.5 ℃，根据病情选择不同的降温方法，如冰袋外敷、温水或酒精擦浴、冰水灌肠等，降温半小时后测量体温 1 次，若降温时出现颤抖等不良反应，立即停用。

（8）药物降温。经物理降温无效后，可遵医嘱给予药物降温，并注意用药后反应，防止因大汗致使虚脱发生。

（9）高热患者应给予吸氧，氧浓度不超过 40％，流量 2～4 L/min，可保证各重要脏器有足够的氧供应，减轻组织缺氧。

（10）保持口腔、皮肤清洁，口唇干燥应涂抹液状石蜡或护唇油，预防口腔、皮肤感染。

（11）定时测量并记录体温，观察、记录降温效果。

（12）向患者及家属介绍简单物理降温方法及发热时的饮食、饮水要求。

(三)减轻焦虑

(1)评估患者焦虑表现,协助患者寻找焦虑原因。

(2)向患者讲解情绪与疾病的关系,以及保持乐观情绪的重要性;总结以往对付挫折的经验,探讨正确的应对方式。

(3)为患者创造安全、舒适的环境:①多与患者交谈,但应避免自己的情绪反应与患者情绪反应相互起反作用。②帮助患者尽快熟悉环境。③用科学、熟练、安全的技术护理患者,取得患者信任。④减少对患者的不良刺激,如限制患者与其他焦虑情绪的患者或家属接触。

(4)帮助患者减轻情绪反应:①鼓励患者诉说自己的感觉,让其发泄愤怒、焦虑情绪。②理解、同情患者,耐心倾听,帮助其树立战胜疾病的信心。③分散患者注意力,如听音乐、与人交谈等。④消除对患者产生干扰的因素,如解决失眠等问题。

(5)帮助患者正确估计目前病情,配合治疗及护理。

(四)做好口腔护理

(1)评估口腔黏膜完好程度:讲解保持口腔清洁的重要性,使患者接受。

(2)向患者及家属讲解引起口腔黏膜改变的危险因素,介绍消除危险因素的有效措施,让其了解预防口腔感染的目的和方法。

(3)保持口腔清洁、湿润,鼓励进食后漱口,早、晚刷牙,必要时进行口腔护理。

(4)鼓励患者进食、饮水,温度要适宜,避免过烫、过冷饮食以损伤黏膜。

(5)经常观察口腔黏膜情况,倾听患者主诉,及早发现异常情况。

(五)纠正体液不足

(1)评估出血量、出汗量、引流量、摄入量等与体液有关的指标。

(2)准确记录出入水量,及时了解每小时尿量。若尿量<30 mL/h,表示体液或血容量不足,应及时报告医师给予早期治疗。

(3)鼓励患者进食、进水,提供可口、营养丰富的饮食,增加机体摄入量。

(4)若有恶心、呕吐,应对症处理,防止体液丧失严重而引起代谢失衡。

(5)抽血监测生化值,以及时纠正失衡。

(6)密切观察生命体征变化及末梢循环情况。

(7)告诉患者体液不足的症状及诱因,使之能及时反映情况并配合治疗、护理。

(六)腹腔感染的防治

(1)严密监测患者体温、外周血白细胞计数、腹部体征,定期做引流液或血液的培养、抗生素敏感试验,以指导用药。

(2)指导患者妥善固定引流管的方法,活动时勿拉扯引流管,保持适当的松度,防止滑脱而使管内脓液流入腹腔。

(3)保持引流管通畅,避免扭曲受压,如有堵塞,可用少量等渗盐水低压冲洗及抽吸。

(4)观察引流液的量、性质,并做好记录。

(5)注意保护引流管周围皮肤,及时更换潮湿的敷料,保持其干燥,必要时涂以氧化锌软膏。

(6)在换药及更换引流袋时,严格执行无菌操作,避免逆行感染。

(7)告诉患者腹部感染时的腹痛变化情况,并应及时报告。

六、健康教育

(1)合理休息,注意劳逸结合,保持心情舒畅,增加患者适应性反应,减少心理应激,从而促进疾病康复。

(2)合理用药,有效使用抗生素,并给予全身性支持治疗,改善机体状态。

(3)保持引流有效性,注意观察引流的量、颜色,防止引流管脱落。

(4)当出现高热、腹痛等症状时,应及时有效处理,控制疾病进展。

(5)向患者讲解疾病相关知识,了解疾病病因、症状及注意事项,指导患者做好口腔护理,多饮水,预防并发症发生。

(王 杨)

第二节 胆道感染

胆道感染是临床上常见的疾病,按发生部位分为胆囊炎和胆管炎。按发病急缓和病程经过分为急性、亚急性和慢性炎症。胆道感染与胆石症互为因果关系。胆石症引起胆道梗阻胆汁淤积,细菌繁殖致胆道感染,胆道感染发作又是胆石形成的重要致病因素和促发因素。

急性胆囊炎是胆囊发生的急性化学性或细菌性炎症。约95%的患者合并有胆囊结石,称结石性胆囊炎,发病原因为结石导致胆囊管梗阻及继发细菌感染所致。致病菌可通过胆道逆行侵入胆囊,或经血循环或淋巴途径进入胆囊,致病菌主要为革兰阴性杆菌,以大肠埃希菌最常见,其次有肠球菌、铜绿假单胞菌、厌氧菌等。5%的患者未合并胆囊结石,称非结石性胆囊炎,发病原因尚不十分清楚,易发生在严重创伤、烧伤、手术后及危重患者中,可能是这些患者都有不同程度的低血压和组织低血流灌注,胆囊也受到低血流灌注损害,导致黏膜糜烂,胆囊壁受损。急性胆囊炎病理过程分为急性单纯性胆囊炎、急性化脓性胆囊炎和急性坏疽性胆囊炎3个阶段。

慢性胆囊炎是急性胆囊炎反复发作的结果,70%~95%的患者合并胆囊结石。

急性梗阻性化脓性胆管炎(AOSC)又名急性重症胆管炎(ACST),是急性胆管炎和胆道梗阻未解除,感染未控制,病情进一步发展的结果。由于胆管内压力持续升高,管腔内充满脓性胆汁,高压脓性胆汁逆流入肝,大量细菌和毒素经肝窦入血,导致脓毒症和感染性休克。

一、护理评估

(一)健康史

注意询问患者饮食习惯和饮食种类,发病是否有与饱食和高脂饮食有关,既往有无胆囊结石、胆囊炎、胆管结石、胆管炎及黄疸病史。

(二)身体状况

1.急性胆囊炎

(1)腹痛:急性发作典型表现是突发右上腹阵发性绞痛,常在饱餐、进油腻食物后,或在夜间发作。疼痛常放散到右肩部、肩胛部和背部。病变发展可出现持续性疼痛并阵发性加重。

(2)发热:患者常有轻度发热,通常无寒战。如果胆囊积脓、穿孔或合并急性胆管炎,可出现明显的寒战高热。

(3)消化道症状:疼痛时常伴有恶心、呕吐、厌食等消化道症状。

(4)体格检查:右上腹部可有不同程度和范围的压痛、反跳痛及肌紧张,墨菲征(Murphy)阳性,可扪及肿大的胆囊。

(5)并发症:胆囊积脓、胆囊穿孔、弥漫性腹膜炎、急性化脓性胆管炎、急性坏死性胰腺炎。

2.慢性胆囊炎

临床症状常不典型,多数患者有胆绞痛病史,尔后有厌油腻、腹胀、嗳气等消化道症状,右上腹部和肩背部隐痛,一般无畏寒、高热和黄疸。体格检查右上腹胆囊区轻压痛或不适感,Murphy征可呈阳性。

3.急性梗阻性化脓性胆管炎

发病急骤、病情发展迅速、并发症凶险。除一般胆道感染的夏柯三联征(腹痛、寒战高热、黄疸)外,患者迅速出现休克、中枢神经系统受抑制表现,即雷诺五联征,如果患者不及时治疗,可迅速死亡。查体可有不同程度的上腹部压痛和腹膜刺激征。

(三)心理-社会状况

患者因即将面临手术、担心预后、疾病反复发作等因素引起患者及其亲属的焦虑与恐惧。急性梗阻性化脓性胆管炎患者,因病情危重,患者及其亲属常难以应对。

(四)辅助检查

1.实验室检查

胆囊炎患者白细胞计数和中性粒细胞比例增高;急性梗阻性化脓性胆管炎患者,白细胞计数 $>10\times10^9$/L,中性粒细胞比例增高,胞质可出现中毒颗粒。血小板计数降低,凝血酶原时间延长。

2.B超检查

急性胆囊炎可见胆囊肿大、壁厚、囊内有结石。慢性胆囊炎囊壁厚或萎缩,其内有结石或胆固醇沉着。急性梗阻性化脓性胆管炎患者可在床旁检查,能及时了解胆道梗阻的部位和病变性质,以及肝内外胆管扩张情况。

(五)治疗要点

1.非手术治疗

包括禁食,输液,纠正水、电解质及酸碱失衡,全身支持疗法,选用有效的抗生素控制感染,解痉止痛等处理。大多数急性胆囊炎患者病情能控制,待以后行择期手术。而急性梗阻性化脓性胆管炎患者,如病情较轻,可在6小时内试行非手术治疗,若无明显好转,应紧急手术治疗。

2.手术治疗

(1)急性胆囊炎发病在72小时内、经非手术治疗无效且病情恶化或有胆囊穿孔、弥漫性腹膜炎、急性化脓性胆管炎、急性坏死性胰腺炎等并发症者,均应急诊手术。争取行胆囊切除术,但高危患者,或局部炎症水肿、粘连重,解剖关系不清者,应选用胆囊造口术,3个月后再行胆囊切除术。

(2)其他胆囊炎患者均应在患者情况处于最佳状态时择期行胆囊切除术。

(3)急性梗阻性化脓性胆管炎手术的目的是抢救生命,应力求简单有效,常采用胆总管切开减压、T形管引流。其他方法还有 PTCD、经内镜鼻胆管引流术(ENAD)等。

二、护理诊断及合作性问题

(一)焦虑与恐惧

与疼痛、病情反复发作、手术有关。

(二)急性疼痛

与疾病本身和手术伤口有关。

(三)体温升高

与术前感染、术后炎症反应有关。

(四)营养失调

低于机体需要量与胆道功能失调,胆汁排出受阻,或手术后胆汁引流至体外导致消化不良、食欲不佳、肝功能受损有关。

(五)体液不足

与"T"形管引流、呕吐、感染性休克有关。

(六)潜在并发症

胆囊穿孔、弥漫性腹膜炎、急性化脓性胆管炎、急性坏死性胰腺炎、感染性休克等。

三、护理目标

患者情绪平稳,积极配合治疗,疼痛缓解,体温正常,营养得到改善,能维持体液平衡,无胆囊穿孔、弥漫性腹膜炎、急性化脓性胆管炎、急性坏死性胰腺炎、感染性休克等并发症发生。

四、护理措施

(一)非手术疗法及术前护理

(1)心理护理:加强与患者沟通,介绍胆囊炎的有关知识,解释术前准备的目的和必要性,使之配合。急性梗阻性化脓性胆管炎患者应将其病情的严重性告知患者亲属,使其理解配合。

(2)病情观察:应密切观察体温、脉搏、血压、黄疸、神志、腹痛程度及腹部体征,发现异常,及时通知医师。

(3)禁食、输液:急性胆囊炎需禁食,补充水、电解质和纠正酸碱紊乱。凝血酶原低者,补充维生素K,若紧急手术者,可输全血供给凝血酶原。

(4)营养支持:向慢性胆囊炎患者解释进食低脂饮食的意义,提供低脂、高热量饮食。

(5)抗感染与对症处理:遵医嘱应用解痉、镇痛及抗感染药物,高热者用物理或药物降温。

(6)急性梗阻性化脓性胆管炎患者应及时完成手术前各项准备工作,如扩容、广谱、足量、联合使用抗生素,视病情使用激素、血管活性药物等抗休克措施,争取尽快手术。

(二)术后护理

同胆石症患者术后护理,急性梗阻性化脓性胆管炎患者仍需严密观察病情变化,继续积极抗休克治疗。

(三)健康指导

指导患者宜进低脂、高热量、高维生素易消化饮食,如出现发热、腹痛、黄疸等情况,及时来医院就诊。

五、护理评价

患者是否情绪平稳,是否积极配合治疗,疼痛是否缓解,体温是否恢复正常;营养是否得到改善,能否维持体液平衡,有无胆囊穿孔、弥漫性腹膜炎、急性化脓性胆管炎、急性坏死性胰腺炎、感染性休克等并发症发生。

(王　杨)

第三节 胆道蛔虫病

蛔虫进入胆总管、肝内胆管和胆囊引起急腹症统称为胆道蛔虫病,本病发病率与卫生条件有关,我国农村发病率较高,多发于青少年。近年由于卫生条件的改善,发病率明显下降,在大城市医院已成为少见病。

蛔虫寄生在小肠中下段,厌酸喜碱,具有钻孔习性。当宿主高热、消化功能紊乱、饮食不节、驱蛔虫不当、胃酸降低、Oddi 括约肌功能失调,肠道内环境改变时,蛔虫窜动,经十二指肠乳头钻入胆道,刺激 Oddi 括约肌发生痉挛,引起胆绞痛、胆道梗阻、胆道感染、肝脓肿、胰腺炎及胆道结石。蛔虫还可经胆囊管钻入胆囊,引起胆囊穿孔。

一、护理评估

(一)健康史
应注意询问患者的饮食卫生习惯,有无肠道蛔虫病史。

(二)身体状况
(1)症状。①腹痛:突起剑突下阵发性钻顶样绞痛,可放射至右肩及背部,患者常弯腰捧腹,坐卧不宁,大汗淋漓,表情痛苦。不痛时安然如常。如此反复发作,持续时间不一。②恶心、呕吐:30%的患者呕出蛔虫。③发热、黄疸:提示合并胆道梗阻、感染。

(2)体征:单纯性胆道蛔虫病,腹软,剑突右下方仅有轻度深压痛,此种体征与症状不相符合,是胆道蛔虫的最大特点。若并发胆道感染、胰腺炎、肝脓肿等,则有相应的体征。

(三)心理-社会状况
由于患者突发剧烈疼痛,难以忍受,使患者及其亲属十分恐惧。

(四)辅助检查
(1)实验室检查:大便内可找到蛔虫卵,白细胞计数及嗜酸性粒细胞计数比例可升高。

(2)B 超检查:可能显示胆道内蛔虫。

(3)ERCP:偶可见胆总管开口处有蛔虫。

(五)治疗要点
多数胆道蛔虫病,可通过中西医结合,以解痉、止痛、消炎利胆、排蛔,并驱除肠道蛔虫等非手术治疗可治愈。少数患者因非手术治疗无效或出现严重胆道感染时才考虑手术取蛔虫。

二、护理诊断及合作性问题

(一)急性疼痛
与蛔虫钻入胆道,Oddi 括约肌阵发性痉挛有关。

(二)体温过高
与蛔虫携带细菌进入胆道,引起继发感染,并发胆道炎症、胆源性肝脓肿等有关。

(三)知识缺乏
与卫生基本知识缺乏,卫生习惯不良有关。

三、护理措施

(一)密切观察及时施治

注意观察体温、腹痛情况,遵医嘱及时给予解痉、止痛、输液、抗感染等治疗。出现高热、黄疸等症状提示有严重胆道感染,应及时报告医师做进一步处理。

(二)驱虫护理

驱虫尽量在症状缓解期进行,于清晨空腹或晚上临睡前服药;服药后注意观察有无蛔虫排出。

(三)手术准备

如患者出现严重胆道感染,需要手术治疗,应积极完成术前各项准备。

(四)健康指导

宣传卫生知识,养成良好的饮食卫生习惯。

(王 杨)

第四节 肠结核及结核性腹膜炎

肠结核和结核性腹膜炎均由结核分枝杆菌感染所致。肠结核是结核分枝杆菌侵犯肠道引起的慢性特异性感染,结核性腹膜炎则是由结核分枝杆菌侵犯腹膜引起的慢性弥漫性腹膜炎症。一般见于青壮年,女性多于男性,男女之比约为1∶2。过去我国肠结核和结核性腹膜炎比较常见,近几十年来,随着卫生条件改善和生活水平的提高,结核患病率逐渐下降。但由于肺结核目前在我国仍然常见,故对本病仍须提高警惕。

一、肠结核

(一)病因与发病机制

肠结核主要由人型结核分枝杆菌引起,约占90%。少数患者可由牛型结核分枝杆菌感染而致病。其感染途径有以下几种。①经口感染:最常见的感染途径。患者大多是开放性肺结核或喉结核,经常吞咽含结核分枝杆菌的痰液而引起本病;或经常和开放性肺结核患者密切接触、共餐、餐具未消毒而导致感染;或饮用未经消毒的带菌牛奶或乳制品而感染牛型结核杆菌。结核分枝杆菌进入肠道后,多在回盲部引起结核病变,可能和下列因素有关:含结核分枝杆菌的肠内容物在回盲部停留时间较久,增加了局部肠黏膜的感染机会;结核分枝杆菌易侵犯淋巴组织,而回盲部有丰富的淋巴组织,因此成为肠结核的好发部位。但胃肠道其他部位有时也可受累。②血行播散:肠外结核病灶经血行播散侵犯肠道,多见于粟粒型肺结核。③直接蔓延:由腹腔内结核病灶如女性生殖器结核直接蔓延引起。

结核病的发病是人体和结核分枝杆菌相互作用、相互斗争的结果。经上述途径感染结核杆菌并不一定会发病,只有当入侵的结核分枝杆菌数量较多、毒力较强、人体免疫功能低下、肠功能紊乱引起局部抵抗力削弱时,才会发病。

113

(二)病理变化

肠结核发病部位主要在回盲部,其他部位依次为升结肠、空肠、横结肠、降结肠、阑尾、十二指肠和乙状结肠等处,少数见于直肠。结核菌数量、毒力及人体对结核菌的免疫反应程度影响本病的病理性质。若人体变态反应强,病变以渗出为主;当侵入的结核分枝杆菌数量多、毒力强,可有干酪样坏死,形成溃疡,称为溃疡型肠结核;若人体免疫状况好、感染轻,则表现为大量肉芽肿和纤维组织增生,使局部肠壁增厚、僵硬,肠腔变窄甚至梗阻,称为增生型肠结核。兼有两种病变者称为混合型或溃疡增生型肠结核,此型并不少见。

(三)临床表现

1.症状

(1)腹痛:多位于右下腹,也可牵涉至上腹或脐周。间歇性发作,疼痛性质一般多为隐痛或钝痛,于进餐后加重,并有排便感,可能是由于进食引起胃肠反射或肠内容物通过炎症、狭窄的肠段,引起局部肠痉挛有关。排便或肛门排气后疼痛有不同程度的缓解。并发肠梗阻时,有腹部绞痛。

(2)腹泻与便秘:溃疡性肠结核的主要表现是腹泻。排便次数因病变严重程度和范围不同而异,一般每天 2~4 次,重者每天可达 10 余次,粪便呈糊状或稀水状,不含黏液、脓血,因直肠未受累,无里急后重感。有时腹泻与便秘交替,粪便呈羊粪状,隔数天再有腹泻,这与病变引起的胃肠功能紊乱有关。增生型肠结核的主要表现是便秘。

(3)全身症状和肠外结核表现:溃疡性肠结核常有结核毒血症及肠外结核,特别是活动性肺结核的表现,如不同热型的长期发热、盗汗、消瘦、倦怠、贫血,随着病程的发展可出现营养不良的表现。增生型肠结核病程较长,全身一般情况较好,无发热或有时低热,多伴有肠外结核表现。

2.体征

腹部肿块常位于右下腹,一般比较固定,质地中等,伴有轻度或中度压痛。腹部肿块主要见于增生型肠结核。当溃疡型肠结核并发局限性腹膜炎、局部病变肠段和周围组织粘连,或同时有肠系膜淋巴结结核时,也可出现腹部肿块。

3.并发症

并发症见于晚期患者,肠梗阻多见,慢性穿孔可有瘘管形成,肠出血少见,也可并发急性肠穿孔、结核性腹膜炎。

(四)实验室及其他辅助检查

1.实验室检查

(1)血常规:溃疡性肠结核可有轻至中度贫血,部分患者血红蛋白含量、红细胞计数呈轻、中度降低,无并发症时白细胞总数一般正常。

(2)大便检查:溃疡性肠结核粪便多为糊状,一般无肉眼黏液和脓血,显微镜下可见少量脓细胞和红细胞,隐血试验阳性,粪便浓缩有时可查到结核分枝杆菌,对痰菌阴性者有意义。

(3)血沉:多明显加快,可作为评估结核病活动程度的指标之一。

(4)结核菌素试验:呈强阳性反应有助本病诊断。

2.X 线检查

X 线胃肠钡餐造影和钡剂灌肠检查对肠结核的诊断具有重要价值。溃疡型肠结核 X 线钡影呈跳跃征象,即钡剂在病变段排空快、充盈不佳,呈激惹状态,而在病变的上、下两端钡剂则充盈良好。增生型肠结核表现肠管狭窄,收缩畸形,肠管充盈缺损,黏膜皱襞紊乱等 X 线征象。结核性腹膜炎患者的腹部 X 线平片可见到钙化影,提示钙化的肠系膜淋巴结结核。钡餐造影可发现肠结核、肠粘连、肠瘘、肠腔外肿块等征象,对本病诊断有辅助价值。对并发肠梗阻者只宜做钡剂灌肠检查。

3.纤维结肠镜检查

纤维结肠镜检查对本病诊断有重要价值。可直接观察到全结肠和回肠的病变范围及性质,内镜下见肠黏膜充血、水肿、溃疡(常呈横形、边缘呈鼠咬状)、大小及形态各异的炎症息肉或肠腔变窄等。并可作肠黏膜组织活检,找到结核分枝杆菌或干酪样坏死性肉芽肿,则可以确诊。

(五)诊断要点

如有以下情况应考虑本病:①中青年患者有肠外结核,主要是肺结核;②临床表现有腹痛、腹泻、右下腹压痛,腹部肿块,原因不明的肠梗阻,伴有发热、盗汗等结核毒血症状;③X 线小肠钡剂检查发现跳跃征、溃疡、肠管变形和肠腔狭窄等征象;④结核镜检查发现回盲部肠黏膜充血、水肿、溃疡、炎症息肉或肠腔狭窄;⑤结核菌素试验强阳性。如活体组织病检发现干酪性肉芽肿可以确诊,活检组织中找到抗酸染色阳性杆菌有助诊断。对疑似病例,试行抗结核治疗 2～6 周,症状明显改善,2～3 个月后肠镜检查病变明显改善或好转,可作出肠结核的临床诊断。

(六)治疗要点

肠结核的治疗目的是消除症状、改善全身情况、促使病灶愈合及防治并发症。及早治疗肠结核,可以使病变逆转。

1.休息与营养

摄取足够的营养,多休息能增强患者的抵抗力,是治疗的基础。

2.抗结核化学药物治疗

有血行播散或严重结核毒血症状时,可加用糖皮质激素短期治疗。

3.对症治疗

对症治疗包括以下几点。①纠正水、电解质酸碱平衡紊乱:对于腹泻或营养摄入不足者,应加强营养,适量补充维生素 A、维生素 D 或静脉高营养,纠正水、电解质代谢紊乱和酸碱平衡失调。②腹痛:可应用解痉、止痛药物。③对不完全肠梗阻者,需行胃肠减压。

4.手术治疗

对以下情况应进行手术治疗:①对内科治疗未见好转的肠梗阻;②急性肠穿孔,或慢性肠穿孔瘘管形成经内科治疗而未能闭合者;③肠道大量出血经积极抢救不能有效止血者;④诊断困难需剖腹探查者。

二、结核性腹膜炎

(一)病因与发病机制

本病由结核分枝杆菌感染腹膜引起,多继发于肺结核或体内其他部位结核病。主要感染途径是由腹腔内的结核病灶直接蔓延感染腹膜引起,如肠结核、肠系膜淋巴结结核、输卵管结核等活动性结核病灶为常见的原发病灶。少数病例可由血行播散引起,常由活动性肺结核、关节、骨、睾丸结核引起,并可伴结核性多浆膜炎、结核性脑膜炎等。

(二)病理变化

根据本病的病理解剖特点,可分为渗血、粘连、干酪三型,以前两型为多见。在本病发展的过程中,上述 2 种或 3 种类型的病变可并存,称为混合型。

(三)临床表现

本病因病理类型及机体反应性的不同临床表现各异。一般起病缓慢,早期症状较轻;少数起病急骤,以急性腹痛、高热为主要表现;极少数患者起病隐匿,无明显症状,仅因腹部其他疾病进行手术时,才被意外发现。

1.症状

(1)全身症状:结核毒血症最常见,主要是发热与盗汗。多为低热和中等热,约1/3的患者有弛张热,少数可呈稽留热。高热伴有明显毒血症者,主要见于渗出型、干酪型、或见于伴有粟粒型肺结核、干酪样肺炎等严重结核病的患者。部分患者有食欲下降、体重减轻、贫血、水肿等营养不良表现。

(2)腹部症状。①腹痛与腹胀:疼痛多位于脐周、下腹或全腹。早期腹痛不明显,以后可呈持续性隐痛或钝痛,也可始终无腹痛。当并发不完全性肠梗阻时,有阵发性绞痛。偶可出现急腹症表现,是因肠系膜淋巴结结核或腹腔内其他结核的干酪样坏死病灶溃破引起,或肠结核急性穿孔所致,多数患者出现不同程度的腹胀,多为结核毒血症或腹膜炎伴有肠道功能紊乱引起,也可因腹水或肠梗阻所致。②腹泻与便秘:腹泻常见,一般每天不超过4次,粪便多呈糊样。腹泻主要由腹膜炎所致的肠功能紊乱引起,也可由溃疡型肠结核导致吸收不良、干酪样坏死病变引起的肠管内瘘等引起。有时腹泻与便秘交替出现。

2.体征

腹壁柔韧感常见。脐周可有大小不一肿块,边缘不整,表面粗糙,活动度小。可有轻微腹部压痛,也可有少量至中等量腹水。

(1)全身情况:慢性病容,后期有消瘦、贫血、水肿、舌炎、口角炎等营养不良表现。

(2)腹部压痛和反跳痛:多数患者有腹部压痛,但一般轻微;少数压痛严重,且有反跳痛,常见于干酪型结核性腹膜炎。

(3)腹部肿块:多位于脐周,大小不一,边缘不整,表面粗糙,有时呈结节感,活动度小。多见于干酪型或粘连型,主要是由增厚的大网膜、肿大的肠系膜淋巴结、粘连成团的肠曲或干酪样坏死脓性物积聚而成。

(4)腹壁柔韧感:常见,是腹膜受到轻度刺激或慢性炎症引起,是结核性腹膜炎的临床特征。

(5)腹水:多为少量至中量。患者常有腹胀感,与腹水、结核毒血症或腹膜炎导致肠功能紊乱等有关。

3.并发症

肠梗阻常见,也可出现肠瘘、急性肠穿孔及腹腔内脓肿。

肠结核和结核性腹膜炎的临床表现,见表4-1。

(四)实验室及其他辅助检查

1.实验室检查

(1)血常规:病程较长而有活动性病变的患者有轻至中度贫血。白细胞计数多正常,有腹腔结核病灶急性扩散或干酪型患者,白细胞计数可增高。

(2)红细胞沉降率:病变活动时血沉增快,病变趋于静止时逐渐正常,故血沉检查可作为活动性病变的指标。

(3)结核菌素试验:试验呈强阳性有助于本病诊断。

表 4-1　肠结核和结核性腹膜炎的临床表现

区别点	肠结核	结核性腹膜炎
腹痛部位	多位于右下腹	多位于脐周,下腹或全腹
腹痛性质	多呈隐痛或钝痛,有时进食可诱发或加重疼痛伴便意,排便后可有不同程度的缓解。并发肠梗阻时,有腹部绞痛	可呈持续性隐痛或钝痛,也可始终无腹痛。如腹痛呈阵发性加剧,应考虑并发不完全型肠梗阻
腹泻	溃疡性肠结核的主要表现是腹泻,每天 2～4 次不等,重者可达 10 余次,粪便呈糊状,不含黏液、脓血,无里急后重感。有时患者腹泻与便秘交替。增生型肠结核的主要表现是便秘	腹泻常见,一般每天不超过 4 次,粪便呈糊状,有时腹泻与便秘交替出现。患者可有不同程度的腹胀
全身症状	溃疡性肠结核常有结核毒血症的表现,如不同热型的长期发热、盗汗伴有倦怠、消瘦,后期可出现营养不良的表现;可同时有肠外结核特别是活动性肺结核的表现。增生型者一般情况较好,多伴有肠外结核表现	结核毒血症状,主要是发热与盗汗。后期可有消瘦、水肿、贫血、舌炎等营养不良表现
体征	主要为腹部肿块,常在右下腹扪及,较固定,质地中等,伴有轻、中度压痛	腹壁柔韧感常见。脐周可有大小不一肿块,边缘不整,表面粗糙,活动度小。可有轻微腹部压痛,也可有少量至中等量腹水
并发症	肠梗阻多见,慢性穿孔可有瘘管形成	肠梗阻常见,也可出现肠瘘及腹腔内脓肿

2.腹水检查

腹水为渗出液,多呈草黄色,静置后有自然凝固块,少数为淡血色,偶见乳糜性,比重一般超过 1.018,蛋白质含量＞30 g/L,白细胞数＞500×10^6/L,以淋巴细胞为主。但有时因低清蛋白血症,腹水蛋白含量减少,腹水性质可接近漏出液,可检测血清-腹水清蛋白梯度来鉴别。腹水腺苷脱氨酶活性增高时,可能是结核性腹膜炎。本病的腹水浓缩找结核分枝杆菌或结核分枝杆菌培养的阳性率都很低。腹水细胞学检查目的是排除癌性腹水,宜作为常规检查。

3.腹部 B 超检查

通过 B 超可发现少量腹水和判断腹部包块性质,并可在 B 超的定位下进行腹腔穿刺抽腹水。

4.X 线检查

腹部 X 线平片检查有时可见到钙化影,提示钙化的肠系膜淋巴结结核。胃肠 X 线钡餐检查可发现肠结核、肠粘连、肠瘘、肠腔外肿块等征象,对本病诊断有辅助价值。

5.腹腔镜检查

腹腔镜检查对诊断有困难者具确诊价值。一般适用于有游离腹水的患者,可见腹膜、网膜、内脏表面有散在或集聚的灰白色结节,浆膜失去正常光泽,呈混浊粗糙,活组织检查有确诊价值。如腹膜有广泛粘连者则不能进行腹腔镜检查。

(五)诊断

有以下情况应考虑本病:①青壮年患者,有结核病史,伴有其他器官结核病证据;②不明原因发热达2周以上,伴有腹痛、腹胀、腹水、腹壁柔韧感或腹部包块;③腹水为渗出液,以淋巴细胞为主,普通细菌培养阴性;④X线胃肠钡餐检查发现肠粘连等征象;⑤结核菌素试验呈强阳性。

典型病例可作出临床诊断,予抗结核治疗 2 w 以上,如有效可确诊。不典型病例,主要是有游离腹水病例,行腹腔镜检查并作活检,符合结核改变可确诊。

(六)治疗要点

及早给予合理、足够疗程的抗结核化学药物治疗是本病治疗的关键,其目的是为了达到早日康复、避免复发和防止发生并发症。

1.抗结核化学药物治疗

在用药过程中需注意:对一般渗出型患者,由于腹水及症状消失较快,患者常会自行停药,而导致复发,故必须强调全程规则治疗;对粘连型或干酪型患者,由于大量纤维增生,药物不易进入病灶达到有效浓度,故需联合用药及适当延长抗结核的疗程。

2.腹水治疗

如有大量腹水,可适当放腹水以减轻症状。

3.手术治疗

经内科治疗未见好转的肠梗阻、肠穿孔、肠瘘均可行手术治疗。本病诊断有困难,与急腹症不能鉴别时,可考虑剖腹探查。

三、肠结核和结核性腹膜炎患者的护理

(一)主要护理诊断

1.疼痛

腹痛与结核分枝杆菌侵犯肠壁,导致肠蠕动增加、结肠痉挛、肠梗阻、腹膜炎症或盆腔结核有关。

2.腹泻

腹泻与结核分枝杆菌感染、腹膜炎致肠功能紊乱有关。

3.便秘

便秘与肠功能紊乱、肠腔狭窄或梗阻有关。

4.营养失调:低于机体需要量

营养失调:低于机体需要量与结核分枝杆菌毒素所致毒血症、消化吸收功能障碍有关。

5.潜在并发症

潜在并发症肠梗阻、肠穿孔、肠瘘、腹腔脓肿等。

6.体温过高

体温过高与结核毒血症有关。

7.体液过多

体液过多与腹膜炎症致腹水形成有关。

8.焦虑

焦虑与病程长、治疗疗程长有关。

(二)护理措施

1.一般护理

(1)休息与活动:嘱患者卧床休息,减少活动,以降低代谢,减少毒素的吸收。

(2)饮食。①做好解释工作:向患者及其亲属解释结核病是一种慢性消耗性疾病,通过加强营养、多休息、适当活动,保持心情舒畅有利于疾病的康复。②饮食原则:应给予高热量、高蛋白、

高维生素、易消化的食物,如新鲜蔬菜、水果、鲜奶、肉类及蛋类等。注意食物的色、香、味以促进患者食欲。腹泻明显的患者应少食乳制品、富含脂肪的食物和粗纤维食物,以免加快肠蠕动。肠梗阻的患者应禁食,并给予静脉营养。③全胃肠外营养:严重营养不良者遵医嘱给予静脉营养治疗,以满足机体代谢需要。④营养状况监测:每周测体重一次,并监测血红蛋白、红细胞、电解质等有关指标,以判断营养改善状况。

2.病情观察

严密观察腹痛的部位、性质、特点,正确评估病程进展状况。如患者疼痛突然加重,压痛明显,或出现便血等应及时报告医师并积极配合采取抢救措施。观察粪便的颜色、量、性质、化验检查结果及伴随症状。

3.用药护理

(1)遵医嘱给予抗结核化学药物:嘱患者按时、按量规则服用药物,可帮助患者制订一个切实可行的用药计划,以免漏服。

(2)解痉、止痛药:向患者解释药物的作用和不良反应,如阿托品可松弛肠道平滑肌,缓解腹痛,但有口干不良反应,应嘱患者多饮水,以解除不适。

4.对症护理

(1)疼痛的护理。①心理护理:护士与患者多交流,分散其注意力,教会患者相应心理防卫机制,以提高疼痛阈值,使疼痛感减轻。②物理止痛:可采用热敷、按摩、针灸等方法来缓解疼痛。③药物止痛:遵医嘱给患者抗胆碱能药、止痛药。④对肠梗阻所致疼痛加重者,应行胃肠减压。

(2)腹泻的护理:①选择恰当的饮食,应少食乳制品及富含脂肪和粗纤维的食物,以免加快肠蠕动;②注意腹部保暖;③加强肛周皮肤的护理。

5.心理护理

由于慢性结核毒血症状,以及腹痛、腹泻等不适,加之病程长,需长期服药,患者易产生焦虑情绪。护理人员应向患者及亲属介绍有关肠结核和结核性腹膜炎的相关知识,告之只要早期、足量、合理应用抗结核药物,症状可以逐渐缓解和治愈,从而增强患者战胜疾病的信心。指导患者转移注意力,保持轻松愉快的心情,以缓解紧张、焦虑。

6.健康教育

(1)病因及疾病预防指导:向患者及亲属解释该病的病因及消毒、隔离等知识,防止结核分枝杆菌的传播;如告知肺结核患者要注意个人卫生,不可吞咽痰液;牛奶应消毒后饮用;提倡用公筷进餐及分餐制;对结核患者的粪便要消毒处理等。

(2)生活指导:合理营养、充足的休息、加强身体锻炼、劳逸结合,保持心情愉快,以增强机体抵抗力。

(3)用药指导:指导患者坚持遵医嘱服药,不可自行停药。学会自我监测药物的作用和不良反应,如恶心、呕吐等胃肠道反应及肝肾功能损害等。定期复查,及时了解病情变化,以利于治疗方案的调整。

（王　杨）

第五章

普外科护理

第一节　胃十二指肠溃疡及并发症

一、胃溃疡和十二指肠溃疡

胃十二指肠溃疡是指发生于胃十二指肠黏膜的局限性圆形或椭圆形的全层黏膜缺损。因溃疡的形成与胃酸-蛋白酶的消化作用有关,故又称为消化性溃疡。纤维内镜技术的不断完善、新型制酸剂和抗幽门螺杆菌药物的合理应用使得大部分患者经内科药物治疗可以痊愈,需要外科手术的溃疡患者显著减少。外科治疗主要用于溃疡穿孔、溃疡出血、瘢痕性幽门梗阻、药物治疗无效及恶变的患者。

(一)病因与发病机制

胃十二指肠溃疡病因复杂,是多种因素综合作用的结果。其中最为重要的是幽门螺杆菌感染、胃酸分泌异常和黏膜防御机制的破坏,某些药物的作用及其他因素也参与溃疡病的发病。

1.幽门螺杆菌感染

幽门螺杆菌(helieobacter pylori,Hp)感染与消化性溃疡的发病密切相关。90%以上的十二指肠溃疡患者与近70%的胃溃疡患者中检出 Hp 感染,Hp 感染者发展为消化性溃疡的累计危险率为15%～20%;Hp 可分泌多种酶,部分 Hp 还可产生毒素,使细胞发生变性反应,损伤组织细胞。Hp 感染破坏胃黏膜细胞与胃黏膜屏障功能,损害胃酸分泌调节机制,引起胃酸分泌增加,最终导致胃十二指肠溃疡。幽门螺杆菌被清除后,胃十二指肠溃疡易被治愈且复发率低。

2.胃酸分泌过多

溃疡只发生在经常与胃酸相接触的黏膜。胃酸过多的情况下,激活胃蛋白酶,可使胃、十二指肠黏膜发生自身消化。十二指肠溃疡可能与迷走神经张力及兴奋性过度增高有关,也可能与壁细胞数量的增加及壁细胞对胃泌素、组胺、迷走神经刺激敏感性增高有关。

3.黏膜屏障损害

非甾体消炎药(nonsteroidal antiinflammatory drug,NSAID)、肾上腺皮质激素、胆汁酸盐、乙醇等均可破坏胃黏膜屏障,造成 H^+ 逆流入黏膜上皮细胞,引起胃黏膜水肿、出血、糜烂,甚至溃疡。长期使用 NSAID 者胃溃疡的发生率显著增加。

4.其他因素

包括遗传、吸烟、心理压力和咖啡因等。遗传因素在十二指肠溃疡的发病中起一定作用。O 型血者患十二指肠溃疡的概率比其他血型者显著增高。

正常情况下,酸性胃液对胃黏膜的侵蚀作用和胃黏膜的防御机制处于相对平衡状态。如平衡受到破坏,侵害因子的作用增强、胃黏膜屏障等防御因子的作用削弱,胃酸、胃蛋白酶分泌增加,最终导致消化性溃疡的形成。

(二)临床表现

典型消化道溃疡的表现为节律性和周期性发作的腹痛,与进食有关,且呈现慢性病程。

1.症状

(1)十二指肠溃疡:主要表现为上腹部或剑突下的疼痛,有明显的节律性,与进食密切相关,常表现为餐后延迟痛(餐后 3～4 小时发作),进食后腹痛能暂时缓解,服制酸药物能止痛。饥饿痛和夜间痛是十二指肠溃疡的特征性症状,与胃酸分泌过多有关,疼痛多为烧灼痛或钝痛,程度不一。腹痛具有周期性发作的特点,好发于秋冬季。十二指肠溃疡每次发作时,症状持续数周后缓解,间歇 1～2 个月再发。若间歇期缩短,发作期延长,腹痛程度加重,则提示溃疡病变加重。

(2)胃溃疡:腹痛是胃溃疡的主要症状,多于餐后 0.5～1 小时开始疼痛,持续 1～2 小时,进餐后疼痛不能缓解,有时反而加重,服用抗酸药物疗效不明显。疼痛部位在中上腹偏左,但腹痛的节律性不如十二指肠溃疡明显。胃溃疡经抗酸治疗后常容易复发,除易引起大出血、急性穿孔等严重并发症外,约有 5％胃溃疡可发生恶变;其他症状:反酸、嗳气、恶心、呕吐、食欲减退,病程迁延可致消瘦、贫血、失眠、心悸及头晕等症状。

2.体征

溃疡活动期剑突下或偏右有一固定的局限性压痛,十二指肠溃疡压痛点在脐部偏右上方,胃溃疡压痛点位于剑突与脐的正中线或略偏左。缓解期无明显体征。

(三)实验室及其他检查

1.内镜检查

胃镜检查是诊断胃十二指肠溃疡的首选检查方法,可明确溃疡部位,并可经活检做病理学检查及幽门螺杆菌检测。

2.X 线钡餐检查

可在胃十二指肠部位显示一周围光滑、整齐的龛影或见十二指肠壶腹部变形。上消化道大出血时不宜行钡餐检查。

(四)治疗要点

无严重并发症的胃十二指肠溃疡一般均采取内科治疗,外科手术治疗主要针对胃十二指肠溃疡的严重并发症进行治疗。

1.非手术治疗

(1)一般治疗:包括养成生活规律、定时进餐的良好习惯,避免过度劳累及精神紧张等。

(2)药物治疗:包括根除幽门螺杆菌、抑制胃酸分泌和保护胃黏膜的药物。

2.手术治疗

(1)适应证包括十二指肠溃疡手术适应证和胃溃疡手术适应证。

十二指肠溃疡外科治疗:外科手术治疗的主要适应证包括十二指肠溃疡急性穿孔、内科无法控制的急性大出血、瘢痕性幽门梗阻及经内科正规治疗无效的十二指肠溃疡,即顽固性溃疡。

胃溃疡的外科治疗:胃溃疡外科手术治疗的适应证:①包括抗幽门螺杆菌措施在内的严格内科治疗8～12周,溃疡不愈合或短期内复发者。②发生胃溃疡急性大出血、溃疡穿孔及溃疡穿透至胃壁外者。③溃疡巨大(直径＞2.5 cm)或高位溃疡者。④胃十二指肠复合型溃疡者。⑤溃疡不能除外恶变或已经恶变者。

(2)手术方式包括胃大部切除术和迷走神经切断术。

1)胃大部切除术:这是治疗胃十二指肠溃疡的首选式式。胃大部切除术治疗溃疡的原理是:①切除胃窦部,减少 G 细胞分泌的胃泌素所引起的体液性胃酸分泌。②切除大部分胃体,减少了分泌胃酸、胃蛋白酶的壁细胞和主细胞数量。③切除了溃疡本身及溃疡的好发部位。胃大部切除的范围是胃远侧2/3～3/4,包括部分胃体、胃窦部、幽门和十二指肠壶腹部的近胃部分。胃大部切除术后胃肠道重建的基本术式包括胃十二指肠吻合或胃空肠吻合。术式如下。

毕(Billrorh)Ⅰ式胃大部切除术:即在胃大部切除后将残胃与十二指肠吻合(图5-1),多适用于胃溃疡。其优点是重建后的胃肠道接近正常解剖生理状态,胆汁、胰液反流入残胃较少,术后因胃肠功能紊乱而引起的并发症亦较少;缺点是有时为避免残胃与十二指肠吻合口的张力过大致切除胃的范围不够,增加了术后溃疡的复发机会。

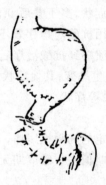

图 5-1　毕Ⅰ式胃大部切除术

毕(Billrorh)Ⅱ式胃大部切除术:即切除远端胃后,缝合关闭十二指肠残端,将残胃与空肠行断端侧吻合(图5-2)。适用于各种胃及十二指肠溃疡,特别是十二指肠溃疡。十二指肠溃疡切除困难时,可行溃疡旷置。优点是即使胃切除较多,胃空肠吻合口张力也不致过大,术后溃疡复发率低;缺点是吻合方式改变了正常的解剖生理关系,术后发生胃肠道功能紊乱的可能性较毕Ⅰ式大。

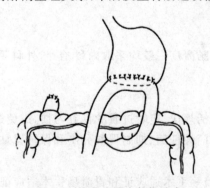

图 5-2　毕Ⅱ式胃大部切除术

胃大部切除后胃空肠 Roux-en-Y 吻合术：即胃大部切除后关闭十二指肠残端，在距十二指肠悬韧带 10～15 cm 处切断空肠，将残胃和远端空肠吻合，据此吻合口以下 45～60 cm 处将空肠与空肠近侧断端吻合。此法临床应用较少，但有防止术后胆汁、胰液进入残胃的优点。

2）胃迷走神经切断术：此手术方式临床已较少使用。迷走神经切断术治疗溃疡的原理：阻断迷走神经对壁细胞的刺激，消除神经性胃酸分泌。阻断迷走神经引起的促胃泌素的分泌，减少体液性胃酸分泌。可分为三种类型：①迷走神经干切断术。②选择性迷走神经切断术。③高选择性迷走神经切断术。

（五）常见护理诊断/问题

1.焦虑、恐惧

焦虑、恐惧与对疾病缺乏了解，担心治疗效果及预后有关。

2.疼痛

疼痛与胃十二指肠黏膜受侵蚀及手术后创伤有关。

3.潜在并发症

出血、感染、十二指肠残端破裂、吻合口瘘、胃排空障碍、消化道梗阻、倾倒综合征等。

（六）护理措施

1.术前护理

（1）心理护理：关心、了解患者的心理和想法，告知有关疾病治疗和手术的知识、手术前和手术后的配合，耐心解答患者的各种疑问，消除患者的不良心理，使其能积极配合疾病的治疗和护理。

（2）饮食护理：一般择期手术患者饮食宜少食多餐，给予高蛋白、高热量、高维生素等易消化的食物，忌酸辣、生冷、油炸、浓茶、烟酒等刺激性食品。患者营养状况较差或不能进食者常伴有贫血、低蛋白血症，术前应给予静脉输液，补充足够的热量，必要时补充血浆或全血，以改善患者的营养状况，提高其对手术的耐受力。术前 1 天进流质饮食，术前 12 小时禁食水。

（3）协助患者做好各种检查及手术前常规准备，做好健康教育，如教会患者深呼吸、有效咳嗽、床上翻身及肢体活动方法等。

（4）术日晨留置胃管，必要时遵医嘱留置胃肠营养管，并铺好麻醉床，备好吸氧装置，综合心电监护仪等。

2.术后护理

（1）病情观察：术后严密观察患者生命体征的变化，每 30 分钟测量 1 次，直至血压平稳，如病情较重仍需每 1～2 小时测量 1 次，或根据医嘱给予心电监护。同时观察患者神志、体温、尿量、伤口渗血、渗液情况。并且注意有无内出血、腹膜刺激征、腹腔脓肿等迹象，发现异常及时通知医师给予处理。

（2）体位：麻患者去枕平卧头后仰偏向一侧，麻醉清醒、血压平稳后改半卧位，以保持腹部松弛，减少切口缝合处张力，减轻疼痛和不适，以利腹腔引流，也有利于呼吸和循环。

（3）引流管护理：十二指肠溃疡术后患者常留有胃管、尿管及腹腔引流管等。护理时应注意：①妥善固定各种引流管，防止松动和脱出，并做好标识，一旦脱出后不可自行插回。②保持引流通畅、持续有效，防止引流管受压、扭曲及折叠等，可经常挤捏引流管以防堵塞。如若堵塞，可在医师指导下用生理盐水冲洗引流管。③密切观察并记录引流液的性质、颜色和量，发现异常及时通知医师，协助处理。

留置胃管可减轻胃肠道张力,促进吻合口愈合。护理时还应注意:胃大部切除术后24小时内可由胃管内引流出少量血液或咖啡样液体,若引流液有较多鲜血,应警惕吻合口出血,需及时与医师联系并处理;术后胃肠减压量减少,腹胀减轻或消失,肠蠕动功能恢复,肛门排气后可拔除胃管。

(4)疼痛护理:术后切口疼痛的患者,可遵医嘱给予镇痛药物或应用自控止痛泵,应用自控止痛泵的患者应注意预防并处理可能发生的并发症,如尿潴留、恶心、呕吐等。

(5)禁食及静脉补液:禁食期间应静脉补充液体。因胃肠减压期间,引流出大量含有各种电解质的胃肠液,加之患者禁食水,易造成水、电解质及酸碱失调和营养缺乏。因此,术后需及时补充患者所需的各种营养物质,包括糖、脂肪、氨基酸、维生素及电解质等,必要时输血、血浆或清蛋白,以改善患者的营养状况,促进切口的愈合。同时详细记录24小时液体出入量,为合理补液提供依据。

(6)早期肠内营养支持的护理:术前或术中放置空肠喂养管的患者,术后早期(术后24小时)可经喂养管输注肠内营养制剂,对改善患者的全身营养状况、维持胃肠道屏障结构和功能、促进肠功能恢复等均有益处。护理时应注意:①妥善固定喂养管,避免过度牵拉,防止滑脱、移动、扭曲和受压;保持喂养管的通畅,每次输注前后及输注中间每隔4～6小时用温开水或温生理盐水冲洗管道,防止营养液残留堵塞管腔。②肠内营养支持早期,应遵循从少到多、由慢至快和由稀到浓的原则,使肠道能更好地适应。③营养液的温度以37℃左右为宜,温度偏低会刺激肠道引起肠痉挛,导致腹痛、腹泻;温度过高则可灼伤肠道黏膜,甚至可引起溃疡或出血。同时观察患者有无恶心、呕吐、腹痛、腹胀、腹泻和水电解质紊乱等并发症的发生。

(7)饮食护理:功能恢复、肛门排气后可拔除胃管,拔除胃管后当日可给少量饮水或米汤;如无不适,第2天进半量流食,每次50～80 mL;第3天进全量流食,每次100～150 mL;进食后若无不适,第4天可进半流食,以温、软、易于消化的食物为好;术后第10～14天可进软食,忌生、冷、硬和刺激性食物。要少食多餐,开始每天5～6餐,以后逐渐减少进餐次数并增加每餐进食量,逐步过渡到正常饮食。术后早期禁食牛奶及甜品,以免引起腹胀及胃酸。

(8)鼓励患者早期活动:围床期间,鼓励并协助患者翻身,病情允许时,鼓励并协助患者早期下床活动。如无禁忌,术日可活动四肢,术后第1天床上翻身或坐起做轻微活动,第2～3天视情况协助患者床边活动,第4天可在室内活动。患者活动量应根据个体差异而定,以不感到劳累为宜。

(9)胃大部切除术后并发症的观察及护理。

术后出血:包括胃和腹腔内出血。胃大部切除术后24小时内可由胃管内引流出少量血液或咖啡样液体,一般24小时内不超过300 mL,且逐渐减少、颜色逐渐变浅变清,出血自行停止;若术后短期内从胃管不断引流出新鲜血液,24小时后仍未停止,则为术后出血。发生在术后24小时以内的出血,多属术中止血不确切;术后4～6天发生的出血,常为吻合口黏膜坏死脱落所致;术后10～20天发生的出血,与吻合口缝线处感染或黏膜下脓肿腐蚀血管有关。术后要严密观察患者的生命体征变化,包括血压、脉搏、心率、呼吸、神志和体温的变化;加强对胃肠减压及腹腔引流的护理,观察和记录胃液及腹腔引流液的量、颜色和性质,若短期内从胃管引流出大量新鲜血液,持续不止,应警惕有术后胃出血;若术后持续从腹腔引流管引出大量新鲜血性液体,应怀疑腹腔内出血,须立即通知医师协助处理。遵医嘱采用静脉给予止血药物、输血等措施,或用冰生理盐水洗胃,一般可控制。若非手术疗法不能有效止血或出血量大于每小时500 mL时,需再次手术止血,应积极完善术前准备,并做好相应的术后护理。

十二指肠残端破裂:一般多发生在术后 24～48 小时,是毕Ⅱ式胃大部切除术后早期的严重并发症,原因与十二指肠残端处理不当及胃空肠吻合口输入襻梗阻引起的十二指肠腔内压力升高有关。临床表现为突发性上腹部剧痛、发热和出现腹膜刺激征及白细胞计数增加,腹腔穿刺可有胆汁样液体。一旦确诊,应立即进行手术治疗。

胃肠吻合口破裂或吻合口瘘:是胃大部切除术后早期并发症,常发生在术后 1 周左右。原因与术中缝合技术不当、吻合口张力过大、组织供血不足有关,表现为高热、脉速等全身中毒症状,上腹部疼痛及腹膜炎的表现。如发生较晚,多形成局部脓肿或外瘘。临床工作中应注意观察患者生命体征和腹腔引流情况,一般情况下,患者术后体温逐渐趋于正常,腹腔引流液逐日减少和变清。若术后腹腔引流量仍不减、伴有黄绿色胆汁或呈脓性、带臭味,伴腹痛,体温再次升高,应警惕吻合口瘘的可能,须及时通知医师,协助处理。处理包括:①出现吻合口破裂伴有弥漫性腹膜炎的患者须立即手术治疗,做好急症手术准备。②症状较轻无弥漫性腹膜炎的患者,可先行禁食、胃肠减压、充分引流,合理应用抗生素并给予肠外营养支持,纠正水、电解质紊乱和酸碱平衡失调。③保护瘘口周围皮肤,应及时清洁瘘口周围皮肤并保持干燥,局部可涂以氧化锌软膏或使用皮肤保护膜加以保护,以免皮肤破溃继发感染。经上述处理后多数患者吻合口瘘可在 4～6 周自愈;若经久不愈,须再次手术。

胃排空障碍:也称胃瘫,常发生在术后 4～10 天,发病机制尚不完全明了。临床表现为拔除胃管后,患者出现上腹饱胀、钝痛和呕吐,呕吐物含食物和胆汁,消化道 X 线造影检查可见残胃扩张、无张力、蠕动波少而弱,且通过胃肠吻合口不畅。处理措施包括:①禁食、胃肠减压,减少胃肠道积气、积液,降低胃肠道张力,使胃肠道得到充分休息,并记录 24 小时出入量。②输液及肠外营养支持,纠正低蛋白血症,维持水、电解质和酸碱平衡。③应用胃动力促进剂如甲氧氯普安、多潘立酮,促进胃肠功能恢复,也可用 3% 温盐水洗胃。一般经上述治疗均可痊愈。

术后梗阻:根据梗阻部位可分为输入襻梗阻、输出襻梗阻和吻合口梗阻。

输入襻梗阻:可分为急、慢性两类:①急性完全性输入襻梗阻,多发生于毕Ⅱ式结肠前输入段对胃小弯的吻合术式。临床表现为上腹部剧烈疼痛,频繁呕吐,呕吐量少、多不含胆汁,呕吐后症状不缓解,且上腹部有压痛性肿块。是输出襻系膜悬吊过紧压迫输入襻,或是输入襻过长穿入输出襻与横结肠的间隙孔形成内疝所致,属闭襻性肠梗阻,易发生肠绞窄,应紧急手术治疗。②慢性不完全性输入襻梗阻患者,表现为进食后出现右上腹胀痛或绞痛,呈喷射状呕吐大量不含食物的胆汁,呕吐后症状缓解。多由于输入襻过长扭曲或输入襻过短在吻合口处形成锐角,使输入襻内胆汁、胰液和十二指肠液排空不畅而滞留。由于消化液潴留在输入襻内,进食后消化液分泌明显增加,输入襻内压力增高,刺激肠管发生强烈的收缩,引起喷射样呕吐,也称输入襻综合征。

输出襻梗阻:多因粘连、大网膜水肿或坏死、炎性肿块压迫所致。临床表现为上腹饱胀,呕吐食物和胆汁。如果非手术治疗无效,应手术解除梗阻。

吻合口梗阻:因吻合口过小或是吻合时胃肠壁组织内翻过多而引起,也可因术后吻合口炎性水肿出现暂时性梗阻。患者表现为进食后出现上腹部饱胀感和溢出性呕吐等,呕吐物含或不含胆汁。应即刻禁食,给予胃肠减压和静脉补液等保守治疗。若保守治疗无效,可手术解除梗阻。

倾倒综合征:由于胃大部切除术后,胃失去幽门窦、幽门括约肌、十二指肠壶腹部等结构对胃排空的控制,导致胃排空过速所产生的一系列综合征。可分为早期倾倒综合征和晚期倾倒综合征。

早期倾倒综合征：多发生在进食后半小时内，患者以循环系统症状和胃肠道症状为主要表现。患者可出现心悸、乏力、出汗、面色苍白等一过性血容量不足表现，并有恶心、呕吐、腹部绞痛、腹泻等消化道症状。处理：主要采用饮食调整，嘱患者少食多餐，饭后平卧 20～30 分钟，避免过甜食物，减少液体摄入量并降低食物渗透浓度，多数可在术后半年或一年内逐渐自愈。极少数症状严重而持久的患者需手术治疗。

晚期倾倒综合征：主要因进食后，胃排空过快，高渗性食物迅速进入小肠被过快吸收而使血糖急剧升高，刺激胰岛素大量释放，而当血糖下降后，胰岛素并未相应减少，继而发生低血糖，故又称低血糖综合征。表现为餐后 2～4 小时，患者出现心慌、无力、眩晕、出汗、手颤、嗜睡以至虚脱。消化道症状不明显，可有饥饿感，出现症状时稍进饮食即可缓解。饮食中减少糖类含量，增加蛋白质比例，少食多餐可防止其发生。

(七)健康指导

(1)向患者及家属讲解有关胃十二指肠溃疡的知识，使之能更好地配合治疗和护理。

(2)指导患者学会自我情绪调整，保持乐观进取的精神风貌，注意劳逸结合，减少溃疡病的客观因素。

(3)指导患者饮食应定时定量，少食多餐，营养丰富，以后可逐步过渡至正常人饮食。少食腌、熏食品，避免进食过冷、过烫、过辣及油煎炸食物，切勿酗酒、吸烟。

(4)告知患者及家属有关手术后期可能出现的并发症的表现和预防措施。

(5)定期随访，如有不适及时就诊。

二、胃十二指肠溃疡急性穿孔

胃十二指肠溃疡急性穿孔是胃十二指肠溃疡的严重并发症，为常见的外科急腹症。起病急，变化快，病情严重，需要紧急处理，若诊治不当可危及生命。其发生率呈逐年上升趋势，发病年龄逐渐趋于老龄化。十二指肠溃疡穿孔男性患者较多，胃溃疡穿孔则多见于老年妇女。

(一)病因及发病机制

溃疡穿孔是活动期胃十二指肠溃疡向深部侵蚀、穿破浆膜的结果。胃溃疡穿孔 60％发生在近幽门的胃小弯，而 90％的十二指肠溃疡穿孔发生在壶腹部前壁偏小弯侧。急性穿孔后，具有强烈刺激性的胃酸、胆汁、胰液等消化液和食物进入腹腔，引起化学性腹膜炎和腹腔内大量液体渗出，6～8 小时后细菌开始繁殖并逐渐转变为化脓性腹膜炎。病原菌以大肠埃希菌、链球菌多见。因剧烈的腹痛、强烈的化学刺激、细胞外液的丢失及细菌毒素吸收等因素，患者可出现休克。

(二)临床表现

1.症状

穿孔多突然发生于夜间空腹或饱食后，主要表现为突发性上腹部刀割样剧痛，很快波及全腹，但仍以上腹为重。患者疼痛难忍，常伴恶心、呕吐、面色苍白、出冷汗、脉搏细速、血压下降、四肢厥冷等表现。其后由于大量腹腔渗出液的稀释，腹痛略有减轻，继发细菌感染后，腹痛可再次加重；当胃内容物沿右结肠旁沟向下流注时，可出现右下腹痛。溃疡穿孔后病情的严重程度与患者的年龄、全身情况、穿孔部位、穿孔大小和时间及是否空腹穿孔密切相关。

2.体征

体检时患者呈急性病容，表情痛苦，蜷屈位、不愿移动；腹式呼吸减弱或消失；全腹有明显的压痛、反跳痛，腹肌紧张呈"木板样"强直，以右上腹部最为明显，肝浊音界缩小或消失、可有移动性浊音,肠鸣音减弱或消失。

(三)实验室及其他检查

1.X 线检查

大约 80% 的患者行站立位腹部 X 线检查时,可见膈下新月形游离气体影。

2.实验室检查

提示血白细胞计数及中性粒细胞比例增高。

3.诊断性腹腔穿刺

临床表现不典型的患者可行诊断性腹腔穿刺,穿刺抽出液可含胆汁或食物残渣。

(四)治疗要点

根据病情选用非手术或手术治疗。

1.非手术治疗

(1)适应证:一般情况良好,症状及体征较轻的空腹状态下穿孔者;穿孔超过 24 小时,腹膜炎症已局限者;胃十二指肠造影证实穿孔已封闭者;无出血、幽门梗阻及恶变等并发症者。

(2)治疗措施:①禁欲食、持续胃肠减压,减少胃肠内容物继续外漏,以利于穿孔的闭合和腹膜炎症消退。②输液和营养支持治疗,以维持机体水、电解质平衡及营养需求。③全身应用抗生素,以控制感染。④应用抑酸药物,如给予 H_2 受体阻滞剂或质子泵拮抗剂等制酸药物。

2.手术治疗

(1)适应证:上述非手术治疗措施 6~8 小时,症状无减轻,而且逐渐加重者要改手术治疗。②饱食后穿孔,顽固性溃疡穿孔和伴有幽门梗阻、大出血、恶变等并发症者,应及早进行手术治疗。

(2)手术方式:①单纯缝合修补术:即缝合穿孔处并加大网膜覆盖。此方法操作简单,手术时间短,安全性高。适用于穿孔时间超过 8 小时,腹腔内感染及炎症水肿严重者;以往无溃疡病史或有溃疡病史但未经内科正规治疗,无出血、梗阻并发症者;有其他系统器质性疾病不能耐受急诊彻底性溃疡切除手术者。②彻底的溃疡切除手术(连同溃疡一起切除的胃大部切除术):手术方式包括胃大部切除术,对十二指肠溃疡穿孔行迷走神经切断加胃窦切除术,或缝合穿孔后行迷走神经切断加胃空肠吻合术,或行高选择性迷走神经切断术。

(五)常见护理诊断/问题

1.疼痛

疼痛与胃十二指肠溃疡穿孔后消化液对腹膜的强烈刺激及手术后切口有关。

2.体液不足

体液不足与溃疡穿孔后消化液的大量丢失有关。

(六)护理措施

1.术前护理/非手术治疗的护理

(1)禁食、胃肠减压:溃疡穿孔患者要禁食禁水,有效地胃肠减压,以减少胃肠内容物继续流入腹腔。做好引流期间的护理,保持引流通畅和有效负压,注意观察和记录胃液的颜色、性质和量。

(2)体位:休克者取休克体位(头和躯干抬高 20°~30°、下肢抬高 15°~20°),以增加回心血量;无休克者或休克改善后取半卧位,以利于漏出的消化液积聚于盆腔最低位和便于引流,减少毒素的吸收,同时也可降低腹壁张力和减轻疼痛。

（3）静脉输液,维持体液平衡。观察和记录 24 小时出入量,为合理补液提供依据。给予静脉输液,根据出入量和医嘱,合理安排输液的种类和速度,以维持水、电解质及酸碱平衡;同时给予营养支持和相应护理。

（4）预防和控制感染:遵医嘱合理应用抗菌药。

（5）做好病情观察:密切观察患者生命体征、腹痛、腹膜刺激征及肠鸣音变化等。若经非手术治疗6～8 小时病情不见好转,症状、体征反而加重者,应积极做好急诊手术准备。

2.术后护理

加强术后护理,促进患者早日康复。

三、胃十二指肠溃疡大出血

胃十二指肠溃疡出血是上消化道大出血中最常见的原因,占 50％以上。其中 5％～10％需要手术治疗。

(一)病因与病理

因溃疡基底的血管壁被侵蚀而导致破裂出血,患者过去多有典型溃疡病史,近期可有服用非甾体类抗炎药物、疲劳、饮食不规律等诱因。胃溃疡大出血多发生在胃小弯,出血源自胃左、右动脉及其分支或肝胃韧带内较大的血管。十二指肠溃疡大出血通常位于壶腹部后壁,出血多来自胃十二指肠动脉或胰十二指肠上动脉及其分支;溃疡基底部的血管侧壁破裂出血不易自行停止,可引发致命的动脉性出血。大出血后,因血容量减少、血压下降、血流变慢,可在血管破裂处形成血凝块而暂时止血。由于胃酸、胃肠蠕动和胃十二指肠内容物与溃疡病灶的接触,部分病例可发生再次出血。

(二)临床表现

1.症状

患者的主要表现是呕血和黑便,多数患者只有黑便而无呕血,迅猛的出血则表现为大量呕血和排紫黑色血便。呕血前患者常有恶心,便血前多突然有便意,呕血或便血前后患者常有心悸、目眩、无力甚至昏厥。如出血速度缓慢则血压、脉搏改变不明显。如果短期内失血量超过400 mL时,患者可出现面色苍白、口渴、脉搏快速有力、血压正常或略偏高的循环系统代偿表现;当失血量超过 800 mL 时,可出现休克症状:患者烦躁不安、出冷汗、脉搏细速、血压下降、呼吸急促、四肢厥冷等。

2.体征

腹稍胀,上腹部可有轻度压痛,肠鸣音亢进。

(三)实验室及其他检查

1.内镜检查

胃十二指肠纤维镜检查可明确出血原因和部位,出血 24 小时内阳性率可为 70％～80％,超过 24 小时则阳性率下降。

2.血管造影

选择性腹腔动脉或肠系膜上动脉造影可明确病因与出血部位,并可采取栓塞治疗或动脉注射垂体升压素等介入性止血措施。

3.实验室检查

大量出血早期,由于血液浓缩,血常规变化不大;以后红细胞计数、血红蛋白、血细胞比容均呈进行性下降。

（四）治疗要点

胃十二指肠溃疡出血的治疗原则：补充血容量防止失血性休克，尽快明确出血部位并采取有效止血措施。

1.非手术治疗

（1）补充血容量：迅速建立静脉通路，快速静脉输液、输血。失血量达全身总血量的 20% 时，应输注右旋糖酐、羟乙基淀粉或其他血浆代用品，出血量较大时可输注浓缩红细胞，必要时可输全血，保持血细胞比容不低于 30%。

（2）禁食、留置胃管：用生理盐水冲洗胃腔，清除血凝块，直至胃液变清。还可经胃管注入 200 mL 含 8 mg 去甲肾上腺素的生理盐水溶液，每 4～6 小时 1 次。

（3）应用止血、制酸等药物：经静脉或肌内注射巴曲酶等止血药物；静脉给予 H_2 受体拮抗剂（西咪替丁等）、质子泵抑制剂（奥美拉唑）或生长抑素等。

（4）胃镜下止血：急诊胃镜检查明确出血部位后同时实施电凝、激光灼凝、注射或喷洒药物、钛夹夹闭血管等局部止血措施。

2.手术治疗

（1）适应证：①重大出血，短期内出现休克，或短时间内（6～8 小时）需输入大量血液（>800 mL）方能维持血压和血细胞比容者。②正在进行药物治疗的胃十二指肠溃疡患者发生大出血，说明溃疡侵蚀性大，非手术治疗难于止血，或暂时血止后又复发。③60 岁以上伴血管硬化症者自行止血机会较小，应及早手术。④近期发生过类似的大出血或合并溃疡穿孔或幽门梗阻。⑤胃镜检查发现动脉搏动性出血或溃疡底部血管显露、再出血危险性大者。

（2）手术方式：胃大部切除术，适用于大多数溃疡出血的患者。②贯穿缝扎术，在病情危急，不能耐受胃大部切除手术时，可采用单纯贯穿缝扎止血法。③在贯穿缝扎处理溃疡出血后，可行迷走神经干切断加胃窦切除或幽门成形术。

（五）常见护理诊断/问题

1.焦虑、恐惧

焦虑、恐惧与突发胃十二指肠溃疡大出血及担心预后有关。

2.体液不足

体液不足与胃十二指肠溃疡出血致血容量不足有关。

（六）护理措施

1.非手术治疗的护理（包括术前护理）

（1）缓解焦虑和恐惧：关心和安慰患者，给予心理支持，减轻患者的焦虑和恐惧。及时为患者清理呕吐物。情绪紧张者，可遵医嘱适当给予镇静剂。

（2）体位：取平卧位，卧床休息。有呕血者，头偏向一侧。

（3）补充血容量：迅速建立多条畅通的静脉通路，快速输液、输血，必要时可行深静脉穿刺输液。开始输液时速度宜快，待休克纠正后减慢滴速。

（4）采取止血措施：遵医嘱应用止血药物或冰盐水洗胃，以控制出血。

（5）做好病情观察：严密观察患者生命体征的变化，判断、观察和记录呕血、便血情况，观察患者有无口渴、肢端湿冷、尿量减少等循环血量不足的表现。必要时测量中心静脉压并做好记录。观察有无鲜红色血性胃液从胃管流出，以判断有无活动性出血和止血效果。若出血仍在继续，短时间内(6~8 小时)需大量输血(>800 mL)才能维持血压和血细胞比容,或停止输液、输血后,病情又恶化者,应及时报告医师,并配合做好急症手术的准备。

(6)饮食:出血时暂禁食,出血停止后,可进流质或无渣半流质饮食。

2.术后护理

加强术后护理,促进患者早日康复。

四、胃十二指肠溃疡瘢痕性幽门梗阻

胃十二指肠溃疡患者因幽门管、幽门溃疡或十二指肠壶腹部溃疡反复发作形成瘢痕狭窄、幽门痉挛水肿而造成幽门梗阻。

(一)病因与病理

瘢痕性幽门梗阻常见于十二指肠壶腹部溃疡和位于幽门的胃溃疡。溃疡引起幽门梗阻的机制有幽门痉挛、炎性水肿和瘢痕三种,前两种情况是暂时的和可逆的,在炎症消退、痉挛缓解后梗阻解除,无须外科手术;而瘢痕性幽门梗阻属于永久性,需要手术方能解除梗阻。梗阻初期,为克服幽门狭窄,胃蠕动增强,胃壁肌肉代偿性增厚。后期,胃代偿功能减退,失去张力,胃高度扩大,蠕动减弱甚至消失。由于胃内容物潴留引起呕吐而致水、电解质的丢失,导致脱水、低钾低氯性碱中毒;长期慢性不全性幽门梗阻者由于摄入减少,消化吸收不良,患者可出现贫血与营养障碍。

(二)临床表现

1.症状

患者表现为进食后上腹饱胀不适并出现阵发性胃痉挛性疼痛,伴恶心、嗳气与呕吐。呕吐多发生在下午或晚间,呕吐量大,一次达 1 000~2 000 mL,呕吐物内含大量宿食,有腐败酸臭味,但不含胆汁。呕吐后自觉胃部舒适,故患者常自行诱发呕吐以缓解症状。常有少尿、便秘、贫血等慢性消耗表现。体检时可见患者常有消瘦、皮肤干燥、皮肤弹性消失等营养不良的表现。

2.体征

上腹部可见胃型和胃蠕动波,用手轻拍上腹部可闻及振水声。

(三)实验室及其他检查

1.内镜检查

可见胃内有大量潴留的胃液和食物残渣。

2.X 线钡餐检查

可见胃高度扩张,24 小时后仍有钡剂存留(正常 24 小时排空)。已明确幽门梗阻者避免做此检查。

(四)治疗要点

瘢痕性幽门梗阻以手术治疗为主。最常用的术式是胃大部切除术,但年龄较大、身体状况极差或合并其他严重内科疾病者,可行胃空肠吻合加迷走神经切断术。

(五)常见护理诊断/问题

1.体液不足

体液不足与大量呕吐、胃肠减压引起水、电解质的丢失有关。

2.营养失调:低于机体需要量

营养失调:低于机体需要量与幽门梗阻致摄入不足、禁食和消耗、丢失体液有关。

(六)护理措施

1.术前护理

(1)静脉输液:根据医嘱和电解质检测结果合理安排输液种类和速度,以纠正脱水及低钾、低氯性碱中毒。密切观察及准确记录 24 小时出入量,为静脉补液提供依据。

(2)饮食与营养支持:非完全梗阻者可给予无渣半流质饮食,完全梗阻者术前应禁食水,以减少胃内容物潴留。根据医嘱于手术前给予肠外营养,必要时输血或其他血液制品,以纠正营养不良、贫血和低蛋白血症,提高患者对手术的耐受力。

(3)采取有效措施,减轻疼痛,增进舒适。①禁食,胃肠减压:完全幽门梗阻患者,给予禁食,保持有效胃肠减压,减少胃内积气、积液,减轻胃内张力。必要时遵医嘱给予解痉药物,以减轻疼痛,增加患者的舒适度。②体位:取半卧位,卧床休息。呕吐时,头偏向一侧。呕吐后及时为患者清理呕吐物。情绪紧张者,可遵医嘱给予镇静剂。

(4)洗胃:完全幽门梗阻者,除持续胃肠减压排空胃内潴留物外,须做术前胃的准备,即术前 3 天每晚用 300~500 mL 温盐水洗胃,以减轻胃黏膜水肿和炎症,有利于术后吻合口愈合。

2.术后护理

加强术后护理,促进患者早日康复。

(张　舒)

第二节　胆囊结石

一、概述

胆囊结石是指原发于胆囊的结石,是胆石症中最多的一种疾病。近年来随着卫生条件的改善及饮食结构的变化,胆囊结石的发病率呈升高趋势,已高于胆管结石。胆囊结石以女性多见,男女之比为 1∶(3~4);其以胆固醇结石或以胆固醇为主要成分的混合性结石为主。少数结石可经胆囊管排入胆总管,大多数存留于胆囊内,且结石越聚越大,可呈多颗小米粒状,在胆囊内可存在数百粒小结石,也可呈单个巨大结石;有些终身无症状而在尸检中发现(静止性胆囊结石),大多数反复发作腹痛症状,一般小结石容易嵌入胆囊管发生阻塞引起胆绞痛症状,发生急性胆囊炎。

二、诊断

(一)症状

1.胆绞痛

胆绞痛是胆囊结石并发急性胆囊炎时的典型表现,多在进油腻食物后胆囊收缩,结合移位并嵌顿于胆囊颈部,胆囊压力升高后强力收缩而发生绞痛。小结石通过胆囊管或胆总管时可发生典型的胆绞痛,疼痛位于右上腹,呈阵发性,可向右肩背部放射,伴恶心、呕吐,呕吐物为胃内容物,吐后症状并不减轻。存留在胆囊内的大结石堵塞胆囊腔时并不引起典型的胆绞痛,故胆绞痛常反映结石在胆管内的移动。急性发作特别是坏疽性胆囊炎时还可出现高热、畏寒等显著的感染症状,严重病例由于炎性渗出或胆囊穿孔可引起局限性腹膜炎,从而出现腹膜刺激症状。胆囊结石一般无黄疸,但30%的患者因伴有胆管炎或肿大的胆囊压迫胆管,肝细胞损害时也可有一过性黄疸。

2.胃肠道症状

大多数慢性胆囊炎患者有不同程度的胃肠道功能紊乱,表现为右上腹隐痛不适、厌油、进食后上腹饱胀感,常被误认为"胃病"。有近半数的患者早期无症状,称为静止性胆囊结石,此类患者在长期随访中仍有部分出现腹痛等症状。

(二)体征

1.一般情况

无症状期间患者大多一般情况良好,少数急性胆囊炎患者在发作期可有黄疸,症状重时可有感染中毒症状。

2.腹部情况

如无急性发作,患者腹部常无明显异常体征,部分患者右上腹可有深压痛;急性胆囊炎患者可有右上腹饱满、呼吸运动受限、右上腹触痛及肌紧张等局限性腹膜炎体征,Murphy 征阳性。有1/3~1/2的急性胆囊炎患者,在右上腹可扪及肿大的胆囊或由胆囊与大网膜粘连形成的炎性肿块。

(三)检查

1.化验检查

胆囊结石合并急性胆囊炎有血液白细胞升高,少数患者谷丙转氨酶也升高。

2.B超检查

B超检查简单易行,价格低廉,且不受胆囊大小、功能、胆管梗阻或结石含钙多少的影响,诊断正确率可达96%以上,是首选的检查手段。典型声像特征是胆囊腔内有强回声光团并伴声影,改变体位时光团可移动。

3.胆囊造影

能显示胆囊的大小及形态并了解胆囊收缩功能,但易受胃肠道功能、肝功能及胆囊管梗阻的影响,应用很少。

4.X线检查

腹部 X 线平片对胆囊结石的显示率为 10%~15%。

5.十二指肠引流

有无胆汁可确定是否有胆囊管梗阻,胆汁中出现胆固醇结晶提示结石存在,但此项检查目前已很少用。

6.CT、MRI、ERCP、PTC 检查

在 B 超不能确诊或者怀疑有肝内胆管、肝外胆管结石或胆囊结石术后多年复发又疑有胆管结石者,可酌情选用其中某一项或几项诊断方法。

(四)诊断要点

1.症状

20%~40%的胆囊结石可终生无症状,称"静止性胆囊结石"。有症状的胆囊结石的主要临床表现:进食后,特别是进油腻食物后,出现上腹部或右上腹部隐痛不适、饱胀,伴嗳气、呃逆等。

2.胆绞痛

胆囊结石的典型表现,疼痛位于上腹部或右上腹部,呈阵发性,可向肩胛部和背部放射,多伴恶心、呕吐。

3.Mirizzi 综合征

持续嵌顿和压迫胆囊壶腹部和颈部的较大结石,可引起肝总管狭窄或胆囊管瘘,及反复发作的胆囊炎、胆管炎及梗阻性黄疸,称"Mirizzi 综合征"。

4.Murphy 征

右上腹部局限性压痛、肌紧张,阳性。

5.B 超检查

胆囊暗区有一个或多个强回声光团,并伴声影。

(五)鉴别诊断

1.肾绞痛

胆绞痛需与肾绞痛相鉴别,后者疼痛部位在腰部,疼痛向外生殖器放射,伴有血尿,可有尿路刺激症状。

2.胆囊非结石性疾病

胆囊良、恶性肿瘤、胆囊息肉样病变等,B 超、CT 等影像学检查可提供鉴别线索。

3.胆总管结石

可表现为高热、黄疸、腹痛,超声等影像学检查可以鉴别,但有时胆囊结石可与胆总管结石并存。

4.消化性溃疡性穿孔

多有溃疡病史,腹痛发作突然并很快波及全腹,腹壁呈板状强直,腹部 X 线平片可见膈下游离气体。较小的十二指肠穿孔,或穿孔后很快被网膜包裹,形成一个局限性炎性病灶时,易与急性胆囊炎混淆。

5.内科疾患

一些内科疾病如肾盂肾炎、右侧胸膜炎、肺炎等,亦可发生右上腹疼痛症状,若注意分析不难获得正确的诊断。

三、治疗

(一)一般治疗

饮食宜清淡,防止急性发作,对无症状的胆囊结石应定期 B 超随诊;伴急性炎症者宜进食,注意维持水、电解质平衡,并静脉应用抗生素。

(二)药物治疗

溶石疗法服用鹅去氧胆酸或熊去氧胆酸对胆固醇结石有一定溶解效果,主要用于胆固醇结石。但此种药物有肝毒性,服药时间长,反应大,价格贵,停药后结石易复发。其适应证:胆囊结石直径在 2 cm 以下;结石为含钙少的 X 线能够透过的结石;胆囊管通畅;患者的肝脏功能正常,无明显的慢性腹泻史。目前多主张采取熊去氧胆酸单用或与鹅去氧胆酸合用,不主张单用鹅去氧胆酸。鹅去氧胆酸总量为15 mg/(kg·d),分次口服。熊去氧胆酸为 8~10 mg/(kg·d),分餐后或晚餐后 2 次口服。疗程1~2 年。

(三)手术治疗

对于无症状的静止胆囊结石,一般认为无须施行手术切除胆囊。但有下列情况时,应进行手术治疗:①胆囊造影胆囊不显影;②结石直径超过 2~3 cm;③并发糖尿病且在糖尿病已控制时;④老年人或有心肺功能障碍者。

腹腔镜胆囊切除术适于无上腹创伤及手术史者,无急性胆管炎、胰腺炎和腹膜炎及腹腔脓肿的患者。对并发胆总管结石的患者应同时行胆总管探查术。

1.术前准备

择期胆囊切除术后引起死亡的最常见原因是心血管疾病。这强调了详细询问病史发现心绞痛和仔细进行心电图检查注意有无心肌缺血或以往心肌梗死证据的重要性。此外还应寻找脑血管疾病特别是一过性缺血发作的症状。若病史阳性或有问题时应做非侵入性颈动脉血流检查。此时对择期胆囊切除术应当延期,按照指征在冠状动脉架桥或颈动脉重新恢复血管流通后施行。除心血管病外,引起择期胆囊切除术后第 2 位的死亡原因是肝胆疾病,主要是肝硬化。除术中出血外,还可发生肝功能衰竭和败血症。自从在特别挑选的患者中应用预防性措施以来,择期胆囊切除术后感染中毒性并发症的发生率已有显著下降。慢性胆囊炎患者胆汁内的细菌滋生率占10%~15%;而在急性胆囊炎消退期患者中则高达 50%。细菌菌种为肠道菌如大肠埃希菌、产气克雷伯杆菌和粪链球菌,其次也可见到产气荚膜杆菌、类杆菌和变形杆菌等。胆管内细菌的发生率随年龄而增长,故主张年龄在 60 岁以上、曾有过急性胆囊炎发作刚恢复的患者,术前应预防性使用抗生素。

2.手术治疗

对有症状胆石症已成定论的治疗是腹腔镜胆囊切除术。虽然此技术的常规应用时间尚短,但是其结果十分突出,以致仅在不能施行腹腔镜手术或手术不安全时,才选用开腹胆囊切除术,包括无法安全地进入腹腔完成气腹,或者由于腹内粘连,或者解剖异常不能安全地暴露胆囊等。外科医师在遇到胆囊和胆管解剖不清及遇到止血或胆汁渗漏而不能满意地控制时,应当及时中转开腹。目前,中转开腹率在 5% 以下。

(四)其他治疗

体外震波碎石适用于胆囊内胆固醇结石,直径不超过 3 cm,且胆囊具收缩功能。治疗后部分患者可发生急性胆囊炎或结石碎片进入胆总管而引起胆绞痛和急性胆管炎,此外碎石后仍不能防止结石的复发。因并发症多,疗效差,现已基本不用。

四、护理

(一)术前护理

1.饮食

指导患者选用低脂肪、高蛋白质、高糖饮食。因为脂肪饮食可促进胆囊收缩排出胆汁,加剧疼痛。

2.术前用药

严重的胆石症发作性疼痛可使用镇痛剂和解痉剂,但应避免使用吗啡,因吗啡有收缩胆总管的作用,可加重病情。

3.病情观察

应注意观察胆石症急性发作患者的体温、脉搏、呼吸、血压、尿量及腹痛情况,及时发现有无感染性休克征兆。注意患者皮肤有无黄染及粪便颜色变化,以确定有无胆管梗阻。

(二)术后护理

1.症状观察及护理

定时监测患者生命体征的变化,注意有无血压下降、体温升高及尿量减少等全身中毒症状,及时补充液体,保持出入量平衡。

2."T"形管护理

胆总管切开放置"T"形管的目的是为了引流胆汁,使胆管减压:①"T"形管应妥善固定,防止扭曲、脱落;②保持"T"形管无菌,每天更换引流袋,下地活动时引流袋应低于胆囊水平,避免胆汁回流;③观察并记录每天胆汁引流量、颜色及性质,防止胆汁淤积引起感染;④拔管:如果"T"形管引流通畅,胆汁色淡黄、清澄、无沉渣且无腹痛无发热等症状,术后 10~14 天可夹闭管道。开始每天夹闭 2~3 小时,无不适可逐渐延长时间,直至全日夹管。在此过程中要观察患者有无体温增高、腹痛、恶心、呕吐及黄疸等。经"T"形管造影显示胆管通畅后,再引流 2~3 天,及时排出造影剂。经观察无特殊反应,可拔除"T"形管。

(三)健康指导

(1)进少油腻、高维生素、低脂饮食。烹调方式以蒸煮为宜,少吃油炸类的食物。

(2)适当体育锻炼,提高机体抵抗力。

(张 舒)

第三节 胆 囊 炎

胆囊炎是最常见的胆囊疾病,常与胆石症同时存在。女性多于男性。胆囊炎分为急性和慢性两种。

一、临床表现

急性胆囊炎可出现右上腹撑胀疼痛,体位改变和呼吸时疼痛加剧,右肩或后背部放射性疼痛,高热,寒战,并可有恶心,呕吐。慢性胆囊炎,常出现消化不良,上腹不适或钝疼,可有恶心,腹胀及嗳气,进食油腻食物后加剧。

胆囊炎并发胆石症者,结石嵌顿时,可引起穿孔,导致腹膜炎,疼痛加重,甚至出现中毒性休克或衰竭。胆囊炎胆石症可加重或诱发冠心病,引起心肌缺血性改变。专家认为:胆囊结石是诱发胆囊癌的重要因素之一。胆囊炎胆石症常可引起胰腺炎,由胆管疾病引起的急性胰腺炎约占 50%。

二、治疗

(1)无症状的胆囊结石根据结石大小数目,胆囊壁病变确定是否手术及手术时机。应择期行胆囊切除术,有条件医院应用腹腔镜行胆囊切除术。

(2)有症状的胆囊结石用开放法或腹腔镜方法。

(3)胆囊结石伴有并发症时,如急性、胆囊积液或积脓,急性胆石性胰腺炎胆管结石或胆管炎,应即刻行胆囊切除术。

三、护理

(一)术前护理

(1)按一般外科术前常规护理。

(2)低脂饮食。

(3)急性期应给予静脉输液,以纠正电解质紊乱,输血或血浆,以改善全身情况。

(4)患者如有中毒性休克表现,应先补足血容量,用升压药等纠正休克,待病情好转后手术治疗。

(5)黄疸严重者,有皮肤瘙痒,做好皮肤护理,防止瘙痒时皮肤破损,出现皮肤感染,同时注意黄疸患者,由于胆管内胆盐缺乏,维生素 K 吸收障碍,容易引起凝血功能障碍,术前应注射维生素 K。出现高热者,按高热护理常规护理。

(6)协助医师做好各项检查,如肝功能、心电图、凝血酶原时间测定、超声波、胆囊造影等,肝功能损害严重者应给予保肝治疗。

(7)需做胆总管与胆管吻合术时,应做胆管准备。

(8)手术前一天晚餐禁食,术晨按医嘱留置胃管,抽尽胃液。

(二)术后护理

(1)按一般外科手术后护理常规及麻醉后护理常规护理。

(2)血压平稳后改为半坐卧位,以利于引流。

(3)禁食期间,给予静脉输液。维持水电解质平衡。

(4)停留胃管,保持胃管通畅,观察引流液性质并记录量,术后 2～3 天肠蠕动恢复正常,可拔除胃管,进食流质,以后逐渐改为低脂半流,注意患者进食后反应。

(5)注意腹部伤口渗液,如渗液多应及时更换敷料。

(6)停留"T"形管引流,保持胆管引流管通畅,并记录 24 小时引流量及性质。

(7)引流管停留时间长,引流量多者,要注意患者饮食及消化功能,食欲差者,可口服去氧胆酸、胰酶片或中药。

(8)胆总管内有残存结石或泥沙样结石,术后两周可行"T"形管冲洗。

(9)防止"T"形管脱落,除手术时要固定牢靠外,应将"T"形管用别针固定于腹带上。

(10)防止逆行感染。"T"形管引流所接的消毒引流瓶(袋)每周更换两次,更换引流袋要在无菌操作下进行。腹壁引流伤口每天更换敷料一次。

(11)注意水电解质平衡,注意有无低钾、低钠症状出现,注意黄疸消退情况。

(12)拔"T"形管指征及注意事项:一般术后 10～14 天,患者无发热、无腹痛、大便颜色正常,黄疸消退,胆汁引流量逐日减少至 50 mL 以下,胆汁颜色正常,呈金黄色、澄清时,用低浓度的胆影葡胺作"T"形管造影,以了解胆管远端是否通畅,如通畅可试行钳夹"T"形管或提高"T"形管距离腋后线10～20 mL,如有上腹胀痛、发热、黄疸加深等情况出现,说明胆管下端仍有梗阻,应即开放引流管,继续引流,如钳夹"T"形管 48 小时后无任何不适,方可拔管。拔管后1～2 天可有少量胆汁溢出,应及时更换敷料,如有大量胆汁外溢应报告医师处理。拔管后还应观察患者食欲及腹胀、腹痛、黄疸、体温和大便情况。

(张 舒)

136

第四节 结直肠息肉

凡从黏膜表面突出到肠腔的息肉状病变,在未确定病理性质前均称为息肉。分为腺瘤性息肉和非腺瘤性息肉两类,腺瘤性息肉上皮增生活跃,多伴有上皮内瘤变,可以恶变成腺癌;非腺瘤性息肉一般不恶变,但如伴有上皮内瘤变则也可恶变。结直肠息肉是一种癌前病变,近年来随着生活条件和饮食结构的改变,结直肠息肉发展为癌性病变的发病率也呈增高趋势。其发生率随年龄增加而上升,男性多见。临床上以结肠和直肠息肉为最多,小肠息肉较少,可分为单个或多个。小息肉一般无症状,大的息肉可有出血、黏液便及直肠刺激症状。息肉可采用经肠镜下切除,经腹或经肛门切除等多种方法进行治疗。

一、病因与发病机制

(一)感染
炎性息肉与肠道慢性炎症有关,腺瘤性息肉的发生可能与病毒感染有关。

(二)年龄
结直肠息肉的发病率随年龄增大而增高。

(三)胚胎异常
幼年性息肉病多为错构瘤,可能与胚胎发育异常有关。

(四)生活习惯
低食物纤维饮食与结直肠息肉有关,吸烟与腺瘤性息肉有密切关系。

(五)遗传
某些息肉病的发生与遗传有关,如家族性腺瘤性息肉病(FAP)。

二、临床表现

根据息肉生长的部位、大小、数量多少,临床表现不同。

(1)多数结直肠息肉患者无明显症状,部分患者可有间断性便血或大便表面带血,多为鲜红色;继发炎症感染可伴多量黏液或黏液血便;可有里急后重;便秘或便次增多。长蒂息肉较大时可引致肠套叠;息肉巨大或多发者可发生肠梗阻;长蒂且位置近肛门者息肉可脱出肛门。

(2)少数患者可有腹部闷胀不适、隐痛或腹痛症状。

(3)伴发出血者可出现贫血,出血量较大时可出现休克状态。

三、辅助检查

(1)直肠指诊可触及低位息肉。

(2)肛镜、直肠镜或纤维结肠镜可直视到息肉。

(3)钡灌肠可显示充盈缺损。

(4)病理检查明确息肉性质,排除癌变。

四、治疗要点

结直肠息肉是临床常见的、多发的一种疾病,因为其极易引起癌变,在临床诊疗过程中,一旦确诊就应及时切除。结直肠息肉完整的治疗方案应该包括:正确选择首次治疗方法,确定是否需要追加肠切除,及术后随访等三部分连续的过程。

(一)微创治疗(内镜摘除)

随着现代医疗技术的不断发展和进步,结肠镜检查和治疗结直肠息肉已经成为一种常见的诊疗手段,由于其方便、安全、有效,被越来越多的医护工作者和患者所接受。但内镜下治疗结直肠息肉依然存在着术后病情复发及穿孔、出血等手术并发症。符合内镜下治疗指征的息肉可行内镜下切除,并将切除标本送病理检查。直径<2 cm 的结直肠息肉,外观无恶性表现者,一律予以切除;<0.3 cm 息肉,以电凝器凝除;对于≥0.3 cm 且<2 cm 的结直肠息肉,或息肉体积较大,但蒂部<2 cm 者可行圈套器高频电凝电切除术。

(二)手术治疗

息肉有恶变倾向或不符合内镜下治疗指征,或内镜切除后病理发现有残留病变或癌变,则需手术治疗。距肛门缘 8 cm 以下且直径≥2 cm 的单发直肠息肉可以经肛门摘除;距肛缘 8 cm 以上盆腹膜反折以下的直径≥2 cm 单发直肠息肉者可以经切断肛门括约肌入路或经骶尾入路直肠切开行息肉局部切除术;息肉直径≥2 cm 的长蒂、亚蒂或广基息肉,经结肠镜切除风险大,需行经腹息肉切除,术前钛夹定位或术中结肠镜定位。

(三)药物治疗

如有出血,给予止血,并根据出血量多少进行相应处置。

五、护理诊断

(一)焦虑与恐惧

与担忧预后有关。

(二)急性疼痛

急性疼痛与血栓形成、术后创伤等有关。

(三)便秘

便秘与不良饮食、排便习惯等有关。

(四)潜在并发症

贫血、创面出血、感染等。

六、护理措施

(1)电子结肠镜检查及经电子结肠镜息肉电切前 1 天进半流质、少渣饮食,检查及治疗前4~5 小时口服复方聚乙二醇电解质散行肠道准备,术前禁食。如患者检查前所排稀便为稀薄水样,说明肠道准备合格;如所排稀便为粪水,或混有大量粪渣,说明肠道准备差,可追加清洁灌肠或重新预约检查,待肠道准备合格后再行检查或治疗。

(2)肠镜下摘除息肉后应卧床休息,以减少出血并发症,息肉<1 cm 的患者手术后卧床休息6 小时,1 周内避免紧张、情绪激动和过度活动,息肉>1 cm 的患者应卧床休息 4 天,2 周内避免过度体力活动和情绪激动。注意观察有无活动性出血、呕血、便血,有无腹胀、腹痛及腹膜刺激症状,有无血压、心率等生命体征的改变。

（3）结直肠息肉内镜下摘除术后即可进流质或半流质饮食,1周内忌食粗糙食物。禁烟酒及干硬刺激性食物,防止肠胀气和疼痛的发生。避免便秘摩擦使结痂过早脱落引起出血。

七、护理评价

通过治疗与护理,患者是否情绪稳定,能配合各项诊疗和护理;疼痛得到缓解;术后并发症得到预防,或被及时发现和处理。

八、健康教育

(一)饮食指导

多食新鲜蔬菜、水果等含膳食纤维高的食物,少吃油炸、烟熏和腌制的食物。

(二)生活指导

保持健康的生活方式;增加体育锻炼,增强免疫力,戒烟酒。

(三)随访

单个腺瘤性息肉切除,术后第1年随访复查,如检查阴性者则每3年随访复查一次。多个腺瘤切除或腺瘤＞20 mm伴不典型增生,则术后6个月随访复查一次,阴性则以后每年随访复查一次,连续两次阴性者则改为3年随访复查一次,随访复查时间不少于15年。

（张 舒）

第五节 直肠脱垂

直肠脱垂可分为直肠外脱垂和直肠内脱垂。脱垂的直肠如果超出了肛缘即直肠外脱垂直肠内脱垂指直肠黏膜层或全层套入远端直肠腔或肛管内而未脱出肛门的一种疾病。直肠内脱垂又称不完全直肠脱垂、隐性直肠脱垂。由于直肠黏膜松弛脱垂,特别是全层脱垂,可导致直肠容量适应性下降,排便困难、大便失禁和直肠孤立性溃疡等。直肠内脱垂是出口梗阻型便秘的最常见临床类型,31%～40%的排便异常患者排便造影检查可发现直肠内脱垂。

一、病因与发病机制

解剖因素,腹压增高,其他内痔或直肠息肉经常脱出,向下牵拉直肠黏膜,造成直肠黏膜脱垂。影像学及临床观察结果等均表明直肠内脱垂和直肠外脱垂的变化相似,手术所见盆腔组织器官变化基本相似;因此,多数学者认为两者是同一疾病的不同阶段,直肠外脱垂是直肠内脱垂进一步发展的结果。

二、临床表现

排便梗阻感、肛门坠胀、排便次数增多、排便不尽感,排便时直肠由肛门脱出,严重时不仅排便时脱出,在腹压增高时均可脱出,大便失禁、肛门瘙痒。黏液血便、腹痛、腹泻及相应的排尿障碍症状等。

三、辅助检查

(一)肛门直肠指检

指检时可触及直肠壶腹部黏膜折叠堆积、柔软光滑、上下移动,内脱垂的部分与肠壁之间可有环状沟。典型病例在直肠指检时让患者做排便动作,可触及套叠环。

(二)肛门镜检查

了解直肠黏膜是否存在炎症或孤立性溃疡及痔疮。

(三)结肠镜及钡餐

排除大肠肿瘤、炎症等其他器质性疾病。

(四)排粪造影

排粪造影是诊断直肠内脱垂的主要手段,可以明确内脱垂的类型是直肠黏膜脱垂还是全层脱垂;明确内脱垂的部位:是高位、中位、低位;并可显示黏膜脱垂的深度。排粪造影的典型表现是直肠壁向远侧肠腔脱垂,肠腔变窄,近侧直肠进入远端的直肠和肛管,而鞘部呈杯口状。并常伴有盆底下降、直肠前突和耻骨直肠肌痉挛等。典型的影像学改变:直肠前壁脱垂、直肠全环内脱垂、肛管内直肠脱垂。

(五)盆腔多重造影

能准确全面了解是否伴有复杂性盆底功能障碍及伴随盆底疝的直肠内脱垂。

(六)肌电图检查

肌电图是通过记录神经肌肉的生物电活动,从电生理角度来判断神经肌肉的功能变化,对判断括约肌、肛提肌的神经电活动情况有重要参考价值。

(七)直肠肛门测压

了解肛管的功能状态。

四、治疗要点

(一)非手术治疗

1.建立良好的排便习惯

让患者了解直肠脱垂发生、发展的原因,认识到过度用力排便会加重直肠脱垂和盆底肌肉神经的损伤。在排便困难时,应避免过度用力,避免排便时间过久。

2.提肛锻炼

直肠内脱垂多伴有盆底肌肉松弛,盆底下降,甚至阴部神经的牵拉损伤。坚持定期进行膝胸位下进行提肛锻炼,可增强盆底肌肉及肛门括约肌的力量。

3.饮食调节

多食富含纤维素的水果、蔬菜,多饮水,每天 2 000 mL 以上;必要时可口服润滑油或缓泻剂,使粪便软化易于排出。

(二)手术治疗

1.直肠黏膜下注射术

治疗部分脱垂的患者,按前后左右四点注射至直肠黏膜下,每点注药 1~2 mL。注射到直肠周围可治疗完全性脱垂,造成无菌炎症,使直肠固定。

2.脱垂黏膜切除术

对部分性黏膜脱垂患者,将脱出黏膜作切除缝合。

3.肛门环缩术

在肛门前后各切一小口,用血管钳在皮下绕肛门潜行分离,使两切口相通,置入金属线(或涤纶带)结成环状,使肛门容一指通过,以制止直肠脱垂。

4.直肠悬吊固定术

对重度的直肠完全性脱垂患者,经腹手术,游离直肠,用两条阔筋膜将直肠悬吊固定在骶骨岬筋膜上,抬高盆底,切除过长的乙状结肠。

5.脱垂肠管切除术

经会阴部切除直肠乙状结肠或经腹部游离直肠后,提高直肠,将直肠侧壁与骶骨骨膜固定,同时切除冗长的乙状结肠。

五、护理评估

(一)术前护理评估

(1)询问患者是否有慢性咳嗽、便秘、排便困难等腹压增高情况,既往是否有内痔或直肠息肉病史。

(2)了解排便情况,有无排便不尽感,排便时是否有肿物脱出,便后能否回纳。

(3)了解辅助检查结果及主要治疗方式。

(4)评估患者对疾病的病因、治疗和预防的认识水平,是否因疾病引起焦虑、不安等情绪。

(二)术后护理评估

(1)了解术中情况,包括手术、麻醉方式、术中用药、输血、出血等情况。

(2)了解患者的生命体征,伤口的渗血、出血情况,及早发现出血;了解术后排尿情况,及时处理尿潴留。

(3)了解血生化、血常规的检验结果。了解患者的饮食及排尿、排便情况。

(4)评估患者对术后饮食、活动、疾病预防的认知程度。

(5)对术后的肛门收缩训练是否配合,对术后的康复是否有信心,对出院后的继续肛门收缩训练是否清楚。

六、护理诊断

(一)急性疼痛

与直肠脱垂、排便梗阻有关。

(二)完整性受损

与肛周炎症、皮肤瘙痒等有关。

(三)潜在并发症

与出血、直肠脱垂有关。

(四)焦虑

与担心治疗效果有关。

七、护理措施

(一)术前护理措施

(1)观察患者排便情况,有无排便困难、排便不尽感,排便时是否有肿物脱出、便后能否回纳。

(2)是否有出血、肛门周围肿胀、疼痛、黏液、瘙痒,症状明显时,嘱其卧床休息,肛门局部给予热水坐浴,以减轻疼痛。

(3)鼓励患者进食高纤维的蔬菜、水果,如番薯叶、芹菜、韭菜、茼蒿及苹果、香蕉,主食以燕麦、麦皮、番薯等,以软化大便,缓解患者的排便困难。

(4)术前1天半流质饮食,术前晚进食流质,配合灌肠,以减少术后早期粪便排出。术前视手术和麻醉方式给予禁食禁饮。

(5)准备手术区域皮肤,保持肛门皮肤清洁。

(二)术后护理措施

(1)腰麻、硬膜外麻醉,术后需去枕平卧6小时,避免脑脊液从蛛网膜下腔针眼处漏出,致脑脊液压力降低引起头痛。监测脉搏、呼吸、血压至生命体征平稳。

(2)做好排便管理:术后给予轻泻软便药乳果糖或麻仁丸及纤维增加剂,使粪便松软,易于排出。排便后及时坐浴和换药,以保持肛门周围皮肤清洁。

(3)术后3~5天,指导患者肛门收缩训练。

八、护理评价

(1)能配合术前的饮食,灌肠,保证粪便的排出。

(2)能配合坐浴、换药,肛周皮肤清洁。

(3)能配合术后的饮食、盆底肌锻炼及肛门收缩训练技巧。

(4)掌握复诊指征。

九、健康教育

(1)饮食指导:术后1~2天少渣半流质饮食,之后正常饮食,忌辛辣刺激性食物如辣椒及烈性酒等,进食高纤维的蔬菜、水果,如番薯叶、芹菜、韭菜、茼蒿及苹果、香蕉,主食以燕麦、麦皮、番薯等为主,以软化大便,利于粪便排出。

(2)肛门伤口的清洁:每天排便后用1:5 000高锰酸钾溶液或温水坐浴,坐浴时应将局部创面全部浸入药液中,药液温度适中。

(3)改变如厕的不良习惯:如长时间蹲厕或阅读,减少排便努挣和腹压。

(4)肛门收缩训练:具体做法包括以下内容。戴手套,示指涂石蜡油,轻轻插入患者肛内,嘱患者收缩会阴、肛门肌肉,感觉肛门收缩强劲有力为正确有效的收缩,嘱患者每次持续30秒以上。患者掌握正确方法后,嘱每天上午、中午、下午、睡前各锻炼1次,每次连续缩肛100下,每下30秒以上,术后早期锻炼次数依据患者耐受情况而定,要坚持,不可间断,至术后3个月。

(5)如发现排便困难、排便有肿物脱出,应及时就诊。

(张　舒)

第六节　先天性直肠肛门畸形

先天性直肠肛门畸形是因胚胎期直肠肛门发育障碍而形成的各类消化道畸形,先天性直肠肛门畸形为该类畸形较常见的一种。本病的手术死亡率虽在 2% 以下,但术后并发症多,如肛门失禁,肛门狭窄、瘘管复发等。

一、临床特点

(一)症状体征

1.无瘘组

出生后正常肛门处封闭,其他部位无瘘口、无胎便排出,继之出现腹胀、呕吐。呕吐物早期为含胆汁样物,后为粪便样物。

(1)低位畸形:原肛门位有薄膜覆盖,哭闹时肛门处有冲击感。

(2)高位畸形:原肛门处皮肤略凹陷,色泽较深,哭闹时无冲击感。

(3)中间位畸形:介于低位畸形与高位畸形之间。

(4)直肠闭锁者:可见正常肛门口,但伸入 2～3 cm 即受阻不通。

2.有瘘组

正常肛门处闭锁,但可在会阴部、女性前庭或阴道(男性尿道)找到瘘口,有粪便排出。

(二)辅助检查

(1)X 线倒立侧位摄片:生后 12 小时后摄片检查充气的直肠盲端与闭锁肛门位置的间距来判别畸形类型。间距小于 2 cm 为低位畸形,2～4 cm 为中间型畸形,大于 4 cm 为高位畸形。另可用 P-C 线(耻骨联合上缘与骶尾关节的联合处连线)及 I 线(从坐骨下缘最低点作一与 P-C 线的平行线)作标志线,直肠盲端位于 P-C 线以上为高位畸形,I 线以下为低位,介于 P-C 线及 I 线之间为中间型,但其影响因素较多。

(2)瘘管造影可显示瘘管走向、长度及与直肠关系。

(3)阴道造影可了解直肠阴道瘘患儿的泄殖腔畸形与直肠阴道瘘的关系。

(4)排泄性膀胱尿道造影可显示直肠泌尿道瘘的走向、位置。

二、护理评估

(一)健康史

了解母亲妊娠史。询问患儿会阴部是否有瘘口和有无胎便排出。评估患儿有无合并其他畸形。

(二)症状、体征

评估腹胀程度及呕吐的次数,性质及量。有无脱水及电解质紊乱,检查原始肛门处位置及在阴部、女性前庭阴道、男性尿道有无瘘口,排尿时有无粪便排出。

(三)社会、心理

评估患儿家长对该疾病的认识程度及心理反应,有无自卑心理,对手术治疗有无信心、接受程度及家庭经济支持能力等。

(四)辅助检查

了解 X 线倒立侧位摄片结果,判断无肛位置的高低。

三、常见护理问题

(1)有窒息的危险与呕吐有关。

(2)舒适的改变:与肛门闭锁致腹胀、呕吐有关。

(3)营养失调:低于机体需要量,与营养供给不足、消化吸收功能减弱有关。

(4)体液不足与禁食、呕吐、胃肠减压有关。

(5)有感染的危险:与粪便污染伤口、患儿抵抗力低下有关。

(6)知识缺乏:缺乏康复期家庭护理知识。

四、护理措施

(一)术前

(1)注意保暖,维持体温恒定,必要时放入保温箱。

(2)评估腹胀情况,观察、记录呕吐的次数、量和性质,防止呕吐窒息。

(3)评估有无脱水症状,开放静脉通路,根据医嘱按时完成补液。

(4)给予禁食、胃肠减压,保持胃管引流通畅,并观察引流液的量和性质。

(5)观察外阴部有无胎便痕迹,并观察其粪便出口。

(6)做好禁食、备皮、皮试等术前准备。

(二)术后

(1)监测生命体征,保持呼吸道通畅,有缺氧症状时,予氧气吸入。

(2)麻醉清醒后取蛙式仰卧位或俯卧位,充分暴露肛门口,保持肛门口清洁,每天随时用生理盐水棉球或 PVP-I 棉球擦去肛门排出的粪便,观察肛门有无渗血红肿、脓性分泌物等感染症状,观察排便情况。

(3)注意保暖,维持体温正常,必要时入保温箱。

(4)评估腹胀情况,观察有无呕吐,观察肛门排气排便情况,保持胃肠减压通畅,观察引流液的量和性质。

(5)禁食期间,做好口腔护理,保证液体输入,及时纠正水电解质紊乱,根据医嘱予以清蛋白、血浆等支持疗法。

(6)留置导尿者,保持导尿管引流通畅,观察记录小便量,保持会阴部清洁。

(7)行肠造瘘者,注意观察肠管血液循环和排便情况,及时清除瘘口排出物,保持造瘘口周围皮肤清洁、干燥,造瘘口周围皮肤可涂以呋锌油、氧化锌粉等,保持腹部伤口的敷料清洁干燥。

(8)术后因切口瘢痕挛缩,可导致肛门不同程度狭窄,需定期扩肛,一般于手术后 2 周开始,术后 1~3 个月,每天一次,每次 5~10 分钟;术后 4~6 个月,每周 2~3 次,术后 7~12 个月每周 1 次,从小拇指开始,逐步到中指、示指扩肛,或用扩肛器,由细到粗。

(三)健康教育

(1)护理人员要热情向家长介绍疾病的性质,手术的必要性及预后,以排除家长顾虑,使其积极配合治疗。

(2)向家长讲解各项术前准备(胃肠减压、备皮、禁食、皮试、术前用药)的目的和注意事项,以取得家长的配合和理解。

(3)向家长说明术后扩肛的重要性,并指导家长掌握扩肛技术和注意事项。

五、出院指导

(一)饮食
向家长讲解母乳喂养的优点,提倡母乳喂养,按时添加辅食。

(二)造瘘口护理
注意观察造瘘口肠管的血液循环和排便情况,继续做好造瘘口周围皮肤的护理,保持清洁干燥。

(三)定期扩肛
指导并教会家长正确的扩肛方法,须强调必须坚持 1 年,不得随意中断,以保证扩肛效果。

(四)定时复查
根据医嘱,定期来院复查。

(张　舒)

第七节　直肠肛管周围脓肿

直肠肛管周围脓肿是指直肠肛管周围间隙内或其周围软组织内的急性化脓性感染,并发展成为脓肿。

一、病因

大多数直肠肛管周围脓肿源于肛腺感染,少数可继发于损伤、内痔、肛裂或痔疮药物注射治疗等,溃疡性结肠炎、Crohn 病及血液病患者易并发直肠肛管周围脓肿。

二、临床表现

(一)肛门周围脓肿
以肛门周围皮下脓肿最为常见,占 40％～48％,位置多表浅,以局部症状为主,全身感染症状不明显。疼痛、肿胀和局部压痛为主要表现。疼痛为持续跳动性,可因排便、局部受压、按摩或咳嗽而疼痛加剧,坐立不安,行动不便;早期局部红肿、发硬,压痛明显,脓肿形成后则波动明显,若自行穿破皮肤,则脓液排出。

(二)坐骨肛管间隙脓肿(坐骨直肠窝脓肿)
较多见,占 20％～25％,该间隙较大,因此形成的脓肿较大且深,全身感染症状明显,患者在发病初期就可出现寒战、发热、乏力、恶心等全身表现。早期局部症状不明显,之后出现持续性胀痛并逐渐发展为明显持续性跳痛,排便或行走时疼痛加剧;有的患者可出现排尿困难,里急后重,感染初期无明显局部体征,以后出现患处红肿,双臀不对称。

(三)骨盆直肠间隙脓肿(骨盆直肠窝脓肿)

较前两者少见,此处位置深、空隙大,因此全身感染症状严重而无明显局部表现,早期即出现持续高热、寒战、头痛、疲倦等全身中毒症状;局部症状为直肠坠胀感、便意不尽等,常伴排尿困难。会阴部多无异常体征,直肠指诊可在直肠壁上触及肿块隆起,有压痛及波动感。

(四)其他

肛管括约肌间隙脓肿、直肠后间隙脓肿、高位肌间脓肿、直肠壁内脓肿(黏膜下脓肿)。由于位置较深,局部症状多不明显,主要表现为会阴、直肠坠胀感,排便时疼痛加重,患者同时有不同程度的全身感染症状。直肠触诊可扪及疼痛性肿块。

三、治疗原则及要点

(一)非手术治疗

可应用抗生素治疗,控制感染;温水坐浴;局部理疗;为缓解患者排便时疼痛,可口服缓泻剂或液状石蜡促进排便。

(二)手术治疗

主要方法是脓肿切开引流。

(1)肛门周围脓肿:在局麻下,于波动最明显处作与肛门呈放射状切口,不必填塞以保证引流通畅。

(2)坐骨肛管间隙脓肿:在腰麻或骶管麻醉下,于压痛明显处,用粗针头先做穿刺,抽出脓液后,作一平行于肛缘的弧形切口,置管或放油纱条引流,切口距离肛缘要 3～5 cm,避免损伤括约肌。

(3)骨盆直肠间隙脓肿:在腰麻或全麻下,根据脓肿位置选择切开部位,脓肿向肠腔突出,手指于直肠内可触及波动,在肛镜下行相应部位直肠壁切开引流。

四、护理评估

(一)健康史

了解患者有无肛周软组织感染、内痔、损伤、肛裂、药物注射等病史,有无血液病、溃疡性结肠炎等。

(二)身体状况

1.局部

评估脓肿位置,局部有无肿胀和压痛,评估疼痛的性质,是否因排便、局部受压、按摩或咳嗽疼痛加剧,是否有肛周瘙痒、分泌物等肛窦炎或肛腺感染的临床表现;有无排尿困难。

2.全身

患者是否出现寒战、高热、头痛、乏力、食欲缺乏、恶心等全身表现。

(三)辅助检查

评估实验室检查结果,有无白细胞计数及中性粒细胞比例增高,MRI 检查明确脓肿与括约肌的关系,有无多发脓肿。

(四)心理-社会状况

由于疾病迁延不愈,甚至形成肛瘘,为患者的生活和工作带来不便,注意评估患者心理状态变化,有无因疾病产生的情绪变化,了解其家属对患者疾病的认识程度及支持情况。

五、护理措施

(一)休息与活动

术后24小时内,卧床休息,协助并指导患者在床上翻身、活动四肢。但不宜过早下床,以免伤口疼痛、出血,24小时后可适当下床活动。

(二)饮食护理

术后1~2天以无渣或少渣流质、半流质为主,如稀粥、面条等,以减少肠蠕动,促进切口愈合。鼓励患者多饮水,摄入有助于促进排便的食物。

(三)控制感染

(1)遵医嘱应用抗生素,脓肿切开引流者,密切观察引流液的色、量、性状并记录。

(2)定时冲洗脓腔,保持引流通畅。

(3)当脓液变稀且引流量小于50mL/d时,可考虑拔管。

(4)高热患者嘱其多饮水并给予物理降温。

(5)其他护理措施参见痔围术期护理

六、健康教育

(1)疾病相关知识:向患者讲解疾病的发病原因及相应的治疗及护理配合要点,鼓励患者养成良好的饮食及排便习惯,预防便秘;避免长时间久站或久坐;术后告知患者进行肛门括约肌舒缩运动,防止肛门括约肌松弛。

(2)直肠肛管周围脓肿主要是因肛窦腺感染引起,注意个人肛门卫生和生活习惯避免肛窦炎的发生。

(3)对未行一次性切开治疗的患者术后存在较高的肛瘘风险,一旦发生肛瘘应行二次肛瘘手术治疗。

(张 舒)

第八节 肛门失禁

肛门失禁又称大便失禁,是指因各种原因引起的肛门自制功能紊乱,以致不能随意控制排气和排便,不能辨认直肠内容物的物理性质,不能保持排便能力。它是多种复杂因素参与而引起的一种临床症状。据过外文献报道,大便失禁在老年人中的发生率高达1.5%,女性多于男性。

一、病因及发病机制

(一)先天异常

肛门闭锁、直肠发育不全、脊椎裂、脊髓膜突出等先天性疾病均可造成肛门失禁。

(二)解剖异常

医源性损伤、产科损伤(阴道分娩)、直肠肛管手术、骨盆骨折、肠道切除手术后、肛门撕裂、直肠脱垂、内痔脱出等。

(三)神经源性

各种精神及中枢、外周神经病变和直肠感觉功能改变如痴呆、脑动脉硬化、运动性共济失调、脑萎缩、精神发育迟缓;中风、脑肿瘤、脊柱损伤、多发性硬化、脊髓瘤;马尾损伤,多发性神经炎,肛门、直肠、盆腔及会阴部神经损伤、"延迟感知"综合征等疾患均能导致肛门失禁。

(四)平滑肌功能异常

放射性肠炎、炎症性肠病、直肠缺血、粪便嵌顿、糖尿病、儿童肛门失禁。

(五)骨骼肌疾患

重症肌无力、肌营养不良、硬皮病、多发性硬化等。

(六)其他

精神疾患、全身营养不良、躯体残疾、肠套叠、肠易激综合征、特发性甲状腺功能减退等。

二、临床表现

(一)症状特点

患者不能随意控制排便和排气。完全失禁时,粪便自然流出,污染内裤,睡眠时粪便排出污染被褥;肛门、会阴部经常潮湿,粪性皮炎、疼痛瘙痒、湿疹样改变。不完全失禁时,粪便干时无失禁,粪便稀时和腹泻时则不能控制。

(二)专科体征

1.视诊

(1)完全性失禁:视诊常见肛门张开呈圆形,或有畸形、缺损、瘢痕、肛门部排出粪便、肠液,肛门部皮肤可有湿疹样改变或粪性皮炎的发生。

(2)不完全失禁:肛门闭合不紧,腹泻时可在肛门部有粪便污染。

2.直肠指诊

肛门松弛,收缩肛管时括约肌及肛管直肠环收缩不明显和完全消失,如损伤引起,则肛门部可扪及瘢痕组织,不完全失禁时指诊可扪及括约肌收缩力减弱。

3.肛门镜检查

可观察肛管部有无畸形,肛管皮肤黏膜状态,肛门闭合情况。

三、辅助检查

(一)肛管直肠测压

可测定内、外括约肌及耻骨直肠肌有无异常。肛门直肠抑制反射,了解其他基础压、收缩压和直肠膨胀耐受容量。失禁患者肛管基础、收缩压降低,内括约肌反射松弛消失,直肠感觉膨胀耐受容量减少。

(二)肌电图测定

可测定括约肌功能范围,确定随意肌、不随意肌及其神经损伤恢复程度。

(三)肛管超声检查

应用肛管超声检查,能清晰显示出肛管直肠黏膜下层、内外括约肌及其周围组织结构,可协助诊断肛门失禁,观察有无括约肌受损。

四、治疗要点

(一)非手术治疗

1.提肛训练

通过提肛训练以改进外括约肌、耻骨直肠肌、肛提肌随意收缩能力,从而锻炼盆底功能。

2.电刺激治疗

常用于神经性肛门失禁。将刺激电极置于内、外括约肌和盆底肌,使之有规律收缩和感觉反馈,提高患者对大便的感受,增加直肠顺应性,调节局部反射,均可改善肛门功能。

3.生物反馈治疗

生物反馈治疗是一种有效的治疗肛门失禁的方法。生物反馈仪监测到肛周肌肉群的生物信号,并将信号以声音传递给患者,患者通过声音和图片高低形式显示进行模拟排便的动作,达到锻炼盆底肌功能的作用。生物反馈的优点是安全无痛,但需要医患双方的耐心和恒心。

(二)手术治疗

由于手术损伤或产后、外力暴力损伤括约肌致局部缺陷。先天性疾病、直肠癌术后肛管括约肌切除等则需要进行手术治疗,手术方式较多,根据情况选用。包括:肛管括约肌修补术、括约肌折叠术、肛管成形术等。

五、护理评估

(一)焦虑

与大便不受控制影响生活质量有关。

(二)自我形象紊乱

与大便失禁污染有关。

(三)粪性皮炎

与大便腐蚀肛周皮肤有关。

(四)睡眠形态紊乱

与大便失禁影响睡眠质量有关。

(五)疼痛

与术后伤口有关。

(六)潜在并发症

尿潴留、出血、伤口感染。

六、护理措施

(一)焦虑护理

(1)术前患者心理护理:与患者及家属进行沟通,向患者及家属讲解所患疾病发生的原因、治疗方法、护理要点、影响手术效果的因素、可能出现的并发症和不适,使其对肛门失禁有正确的认识,积极配合手术治疗,对术后出现的并发症有心理准备。

(2)术后做好家属宣教使其亲人陪护在身边,使患者有安全感。向患者讲解手术的过程顺利使其放心,护士在护理过程中以耐心、细心的优质服务理念贯穿整个护理工作中让患者感到安心。

(二)自我形象紊乱的护理

护士做好患者基础护理,保持肛周及会阴清洁。及时协助患者更换衣裤及病床。护理操作过程中注意保护患者隐私。

(三)粪性皮炎护理

(1)一旦患者发生粪性皮炎护士应指导患者正确清洗肛周的方法。

(2)及时更换被粪便污染的衣裤。

(3)保持肛周、会阴局部清洁干燥。需要在护理粪性皮炎时同压疮做好鉴别。

(四)睡眠形态紊乱护理

病房保持安静,定时通风,鼓励患者养成良好的睡眠习惯。向患者及家属做好沟通,使其放松心情,评估影响患者睡眠的因素,帮助其排除,并讲解良好的睡眠质量对术后恢复的重要性。

(五)疼痛护理

术后建立疼痛评分表,根据评分值采取相应的护理措施,必要时常规使用镇痛泵。给予患者心理疗法,让其分散注意力,以缓解疼痛。

(六)并发症的护理

1.尿潴留

嘱患者小便时可听流水声、热敷小腹诱导排便。

2.出血

严密观察患者伤口敷料是否有渗血渗液;严密观察患者的生命体征、脉搏、心率、呼吸、神志、体温;观察患者排便时有无带血,嘱患者勿用力排便,以免引起伤口出血。如患者伤口敷料有鲜红色血液渗出,应立即通知医师并协助医师进行止血甚至抢救处理。

3.伤口感染

每天给予伤口换药,严密观察患伤口愈合情况及有无发热等症状。

七、护理评价

患者围术期细致的护理不仅是提高患者满意度,也是提高手术成功的重要保障,通过相应的护理措施可促进患者早日康复,在治疗护理过程中,心理护理尤为重要,可帮助患者及家属减轻心理负担,减少和消除患者术后不必要的并发症,提高患者的生活质量,使患者早日回归社会。

八、健康教育

(1)嘱患者清淡饮食避免刺激辛辣等食物。

(2)指导患者正确的提肛运动。

(3)向患者讲解扩肛的目的、方法、注意事项。

(4)以多种形式的健康教育指导患者包括口头讲解、书面法、操作示范等,使患者充分掌握自我观察和自我调护的方法。

(5)对出院患者进行出院指导,并讲解随访时间,定期随访。

(6)告知患者适当活动,不可进行剧烈运动,保持肛周局部清洁干燥。

(张 舒)

第九节 肛 裂

肛裂是指齿状线以下肛管皮肤层裂伤后形成的经久不愈的缺血性溃疡,多见于青、中年人。

一、病因

病因尚不清楚,可能与多种因素有关,但大多数肛裂形成的直接原因是长期便秘、粪便干结引起排便时机械性损伤。

二、临床表现

患者多有长期便秘史,临床典型表现为疼痛、便秘和出血。

(一)疼痛

为主要症状,一般较剧烈,有典型的周期性。由于排便时干硬粪便刺激裂口内神经末梢,肛门出现烧灼样或刀割样疼痛;便后数分钟可缓解;随后因肛门括约肌反射性痉挛,再次发生疼痛,时间较长,常持续半小时至数小时,直到括约肌疲劳、松弛后,疼痛缓解。

(二)便秘

肛裂形成后患者往往因惧怕疼痛而不愿排便,故而加重便秘,粪便更加干结,便秘又加重肛裂,形成恶性循环。

(三)出血

由于排便时粪便擦伤溃疡面或撑开肛管撕拉裂口,故创面常有少量出血,鲜血可见于粪便表面、便纸上或排便过程中滴出,大量出血少见。

三、治疗原则及要点

软化大便,保持大便通畅;解除肛门括约肌痉挛,缓解疼痛,促进局部创面愈合。

(一)非手术治疗

1.服用通便药物

口服缓泻剂或液状石蜡,润滑干硬的粪便;增加饮水和多纤维食物。

2.局部坐浴

排便后用1:5 000高锰酸钾温水坐浴;保持局部清洁,改善局部血液循环,解除括约肌痉挛及其所致疼痛,促进炎症吸收消散。

3.扩肛疗法

局部麻醉后,用示指和中指循序渐进、持续地扩张肛管,使括约肌松弛、疼痛消失,创面扩大,促进溃疡愈合,但此法复发率高,可并发出血、肛周脓肿等。

(二)手术治疗

适用于经久不愈,经非手术治疗无效的且症状较重的陈旧性肛裂。

1.肛裂切除术

切除全部增殖的肛裂边缘及其周边纤维化组织、前哨痔及肥大乳头,术后创面敞开引流,保持引流畅通,更换敷料直至创面愈合。

2.肛管内括约肌切断术

肛管内括约肌为环形的不随意肌,其痉挛收缩是导致肛裂患者疼痛的主要原因。手术分离内括约肌后,予以部分切断,同时切除肥大乳头和前哨痔;肛裂在数周后可自行愈合。

四、护理评估

(一)健康史

患者是否常有长期便秘史,个人饮食习惯,有无家族史、既往史、过敏史。

(二)身体状况

评估肛裂的部位及外观,有无出血、水肿,询问患者疼痛情况。

(三)心理-社会状况

由于疼痛和便血,给患者带来痛苦和不适,而产生焦虑和恐惧心理。

五、护理措施

(一)一般护理

1.有效缓解疼痛

(1)保持肛门卫生:便后用 1:5 000 高锰酸钾温水坐浴,水温 40～46 ℃,每天 2～3 次,每次 20～30 分钟,松弛肛门括约肌,改善局部血液循环,缓解疼痛,促进愈合。

(2)镇痛:疼痛明显者,可遵医嘱给予应用镇痛药物,如肌内注射吗啡等。

2.保持大便通畅

(1)养成良好排便习惯:长期便秘是引起肛裂的最主要病因,指导患者养成每天定时排便的习惯,进行适当的户外锻炼。

(2)服用缓泻剂:如液状石蜡,也可选用中药大黄、蜂蜜、番泻叶等泡茶饮用,以润滑、松软大便并有利排便。

(二)饮食护理

多饮水;增加膳食中新鲜蔬菜、水果及粗纤维食物的摄入,少量或忌食辛辣和刺激饮食,以促进胃肠蠕动,防止便秘。

(三)手术治疗的护理

1.术前准备

术前 3 天少渣饮食,术前 1 天流食,术日前晚灌肠,尽量避免术后 3 天内排便,有利于切口愈合。

2.术后护理

保持创面清洁,定时更换敷料;注意观察切口局部情况,有无出血、感染及脓肿形成。

(四)并发症的预防及处理

1.切口出血

多发生于术后 1～7 天,原因多为术后便秘、剧烈咳嗽等,一旦发生切口大量渗血,紧急压迫止血并报告医师。

2.排便失禁

多因术中不慎切断肛管直肠环所致,若仅为肛门括约肌松弛,可于术后 3 天指导患者进行提肛运动。

3.肛门狭窄

术后 5～10 天内可用示指扩肛,每天一次。

六、健康教育

(一)疾病相关知识

向患者讲解疾病的发病原因及相应的治疗及护理配合要点,鼓励患者积极配合治疗;鼓励患者养成良好的饮食及排便习惯,预防便秘。

(二)出院后监测

患者出院后,注意观察有无感染、肛门狭窄或肛裂复发等,如有异常及时就诊。

（张　舒）

第十节　肛　瘘

一、概述

肛瘘是肛管或直肠与肛周皮肤相通的肉芽肿性通道,由内口、瘘管、外口三部分组成。内口常位于齿线附近,多为一个;外口在肛周皮肤上,可为一个或多个。

经久不愈或间歇性反复发作为其特点,是常见的直肠肛管疾病之一,多见于青壮年男性,可能与男性性激素靶器官之一的皮脂腺分泌旺盛相关。

(一)病因和发病机制

大部分肛瘘多因肛窦肛腺化脓性感染扩散形成直肠肛管周围脓肿,内口为感染源入口,多在齿状线上的肛窦处,外口为脓肿自行破溃或切开引流处,位于肛周皮肤上,内口与外口之间的管道为瘘管。

由于外口生长较快,脓肿常假性愈合,导致反复发作破溃或切开,形成多个外口和瘘管,使单纯性肛瘘成为复杂性肛瘘。恶性肿瘤、溃疡性结肠炎、结核、肛管外伤感染也可引起肛瘘,但较为少见。

(二)肛瘘的分类

1.按瘘管位置高低分类

(1)低位肛瘘:瘘管位于外括约肌深部以下,可分为低位单纯性肛瘘(一个瘘管)和低位复杂性肛瘘(多个瘘口和瘘管)。

(2)高位肛瘘:瘘管位于外括约肌深部以上,可分为高位单纯性肛瘘(一个瘘管)和高位复杂性肛瘘(多个瘘口和瘘管)。

2.按瘘管与括约肌的关系分类(Parks 分类)

(1)括约肌间肛瘘(图 5-3):为肛管周围脓肿导致瘘管只穿过内括约肌,是肛管周围脓肿的后遗症。外口常只有一个,距肛缘较近,为 3～5 cm,约占肛瘘的 70%。

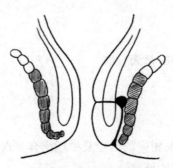

图 5-3　括约肌间肛瘘

(2)经括约肌肛瘘(图 5-4):为坐骨直肠窝脓肿的后遗症。瘘管穿过内括约肌、外括约肌浅部和深部之间,外口常有数个,并有支管互相沟通,外口距肛缘较远,约 5 cm,约占肛瘘的 25%。

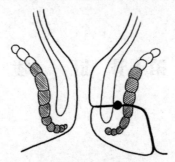

图 5-4　经括约肌肛瘘

(3)括约肌上肛瘘(图 5-5):瘘管向上穿过肛提肌,然后向下至坐骨直肠窝而穿透皮肤。瘘管累及肛管直肠环,故治疗较困难,约占肛瘘的 4%。

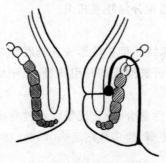

图 5-5　括约肌上肛瘘

(4)括约肌外肛瘘(图 5-6):最少见,为骨盆直肠间隙脓肿合并坐骨直肠窝脓肿的后果。瘘管穿过肛提肌,直接与直肠相通,仅占肛瘘的 1%。

(三)临床表现

肛瘘常有肛周脓肿自行破溃或者切开排脓病史,伤口反复不愈,形成肛瘘外口。以外口流出少量脓性、血性、黏液性分泌物为主要症状。当外口愈合,瘘管中蓄积脓液有脓肿形成时,可感到明显疼痛,同时可伴有寒战、发热、乏力等全身感染症状,脓肿穿破或切开引流后,症状即可缓解。

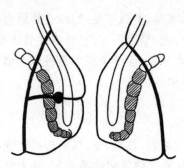

图 5-6　括约肌外肛瘘

上述症状反复发作是肛瘘的临床特点。确定内口的位置对肛瘘诊断有重要意义。直肠指诊时触及内口有轻度压痛,有时可扪及硬结样内口及条索样瘘管。肛门镜检时可发现内口,切勿使用硬质探针自外口向内探查瘘管,易造成假性通道,应选用软质探针。经直肠腔内超声可以区分肛瘘与周围组织的关系,能分辨多数瘘管内、外口的位置。

(四)治疗

肛瘘很难自愈,易反复发作并形成直肠肛管周围脓肿,因此,大多数需手术治疗。治疗原则为将瘘管彻底切开,形成开放的创面,充分引流促进其愈合。手术操作关键则是尽量避免肛管括约肌损伤,防止肛门失禁,同时,避免肛瘘的复发。

1.瘘管切开术

将瘘管全部切开,靠肉芽组织填充伤口使其愈合,适用于低位肛瘘。

2.挂线疗法

利用橡皮筋或者有腐蚀作用的药线机械性压迫,缓慢切开肛瘘的方法。适用于距肛缘 3~5 cm内,有内、外口的低位单纯性肛瘘或者是高位单纯性肛瘘,亦或作为复杂性肛瘘切开、切除辅助治疗。其最大优点是不会造成肛门失禁同时能引流瘘管,排出瘘管内渗液,防止急性感染发生。

此法操作简单、出血量少、能充分引流、换药方便。

3.肛瘘切除术

切开瘘管并将瘘管壁全部切除至新鲜健康组织,创面不予缝合;若创面较大,可部分缝合,部分敞开引流,使创面由内向外生长至痊愈,此法适用于低位单纯性肛瘘。

二、护理措施

(一)肛瘘伤口评估

1.局部评估

(1)准确记录肛瘘的类型、位置、大小和深度。

(2)观察伤口渗液的颜色、性质、量、气味。

(3)记录瘘管的内、外开口数。

(4)保护肛周皮肤完整性。

2.全身评估

(1)疼痛:肛周神经丰富、敏感,换药时患者均不同程度紧张,疼痛感使其不自觉躲闪,创面基底部显露不良,影响伤口的观察处理。

（2）感染：注意患者有无乏力、嗜睡、不适等症状，以及外周血白细胞、中性粒细胞数增多。

（3）活动能力受限：肛瘘术后行走、坐卧不方便，影响社交活动。

（4）心理社会因素：伤口愈合周期长，经济负担加重导致患者心理焦虑、抑郁，伤口分泌物恶臭使患者容易沮丧，间接影响伤口愈合。

（二）肛瘘伤口护理

1.清洗伤口

（1）清洗液的选择：根据渗液的颜色、性质、量、气味选择清洗液。瘘管脓液多伴有异味，可用3％过氧化氢或碘溶液。过氧化氢是一种氧化性消毒剂，遇有机物，分解释放出新生氧，起到杀菌、除臭、去污、止血的作用，可有效控制瘘管的感染和伤口的异味。碘溶液具有广谱杀菌作用，可杀灭细菌繁殖体、芽孢、真菌，减少伤口中菌落数量。使用过氧化氢或碘溶液冲洗过的伤口，均须再用生理盐水冲洗干净，避免消毒液刺激，给伤口提供良好的生长环境。当伤口感染控制无异味时，直接选用生理盐水清洗伤口。

（2）清洗方法：正确的清洗方法有助于伤口的生长，同时便于操作者观察伤口。瘘管的清洗选择冲洗法更为合适。用20～50mL注射器连接去针头的头皮针或10～14号吸痰管冲洗瘘管，冲洗至瘘管流出的液体清澈时视为洗净。

2.敷料的选择

（1）炎症期：以溶解坏死组织控制感染为主要目的。溶解坏死组织可选择自溶性清创，将水凝胶覆盖于伤口，如需将其注入瘘管，可先把水凝胶挤入10mL注射器，再将注射器乳头对准瘘口挤入瘘管中。

瘘管中坏死组织松动可用刮匙搔刮，逐次清除，创面上松动的坏死组织可选择锐器清创，将坏死组织直接剔除。控制感染选择杀菌类或抑菌类敷料。如亲水纤维银、藻酸盐银、纳米晶体银均能有效杀菌控制感染吸收渗液；磺胺嘧啶银脂质水胶体既能杀菌又能充分引流；高渗盐敷料能抑制细菌的生长还能溶解坏死组织有效引流。

当然，一些传统敷料也有较好的治疗效果，如碘仿纱条，它对厌氧球菌、真杆菌和产气夹膜杆菌有很好的抑菌效果，用在肛瘘伤口中也能引流并抑制细菌生长。炎症期由于渗液量大，敷料更换频率较高，以每天1次为宜，每次换药前嘱患者先排便而后再做伤口处理。

（2）增生期：以促进肉芽生长为主，保持伤口的湿润，渗液平衡即可。可选择藻酸盐、亲水纤维、水胶体糊剂覆盖伤口。

新鲜肉芽在湿润的环境中能快速生长，偶尔有过长或水肿，可选择高渗盐敷料覆盖伤口，去除肉芽中多余的水分，也可用95％硝酸银烧灼过长和水肿的肉芽，上述两种方法无效时可直接锐器剔除过长或水肿的肉芽，操作前应充分和患者沟通，注意患者对疼痛的耐受能力，此期更换敷料频率为1～2天更换1次。

（3）成熟期：帮助上皮快速移行。可选择泡沫敷料、脂质水胶体和油纱类敷料，这些敷料可以有效地促进上皮的爬行，防止伤口和周围皮肤的损伤，减少患者的疼痛。此期可以用水胶体或泡沫敷料密闭伤口，让伤口保持低氧恒温状态，加速上皮生长。更换敷料为3～5天更换1次。

（三）健康指导

1.保持排便通畅

患者术后伤口疼痛惧怕排便，嘱患者在饮食中增加蔬菜、酸奶、水果及富含粗纤维食品，养成定时排便的习惯，防止便秘，排便时不要过度用力、久蹲，以免引起切口疼痛和出血。

2.加强肛周护理

患者养成定时排便的习惯,便后用清水或湿巾清洗肛门和肛周皮肤,女性患者月经期间,可选择卫生棉条。

3.疼痛

肛门、肛管周围神经丰富,肛瘘手术后创面过大,挂线太紧,创面敷料填塞过多过紧,导致术后疼痛较多见。与患者积极沟通,鼓励患者,分散其注意力,选择舒适的体位来缓解不适,必要时使用镇痛药物。

4.活动能力受限

肛瘘患者因伤口部位特殊,行走运动受限,加之渗液及伤口分泌物异味较重,影响患者的正常社交。患者应注意选择舒适宽松的衣物,污染的衣物及时更换。

5.营养支持

加强营养,保持饮食营养丰富,嘱患者忌食辛辣刺激性食物,多食纤维素较多的食物,禁烟酒。

6.心理支持

肛瘘治疗周期长,反复发作,患者焦虑紧张。护理人员详细向患者介绍肛瘘的有关知识,应根据不同患者心理变化,进行细致的思想工作。讲解成功病例,从而消除焦虑心理,增强治疗信心。

（张　舒）

第十一节　痔

痔是肛肠疾病当中最常见的一种。痔随年龄增长,发病逐渐增高。

一、病因

(一)肛垫下移学说
人体在肛管的黏膜下有一层肛垫,有闭合肛管和节制排便的作用。肛垫充血、下移而形成痔。

(二)静脉曲张学说
认为直肠下静脉丛扩张淤血是痔形成的原因。

痔的诱发因素还有便秘、长期饮酒、进食刺激性食物及久坐久立。

二、分类及临床表现

(一)内痔
出血、脱出。

(二)外痔
肛门不适、潮湿不洁、瘙痒。

(三)混合痔

兼有内痔、外痔表现。

三、肛管检查方法

(一)肛门视诊

观察肛门处有无血、外痔、疣状物、溃疡等。

(二)直肠指诊

有无硬结、触痛、出血。

(三)肛门镜检查

了解直肠、肛管内情况。

四、处理原则及治疗要点

(一)手术治疗

(1)肛门成形术。

(2)吻合器痔上黏膜环切术(PPH)。

(3)血栓外痔剥离术。

(二)非手术治疗

(1)一般疗法:温盐水坐浴,局部热敷,保持排便通畅。

(2)注射疗法。

(3)胶圈套扎疗法。

(4)多普勒超声引导下痔动脉结扎术。

五、护理评估

(一)术前评估

1.健康史

了解患者发病前有无久站久坐、饮食不当、过劳、妊娠等诱因。

2.身体状况

(1)排便情况:询问患者有无便秘、便血;便血的时间及便血量。

(2)肛门皮肤颜色:异常时出现红色或出现暗红色。

(3)肛门情况:取蹲位并用力后,是否有痔、息肉从肛门脱出。

3.心理状态与认知能力

了解和评估患者的心理状态,了解患者和家属在围术期认知能力。

(二)术后评估

1.手术情况

麻醉、手术方式、用药等情况。

2.身体情况

监测生命体征、意识状态、体位、尿量等。观察肛周切口包扎情况,敷料渗出情况。

3.心理状态与认知程度

是否有紧张、焦虑的心理状态,对术后恢复是否配合,远期治疗是否有信心等。

六、护理措施

(一)术前护理

(1)戒烟、戒酒、预防感冒,女性月经期给予预告。

(2)向患者及家属讲解各项检查及处置意义,减少其对手术的顾虑及害怕的心理,取得配合。术前嘱患者禁食、禁水,取下手表、义齿、饰品等,更换清洁病服。

(3)教会患者疼痛评分方法,练习床上排尿、便。

(4)肠道准备:术前日进少渣饮食,术前晚口服泻药,术前排空大便,必要的时候灌肠。

(二)术后护理

1.活动

根据不同麻醉选择适当卧位,术后 6～8 小时待生命体征平稳后采取自由体位。可适当下床活动,不可久站或久坐。

2.饮食

手术当天及术后第 1 天禁食,术后第 2 天进食流食,在正常情况下第 3～4 天可进普食。

3.控制排便

术后早期由于肛管压迫会使患者产生肛门下坠感或便意,术后 3 天内尽量控制排便,促进伤口愈合,术后第 4 天应保持排便通畅,必要时可口服缓泻剂。

4.疼痛

判断疼痛原因、给予相应处理,遵医嘱按时应用镇痛药,必要时加用阿片类药物或去除肛管。

(三)并发症观察护理

1.尿潴留

与手术、麻醉刺激、疼痛等原因有关。嘱患者 4～6 小时排尿一次,必要时可给予留置尿管。

2.出血

(1)观察切口敷料渗血情况、肛管脱出情况及时间。

(2)术后保持排便通畅。

(3)必要时遵医嘱应用止血药物预防出血。

(4)发生出血时立即通知医师,进行肛管压迫止血。

3.切口感染

(1)换药时观察患者切口愈合情况、防止切口感染。

(2)遵医嘱使用抗生素以控制感染。

(3)温盐水坐浴,控制温度 36～46 ℃,早晚各一次,每次 10～15 分钟,保持肛门周围皮肤清洁干燥。

4.肛门狭窄

术后观察患者有无排便困难及粪便变细,如发生狭窄及早行扩肛治疗。

七、健康教育

(一)术后指导

(1)术后可早期离床活动,术后第 3 天后应保持排便通畅,进食粗纤维、易消化食物,早晚进餐后可口服缓泻剂。

(2)便后按时坐浴,保持肛门清洁,用丁字带固定切口敷料,避免脱落,如有污染,及时更换,防止切口感染。

(3)为患者做好疼痛知识的宣教,按时镇痛,排便或者换药前30分钟可以口服镇痛的药物。

(二)出院指导

(1)多食膳食纤维、保持良好排便习惯。

(2)避免久坐、久站,避免剧烈运动。

(3)每天温盐水坐浴、保持局部清洁。

(4)适当进行体育锻炼及提肛运动(收缩肛门,每天50～100次)。

(5)定期复查。

(张　舒)

第十二节　下肢静脉曲张

一、疾病概述

(一)概念

下肢静脉曲张(LEVV)也称为下肢浅静脉瓣膜功能不全,是一种常见疾病,多见于从事持久体力劳动、站立工作的人员或怀孕妇女。青年时期即可发病,但一般以中、壮年发病率最高。我国15岁以上人群发病率约为8.6%,45岁以上人群发病率为16.4%。国际上报道中一般人的发病率为20%,女性较男性高。在工业化国家的发病率远高于发展中国家,据Beaglehole统计,其患病率在南威尔士为53%,热带非洲则为0.1%。而随着经济的发展,我国的发病率有上升的趋势。

静脉曲张对患者生活质量的影响类似于其他常见的慢性疾病如关节炎、糖尿病和心血管疾病,在法国和比利时,该病治疗的总成本占社会医疗总成本的2.5%。TenBrook在2004年报道中称,美国每年因此产生的医疗费用达数十亿。

下肢静脉曲张可分为单纯性和继发性两类,前者是指大隐静脉瓣膜关闭不全所致,而后者指继发于下肢深静脉瓣膜功能不全(DVI)或下肢深静脉血栓形成后综合征所致。

(二)相关的病理生理

下肢静脉曲张的主要血流动力学改变是主干静脉和皮肤毛细血管压力升高。主干静脉高压导致浅静脉扩张;皮肤毛细血管压力升高造成皮肤微循环障碍、毛细血管通透性增加,血液中的大分子物质渗入组织间隙并聚集、沉积在毛细血管周围,形成阻碍皮肤和皮下组织细胞摄取氧气和营养的屏障,导致皮肤色素沉着、纤维化、皮下脂肪硬化和皮肤萎缩,最后形成溃疡。

当大隐静脉瓣膜遭到破坏而关闭不全后,可影响远侧和交通瓣膜,甚至通过属支而影响小隐静脉。静脉瓣膜和静脉壁距离心脏愈远、强度愈差,承受的压力却愈高。因此,下肢静脉曲张后期的进展要比初期迅速,曲张的静脉在小腿部远比大腿部明显。

(三)病因与诱因

其病因较为复杂,常见的原因包括静脉壁薄弱或先天性瓣膜缺如、K-T综合征、基因遗传、浅静脉压力升高等,下腔静脉阻塞等是造成该病的主要原因。

静脉壁软弱、静脉瓣膜缺陷及浅静脉内压力持续升高是引起浅静脉曲张的主要原因。静脉瓣膜功能不全是一种常见情况,约 30% 的下肢静脉曲张患者是由下肢静脉瓣膜功能不全引起。相关因素有以下几种。

1.先天因素

静脉瓣膜缺陷和静脉壁薄弱是全身支持组织薄弱的一种表现,与遗传因素有关。有些患者下肢静脉瓣膜稀少,有的甚至完全缺如,造成静脉血逆流。

2.后天因素

增加下肢血柱重力和循环血量超负荷是造成下肢静脉曲张的后天因素。任何增加血柱重力的因素,如长期站立、重体力劳动、妊娠、慢性咳嗽、习惯性便秘等,都可使静脉瓣膜承受过度的压力,逐渐松弛而关闭不全。循环血量经常超过负荷,造成压力升高,静脉扩张可导致瓣膜相对性关闭不全。

(四)临床表现

下肢浅静脉扩张迂曲,站立时患者酸胀不适和疼痛,行走或平卧位时消失。病程进展到后期,下肢皮肤因血液循环不畅而发生营养障碍,出现皮肤萎缩、脱屑、瘙痒、色素沉着、皮肤和皮下组织硬结,甚至湿疹和溃疡形成,尤其是足背、踝部、小腿下段,严重时或外伤后皮肤溃烂,经久不愈。

(五)辅助检查

1.特殊检查

(1)大隐静脉瓣膜功能试验:患者平卧,抬高下肢排空静脉,在大腿根部扎止血带阻断大隐静脉,然后让患者倒立,10 秒内放开止血带,若出现自上而下的静脉充盈,提示瓣膜功能不全。若未放开止血带前,止血带下方的静脉在 30 秒内已充盈,则表明交通静脉瓣膜关闭不全。根据同样原理在腘窝部扎止血带,可检测小隐静脉瓣膜的功能。

(2)深静脉通畅试验:用止血带阻断大腿浅静脉主干,嘱患者连续用力踢腿或做下蹲活动 10 余次,随着小腿肌泵收缩迫使浅静脉向深静脉回流而排空。若在活动后浅静脉曲张更为明显、张力增高,甚至出现胀痛,提示深静脉不通畅。

(3)交通静脉瓣膜功能试验:患者仰卧,抬高下肢,在大腿根部扎上止血带,然后从足趾向上至腘窝第一根弹力绷带,再自止血带处向下,缠绕第二根弹力绷带,如果在第 2 根绷带之间的间隙出现静脉曲张,即意味着该处有功能不全的交通静脉。

2.影像学检查

(1)下肢静脉造影:下肢静脉造影被认为是诊断下肢静脉疾病的金标准,但是一种有创伤性的检查方法,可伴有穿刺部位血肿、远端血管栓塞、下肢缺血加重等并发症,对碘过敏试验阳性患者、孕妇、肾功能损害及行动不便者无法进行。目前无创检查技术已应用于临床,且在一定程度上有取代静脉造影的趋势。

(2)彩色多普勒超声血管成像(CDFI):此检查无创、安全、无禁忌证,而且成像直观、清晰、易于识别、结果准确,特别对于微小的和局部病变的动态观察,如瓣膜的活动、功能状态、血栓形成等更优于 X 线造影。

(3)磁共振血管造影(MRA):近年来 MRA 技术发展迅速,作为无创性检查方法已逐渐受到人们重视。MRA 除无创外,尚可清晰显示动脉、静脉的走向及管径,其诊断的敏感性和特异性均较 X 线造影高。

(六)主要治疗原则

目前,对下肢静脉曲张的治疗方法包括保守疗法和外科干预。静脉手术的目的是缓解症状和预防并发症的发生。治疗静脉曲张是否成功取决于消除静脉的反流和功能不全。保守治疗适合于病变轻微、妊娠期及极度体弱的患者,主要是抬高患肢休息或穿着医用型弹力袜。对于单纯性静脉曲张,传统的外科治疗是大隐静脉高位结扎和剥脱术,这已经成为治疗该病的金标准。其他的方法还包括硬化剂注射疗法(CTS)、超声引导下泡沫硬化治疗法(UGFS)、射频消融(RFA)和激光治疗(EVLT)等。

二、护理评估

(一)术前评估

1.一般评估

(1)生命体征:术前评估患者的生命体征(T、R、P、BP)。

(2)患者主诉:询问患者是否存在长时间站立后小腿感觉沉重、酸胀、乏力和疼痛。

(3)相关记录:生命体征、皮肤情况。

(4)病史:如外科手术、内科疾病、药物服用等。

(5)诊断:如血管检查、实验室检查、放射性诊断。

(6)身体状况:活动性、下肢活动能力。

(7)营养状况:如肥胖。

(8)知识水平:有关下肢静脉曲张的形成及自我护理注意事项。

2.身体评估

(1)视诊:双下肢皮肤有无皮肤萎缩、紧绷、脱屑、瘙痒、色素沉着、皮肤溃疡,有无静脉明显隆起、蜿蜒成团。

(2)触诊:双下肢皮肤有无肿胀,皮肤有无硬实,皮温,检查足背动脉、胫后动脉的搏动情况。

3.心理-社会状况

患者的适应能力、经济状况、家庭支持、社交活动、个人卫生、运动量、酒癖、烟癖、药物癖等。

4.辅助检查阳性结果评估

隐静脉瓣膜功能试验阳性,出现自上而下的静脉逆向充盈,如在止血带未放开前,止血带下方的静脉在 30 秒内已充盈,则表明有交通静脉瓣膜关闭不全。

深静脉通畅试验阳性,活动后浅静脉曲张更为明显,张力增高,甚至有胀痛,则表明深静脉不畅。

5.根据 CEAP 分级对下肢静脉曲张肢体进行临床分级

0级,无可见或可触及的静脉疾病体征。

1级,有毛细血管扩张、网状静脉、踝部潮红。

2级,有静脉曲张。

3级,有水肿但没有静脉疾病引起的皮肤改变。

4级,有静脉疾病引起的皮肤改变,如色素沉着、静脉湿疹及皮肤硬化。

5级,有静脉疾病引起的皮肤改变和已愈合的溃疡。

6级,有静脉疾病引起的皮肤改变和正在发作的溃疡。

6.足踝指数评估(ABI)

测量患者休息时肱动脉压及足踝动脉压,足踝动脉压、肱动脉压,然后计算出指数。此方法被用作压力绷带或压力袜的一个指引,而并非诊断患者是否有原发性静脉或动脉血管病变。

(1)测量患者 ABI 用物:手提多普勒、传导性啫喱膏、血压计。

(2)测量 ABI 的操作步骤:向患者解释步骤;患者需平卧休息 10～20 分钟;置袖带于上臂,触摸肱动脉搏动;置传导性啫喱膏;开启多普勒超声,置探子 45°～60°,听取血流声音;加压于血压计直至声音消失;慢慢减压于血压计直至声音重现;记录此读数;重复此步骤于另一臂记录读数;采用较高的读数作为肱动脉压;置袖带于足踝之上;置探子于胫后动脉或足背动脉,重复以上步骤并记录读数;计算 ABI(足踝动脉压或肱动脉压)。

(3)ABI 值指引,见表 5-1。

表 5-1　ABI 值指引

ABI	临床解释	压力疗法
≥1	正常	可以安全使用压力疗法
≥0.8	可能有轻微动脉血管问题	征询医师意见才可使用压力疗法
<0.8	有动脉血管病变	不建议使用压力疗法
<0.5	有严重动脉血管病变	不可使用压力疗法

注:若 ABI 低于 0.8,应转介血管外科做进一步检查及治疗;如 ABI 太高,>1.3,可能由于动脉血管硬化所致,要再做进一步检查,不可贸然做压力疗法

(4)测量 ABI 注意点:若怀疑患者有深静脉血栓形成,不可做此检查,因为会增加患者疼痛及可能会使血栓脱离移位。患者一定要平卧以减少因流体静力压所致的误差,但有些患者因呼吸困难或关节炎而不能平卧,则应该记录下来,以便在下一次测量时做比较。血压计袖带尺寸一定要适中,若袖带太细,便不能令动脉血管完全压缩,从而导致 ABI 值增高。探子角度:45°～60°,不可将探子用力向下压,否则血管会因受压而影响血液流动,以至于难以听取声音。足部冰冷会影响血液流动,可先用衣物覆盖保暖。ABI 的读数与患者本身血压有重要关系,若患者有高血压病史,ABI 的读数会低,相反,读数会高。

7.下肢静脉曲张弹力袜治疗效果评估

压力疗法的基本概念是足踝压力高于膝部压力,故此静脉血液便可由小腿推进至心脏。一般认为足踝压力要达到 5.3 kPa(40 mmHg)才可有效减低静脉高压。压力疗法有不同方式,包括弹力性绷带、非弹力性绷带、间歇性气体力学压力疗法及压力袜。

(1)弹力性绷带:弹力性绷带能伸展至多于 140% 原有长度,当患者活动时,腓肠肌收缩,将血管压向外,当腓肠肌放松时,血管便会弹回至原位,弹力性绷带在任何时间均提供压力,故当患者休息时,压力依然存在,故活动压及休息压均高,尤其适合活动量少的患者。

(2)非弹力性绷带:非弹力性绷带也需要棉垫保护小腿及皮肤,但它的压力绷带只能伸展少许,故此形成坚实的管腔围在小腿外面,它的作用主要靠腓肠肌的收缩动作。非弹力性绷带的活动压很高,但休息压低,因此适用于活动量高的患者。

(3)间歇性气体力学压力疗法:此为一系统连接一个有拉链装置的长靴,患者将小腿及大腿放进长靴内,当泵开启时,便会有气流由足踝至大腿不停地移动,用以促进静脉血压回流及减少水肿。

(4)压力袜:压力袜同样可以帮助静脉血液回流至心脏,压力袜同样可以提供渐进式压力于

小腿,英式标准的压力袜可以分为 3 级。①class Ⅰ:提供 1.9~2.3 kPa(14~17 mmHg),适合于轻微或早期静脉曲张患者,容易穿着但只提供轻微压力,不足以抵挡静脉压高血压。②class Ⅱ:提供 2.4~3.2 kPa(18~24 mmHg)压力,适合于中度或严重的静脉曲张,深静脉栓塞,可作为治疗及预防静脉性溃疡复发。③class Ⅲ:提供 3.3~4.7 kPa(25~35 mmHg)压力,适合于慢性严重性静脉高血压,严重的静脉曲张、淋巴液水肿,可治疗及预防静脉性溃疡复发。

压力袜的作用:①降低静脉血压高,促进血液回流至心脏。②减轻下肢水肿。③促进静脉溃疡愈合,防止复发。④在静脉曲张患者,可以延缓静脉溃疡形成。⑤防止深静脉血栓形成。⑥减轻由淋巴液引起的下肢水肿症状。

压力袜的禁忌证。①动脉性血管病变:因会阻碍动脉血流。②下肢严重水肿,过紧橡皮筋会导致溃疡形成。③心脏病患者,因大量液体会由下肢回流致心脏,增加心脏负荷,引起心室衰竭,故征询医师意见方可使用。④糖尿病或风湿性关节炎患者,因为可能会有小血管病变,压力会导致小血管闭塞,组织缺氧而死。

使用压力袜时评估患者:①患者要明白因他人本身下肢有静脉高血压,需要长期穿着压力袜来防止静脉溃疡,但压力袜并不能治疗其静脉高血压。②下肢若有严重水肿,应先用压力绷带,待水肿减退后才穿压力袜。③皮肤情况,若有皮炎、湿疹等,应先治疗。④下肢感觉迟钝,可能患者不知道是否过紧,应教会其观察足趾温度及颜色改变。⑤观察下肢及足部是否有畸形异常。⑥患者的手部活动能力,因穿弹力袜需要特别的技巧。

压力袜的评估:评估压力袜的压力度、质量、长度、尺寸和颜色。

压力袜的测量:所有患者均需要测量下肢尺寸以购买合适的压力袜,测量压力袜时间最好是早上或解除压力绷带后,因此时下肢水肿消退,故测量比较准确。测量内容包括足踝最窄周径、腓肠肌最大周径、足的长度(由大足趾最尖端部位至足跟)、小腿长度(由足跟至膝下)、若压力袜长及大腿,患者需要站立,测量由足跟至腹股沟长度,并且测量大腿最大的周径。

压力袜穿着及除去的注意事项:①压力袜的穿着及除去均需依照厂家指引以避免并发症的发生。②穿着时间因人而异,一般来说早上起来时穿着,之后才下床,直至晚上沐浴或睡眠时除去。③一般来说,压力袜需要 3~6 个月更换(依厂家建议),但若有破损,则应立即更换。④定期做 ABI 测量及由医护人员评估是否需要减低或加强压力度,患者不可自行改变压力度。

弹力袜的效果评价:使用医用弹力袜的患者其患肢的沉重感、酸胀感及疼痛感会消失。

健康教育:压力疗法是保守性治疗静脉性高血压的最佳疗法。应保护下肢,避免损伤,穿着适当鞋袜。指导患者腓肠肌收缩运动,以促进静脉回流。不活动时,需要抬高下肢,高于心脏水平。

(二)术后评估

(1)患者的血液循环,包括患肢远端皮肤的温度、色泽、动脉搏动、感觉等有无异常。

(2)伤口的敷料是否干洁,有无渗血、局部伤口有无红肿热痛等感染征象。能否早期离床活动及正常行走。

(3)尿管是否通畅,尿液的量、颜色、性质,有无导管相关性感染的症状。

三、护理诊断(问题)

(一)活动无耐力

与下肢静脉回流障碍有关。

(二)皮肤完整性受损

与皮肤营养障碍、慢性溃疡有关。

(三)疼痛

与术后使用弹力绷带、手术切口有关。

(四)潜在并发症

深静脉血栓形成、小腿曲张静脉破溃出血、下肢静脉溃疡。

四、主要护理措施

(一)促进下肢静脉回流,改善活动能力

1.术后

6小时内去枕平卧位,患肢抬高20°～30°,同时进行脚趾屈伸运动,方法:尽量用力使脚趾背屈、趾屈,每次1～2分钟,每天3～4次。次日晨嘱患者必须下床活动,除自行洗漱外,根据年龄和身体状况要求患者进行行走练习,每次10～30分钟,当日活动2～3次。在此期间避免静坐或静立不动,以促进静脉血液回流,预防下肢深静脉血栓。回床上休息时,继续用枕头将患肢抬高同时做足背伸屈运动,以促进静脉血回流。另外,注意保持弹力绷带适宜的松紧度,弹力绷带一般需维持两周才可以拆除。术后6小时内测生命体征每小时1次,动态监测创面敷料,观察肢体有无肿胀、疼痛,注意肢端感觉、温度和颜色的变化。

2.保持合适体位

采取良好坐姿,坐时双膝勿交叉过久,以免影响腘窝静脉回流;卧床休息时抬高患肢30°～40°,以利静脉回流。

3.避免引起腹内压和静脉压增高的因素

保持大便通畅,避免长时间站立,肥胖者应有计划进行减轻体重。

(二)疼痛护理

1.因弹力绷带加压包扎过紧而导致的下肢缺血性疼痛

此时要检查足背动脉搏动情况,观察足趾皮肤的温度和颜色,如有异常及时通知医师给予处理。

2.腹股沟切口疼痛

观察切口处敷料有无渗血,肢体有无肿胀,并及时通知医师,遵医嘱给予止痛剂。

(三)术后并发症的护理

1.下肢深静脉血栓的形成

术后重视患者的主诉,如出现下肢肿胀、疼痛应警惕深静脉血栓的形成。术后鼓励患者早期活动,用弹性绷带包扎整个肢体,有利于血液回流。有条件则可以给予低分子肝素5～7天,能有效地预防血栓的形成。

2.切口出血

术后严密观察切口敷料渗出情况及患肢包扎敷料情况,常规应用止血药1～2天。

3.切口感染

术后评估切口渗液情况,监测体温变化,如体温升高,切口疼痛,检查切口红肿应警惕切口感染的发生,保持会阴部清洁,防止切口感染。

五、护理效果评估

(1)患者的下肢的色素沉着减轻,肿胀减轻。

(2)患者的活动量逐渐增加,增加活动量无不适感。

(3)患者的疼痛得到及时缓解。

(4)未出现下肢深静脉血栓、切口出血、感染等并发症。

(张 舒)

第十三节 动脉硬化闭塞症

动脉硬化闭塞症(ASO)是由于动脉内膜增厚、钙化、继发血栓形成,从而导致管腔狭窄或闭塞的一组慢性缺血性疾病。常发生于全身大、中动脉,累及腹主动脉及其远端主干动脉时,可引起下肢慢性缺血。高危因素包括吸烟、糖尿病、高血压、高脂血症、肥胖等。

ASO 严重程度按 Fontaine 法分为四期:Ⅰ期(轻微症状期),患肢怕冷、发麻、行走易疲劳;Ⅱ期(间歇性跛行期),特征性表现为活动后出现间歇性跛行;Ⅲ期(静息痛期),在安静休息下出现患肢疼痛,以夜间尤甚;Ⅳ期(溃疡和坏死期),出现趾(指)端发黑、坏疽或缺血性溃疡。

辅助检查主要包括:彩色多普勒超声、踝肱指数(ABI)、CT 血管造影(CTA)、数字减影血管造影(DSA)、MRA 等。

处理原则:非手术治疗包括禁烟、适当锻炼、避免损伤、药物治疗;手术治疗包括经皮腔内血管成形术(PTA)合并支架术、内膜剥脱术、旁路转流术等。

一、护理评估

(一)术前评估

1.健康史

(1)个人情况:患者年龄、性别,职业、居住地、饮食习惯等。

(2)既往史:有无高血压、糖尿病、冠心病、高脂血症及长期大量吸烟史,有无感染史、外伤史及碘过敏史,有无长期在湿冷环境下工作史等。

2.身体状况

(1)全身情况:精神状态、饮食、排泄、睡眠及活动情况如何。

(2)患肢情况:有无疼痛,疼痛性质与程度,皮肤颜色、温度、有无溃疡、坏疽及足背动脉搏动情况。

(3)辅助检查:包括血常规、肝肾功能、凝血常规、彩色多普勒超声、ABI、CTA 等。

3.心理社会状况

(1)是否知晓 ASO 的病因和可能发生的不良预后。

(2)是否因长期生病和预后不良产生急躁、抱怨、焦虑或悲观情绪。

(3)医疗费用来源及承受能力,家人是否积极支持等。

(二)术后评估

(1)麻醉与手术方式,术中情况。

(2)局部伤口是否出血、渗液,引流管是否通畅等。

(3)生命体征、疼痛、食欲、睡眠、活动耐力及精神状态等。

(4)患肢缺血症状的改善情况。

(5)有无出血、远端血管栓塞、吻合口假性动脉瘤、再灌注综合征、移植血管闭塞等并发症的发生。

二、常见护理诊断/问题

(一)疼痛

与患肢严重缺血、组织坏死有关。

(二)组织完整性受损

与患肢(指/趾)局部组织缺血坏死有关。

(三)有坠床/跌倒的危险

与患肢疼痛、行动无力有关。

(四)潜在并发症

出血、远端血管栓塞、吻合口假性动脉瘤、再灌注综合征、移植血管闭塞等。

三、护理目标

(1)患者诉疼痛减轻,不因疼痛而影响情绪和睡眠。

(2)患者理解局部组织溃疡及坏死原因,学会正确保暖和患肢保护方法。

(3)患者无跌倒/坠床发生。

(4)患者未发生并发症,或并发症发生后得到及时发现与处理。

四、护理措施

(一)非手术治疗的护理

1.疼痛护理

动态评估患者疼痛情况,讲解疼痛原因及处理方法。中重度疼痛影响其食欲、睡眠及情绪状态时,应及时与医师沟通,予以相应药物止痛、镇静治疗。

2.患肢护理

(1)正确保暖:恰当的保暖措施可促进血管扩张,改善患肢血供。冬季可通过暖气、空调、地暖设施等提升房间温度,患者穿宽松保暖的鞋袜、衣服,避免肢体暴露于寒冷环境中。

注意:患肢发凉时,禁用热水袋、烤火炉加温患肢或过热的水泡脚,避免因热疗增加局部组织耗氧量而加重肢体病变程度。

(2)保护患肢:切勿赤足行走,避免外伤。

(3)保持局部清洁干燥:皮肤完整时可用温水洗脚,需先用腕部掌侧皮肤测试水温,以不烫为宜。

(4)溃疡处理:局部溃疡有渗液者,可使用 1:5 000 高锰酸钾溶液浸泡,每次 15~20 分钟,2 次/天,浸泡后用毛巾擦干,足趾间用棉签把水吸干。

(5)患肢观察：每天观察患肢皮肤颜色、温度、组织溃疡等变化，了解缺血状况是否改善。

3.运动锻炼

对于轻、中度局部缺血期和营养障碍期的患者，鼓励长期锻炼，以促进侧支循环建立，改善患肢血供。

(1)步行锻炼：根据个体情况调整每次活动的时间和强度，以不增加患肢疼痛和劳累为宜。一般每次步行 30～60 分钟，每天 2～3 次，每周至少 3 次，至少持续 12 周。

(2)Buerger 锻炼：①平卧于床上，抬高双腿 45°～60°，保持 1～3 分钟（可用棉被或椅子辅助）。②坐于床沿或椅子上，双腿自然下垂，双足行背伸、跖屈活动，脚趾尽量分开做上翘和向下并拢活动，踝关节行左右旋转活动，维持 5 分钟左右。③重新平卧，双腿放平，保暖，休息 5 分钟。④抬高脚跟、脚趾运动 10 次。如此四个步骤循环锻炼，每次 30～60 分钟，每天 3～5 次，以患者不感到患肢不适为宜。

(3)体位指导：休息时头高脚低位，避免长时间站位或坐位，坐时避免双膝交叉，以防血管受压，影响血液循环。

4.药物护理

(1)原发病治疗：高血压、糖尿病、高脂血症者，需长期用药控制原发疾病，可减少下肢 ASO 患者心血管病变风险，延缓全身动脉硬化加重。用药期间同时进行血压、血糖监测，观察药物不良反应及疗效。

(2)抗血小板治疗：使用抗血小板药物（如阿司匹林、氯吡格雷）可降低 ASO 患者心肌梗死、脑卒中及血管源性死亡的风险。注意观察患者有无出血倾向。

(3)间歇性跛行治疗：西洛他唑具有抗血小板活性和舒张血管作用，前列腺素类药物有扩张血管和抗动脉粥样硬化作用，推荐用于间歇性跛行患者改善缺血症状。

5.跌倒防范

告知患者和家属有跌倒/坠床风险，卧床患者用床栏，嘱咐下肢溃疡或坏疽患者避免单独下床活动。

6.心理护理

加强医护患沟通，了解患者及家属的想法和顾虑，讲解 ASO 的病因、患者目前的疾病情况、相关的治疗保健方法，列举成功的病例，让患者参与做出最佳的诊疗决策，取得患者积极配合，增强治疗及康复信心。

(二)手术治疗的护理

1.术前护理

(1)解释：告知患者和家属手术方式、手术耗时，术中可能出现的不适反应，以及术后的注意事项；必要时训练床上排便习惯。

(2)准备：根据手术方式指导患者禁食、禁饮（局麻介入手术除外），备皮、导尿、给药及特殊耗材准备等。

(3)特殊用药：有高血压者，术晨应及时服用降压药，避免因紧张或手术刺激引起应激性血压升高。

2.术后护理

(1)病情观察：术后 24 小时内密切监测生命体征，注意患肢的保暖并观察患肢皮肤颜色、温度、足背动脉搏动及肢体有无肿胀情况，以评估血供恢复情况。

（2）体位与活动：①股动脉穿刺术后，保持穿刺侧、置管侧肢体平伸制动6~8小时，防止局部出血或置入导管打折。指导足部背伸、跖屈及踝关节活动，促进血液循环；制动期间每2小时可行轴线翻身，预防压疮并促进患者舒适。②未置管者：24小时后可下床活动，但需避免下蹲、用力排便及增加腹压的动作。③四肢动脉重建术者：取平卧位，避免患肢关节过屈挤压、扭曲血管；卧床休息2周，自体血管移植者若愈合较好，可适当缩短卧床制动时间。

（3）伤口护理：观察穿刺处敷料有无渗液、渗血，一旦浸湿需及时更换，无菌敷料应保持24小时以上，以保护伤口愈合，避免出血和感染。

（4）引流管护理：妥善固定引流管，保持引流通畅，观察引流液颜色、性状及每天引流量。

（5）动脉置管护理：除常规的妥善固定、局部观察外，需特别注意以下几方面。①明确置管部位：导管标志上应写明穿刺部位和置管部位，以便于指导患者采取恰当的体位，既保证导管安全又促进患者舒适。②识别导管类别：区分血管鞘和置入导管，遵医嘱从准确的通道给药。③认清三通方向：部分置入导管连接的三通接头，其指示方向与常用的静脉输液三通不同，需仔细看清三通接头上的提示，并与手术医师沟通核实。④预防血液倒流：因动脉压力较静脉高，置管更容易导致血液倒流，指导患者避免局部用力，微量注射泵给药时避免速度过慢（必要时可稀释后加大速度），更换液体时需提前做好准备，动作迅速。

（三）术后并发症的观察及处理

1.穿刺部位出血和血肿形成

（1）观察：出血和血肿是最常见的术后并发症，原因包括术中、术后抗凝溶栓药物应用、置入较大直径的动脉鞘、血管壁损伤严重、局部压迫方法不当、压迫时间过短、过早下床活动、凝血功能异常等。术后6小时内，严密观察局部情况，避免压迫移位和患者擅自活动。

（2）护理：一旦发生，须立即通知医师处理。遵医嘱调整抗凝溶栓药物、监测凝血功能，并做好患者心理护理。

2.动脉远端栓塞

（1）观察：患者是否突然出现肢体疼痛、皮肤发绀、皮温降低、远端动脉搏动减弱或消失，原有症状加重等。

（2）护理：①一旦发现疑似动脉栓塞现象，立即通知医师处理。②安慰和解释并发症原因，及时处理疼痛症状。③做好血管造影、溶栓的相关准备。

3.再灌注损伤

（1）观察：当病变血管经介入手术再通后1~2天内，闭塞段远端肢体出现红、肿、热、痛现象，严重者发生骨筋膜室综合征。需密切观察患肢皮肤颜色、周径、温度和患者主诉情况。

（2）护理：①一旦出现充血、肿痛现象，应及时通知医师，并抬高患肢20~30 cm促进回流。②局部可用硫酸镁湿敷，每天3次，以减轻肿胀。③遵医嘱使用改善微循环、抗渗出、清除自由基的药物。④出现骨筋膜室综合征时，做好切开减压手术准备。

4.吻合口假性动脉瘤

（1）观察：形成原因包括吻合口缝合不佳或张力过大、人工血管感染或材料缺陷、自体动脉脆弱等。应观察吻合口局部是否出现搏动性包块，可闻及血管杂音，伴感染时有红、肿、热、痛表现。

（2）护理：一旦明确，应及时做好手术治疗准备。

五、健康教育

(一)戒烟

吸烟是动脉硬化的主要危险因素之一,烟草中的有害物质可引起血管痉挛、血管内膜损害、脂质代谢异常等,加重或促进动脉硬化的发生发展。因此,对于吸烟的下肢 ASO 患者要严格督促其戒烟,戒烟困难者可在专业人员指导下采用替代疗法辅助。

(二)饮食

宜选择低盐、低脂、低胆固醇、高维生素、纤维素食物,避免刺激性食物和饱餐;糖尿病患者需采用低糖饮食,进餐规律;肥胖者应控制体重。

(三)自我护理与活动锻炼

指导做好患肢自我护理,坚持步行锻炼和 Buerger 锻炼。

(四)定期复查

复查时间分别为术后 1 个月、3 个月、6 个月、12 个月、24 个月,以了解疾病动态,调整用药。一旦出现肢体发凉、苍白、疼痛症状,应及时就诊。

六、护理评价

(1)患者疼痛是否得以及时控制。

(2)患者是否掌握患肢正确保暖方法。

(3)患者是否发生跌倒或坠床等不良事件。

(4)患者是否出现并发症,若并发症发生是否得到及时发现和处理。

(张　舒)

第六章

神经科护理

第一节 急性炎症性脱髓鞘性多发性神经病

急性炎症性脱髓鞘性多发性神经病（acute inflammatory demyelinating polyneuropathy，AIDP）是以周围神经和神经根的脱髓鞘及小血管周围淋巴细胞及巨噬细胞浸润的炎性反应为病理特点的自身免疫病。又称吉兰-巴雷综合征（Guillain-Barre syndrome，GBS）。

一、病因及发病机制

GBS确切病因未明。临床及流行病学资料显示发病可能与空肠弯曲菌（campylobacter jejuni，CJ）感染有关。以腹泻为前驱症状的 GBS 患者 CJ 感染率高达85％，常引起急性运动轴索性神经病。CJ 是革兰阴性微需氧弯曲菌，有多种血清型，患者常在腹泻停止后发病。此外，GBS还可能与巨细胞病毒、EB病毒、水痘-带状疱疹病毒、肺炎支原体、乙型肝炎病毒、HIV 感染相关。较多报告指出白血病、淋巴瘤、器官移植后使用免疫抑制剂或系统性红斑狼疮、桥本甲状腺炎等自身免疫病常合并 GBS。

分子模拟是目前认为可能导致 GBS 发病的最主要的机制之一。此学说认为病原体某些成分与周围神经某些成分的结构相同，机体免疫系统发生识别错误，自身免疫性细胞和自身抗体对正常的周围神经成分发动免疫攻击，致周围神经脱髓鞘。不同类型 GBS 系因不同部位的神经组织靶位被识别，临床表现也不尽相同。

二、临床表现

多数患者病前1～4周有胃肠道或呼吸感染症状或疫苗接种史。急性或亚急性起病，出现四肢完全瘫痪及呼吸肌麻痹。瘫痪可始于下肢、上肢或四肢同时发生，下肢常较早出现，可自肢体近端或远端开始。呈弛缓性瘫痪，腱反射减低或消失。部分患者在1～2天内迅速加重，多于数天至2周达到高峰。发病时多有肢体感觉异常如烧灼感、麻木、刺痛和不适感，可先于瘫痪或同时出现，呈手套袜套样分布，震动觉和关节运动觉障碍少见，约30％患者有肌肉痛。可有 Kernig 征和 Laseqgue 征等神经根刺激症状。

脑神经麻痹可为首发症状,双侧周围性面瘫最常见,其次是延髓麻痹、眼肌及舌肌瘫痪较少见。可有皮肤潮红、出汗增多、手足肿胀及营养障碍。

单相病程,多于发病后 4 周左右肌力开始恢复,恢复中可有短暂波动,但无复发缓解。

三、辅助检查

(1)脑脊液蛋白细胞分离,即蛋白含量增高而细胞数正常,是本病的特征之一。起病之初蛋白含量正常,至病后第 3 周蛋白增高最明显。

(2)神经传导速度和肌电图检查在发病早期可见 F 波或 H 波反射延迟或消失,神经传导速度减慢,远端潜伏期延长,波幅正常或轻度异常。病情严重可有远端波幅减低,甚至不能引出。

(3)腓肠神经活检发现脱髓鞘及炎性细胞浸润可提示 GBS。

四、治疗原则

(一)辅助呼吸

当呼吸肌受累出现呼吸困难时,应行气管插管或气管切开,及早使用呼吸机辅助呼吸。

(二)对症治疗及预防长时间卧床的并发症

需加强护理,预防并发症,保持呼吸道通畅,定时翻身拍背、雾化吸入和吸痰,使呼吸道分泌物及时排出,预防肺不张。合并呼吸道、泌尿道感染时应用抗生素。保持床单平整,勤翻身,预防压疮。早期进行肢体被动活动,防止关节挛缩。

(三)病因治疗

1.血浆置换

每次置换血浆量按 40 mL/kg 体重或 1.0～1.5 倍血浆容量计算,根据病情程度决定血浆置换的频率和次数。通常采用每天 1 次或隔天 1 次,连续 3～5 次。禁忌证是严重感染、严重心律失常、心功能不全及凝血系统疾病。

2.静脉注射人免疫球蛋白

每天 0.4 g/kg,连用 5 天。禁忌证是免疫球蛋白过敏或先天性 IgA 缺乏患者。多次应用可发生过敏反应,发热和面红等常见的不良反应,可通过减慢输液速度减轻。个例报道可发生无菌性脑膜炎、肾衰、脑梗死及肝功能损害。

3.皮质类固醇

皮质激素治疗 GBS 的疗效不确定。

(四)康复治疗

被动或主动运动,针灸、按摩、理疗及步态训练。

五、护理评估

(一)健康史

有无感染(上呼吸道、肠道)或疫苗接种史。

(二)症状

1.对称性迟缓性瘫痪

急性或亚急性周围神经支配的运动功能障碍。

2.感觉功能障碍

手套、袜套样感觉障碍。

3.自主神经功能障碍

窦性心动过速、直立性低血压、大小便障碍、皮肤营养障碍和多汗或无汗。

(三)身体状况

(1)生命体征及意识状态:有无呼吸困难及血氧下降。

(2)肢体活动障碍:肌力分级、肌力有无下降。神经功能障碍具有从远至近(肢体远端、近端)、由下至上(下肢、躯干、上肢、脑神经)、双侧对称的特点。

(四)心理状况

(1)疾病对生活、工作有无影响。

(2)有无焦虑、恐惧、抑郁等情绪。

六、护理诊断/问题

(一)呼吸困难

与病变侵犯呼吸肌,引起呼吸肌麻痹有关。

(二)有误吸的危险

与病变侵犯脑神经,使得吞咽肌群无力有关。

(三)生活自理能力缺陷

与运动神经脱髓鞘改变引起的四肢瘫痪有关。

(四)有失用综合征的危险

与运动神经脱髓鞘改变引起的四肢瘫痪有关。

(五)皮肤完整性受损

与运动神经脱髓鞘改变引起的四肢瘫痪有关。

(六)便秘

与自主神经功能障碍及长期卧床有关。

(七)恐惧

与运动障碍引起的快速进展性四肢瘫,或呼吸肌麻痹引起呼吸困难带来的濒死感有关。

七、护理措施

(一)一般护理

1.环境与休息

保持病室安静舒适,病房内空气清新,温湿度适宜。有明显肌痛患者宜卧床休息,预防跌倒及坠床等不良事件发生。

2.饮食护理

给予患者营养丰富、易消化的食物。有吞咽障碍者根据医嘱放置胃管,给予患者鼻饲胃肠营养,以保证营养供应,促进疾病康复。

(二)病情观察

患者因四肢瘫痪,躯干、肋间肌和膈肌麻痹而致呼吸困难,甚至呼吸肌麻痹。因此,应重点观察患者呼吸情况。如果出现呼吸肌群无力、呼吸困难、咳痰无力、烦躁不安及口唇发绀等缺氧症状应及时给予吸氧。必要时进行气管插管或气管切开,使用人工呼吸机辅助呼吸。

(三)保持呼吸道通畅

(1)能否保持患者呼吸道通畅是关系患者生命安危的关键问题。对已气管切开使用人工呼吸机的患者应采取保护性隔离。病室温度保持在 22～24 ℃,避免空气干燥,定时通风,保持室内空气新鲜。

(2)吸痰时要严格执行无菌操作,使用一次性吸痰管,操作前后洗手,防止交叉感染。

(3)每 2～3 小时翻身、叩背一次,促进痰液排出,预防肺部感染。

(4)气管切开伤口每天换药,并观察伤口情况。

(5)减少探视。

(四)防止压疮的发生

本病发病急骤,瘫痪肢体恢复缓慢,因此,久卧患者要每天擦洗 1～2 次,保持皮肤清洁干净。患者床褥整齐、干净、平整。每 2～3 小时翻身更换体位,以免局部受压过久。

(五)加强对瘫痪肢体的护理

GBS 患者瘫痪特点为四肢对称性瘫痪,患病早期应保持侧卧、仰卧时的良肢位,恢复期做好患者主动、被动训练,步态训练,以利于肢体功能恢复。

(六)生活护理

患者四肢瘫痪,气管切开不能讲话。因此,护理人员必须深入细致地了解患者的各项要求,做好患者的口腔、皮肤、会阴部的护理。

(七)鼻饲护理

(1)鼻饲前将床头抬高 30°。

(2)每次鼻饲前应回抽胃液,观察有无胃潴留及胃液颜色,并观察胃管有无脱出。

(3)每次鼻饲量不宜过多,200～300 mL。

(4)鼻饲液的温度不宜过热,38～40 ℃。

(5)速度不宜过快,15～20 分钟,以防止呃逆。

(6)鼻饲后,注入 20 mL 温开水,清洗胃管。

(八)肠道护理

患者长期卧床,肠蠕动减慢,常有便秘,应多饮水,多吃粗纤维的食物。可做腹部按摩,按顺时针方向,必要时服用缓泻剂,使患者保持排便通畅。

(九)用药护理

(1)使用免疫球蛋白时,将其放置在室温下 30 分钟,以不冻手为宜。用药前询问患者有无过敏史,告知输注过程中如有不适,及时呼叫医务人员。开始滴速缓慢,15 分钟后若无不良反应,可调至正常滴速,输注前后用 5% 葡萄糖注射液冲管。观察患者,如有药物不良反应,立即停药,遵医嘱给药,认真做好护理记录,及时上报并保留药品送检。

(2)使用糖皮质激素应注意观察药物的不良反应及并发症,及时有效遵医嘱给予处理。注意观察生命体征、血糖变化。保护胃黏膜,避免进食坚硬、刺激的食物。长期应用者,要注意避免感染。并向患者及家属进行药物宣教,以取得其配合。

(十)心理护理

要做好患者心理护理,介绍有关疾病知识,鼓励患者配合医护人员的治疗,树立战胜疾病的信心,减轻恐惧、焦虑、抑郁等不良情绪,以促进疾病康复。

(十一)健康指导

（1）指导患者养成良好的生活习惯，注意休息，保证充足的睡眠。

（2）指导患者坚持每天定时服药，不可随意更改药物剂量，定期复查。

（3）指导患者坚持活动和肢体功能锻炼，克服依赖心理，逐步做一些力所能及的事情。

（王　佩）

第二节　慢性炎症性脱髓鞘性多发性神经病

慢性炎症性脱髓鞘性多发性神经病（chronic inflammatory demyelinating polyneuropathy，CIDP）也称慢性吉兰-巴雷综合征，为慢性进行性、脱髓鞘性感觉运动性周围神经病，常累及四肢，对激素治疗敏感。

一、病因及发病机制

本病发病机制未明，与 AIDP 相似而不同。CIDP 体内可发现 β-微管蛋白抗体和髓鞘结合糖蛋白抗体，尚未发现与 AIDP 发病密切相关的针对空肠弯曲菌及巨细胞病毒等感染因子免疫反应的证据。

二、临床表现

发病率低，男女患病比率相似；各年龄均可发病，儿童少。隐袭发病，多无前驱因素，进展期数月至数年，平均 3 个月；其自然病程有阶梯式进展、稳定进展和复发缓解等三种形式。常见对称分布的肢体远端及近端无力，自远端向近端发展，腱反射减弱或消失；呼吸肌及脑神经受累少见；大多数患者同时存在运动和感觉障碍，可有痛觉过敏、深感觉障碍及感觉性共济失调；少数病例可有 Horner 征、排尿及排便功能障碍和阳痿等。

三、辅助检查

（1）脑脊液（CSF）可见蛋白细胞分离，部分患者寡克隆区带阳性。

（2）神经传导速度、远端潜伏期、F 波潜伏期等均可异常，电生理检查提示不同程度的脱髓鞘及继发性轴索损害。

（3）腓肠神经活检可见到节段性脱髓鞘和"洋葱头"样肥大改变。

四、治疗原则

（一）类固醇皮质激素

最常用泼尼松，可长期口服，每天 1 次，连用 2～4 周，后逐渐减量，大多数患者平均在 2 个月时临床出现肌力改善。方法可采用隔天用药及隔天减量方案。长期应用激素应当注意其不良反应。

（二）血浆置换

每周接受 2 次，连用 3 周，3 周时疗效最明显。

(三)静脉注射免疫球蛋白

每天 0.4 g/kg,连续 5 天。

(四)免疫抑制剂

可以选择环磷酰胺、硫唑嘌呤、环孢素 A 等。

五、护理评估

(一)健康史

病程有无急性炎症性脱髓鞘性多发性神经病病史。

(二)症状

(1)对称性肢体远端或近端无力,大多自远端向近端发展。

(2)感觉功能障碍:四肢末梢感觉减退或消失。

(3)自主神经功能障碍:心律失常、直立性低血压、括约肌功能障碍。

(三)身体状况

1.生命体征

有无直立性低血压。

2.肢体活动障碍

四肢肌力分级,肌张力,有无肌肉萎缩,感觉有无障碍。

(四)心理状况

(1)有无焦虑、恐惧、抑郁等情绪。

(2)疾病对生活、工作有无影响。

六、护理诊断/问题

(一)生活自理能力缺陷

与神经脱髓鞘改变引起的四肢瘫痪有关。

(二)有失用综合征的危险

与神经脱髓鞘改变引起的四肢瘫痪有关。

(三)有受伤的危险

与肢体无力、动作笨拙、步态不稳有关。

(四)便秘

与自主神经功能障碍及卧床有关。

(五)恐惧

与疾病阶梯式进展或呈复发缓解方式有关。

七、护理措施

(一)一般护理

1.环境与休息

保持病室安静舒适,病房内空气清新,温湿度适宜。患者病情平稳时,鼓励床上活动及早期康复,应预防跌倒及坠床等不良事件发生。疾病较重或晚期,患者宜卧床休息,预防压疮的发生。

2.饮食护理

给予患者高热量、高维生素、易消化的食物。

(二)病情观察

(1)严密观察患者病情变化,肌力下降、疾病有进展时及时通知医生。患者卧床期间早期进行主、被动锻炼,翻身后做好良肢位的摆放,防止瘫痪肢体发生失用综合征。长期卧床的患者要每天擦洗1～2次,保持皮肤清洁干净。患者床褥整齐、干净、平整。每2～3小时翻身更换体位,以免局部受压过久,促进局部血液循环。病情平稳后早期进行康复锻炼。

(2)了解患者感觉障碍及自主神经功能障碍的变化,洗漱或泡脚时,注意水温,防止烫伤。使用冰袋时防止冻伤。

(3)有直立性低血压的患者可穿弹力袜,并应做好知识宣教,预防跌倒坠床的发生。

(4)便秘时,鼓励患者食用富含粗纤维的饮食,保证水分的摄入,并按摩腹部,适当给予通便药物,嘱患者养成定时排便习惯。

(三)用药护理

(1)使用免疫球蛋白时,将其放置在室温下30分钟,以不冻手为宜。用药前询问患者有无过敏史,告知输注过程中如有不适,及时呼叫医务人员。开始滴速缓慢,15分钟后若无不良反应,可调至正常滴速,输注前后用5%葡萄糖注射液冲管。观察患者,如有药物不良反应,立即停药,遵医嘱给药,认真做好护理记录,及时上报并保留药品送检。

(2)使用糖皮质激素应注意观察药物的不良反应及并发症,及时有效遵医嘱给予处理。注意观察生命体征、血糖变化。保护胃黏膜,避免进食坚硬、刺激的食物。长期应用者,要注意避免感染。并向患者及家属进行药物宣教,以取得其配合。

(四)心理护理

介绍有关疾病知识,鼓励患者配合医护人员的治疗,树立战胜疾病的信心,减轻恐惧、焦虑、抑郁等不良情绪,以促进疾病康复。

(五)健康指导

(1)养成良好的生活习惯,注意休息,保证充足的睡眠。

(2)坚持每天定时服药,不可随意更改药物剂量,定期复查。

(3)坚持活动和肢体功能锻炼,克服依赖心理,逐步做一些力所能及的事情。

（王　佩）

第三节　急性脊髓炎

脊髓炎是指由于感染或变态反应所引起的脊髓疾病,亦称非特异性脊髓炎,因其病变常为横贯性损害,故又称横贯性脊髓炎。根据症状发生发展的时间定为急性(数天内)、亚急性(2～6周内)和慢性(＞6周)。本节主要讲述急性脊髓炎。

一、病因及发病机制

病因不明,包括不同的临床综合征,如感染后脊髓炎和疫苗接种后脊髓炎、脱髓鞘性脊髓炎

（急性多发性硬化）、坏死性脊髓炎和副肿瘤性脊髓炎等。多数患者在出现脊髓症状前 1～4 周有发热、上呼吸道感染、腹泻等病毒感染症状，但其脑脊液未检出病毒抗体，脊髓和脑脊液中未分离出病毒，推测可能与病毒感染后自身免疫反应有关，并非直接感染所致，为非感染性炎症性脊髓炎。

二、临床表现

四季均可发病，但以冬末春初或秋末冬初较为常见，以青壮年和农民为多。典型病例多在症状出现前数天或 1～2 周有上呼吸道感染或腹泻等症状，或有疫苗接种史。脊髓症状急骤发生，常先有背部疼痛或胸部束带感，继之出现双下肢麻木无力。典型的症状早期呈迟缓性瘫痪，伴膀胱直肠括约肌障碍，以后转为痉挛性瘫痪。脊髓各段均可受累，以胸段最常见，其次为颈段。由于脊髓损害的水平、范围及严重程度的不同，其体征亦不尽相同。胸段损害（最常见）者，出现双下肢瘫痪；累及颈段者，出现四肢瘫，颈以上节段受累常出现呼吸困难；如脊髓损害由下向上发展，可从下肢开始发展到四肢瘫痪，甚至呼吸肌瘫痪，称上升性脊髓炎。

三、辅助检查

为诊断和鉴别诊断的需要，根据具体病情选择下列检查。

（一）腰穿

测压力及有无梗阻现象，脑脊液常规、生化、细胞学、TORCH、Lyme 抗体、寡克隆区带、免疫球蛋白合成率、墨汁染色、结核菌检查、梅毒抗体、囊虫补体结合试验等。

（二）血清

TORCH、Lyme 抗体、梅毒血清抗体、HIV、囊虫补体结合试验、免疫学检测等。

（三）脊髓磁共振

能早期显示脊髓病变的部位、性质和范围，是诊断急性脊髓炎可靠的检查方法。

（四）头颅磁共振

评价是否存在脊髓以外的颅内病灶。

（五）椎管造影

了解有无其他脊髓病变和排除压迫性脊髓病。

（六）视觉诱发电位和脑干诱发电位

了解视通路和脑干病变。

（七）肌电图和神经传导速度

为下运动神经元及周围神经病变提供依据。

四、治疗原则

及时使用肾上腺皮质激素、增强体质、预防并发症、积极康复锻炼是治疗本病的关键。

（一）类固醇皮质激素

急性期，可采用大剂量甲泼尼龙琥珀酸钠短程冲击疗法，500～1 000 mg 静脉滴注，每天 1 次，连用 3～5 天，有可能控制病程进展，也可用注射用地塞米松磷酸钠 10～20 mg 静脉滴注，每天 1 次，7～14 天为一疗程。使用上述药物后改用醋酸泼尼松片口服，按每公斤体重 1 mg 或成人每天剂量 60 mg，维持 4～6 周，逐渐减量停药。

(二)大剂量免疫球蛋白

每天用量可按 0.4 g/kg 计算,成人每次用量一般 20 g 左右,静脉滴注,每天 1 次,连用 3～5 天为一疗程。

(三)B 族维生素

有助于神经功能的恢复。常用维生素 B_1 100 mg,肌内注射;维生素 B_{12} 500～1 000 μg,肌内注射。每天 1～2 次。

(四)抗生素

根据病原学检查和药敏试验结果选用抗生素,及时治疗呼吸道和泌尿系统感染,以免加重病情。

(五)其他

在急性期可选用血管扩张药,如烟酸、尼莫地平。神经营养药,如三磷酸腺苷、胞磷胆碱,疗效未确定。双下肢痉挛者服用巴氯芬 5～10 mg,每天 2～3 次。

五、护理评估

(一)健康史

发病前有无感染史(呼吸道、消化道)、疫苗接种史。

(二)症状

1.运动障碍

早期为脊髓休克期,出现肢体瘫痪、肌张力减低、腱反射消失、病理反射阴性。一般持续 2～4 周则进入恢复期,肌张力、腱反射逐渐增高,出现病理反射,肢体肌力的恢复常始于下肢远端,然后逐步上移。

2.感觉障碍

病变节段以下所有感觉消失,在感觉缺失平面的上缘可有感觉过敏或束带感;轻症患者感觉平面可不明显。

3.自主神经功能障碍

早期表现为尿潴留,脊髓休克期膀胱容量可达 1 000 mL,呈无张力性神经源性膀胱,因膀胱充盈过度,可出现充盈性尿失禁。随着脊髓功能的恢复,膀胱容量缩小,尿液充盈到 300～400 mL 即自行排尿,称为反射性神经源性膀胱,出现充溢性尿失禁。

4.其他症状

病变平面以下少汗或无汗、皮肤脱屑及水肿、指(趾)甲松脆和角化过度等。病变平面以上可有发作性出汗过度、皮肤潮红、反射性心动过缓等,称为自主神经反射异常。

(三)身体状况

生命体征及意识,尤其是呼吸、血氧及意识。

1.肢体活动障碍

受累肢体肌力分级,部位有无改变,肌力有无下降。

2.呼吸困难

有无呼吸困难及血氧下降。

3.吞咽困难

有无吞咽困难,饮水呛咳,洼田饮水试验分级,有无胃管。

4.尿便障碍

有无尿失禁、尿潴留,有无尿管。

5.感觉障碍

受累部位,轻重程度。

(四)心理状况

有无焦虑、恐惧、抑郁等情绪。疾病对生活、工作有无影响。

六、护理诊断/问题

(一)呼吸困难

与高位脊髓病变引起呼吸肌麻痹有关。

(二)失用综合征

与神经损伤、脊髓休克引起的四肢瘫有关。

(三)有皮肤完整性受损的危险

与长期卧床、大小便失禁有关。

(四)便秘

与长期卧床,自主神经功能紊乱有关。

(五)生活自理能力缺陷

与下肢瘫痪有关。

(六)恐惧

与呼吸肌麻痹引起的呼吸困难带来的濒死感有关。

七、护理措施

(一)一般护理

1.环境与休息

保持病室安静舒适,病房内空气清新,温湿度适宜。急性期卧床休息,预防压疮。病情平稳期鼓励患者早期活动及康复治疗。

2.饮食护理

给予患者高热量、高维生素、易消化的饮食。有吞咽障碍者进食时身边应有护理人员或家属,以免发生呛咳、窒息或呼吸骤停等。以半流食或软食为宜,进食要慢,对不能进食者,应给予鼻饲混合奶,要保证患者营养,增强机体的免疫力。

(二)保持呼吸道通畅

(1)密切监测患者的生命体征、血氧饱和度的变化,观察呼吸频率、深度,有无呼吸困难,询问患者有无胸闷、气短。定时翻身叩背,雾化吸入,鼓励患者自行有效咳痰,必要时吸痰。舌后坠者,使用口咽通气管,保持呼吸道顺畅。

(2)出现呼吸困难或脊髓高位损伤时,给予低流量吸氧,必要时遵医嘱进行抢救。

(3)危重患者做好急救准备。

(三)做好生活护理

(1)认真做好交接班,检查皮肤。保持床单清洁干燥,每2~3小时翻身一次,观察受压部位,及时更换湿衣裤,保持皮肤的完整性。

(2)进食时,采取坐位或半卧位,出现吞咽困难或呛咳时,给予鼻饲。

(3)尿失禁的患者定时给予便器,锻炼自主排尿功能。留置导尿的患者保持会阴部皮肤及尿管清洁,观察尿液的颜色、性质、量。每月在无菌操作下更换尿管,使用抗反流袋,根据患者不同情况定时规律地夹闭、开放尿管,以维持膀胱收缩、充盈功能,锻炼膀胱功能。

(4)便秘时,鼓励患者食用富含粗纤维的饮食,保证水分的摄入,并按摩腹部,适当给予通便药物,嘱患者养成定时排便习惯。

(5)了解患者感觉障碍及自主神经功能障碍的变化,洗漱或泡脚时,注意水温。使用冰袋时防止冻伤。

(四)帮助患者恢复瘫痪肢体的功能

(1)为防止下肢深静脉血栓形成,给患者穿弹力袜。

(2)早期进行被动运动、主动运动锻炼,翻身后做好良肢位的摆放,防止瘫痪肢体发生失用综合征。

(3)配合康复师进行自理能力的训练。

(五)用药护理

(1)使用免疫球蛋白时,将其放置在室温下 30 分钟,以不冻手为宜。用药前询问患者有无过敏史,告知输注过程中如有不适,及时呼叫医务人员。开始滴速缓慢,15 分钟后若无不良反应,可调至正常滴速,输注前后用 5% 葡萄糖注射液冲管。观察患者,如有药物不良反应,立即停药,遵医嘱给药,认真做好护理记录,及时上报并保留药品送检。

(2)使用类固醇皮质激素时,告诉患者长时间、大剂量使用时,会出现相应的不良临床症状,如面色潮红、情绪激动、入眠困难、心率增快等,出现不适随时告知医护人员。此外不要随意减药、停药,以免加重病情。

(六)心理护理

要做好患者心理护理,介绍有关疾病知识,鼓励患者配合医护人员的治疗,树立战胜疾病的信心,减轻恐惧、焦虑、抑郁等不良情绪,以促进疾病康复。

(七)健康指导

(1)向患者及家属讲明疾病的预后及转归,树立信心。

(2)出院后继续服用营养神经药物,配合辅助疗法,如按摩、理疗、针灸等,促进肢体功能恢复。

(3)坚持活动和锻炼,克服依赖心理,逐步做一些力所能及的事情。

(4)教会保留尿管的患者及家属有关护理知识,以尽早自行排尿。

(5)规律生活,注意休息,避免感冒。

(6)遵医嘱服药,定期门诊复查。

（王　佩）

第四节 脊髓亚急性联合变性

脊髓亚急性联合变性(subacute combined degeneration of the spinal cord,SCD)是由于维生素 B_{12} 的摄入、吸收、结合、转运或代谢障碍导致体内含量不足而引起的中枢和周围神经系统变性的疾病。病变主要累及脊髓后索、侧索及周围神经等,临床表现为双下肢深感觉缺失、感觉性共济失调、痉挛性瘫痪及周围神经病变等,常伴有贫血的临床征象。

一、病因及发病机制

本病与维生素 B_{12} 缺乏有关。维生素 B_{12} 是 DNA 和 RNA 合成时必需的辅酶,也是维持髓鞘结构和功能所必需的一种辅酶,若缺乏则导致核蛋白的合成不足,从而影响中枢神经系统的甲基化,造成髓鞘脱失、轴突变性而致病。因维生素 B_{12} 还参与血红蛋白的合成,本病常伴有恶性贫血。正常人维生素 B_{12} 每天需求量仅为 $1\sim2~\mu g$,摄入的维生素 B_{12} 必须与胃底壁细胞分泌的内因子合成稳定复合物,才可在回肠远端吸收。萎缩性胃炎、胃大部切除术及内因子分泌先天缺陷等因素导致内因子缺乏或不足;回肠切除术、局限性肠炎等影响维生素 B_{12} 吸收;血液中转运腺苷钴胺素缺乏等均可导致维生素 B_{12} 代谢障碍。由于叶酸代谢与维生素的代谢相关,叶酸缺乏也可产生相应症状及体征。

二、临床表现

(1)隐匿起病,逐渐进展。

(2)最初症状常为四肢麻木,此后逐渐出现双下肢无力、走路不稳和上肢笨拙。

(3)神经系统检查 锥体束和后索损害体征。双下肢痉挛性瘫痪,可有锥体束征,腱反射增高或减低。可出现足趾关节位置觉和音叉震动觉减退,Romberg 征闭目阳性。可有手套袜套样痛触觉减退。

(4)少数患者可出现 Lhermitte 征阳性,即屈曲颈部时有一阵阵针刺感沿脊背向肢体放射。

(5)某些患者合并视神经萎缩及行为和精神异常。

(6)有贫血者出现面色苍白、疲倦等症状。

三、辅助检查

(一)周围血常规及骨髓涂片检查

提示巨细胞低色素性贫血,血网织红细胞数减少,维生素 B_{12} 含量减低(正常值 $220\sim940$ $\mu g/mL$)。注射维生素 B_{12} $1~000~\mu g/d$,10 天后网织红细胞数增多有助于诊断。血清维生素 B_{12} 含量正常者应做 Schilling 试验(口服放射性核素[57]钴标记维生素 B_{12},测定其在尿、便中的排泄量),可发现维生素 B_{12} 吸收障碍。

(二)胃液分析

注射组胺后做胃液分析,可发现抗组胺性胃酸缺乏。

(三)脑脊液检查

多正常,少数可有轻度蛋白增高。

(四)脊髓磁共振

可示脊髓病变部位,呈条形、点片状病灶,T_1低信号,T_2高信号。

四、治疗原则

(1)肌内注射维生素 B_{12},每天 $100\sim1\,000\;\mu g$,应用 2 周,然后改为每周 $100\;\mu g$,应用 2 个月,此后给维持量每月 $100\;\mu g$ 或口服维生素 B_{12}。应用过程中要定期复查血液和血中维生素 B_{12} 浓度,以确定治疗效果。

(2)维生素 B_{12} 缺乏的患者,叶酸的使用应在维生素 B_{12} 治疗的基础上应用。口服叶酸,每天 3 次,每次 $5\sim10\;mg$。

五、护理评估

(一)健康史

患者的饮食习惯,有无胃部疾病史。

(二)症状

1.贫血

早期多有贫血、倦怠、腹泻和舌炎等病史,伴血清维生素 B_{12} 减低,常先于神经系统症状出现。

2.不完全性痉挛性瘫痪

表现为肌张力的增高、腱反射亢进和病理征阳性。

3.其他症状

精神异常如易激惹、抑郁、幻觉、精神错乱、类偏执狂倾向,认知功能减退甚至痴呆。

(三)身体状况

生命体征,患者有无肢体活动障碍。

(四)心理状况

有无焦虑、恐惧、抑郁等情绪。

六、护理诊断/问题

(一)自理缺陷

与双下肢无力、发硬及手动作笨拙有关。

(二)有受伤的危险

与双下肢无力、发硬、动作笨拙、步态不稳有关。

(三)躯体移动障碍

与脊髓受损有关。

(四)感觉异常

与刺痛、麻木、烧灼与脊髓、周围神经受损有关。

(五)知识缺乏

与疾病相关知识缺乏有关。

七、护理措施

(一)一般护理

1.环境与休息

保持病室安静舒适,病房内空气清新,温湿度适宜。鼓励患者活动,但应预防跌倒、坠床等不良事件的发生。

2.饮食护理

向患者讲解平衡饮食的重要性,住院期间饮食定时定量,多食含维生素 B_{12} 丰富的食物,如肉类(包括肝脏)、鱼贝类、禽蛋、乳类、豆类、不去壳的小麦。

(二)用药护理

(1)每天肌内注射维生素 B_{12},口服药物嘱患者饭后服用。

(2)补充铁剂时嘱患者避开饮用牛奶、咖啡、浓茶等饮料,以防止阻碍铁的吸收。

(3)定期抽血,监测贫血情况及肝肾功能。

(三)心理护理

注重与患者建立一种相互信任的护患关系,鼓励患者表达自己的情感、想法,避免过度保护,主动给予心理干预,进行心理疏导,树立愉快的生活信心。

(四)健康指导

(1)向家属讲解烹调食物的正确方法,由于烹调加热过程可降低食物中维生素 B_{12} 的含量,所以烹调食物时,温度不可过高,时间不能过长,以减少维生素 B_{12} 的丢失,改变进食软、烂食物的不良饮食习惯。

(2)根据患者病情制订肢体被动运动和主动运动的康复计划,做些力所能及的事情。

(3)遵医嘱服药,定期复查。

(王　佩)

第五节　短暂性脑缺血发作

短暂性脑缺血发作(transient ischemic attack,TIA)是由颅内外动脉病变引起的一过性或短暂性、局灶性脑或视网膜功能障碍,临床症状一般持续 $10\sim15$ 分钟,多在 1 小时内恢复,不超过 24 小时。不遗留神经功能缺损症状和体征,影像学(CT、MRI)检查无责任病灶。

一、病因及发病机制

TIA 的发病与动脉粥样硬化、动脉狭窄、心脏病、血液成分改变及血流动力学变化等多种病因有关,其发病机制主要有以下两种类型。

(一)血流动力学改变

是在各种原因(如动脉硬化和动脉炎等)所致的颈内动脉系统或椎-基底动脉系统的动脉严重狭窄基础上,血压的急剧波动导致原来靠侧支循环维持的脑区发生的一过性缺血。血流动力型 TIA 的临床症状比较刻板,发作频率通常密集,每次发作持续时间短暂,一般不超过 10 分钟。

（二）微栓塞

主要来源于动脉粥样硬化的不稳定斑块或附壁血栓的破碎脱落、瓣膜性或非瓣膜性心源性栓子及胆固醇结晶等。微栓子阻塞小动脉常导致其供血区域脑组织缺血，当栓子破碎移向远端或自发溶解时，血流恢复，症状缓解。微栓塞型 TIA 的临床症状多变，发作频率通常稀疏，每次发作持续时间一般较长。如果持续时间超过 30 分钟，提示微栓子较大，可能来源于心脏。

二、临床表现

（一）一般特点

TIA 好发于中老年人，男性多于女性，患者多伴有高血压、动脉粥样硬化、糖尿病或高血脂等脑血管病危险因素。发病突然，局部脑或视网膜功能障碍历时短暂，最长时间不超过 24 小时，不留后遗症。由于微栓塞导致的脑缺血范围很小，一般神经功能缺损的范围和严重程度比较有限。TIA 常反复发作，每次发作表现相似。

（二）颈内动脉系统 TIA

临床表现与受累血管分布有关。大脑中动脉（middLe cerebral artery，MCA）供血区的 TIA 可出现缺血对侧肢体的单瘫、轻偏瘫、面瘫和舌瘫，可伴有偏身感觉障碍和对侧同向偏盲，优势半球受损常出现失语和失用，非优势半球受损可出现空间定向障碍。

大脑前动脉（anterior cerebral artery，ACA）供血区缺血可出现人格和情感障碍、对侧下肢无力等。

颈内动脉（internal cerebral artery，ICA）主干 TIA 主要表现为眼动脉交叉瘫（患侧单眼一过性黑蒙、失明和/或对侧偏瘫及感觉障碍），Horner 交叉瘫（患侧 Horner 征、对侧偏瘫）。

（三）椎-基底动脉系统 TIA

最常见表现为眩晕、平衡障碍、眼球运动异常和复视。可有单侧或双侧面部、口周麻木，单独出现或伴有对侧肢体偏瘫、感觉障碍，呈现典型或不典型的脑干缺血综合征。此外，椎-基底动脉系统 TIA 还可出现下列几种特殊的临床综合征。

1.跌倒发作

表现为下肢突然失去张力而跌倒，无意识丧失，常可很快自行站起，系脑干下部网状结构缺血所致。有时见于患者转头或仰头时。

2.短暂性全面遗忘症

发作时出现短时间记忆丧失，发作时对时间、地点定向障碍，但谈话、书写和计算能力正常，一般症状持续数小时，然后完全好转，不遗留记忆损害。发病机制仍不十分清楚，部分发病可能是大脑后动脉颞支缺血累及边缘系统的颞叶海马、海马旁回和穹隆所致。

3.双眼视力障碍发作

双侧大脑后动脉距状支缺血导致枕叶视皮质受累，引起暂时性皮质盲。

值得注意的是，椎-基底动脉系统 TIA 患者很少出现孤立的眩晕、耳鸣、恶心、晕厥、头痛、尿便失禁、嗜睡或癫痫等症状，往往合并有其他脑干或大脑后动脉供血区缺血的症状和体征。

三、辅助检查

CT 或 MRI 检查大多正常。部分病例弥散加权 MRI（DWI）可以在发病早期显示一过性缺血灶，缺血灶多呈小片状。CTA、MRA 及 DSA 检查有时可见血管狭窄、动脉粥样硬化改变。

TCD 检测可探查颅内动脉狭窄,并可进行血流状况评估和微栓子监测。血常规和生化检查也是必要的,神经心理学检查可能发现轻微的脑功能损害。

四、治疗原则

TIA 是急症。TIA 发病后 2～7 天内为卒中的高风险期,对患者进行紧急评估和干预可以减少卒中的发生。临床医师还应提前做好有关的准备工作,一旦 TIA 转变成脑梗死,不要因等待凝血功能等结果而延误溶栓治疗。

(一)TIA 短期卒中风险评估

常用的 TIA 危险分层工具为 ABCD2 评分,症状发作在 72 小时内并存在以下情况之一者,建议入院治疗。

(1)ABCD2 评分＞3 分。

(2)ABCD2 评分 0～2 分,但门诊不能在 2 天之内完成 TIA 系统检查。

(3)ABCD2 评分 0～2 分,并有其他证据提示症状由局部缺血造成,如 DWI 已显示对应小片状缺血灶。

(二)药物治疗

1.抗血小板治疗

非心源性栓塞性 TIA 推荐抗血小板治疗。抗血小板药物以单药为主,氯吡格雷(75 mg/d)及阿司匹林(50～325 mg/d)均可作为首选药物,有证据表明对于高危患者,氯吡格雷优于阿司匹林。不推荐常规应用双重抗血小板药物,但近期有急性冠状动脉病变或支架成形术者,或有明确证据示动脉-动脉栓塞者,推荐短期联合用药。

2.抗凝治疗

心源性栓塞性 TIA 可采用抗凝治疗。主要包括肝素、低分子肝素和华法林。一般短期使用肝素后改为口服华法林治疗。华法林治疗目标为国际标准化比值(international normalized ratio,INR)达到 2～3,用药量根据结果调整。卒中高危 TIA 患者应选用半衰期较短和较易中和抗凝强度的肝素;一旦 TIA 转变成脑梗死,可以迅速纠正凝血功能指标的异常,使之符合溶栓治疗的入选标准。频繁发作的 TIA 或椎-基底动脉系统 TIA,以及对抗血小板治疗无效的病例也可考虑抗凝治疗。对人工心脏瓣膜置换等卒中高度风险的 TIA 患者还可考虑口服抗凝剂治疗加用小剂量阿司匹林或双嘧达莫联合治疗。

3.扩容治疗

纠正低灌注,适用于血流动力型 TIA。

4.溶栓治疗

对于新近发生的符合传统 TIA 定义的患者,虽神经影像学检查发现,有明确的脑梗死责任病灶,但目前不作为溶栓治疗的禁忌证。在临床症状再次发作时若临床已明确诊断为脑梗死,不应等待,应按照卒中指南积极进行溶栓治疗。

5.其他

对有高纤维蛋白原血症的 TIA 患者,可选用降纤酶治疗。活血化瘀性中药制剂对 TIA 患者也可能有一定的治疗作用。

(三)TIA 的外科治疗

对于过去 6 个月内发生过 TIA 的患者,如果同侧颈内动脉狭窄 70％～90％的患者,推荐实施颈动脉内膜剥脱术(carotid endarterectomy,CEA);症状性颈内动脉狭窄 50%～69%的患者，根据患者年龄、性别、伴发疾病及首发症状严重程度等实施 CEA;建议在最近一次缺血事件发生后两周内实施 CEA;不建议颈内动脉狭窄<50%的患者施行 CEA;建议术后继续抗血小板治疗。

对于症状性颈动脉高度狭窄的患者>70%,无条件做 CEA 时,可考虑行颈动脉血管成形和支架置入术(carotid artery stenting,CAS)。如果有 CEA 禁忌证或手术不能到达,CEA 后期再狭窄、放疗后狭窄,可考虑行 CAS;对于高龄患者行 CAS 要慎重。支架置入术前即给予氯吡格雷和阿司匹林联用,持续至术后至少 1 个月,之后单独使用氯吡格雷至少 12 个月。

症状性颅外段颈动脉闭塞患者不推荐常规行颅外-颅内血管旁路移植术。患者在接受最佳的药物治疗(包括抗栓、他汀类药物和相关危险因素控制)期间仍然出现症状,可考虑对椎动脉颅外段狭窄患者行血管内和手术治疗。主要颅内动脉狭窄所致的 TIA 不推荐行颅外-颅内血管旁路移植术,目前进行血管成形术和/或支架植入术的有效性尚不清楚。

五、护理评估

(一)健康史
有无高血压、高脂血症、心脏病、糖尿病、下肢静脉血栓病、易栓症、动脉粥样硬化、动脉狭窄、血液病、肥胖症等病史,有无吸烟史,有无跌倒、外伤史,发作时主要症状及伴随症状。

(二)症状
1.头晕
发作有无诱因、程度、急缓,发作时间及持续时间,有无恶心、呕吐等。

2.偏瘫或四肢瘫
发作有无诱因、发作时肌力情况、有无肢体麻木、肌力下降有无进展、发作时间及持续时间。

3.视网膜功能障碍
发作有无诱因、发作时间及持续时间,症状主要是复视、偏盲、视野缺损、全盲。

4.伴随症状
有无大小便失禁、记忆丧失等。

(三)身体状况
1.生命体征及意识状态
尤其是血压及有无意识障碍。

2.肌力
肌力障碍的部位,肌力变化。

3.体位
是否有肢体痉挛,是否处于功能位。

4.脑功能
计算力、记忆力、时间空间定向力是否正常。

(四)心理状况
(1)有无焦虑、抑郁、恐惧等情绪。

(2)疾病对生活、工作有无影响。

六、护理诊断/问题

有受伤的危险：与 TIA 不定时发作有关。

七、护理措施

(一)一般护理

1.环境与休息

保持病室环境安静舒适、空气清新、温湿度适宜。发作时嘱患者卧床休息,预防跌倒等不良事件发生。

2.饮食护理

给予患者低盐、低脂饮食。每天食盐以不超过 6 g 为宜,多食含钾丰富的食物,如新鲜蔬菜、水果、大豆制品、鱼类。忌食甜食、动物内脏、辛辣油炸食物,禁忌暴饮暴食,避免过分饥饿,避免晚餐后及睡前加餐,睡前可适当饮水,以稀释血液,降低血液黏稠度。控制体重,戒烟,戒酒。

(二)病情观察

注意观察和记录每次发作的持续时间、间隔时间和伴随症状,观察患者肢体无力或麻木是否减轻或加重,有无头痛、头晕等表现。

(三)安全护理

发作时卧床休息,注意枕头不宜过高,以 15°～20°为宜,以免影响头部的血液供应。仰头或头部转动时应缓慢、动作轻柔,转动幅度不要太大,防止因颈部活动过度或过急导致 TIA 发作而跌伤,患者如厕、沐浴及外出活动时应有家属陪伴。洗澡时间不宜过长。

(四)用药护理

嘱患者严格遵医嘱正确服药,不能随意更改、终止或自行购药服用。抗凝治疗时密切观察有无出血倾向,观察大便颜色,皮肤黏膜有无出血点、瘀斑及牙龈出血。使用抗血小板聚集剂治疗时,注意有无食欲减退、皮疹或白细胞减少等不良反应。

(五)心理护理

嘱患者积极调整心态、稳定情绪,消除紧张、恐惧的心理,培养自己的兴趣爱好,多参加有益身心的家庭和社会活动,分散对疾病的注意力,树立战胜疾病的信心。

(六)健康指导

(1)保持心情愉快,情绪稳定,避免精神紧张。

(2)生活起居规律,改变不良生活方式,坚持适当的体育锻炼和运动,注意劳逸结合。扭头或仰头动作不宜过急,幅度不要太大,防止诱发 TIA 或跌伤。

(3)合理饮食,宜进食低盐、低脂、充足蛋白质和维生素的饮食,限制动物油脂的摄入,注意粗粮与细粮搭配,肉菜搭配,戒烟酒。

(4)按医嘱正确服药,积极治疗高血压、动脉硬化、糖尿病、高脂血症和肥胖症。服药期间注意有无肝、肾功能的异常。

(5)发现肢体麻木、无力、头晕、头痛、复视或突然跌倒时应引起重视,及时就医。

(王　佩)

第六节 脑 梗 死

脑梗死又称缺血性脑卒中,是指因脑部血液循环障碍,导致局部脑组织缺血、缺氧性坏死,而出现相应神经功能缺损的类临床综合征。脑梗死是卒中最常见类型,约占 70%～80%。

缺血性卒中的分型方法很多,当前国际广泛使用 TOAST 病因分型。TOAST 是一项缺血性卒中亚型流行病学研究,将缺血性脑卒中分为大动脉粥样硬化型、心源性栓塞型、小动脉闭塞型、其他明确病因型和不明原因等五型卒中。对缺血性脑卒中患者进行病因分型有助于判断预后、指导治疗和选择二级预防措施。

牛津郡社区卒中计划(Oxfordshire community stork project,OCSP)的分型将其分为四型:全前循环梗死(total anterior circulation infarct,TACI)、部分前循环梗死(partial anterior circulation infarct,PACI)、后循环梗死(posterior circulation infarct,POCI)和腔隙性脑梗死,该分型更适宜于临床工作的需要,有助于对急性脑卒中的治疗。

一、临床表现

(一)发病形式
突然或迅速发病,一般在 24 小时内达到症状高峰,也可以逐渐进展或阶梯性进展。

(二)局灶神经系统症状
认知功能障碍(失语、幻视),肢体无力或动作不协调,脸部肌肉无力(口角下垂、流涎),肢体和/或脸部麻木,脑神经麻痹等。

(三)全脑症状和体征
头痛、恶心和呕吐,精神状态的改变(晕厥、癫痫发作、昏迷),血压升高和生命体征异常。

二、辅助检查

(一)经颅多普勒超声
检查颅内外脑血管是否存在严重狭窄或闭塞,判断颅内外血管闭塞后侧支代偿及闭塞血管再通情况。

(二)颈动脉彩超
检查颅外颈部血管,包括颈总动脉、颈内动脉、颈外动脉、锁骨下动脉和椎动脉颅外段,可发现颈部大血管内膜增厚、动脉粥样硬化斑块、血管狭窄或闭塞。

(三)头颅和颈部核磁血管成像
根据管腔直径减少和信号丢失可检查颅内和颈部血管的严重狭窄和闭塞。

(四)头颅和颈部 CT 血管成像
了解颅内外大血管有无狭窄、钙化斑块及其程度、范围。

(五)选择性数字减影血管造影
动脉内溶栓时(急诊时刻安排)、拟行血管内成形术、颈动脉内膜剥脱术、搭桥术,或经无创检查(TCD、颈动脉彩超、MRA 或 CTA)仍不能明确诊断时进行。是明确血管病变的最可靠方法。

(六)心电图

了解是否有房颤等心律不齐改变或脑梗死后心脏改变。

(七)超声心动图

检查心脏结构、功能及是否有附壁血栓。

(八)经食管超声(TEE)

能发现心脏和主动脉弓栓子源,尤其对年轻脑梗死患者找不到其他病因时,TEE有时能发现潜在的右向左分流的卵圆孔未闭。

(九)血液常规检查

血脂、血糖、血小板计数、INR、纤维蛋白原。

(十)液特殊检查

抗心磷脂抗体、同型半胱氨酸、S蛋白、C蛋白和动脉炎抗体等的检查。

三、治疗原则

治疗原则包括整体治疗、根据病因分类治疗和特殊治疗(溶栓、抗凝、降纤、神经保护剂、中医中药)。

(一)整体治疗

(1)患者平卧有助于脑灌注,尤其有基底或颈内动脉等大血管闭塞者。

(2)维持呼吸道通畅,鼻导管吸氧。

(3)避免高血糖,≥200 mg/dL时应该使用胰岛素。

(4)控制体温在正常水平,38 ℃以上应给予物理和药物降温。

(5)不能经口喂食者给予鼻饲,以维持机体营养需要和避免吸入性肺炎。

(6)尽量使用生理盐水,维持水和电解质平衡。

(7)血压的维持:缺血性卒中急性期过度的降压治疗可能有害,需要紧急降压处理的血压水平:收缩压>24.0 kPa(180 mmHg),舒张压>14.7 kPa(110 mmHg),可选用ACEI类如卡托普利(6.25~12.5 mg,含服)、选择性 α/β 受体阻滞剂如拉贝洛尔(10~20 mg于2分钟内静脉推注,每20分钟可重复应用,最大剂量150 mg)或中枢性交感神经阻滞剂如可乐定(0.2~1.2 mg/d)。短效硝苯地平慎用或少用。

(8)降颅压治疗:出现下列提示可能有颅内压增高的情况,如意识障碍逐渐加重、血管主干闭塞造成的大面积梗死、影像学提示中线移位、脑沟饱满、脑室变形和小脑梗死等,应采取降颅压措施。药物可选用20%甘露醇、10%甘油果糖和呋塞米等,严重时可考虑脑室引流或去骨瓣减压术。

(9)并发症防治。①深静脉血栓形成:早期康复和肢体活动有助于预防深静脉血栓形成,无禁忌证者可小剂量低分子肝素预防。②呼吸道感染:密切观察,防止吞咽困难误吸造成的吸入性肺炎。③癫痫:有继发癫痫者给予抗癫痫药。④应激性溃疡:使用抑酸药物。⑤精神症状:幻觉妄想者可选用奥氮平5~10 mg/d。兴奋紊乱者可选用氟哌啶醇2.5~5.0 mg/d。抑郁者可选用SSRI类,如氟西汀、帕罗西汀、氟伏沙明、舍曲林或西酞普兰。

(10)康复治疗:神经系统症状停止进展48小时后可开始康复治疗。

（二）根据病因分类治疗

1.大血管性

指由于颅内外大动脉严重狭窄或闭塞所致的脑梗死，可能的发病机制包括载体动脉阻塞穿支动脉、动脉-动脉栓塞、低灌注/栓子清除下降及上述2种或以上机制共同参与致病。发病3～6小时内考虑溶栓，3～6小时或不能溶栓者应该给予抗血小板治疗。可以应用他汀类降血脂如辛伐他汀治疗。

2.小血管性

多数是由于高血压微小动脉脂质透明变性所致，因此，通常不用抗凝药物，可给予抗血小板药物和钙通道阻滞剂等。

3.心源性

多数因心脏栓子栓塞脑血管所致，并存在栓子继续脱落的危险，宜终身抗凝治疗。由于心源性栓塞易合并梗死后出血，而抗凝治疗可能会增加脑栓塞后出血危险性，因此梗死面积大时，不主张梗死后早期给药。

4.其他原因

根据不同病因给予相应治疗，如抗心磷脂抗体综合征患者可给予抗凝、激素和/或免疫抑制治疗；高同型半胱氨酸血症可给予维生素 B_{12}、叶酸和维生素 B_6 联合治疗。

（三）特殊治疗

1.溶栓治疗

由于溶栓治疗有出血风险，目前仍须签知情同意书。

（1）适应证：急性缺血性卒中患者满足以下情况，可考虑溶栓治疗。①年龄在18～75岁。②发病时间：颈内动脉系统≤6小时；椎基底动脉系统≤6小时，根据患者具体情况，可延长时间窗。③疾病严重程度：脑功能损害的体征持续存在超过1小时，且比较严重（NIHSS 7～22分）。④影像学检查：脑CT已排除颅内出血，且无早期脑梗死低密度改变及其他明显早期脑梗死改变。⑤知情同意：患者或家属签署知情同意书。

（2）溶栓方式：目前的共识，影响预后最重要的因素是接受溶栓治疗的时间，因此，建议选择检查、评估及治疗方式时均在此原则下进行。溶栓方式的选择见表5-1。

表 5-1　溶栓方式的选择

	4.5 小时		4.5～6 小时		＞6 小时	
	颈内动脉系统	椎基底动脉系统	颈内动脉系统	椎基底动脉系统	颈内动脉系统	椎基底动脉系统
Rt-PA	静脉溶栓和/或动脉溶栓	静脉溶栓和/或动脉溶栓	动脉溶栓	动脉溶栓	/	动脉溶栓 *
尿激酶	静脉溶栓和/或动脉溶栓	静脉溶栓和/或动脉溶栓	静脉溶栓和/或动脉溶栓	静脉溶栓和/或动脉溶栓	/	动脉溶栓 *

* 应根据患者具体情况，在取得知情同意的情况下可选择动脉溶栓

（3）溶栓治疗。①静脉溶栓。尿激酶使用方法：尿激酶100万～150万单位，加入生理盐水100～200 mL，首先静脉推注10%（＞1分钟），余量在1小时左右滴注完毕。rt-PA用法：剂量为0.9 mg/kg，总量不超过90 mg，首先快速推注10%，1小时左右点完。溶栓后24小时内不再使

用其他溶栓、抗凝、抗血小板和降纤药。24 小时后重复头颅 CT 无出血可使用低分子肝素或阿司匹林。②动脉溶栓:溶栓药直接向阻塞部位分次注入,重复局部造影。rt-PA 第一次 10 mg,造影未通再追加 5 mg,最大量不超过 20 mg。尿激酶第一次 20 万单位,总量一般不超过 50 万单位。溶栓后 24 小时内不再使用其他溶栓、抗凝、抗血小板或降纤药。24 小时后重复头颅 CT 无出血可使用低分子肝素或阿司匹林。

(4)溶栓禁忌证。

1)绝对禁忌证:①TIA 或迅速好转的卒中及症状轻微者。②病史和体检符合蛛网膜下腔出血。③既往:近 2 周内进行过大的外科手术;近 1 周内有不可压迫部位的动脉穿刺。④体检发现有活动性出血或外伤(如骨折)的证据。⑤两次降压治疗后血压仍高于 24.7/14.7 kPa(185/110 mmHg)。⑥治疗前 CT 检查发现有出血、占位效应、水肿、肿瘤、动静脉畸形(AVM)。⑦病史中有血液学异常及任何原因的凝血、抗凝血疾病(PT>15 sec,INR>1.4,APTT>40 sec,血小板<100×10⁹/L)。⑧正在应用抗凝剂(华法林,INR>1.5)或卒中发作前 48 小时内应用肝素者(APTT 延长)。⑨患者或家属不同意溶栓治疗。

2)相对禁忌证:①意识障碍(怀疑后循环梗死者,意识障碍不是禁忌)。②CT 显示早期大面积病灶(超过 MCA 分布区的 1/3)。③既往:颅内出血,包括出血性梗死卒中、可疑蛛网膜下腔出血;过去 3 个月患有卒中或头部外伤;2 个月内进行过颅内和脊髓内手术;近 3 周内有消化道和泌尿系出血。④血糖<2.7 mmol/L(50 mg/dL)或>22.2 mmol/L(400 mg/dL)。⑤卒中发作时有癫痫。⑥妊娠。⑦心内膜炎、急性心包炎。⑧严重内科疾病,包括心、肾、肝功能不全或严重糖尿病者。

(5)溶栓后护理注意事项。①神经系统评估(NIHSS):输溶栓药期间每 15 分钟评估一次,随后 6 小时内每 30 分钟一次,此后每 1 小时评估一次至溶栓后 24 小时,24 小时后每 4 小时一次。②若患者出现剧烈头痛、急性高血压、恶心、呕吐,则暂停输液,急诊 CT 扫描;血压监测:溶栓后 2 小时内每 15 分钟测量一次,2~6 小时内每 30 分钟测量一次,此后 1 小时一次至治疗后 24 小时。③溶栓后控制血压 18.7/12.0 kPa(140/90 mmHg)或降低 20%~30%(考虑患者基础血压)。④延迟给予鼻饲胃管和尿管。

(6)溶栓并发症及处理。①脑出血:神经体征恶化、突然的意识障碍、新出现的头痛、急性高血压、恶心呕吐。立即停止溶栓并即刻行头颅 CT 检查,急查出凝血时间和凝血酶原活动度、血小板计数、血浆纤维蛋白原。处理:可输冻血浆和 1 单位血小板。②血管再闭塞:已改善的神经功能又加重,头颅 CT 排除继发出血,根据病情给予对症处理。

2.抗凝治疗

不推荐缺血性卒中后患者全部抗凝治疗,但病史、神经影像学检查提示心源性栓塞、夹层动脉瘤等可给予抗凝治疗。抗凝药物有低分子肝素和华法林。

3.抗血小板治疗

脑梗死诊断后,在排除出血性疾病的前提下,不能进行溶栓的患者应尽快给予抗血小板药物治疗,如阿司匹林,剂量范围 75~300 mg/d。

4.降纤治疗

早期使用可能有效。药物有东菱克栓酶和降纤酶,用法:隔天 1 次,共 3 次,10 U,5 U,5 U,用药前后需检查纤维蛋白原。

5.神经保护剂

目前尚无证据证实神经保护剂能影响卒中预后。可考虑应用的药物有：银杏制剂、钙通道阻滞剂(考虑低灌注所致脑梗死和有大动脉严重狭窄或闭塞患者禁用)和胞磷胆碱等。

6.中药治疗

丹参注射液、川芎注射液等。

四、护理评估

(一)健康史

有无高血压、糖尿病、冠心病、房颤、高脂血症、动脉粥样硬化、易栓症、下肢血栓血管畸形、颅内动脉血管狭窄等病史,是否妊娠,发病前有无麻醉及手术史。

(二)症状

1.局灶性神经功能缺损

偏瘫、偏身感觉障碍、失语、共济失调等。

2.全脑症状

头痛、呕吐、昏迷,在发生基底动脉血栓或大面积脑梗死时,出现意识障碍甚至脑疝导致死亡。

3.其他症状

眩晕、面神经麻痹等。

(三)身体状况

1.生命体征及意识

呼吸频率及意识,瞳孔大小及对光反射,血压。

2.肢体活动障碍

偏瘫侧肢体肌力分级,肌张力。

3.失语

失语类型。

4.吞咽困难

有无吞咽困难、饮水呛咳,洼田饮水试验分级。

5.二便障碍

有无大小便失禁,尿潴留。

6.其他

有无喷射状呕吐等颅压升高的症状。

(四)心理状况

(1)有无焦虑、恐惧等情绪。

(2)疾病对生活、工作有无影响。

五、护理诊断/问题

(一)潜在并发症:出血

与溶栓治疗有关。

（二）生活自理能力缺陷

与肢体偏瘫有关。

（三）躯体移动障碍

与脑缺血、缺氧导致运动功能受损有关。

（四）语言沟通障碍

与脑缺血导致语言功能障碍有关。

（五）有误吸的危险

与吞咽困难有关。

（六）有受伤的危险

与肢体偏瘫有关。

（七）有皮肤完整性受损的危险

与偏瘫、感觉障碍有关。

（八）有感染的危险

与长期卧床有关。

（九）便秘

与长期卧床,肠蠕动减少有关。

六、护理措施

（1）密切观察生命体征、意识、瞳孔变化,防止脑疝发生,如有变化及时通知医师。

（2）急性期绝对卧床休息,头不宜过高,以利于脑部血液供应。卧床患者协助翻身,做好皮肤护理。保持室内空气清新,避免着凉。

（3）保持呼吸道通畅,意识障碍者头偏向一侧,取下义齿,清除呕吐物和分泌物。必要时给予氧气吸入,辅助通气护理。

（4）给予低盐低脂饮食,多食含粗纤维食物,以保证大便通畅。有吞咽困难、呛咳的患者给予糊状流质或半流质饮食,要小口慢食,必要时鼻饲。

（5）长期卧床患者,要抬高、活动下肢,以预防下肢深静脉血栓形成,必要时遵医嘱使用弹力袜。瘫痪者保持肢体功能位,早期开展康复锻炼。

（6）保持大便通畅,养成良好的排便习惯,定时排便。每天做腹部按摩,促进肠蠕动,排便困难时可使用开塞露等缓泻药物。

（7）加强基础护理,保持床单位清洁、干燥,保证患者"六洁、四无"。定时翻身、拍背、吸痰,保持呼吸道通畅,保持皮肤完好。

（8）加强安全护理,做好跌倒、坠床、压疮等患者安全的评估与健康教育,使用床档保护患者。烦躁者给予保护性约束,保证患者安全。

（9）做好心理护理,嘱患者积极调整心态、稳定情绪,消除紧张、恐惧的心理,树立战胜疾病的信心,积极配合治疗。

（10）严格遵医嘱正确服药,不能随意更改、终止或自行购药服用。抗凝治疗时密切观察有无出血倾向,观察皮肤黏膜有无出血点、瘀斑及牙龈出血。静脉应用血管扩张药,滴速稍慢,观察血压变化。定期抽血,监测凝血、肝肾功能、血脂等指标。

（11）静脉溶栓术的护理。①术前护理:消除恐惧,稳定情绪,使患者做好溶栓前的准备,配合治疗;备好物品及药品;建立两条静脉通道,防止药物外渗。②术中护理:准确、熟练遵医嘱用药;每 15 分钟测量血压一次,如有异常,及时通知医师;密切观察意识、精神及生命体征变化,做好抢救准备;详细记录给药时间及剂量。③术后护理:准备床单位、监护仪、氧气装置;密切观察意识、生命体征变化,尤其是血压。注意患者肌力、语言的变化,如有异常及时通知医生;认真听取患者主诉,观察尿液颜色,有无颅内出血、消化道出血、牙龈出血、皮肤黏膜出血等情况,做好护理记录。

(12)健康指导:①保持心情愉快,情绪稳定,避免精神紧张。②生活起居规律,改变不良生活方式,坚持适当的体育锻炼和运动,注意劳逸结合。养成良好的排便习惯,保持大便通畅。指导家属协助患者进行瘫痪肢体的功能锻炼。③合理饮食,宜进食低盐、低脂、充足蛋白质和维生素的饮食,限制动物油脂的摄入,注意粗粮与细粮搭配,肉菜搭配,戒烟酒。④按医嘱正确服药,积极治疗高血压、动脉硬化、糖尿病、高脂血症和肥胖症。服药期间注意有无肝肾功能异常。⑤出现肢体麻木、无力、头晕、头痛、视物模糊、语言表达困难等症状时应引起重视,及时就医。

(王　佩)

第七节　脑　出　血

脑出血(intracerebral hemorrhage,ICH)是指原发性非外伤性脑实质内出血,也称自发性脑出血,是急性脑血管病中死亡率最高的。在脑出血中大脑半球出血约占 80%,脑干和小脑出血约占 20%。

一、病因及发病机制

最常见病因是高血压合并微小动脉硬化,其他病因包括动-静脉血管畸形、脑淀粉样血管病、血液病(如白血病、再生障碍性贫血、血小板减少性紫癜、血友病、红细胞增多症和链状细胞病等)、抗凝或溶栓治疗等。

高血压脑出血的主要发病机制是脑内微小动脉在长期高血压作用下发生慢性病变破裂所致。颅内动脉具有中层肌细胞和外层结缔组织少及外弹力层缺失的特点。长期高血压可使脑微小动脉发生玻璃样变性、纤维素样坏死,甚至形成微动脉瘤或夹层动脉瘤,在此基础上血压骤然升高时易导致血管破裂出血。豆纹动脉和旁正中动脉等深穿支动脉,自脑底部的动脉直角发出,承受压力较高的血流冲击,易导致血管破裂出血,故又称出血动脉。非高血压性脑出血,由于其病因不同,故发病机制各异。

一般高血压性脑出血在 30 分钟内停止出血,血肿保持相对稳定,其临床神经功能缺损仅在出血后 30~90 分钟内进展。少数高血压性脑出血发病后 3 小时内血肿迅速扩大,血肿形态往往不规则,密度不均一,尤其是使用抗凝治疗及严重高血压控制不良时,其临床神经功能缺损的进展可延长至 24~48 小时。多发性脑出血多见于淀粉样血管病、血液病和脑肿瘤等患者。

二、临床表现

常发生于 50~70 岁,男性略多见,冬春季发病较多,多有高血压病史,常在剧烈的情绪激动、用力排便、饱餐、剧烈运动时发生,数分钟到数小时达高峰,患者可有头痛、恶心、呕吐、意识障碍、血压升高、脑膜刺激征等。因出血部位及出血量不同而临床特点各异。

(一)基底核区出血

壳核出血多见。

1.轻型

出血量数毫升至 30 mL,常以内囊损害体征为主要表现:即偏瘫、偏盲、偏身感觉障碍,内囊出血的患者常有头和眼转向出血病灶侧,呈"凝视病灶"状,主侧大脑半球病变常伴失语症。

2.重型

出血量超过 30 mL,发病突然,意识障碍重,鼾声明显,呕吐频繁,可呕吐咖啡样胃内容物,两眼可向病灶侧凝视或固定于中央位,常有双侧瞳孔不等大,病灶对侧偏瘫,肌张力低,可引出病理反射,如病情发展,则昏迷程度加深,出现去大脑强直或四肢迟缓性瘫、中枢性高热。

(二)丘脑出血

除对侧肢体瘫痪外,当出血位于侧后方,偏瘫又不重时,可出现丘脑性共济失调,此时通常伴有感觉障碍或感觉运动异常(如偏身共济失调、偏身感觉障碍或感觉障碍性共济失调性偏瘫),感觉障碍常较重,失语、行为异常在丘脑出血亦较常见,优势侧半球出血的患者,常常为经皮质感觉性或混合性失语;非优势侧出血时,常可出现疾病忽视、视空间忽视、语法运用障碍,触觉、听觉、视觉缺失等,上视麻痹和眼球固定,瞳孔对光反应迟钝最为常见。

(三)脑桥出血

出血量少时(<5 mL)可意识清楚,双眼向病灶侧对侧凝视,出现交叉性瘫痪;出血量大时(>5 mL),患者迅速进入昏迷,双侧针尖样瞳孔,呕吐咖啡样胃内容物,中枢性高热及中枢性呼吸障碍,四肢瘫痪和去大脑强直,多在 48 小时内死亡。

(四)小脑出血

起病突然,发病时神志清楚,眩晕明显,频繁呕吐,枕部疼痛,无肢体瘫痪,瞳孔往往缩小,一侧肢体笨拙,行动不稳,共济失调,眼球震颤,晚期病情加重,意识模糊或昏迷,瞳孔散大,中枢性呼吸障碍,最后死于枕骨大孔疝。

(五)脑叶出血

以顶叶最常见,其次为颞叶、枕叶、额叶,也可多发脑叶出血,常有头痛、呕吐、脑膜刺激征及出血脑叶的局灶定位症状,如顶叶,可有偏身感觉障碍、空间构象障碍等。

(六)脑室出血

小量脑室出血常有头痛、呕吐、脑膜刺激征,一般无意识障碍及局灶性神经缺损体征。大量脑室出血常起病急骤、迅速出现昏迷,频繁呕吐,针尖样瞳孔,眼球分离斜视或浮动,四肢迟缓性瘫,可有去大脑强直、呼吸深,鼾声明显,体温明显升高,多迅速死亡。

三、辅助检查

(一)CT 检查

为首选检查,可显示新鲜血肿为圆形或卵圆形均匀高密度区,边界清楚,也可显示血肿部位、大小、形态、是否破入脑室、血肿周围有无低密度水肿带及占位效应。

(二)MRI 检查

急性期对幕上及小脑出血的价值不如 CT,对脑干出血的检测优于 CT。

(三)数字减影脑血管造影

怀疑脑血管畸形、Moyamoya 病、血管炎等,尤其是血压正常的年轻患者应考虑行该项检查。

(四)脑脊液检查

颅内压升高,脑脊液多呈洗肉水样均匀血性。因有诱发脑疝的危险,仅在不能进行头颅 CT 检查,且临床无明显颅内压增高表现时进行。怀疑小脑出血时禁行腰穿。

(五)其他辅助检查

血、尿、便常规,肝肾功能、凝血功能、心电图等。

四、治疗原则

(一)内科治疗

1.放置胃管

保持安静,卧床休息,加强护理,有意识障碍、消化道出血宜禁食 24～48 小时,然后酌情放置胃管。

2.水电解质平衡

防止低钠血症,以免加重脑水肿。

3.控制脑水肿

(1)20％甘露醇 125～250 mL,每 6～8 小时一次,疗程 7～10 天。冠心病、心肌梗死、心力衰竭和肾功能不全者慎用。

(2)利尿剂:呋塞米,每次 40 mg,每天 2～4 次静脉注射,常与甘露醇合用,增强脱水效果。

(3)甘油果糖:静脉滴注,成人一般每次 250～500 mL,每天 1～2 次,250 mL 需 1～1.5 小时滴完,疗程 1～2 周,剂量可视年龄和症状调整。宜在症状较轻或好转期使用,用量过大或过快易发生溶血。

4.控制高血压

根据患者年龄,病前有无高血压、病后血压情况等确定最适宜的血压水平,一般来讲收缩压＞30.7 kPa(230 mmHg),舒张压＞18.7 kPa(140 mmHg)可考虑使用硝普钠 0.5～1.0 μg/(kg·min)。收缩压 24.0～30.7 kPa(180～230 mmHg)或舒张压 14.0～18.7 kPa(105～140mmHg),宜口服卡托普利、美托洛尔等。收缩压 24.0 kPa(180 mmHg)以内或舒张压 14.0 kPa(105 mmHg)以内,可观察,而不用降压药。急性期后颅内压增高不明显而血压持续升高者,应进行系统抗高血压治疗,把血压控制在较理想水平。如急性期血压骤降则提示病情危重,应及时给予多巴胺、间羟胺等。

5.并发症的防治

(1)感染:早期病情较轻者,可不用抗生素,合并意识障碍的老年患者易并发肺部感染,或留置尿管者易合并尿路感染,可给予预防性抗生素治疗。

(2)应激性溃疡:预防可用西咪替丁 0.2～0.4 g/d,静脉滴注。雷尼替丁 150 mg,口服,每天 1～2 次,一旦出血应按上消化道出血的常规进行治疗。

(3)痫性发作:全面发作为主,可静脉缓慢推注地西泮 10～20 mg 或肌内注射苯巴比妥 100mg,控制发作。

(4)中枢性高热:物理降温或药物降温。

（二）外科治疗

根据出血部位、病因、出血量及患者年龄、意识状态、全身情况决定,手术宜在早期进行。

五、护理评估

（一）健康史

有无高血压、脑动脉瘤、动静脉血管畸形、颅内肿瘤、抗凝及溶栓治疗、血液病等病史;有无情绪激动及剧烈活动;有无跌倒、外伤史;发作时主要症状及伴随症状。

（二）症状

1.生命体征及意识

尤其是血压、呼吸、意识及瞳孔。

2.头痛

头痛部位、性质、有无逐渐加重及突然加重,脑膜刺激征是否阳性。

3.呕吐

呕吐物性质、量、频率,是否为喷射样呕吐。

4.瘫痪

瘫痪部位、肌力情况、肌力下降及恢复情况。

5.失语

失语性质,有无进展及恢复。

6.局限性定位症状

根据出血部位及出血量,患者可有视觉障碍、眼球运动障碍、共济失调、精神障碍、人格改变、认知障碍、运动性震颤、帕金森综合征,特殊部位出血可有患者生命体征不能维持,出现严重的意识障碍后迅速死亡。

7.伴随症状

有无大小便失禁、呕吐物误吸、肺部感染。

（三）身体状况

1.生命体征及意识状态

尤其是血压、呼吸、意识障碍情况及瞳孔大小。

2.肌力

肌力障碍的部位,肌力变化。

3.体位

是否有肢体痉挛,是否处于功能位。

（四）心理状况

(1)有无焦虑、恐惧等情绪。

(2)疾病对生活、工作有无影响。

六、护理诊断/问题

（一）疼痛

与颅内压增高有关。

（二）生活自理能力缺陷

与限制活动、卧床有关。

（三）躯体移动障碍

与偏瘫有关。

（四）语言沟通障碍

与失语有关。

（五）便秘

与长期卧床、肠蠕动减慢有关。

（六）有皮肤完整性受损危险

与偏瘫、感觉障碍、尿失禁有关。

（七）清理呼吸道无效

与肺部感染、长期卧床、昏迷有关。

（八）有误吸危险

与昏迷有关。

（九）营养失调：低于机体需要量

与吞咽困难、昏迷有关。

（十）有感染的危险

与长时间留置导尿管有关。

（十一）便秘

与长期卧床、肠蠕动减少有关。

七、护理措施

（1）环境与休息：保持病室安静舒适，病房内空气清新，温湿度适宜。急性期严格卧床休息4～6周，限制患者家属探视，避免情绪激动和血压升高的诱因。床头抬高，头部活动尽量缓慢。外出复查CT乘平车，保护好头部。肢体功能障碍2小时予更换卧位一次，并使用床档保护患者，躁动者必要时使用保护性约束措施。

（2）饮食护理：给予低盐、低脂、易消化、富含纤维素的食物。多食蔬菜水果，少食辛辣刺激性强的食物，戒烟酒。昏迷的患者24～48小时内禁食，以防呕吐物反流至气管造成窒息或吸入性肺炎。不能经口进食者遵医嘱给予鼻饲流质饮食。

（3）密切观察意识、瞳孔、生命体征的变化；观察肢体运动、感觉的变化；有无再出血征象，如剧烈头痛、意识障碍出现或加深；有无颅压升高或脑疝，如剧烈喷射状呕吐，瞳孔不等大。

（4）肢体功能障碍者2小时予更换卧位一次，预防压疮，并使用床档保护患者，预防跌倒及坠床，躁动者必要时遵医嘱使用保护性约束措施。

（5）保持呼吸道通畅，给予患者氧气吸入。避免用力咳嗽，可协助轻拍背部以促进痰液咳出。

（6）保持患者功能体位，被动活动，急性期后早期开展康复锻炼。

（7）保留导尿管及胃管者注意管路护理，预防感染及脱管。

（8）保持大便通畅，便秘者遵医嘱给予缓泻剂或开塞露，排便时避免用力，禁止灌肠。

（9）颅内压增高或血压升高者遵医嘱给予脱水药或降压药，并观察用药后的反应。甘露醇使用时保持静脉通路通畅，快速滴注，并观察药液有无外渗。

(10)嘱患者积极调整心态、稳定情绪,消除紧张、恐惧的心理,避免情绪激动。

(11)健康指导:①保持心情愉快、情绪稳定,避免精神紧张。②生活起居规律,改变不良生活方式,养成良好的排便习惯,保持大便通畅。继续功能锻炼,活动量不宜过大,循序渐进。③进食高热量、高蛋白、富含纤维素、维生素丰富、低脂肪、低胆固醇食物,少食动物内脏、腌制品、限制烟酒、浓茶。④按医嘱正确服药,积极治疗高血压、动脉硬化等。服药期间注意有无肝、肾功能异常。⑤恢复期不宜从事体力劳动,女性患者1~2年内避免妊娠。

(王　佩)

第八节　蛛网膜下腔出血

蛛网膜下腔出血是多种病因所致脑底部或脑及脊髓表面血管破裂的急性出血性脑血管病,血液直接流入蛛网膜下腔,又称原发性蛛网膜下腔出血;因脑实质内出血,血液穿破脑组织流入蛛网膜下腔者,称为继发性蛛网膜下腔出血。

一、病因及发病机制

(一)病因

1.颅内动脉瘤

颅内动脉瘤是最常见的病因(约占50%~80%)。其中先天性粟粒样动脉瘤约占75%,还可见高血压、动脉粥样硬化所致梭形动脉瘤及感染所致的真菌性动脉瘤等。

2.血管畸形

血管畸形约占SAH病因的10%,其中动静脉畸形(AVM)占血管畸形的80%,多见于青年人,90%以上位于幕上,常见于大脑中动脉分布区。

3.其他

如moyamoya病(占儿童SAH的20%)、颅内肿瘤、垂体卒中、血液系统疾病、颅内静脉系统血栓和抗凝治疗并发症等。此外,约10%患者病因不明。

(二)发病机制

1.动脉瘤

粟粒样动脉瘤可能与遗传和先天性发育缺陷有关,约80%的患者Willis环动脉瘤壁弹力层及中膜发育异常或受损,随年龄增长由于动脉壁粥样硬化、高血压和血涡流冲击等因素影响,动脉壁弹性减弱,管壁薄弱处逐渐向外膨胀突出,形成囊状动脉瘤。体积从0.2~3.0 cm不等,平均7.5 mm。炎症动脉瘤是由动脉炎或颅内炎症引起的血管壁病变。

2.脑动静脉畸形

脑动静脉畸形是发育异常形成的畸形血管团,血管壁薄弱处于破裂临界状态,激动或不明显诱因可导致破裂。

3.其他

如肿瘤或转移癌直接侵蚀血管,引起血管壁病变,最终导致破裂出血。

二、临床表现

(一)发病年龄

任何年龄均可发病,30～60 岁为多见。脑血管畸形破裂多发生在青少年,先天性颅内动脉瘤破裂则多在青年以后,老年以动脉硬化而致出血者为多。

(二)发病形式

发病突然,多有明显诱因,如剧烈运动、过劳、用力排便、咳嗽、饮酒等。

(三)临床症状

1.头痛

突然发生的剧烈头痛,可呈爆裂样或全头部剧痛,其始发部位常与动脉瘤破裂部位有关。

2.恶心呕吐

头痛严重者多伴有恶心呕吐,面色苍白,全身出冷汗,呕吐多为喷射性、反复性。

3.意识障碍

半数患者可有不同程度的意识障碍,轻者有短暂意识模糊,重者则出现昏迷。

4.癫痫发作

部分患者可有全身性或局限性癫痫发作。

5.精神症状

可表现为淡漠、嗜睡、谵妄、幻觉、妄想、躁动等。

(四)体征

1.脑膜刺激征

表现为颈项强直,Kernig 征、Brudzinski 征均呈阳性,有时脑膜刺激征是蛛网膜下腔出血的唯一临床表现。

2.眼底改变

眼底检查可见视网膜出血,视网膜前即玻璃体膜下片状出血,这一征象的出现常具有特征性意义。

3.脑神经麻痹

以一侧动眼神经麻痹最为常见。

4.偏瘫

部分患者可发生短暂或持久的肢体偏瘫、单瘫、四肢瘫。

5.其他

可有感觉障碍、眩晕、共济失调等。

总之因发病年龄、病变部位、破裂血管的大小及发病次数不同,临床表现各异,轻者可无明显症状和体征,重者突然昏迷并在短期内死亡。

(五)并发症

1.再出血

再出血是蛛网膜下腔出血致命的并发症。出血后 1 个月内再出血的危险性最大。原因多为动脉瘤,常在病情稳定情况下,突然再次出现剧烈头痛,呕吐,抽搐发作,昏迷甚至去大脑强直及神经系统定位体征,颈强及 Kernig 征明显加重,复查脑脊液再次呈新鲜红色。

2.脑血管痉挛

脑血管痉挛是死亡和伤残的重要原因,早发性出现于出血后,历时数分钟至数小时缓解;迟发性发生于出血后 4～15 天,7～10 天为高峰期,2～4 周逐渐减少,可出现继发性脑梗死。

3.急性脑积水

急性脑积水于发病后 1 周内发生,与脑室及蛛网膜下腔中积血量有关,轻者仅有嗜睡、近记忆力受损等,重者可出现昏迷或昏睡,可因脑疝而死亡。

三、辅助检查

(一)脑脊液检查

常见均匀一致的血性脑脊液,压力增高,蛋白含量增高,糖和氯化物水平多正常。

(二)头颅 CT 检查

可见蛛网膜下腔高密度出血征象,多位于大脑外侧裂、前纵裂池、鞍上池和环池等。可显示出血量、血液分布、有无再出血,并进行动态观察。

(三)数字减影血管造影

数字减影血管造影是确定蛛网膜下腔出血病因的重要手段,可确定出血的原因、性质和部位,如可确定动脉瘤位置及其他病因如动静脉畸形、烟雾病等。数字减影血管造影宜在发病 24 小时内或 4 周后进行。

(四)经颅多普勒超声(TCD)

TCD 可以无创伤地测得颅底大血管的血流速度,对临床诊断蛛网膜下腔出血后血管痉挛有价值。

四、治疗

原则:控制继续出血,防治迟发性脑血管痉挛,去除病因和防止复发。

(一)内科处理

1.一般处理

绝对卧床 4～6 周,避免一切可能引起血压和颅压增高的诱因;保持大便通畅;头痛、烦躁者可给予止痛、镇静药物如布桂嗪、地西泮、苯巴比妥等。

2.降颅压治疗

20％甘露醇、呋塞米等。

3.防治再出血

对 6-氨基己酸、氨甲苯酸(PAMBA)、氨甲环酸、注射用血凝酶、止血酸、卡巴克洛等止血剂的应用尚有争论,但对出凝血障碍的蛛网膜下腔出血患者可能有价值。

4.防治迟发性血管痉挛

尼莫地平可减少 SAH 相关的严重神经功能缺损,宜尽早使用。静脉用药:如果耐受性良好无明显血压下降,成人治疗开始 2 小时可按 1 mg/h 给药(相当于 5 mL/h),2 小时后剂量可增至 2 mg/h(相当于 10 mL/h),连续应用 5～14 天。静脉治疗后可以口服尼莫地平片剂 7 天,每天 6 次,每隔 4 小时服用一次,每次 60 mg。

5.脑脊液置换方法

腰椎穿刺放脑脊液,每次缓慢放出 10～20 mL,每周 2 次,需注意诱发脑疝、颅内感染、再出血的危险性。

(二)手术治疗

有动静脉瘤的患者给予手术治疗

五、护理评估

(一)健康史

有无高血压、脑动脉瘤、动静脉血管畸形、颅内肿瘤、抗凝及溶栓治疗、血液病等病史;有无情绪激动及剧烈活动;发作时主要症状及伴随症状。

(二)症状

1.生命体征及意识

尤其是血压、意识。

2.头痛

头痛部位、性质、有无逐渐加重及突然加重、脑膜刺激征是否阳性。

3.肢体功能障碍

部分患者可出现。

4.眼部症状

20%患者眼底可见玻璃体下片状出血,发病 1 小时内即可出现。

5.精神症状

约 25%的患者可出现精神症状,如欣快、谵妄和幻觉等。

6.其他症状

部分患者可出现脑心综合征、消化道出血、急性肺水肿、局限性神经功能缺损症状等。

(三)身体状况

1.生命体征及意识状态

尤其是血压、意识障碍情况。

2.肌力

肌力分级、有无肌力下降。

3.体位

是否处于功能位,有无自己改变体位能力。

(四)心理状况

(1)有无焦虑、恐惧等情绪。

(2)疾病对生活、工作有无影响。

六、护理诊断/问题

(一)疼痛

与脑膜刺激征、颅内压增高有关。

(二)潜在并发症

脑疝与颅内压增高有关。

(三)有受伤的危险

与意识改变引起的躁动不安有关。

（四）营养失调：低于机体需要量

与呕吐、食欲减退有关。

（五）便秘

与长期卧床、肠蠕动减慢有关。

（六）生活自理能力缺陷

与绝对卧床有关。

七、护理措施

（1）环境与休息：保持病室安静舒适，暗化病室，保持病房空气清新，温湿度适宜。患者绝对卧床休息 4～6 周，避免搬动或过早离床，床头抬高 15°～30°。肢体功能障碍的患者给予 2 小时更换卧位一次，并使用床档保护，躁动者必要时使用保护性约束措施。

（2）饮食护理：给予低盐、低脂、易消化、富含维生素的食物。多食蔬菜水果，少食刺激性强的食物，戒烟酒。

（3）密切观察意识、瞳孔、生命体征；观察肢体运动、感觉变化；有无再出血征象，如剧烈头痛、意识障碍出现或加深。

（4）绝对卧床休息 4～6 周，避免搬动和过早离床，床头抬高 15°～30°。保持病室安静、舒适和暗化，限制探视。加强心理护理，避免引起血压和颅内压增高的诱因，如用力排便、咳嗽、打喷嚏、情绪激动、疼痛及恐惧等。积极遵医嘱控制头痛，并评估效果。

（5）保持大便通畅，便秘者遵医嘱给予缓泻剂或开塞露，排便时避免用力。

（6）有肢体障碍者保持肢体功能位，定时被动按摩，急性期后早期开展康复锻炼。

（7）保留导尿管及胃管者注意管路护理，预防感染及脱管。

（8）颅内压增高或血压升高者遵医嘱给予脱水药或降压药，并观察用药后的反应。甘露醇使用时保持静脉通路通畅，快速滴注，并观察药液有无外渗。烦躁者使用镇静药，头痛予镇痛药。静脉用药注意保持通路通畅。

（9）给予患者疾病知识宣教，减少焦虑及恐惧，嘱患者保持心情舒畅，情绪平稳。

（10）健康指导：①保持心情愉快，情绪稳定，避免精神紧张。②生活起居规律，改变不良生活方式，养成良好的排便习惯，保持大便通畅。继续功能锻炼，活动量不宜过大，循序渐进。③进食高热量、高蛋白、富含维生素、纤维素丰富、低脂肪、低胆固醇食物，少食动物内脏、腌制品，限制烟酒、浓茶。④按医嘱正确服药，积极治疗原发病。服药期间注意有无肝肾功能的异常。⑤恢复期不宜从事体力劳动，女性患者 1～2 年内避免妊娠。

（王　佩）

第九节　病毒性脑膜炎

病毒性脑膜炎是一组由各种病毒感染引起的脑膜急性炎症性疾病，临床以发热、头痛和脑膜刺激征为主要表现。本病大多呈良性过程。

一、病因及发病机制

多数的病毒性脑膜炎由肠道病毒引起。该病毒属于微小核糖核酸病毒科,有 60 多个不同亚型,包括脊髓灰质炎病毒、柯萨奇病毒 A 和 B、埃可病毒等,其次为流行性腮腺炎、单纯疱疹病毒和腺病毒。

肠道病毒主要经粪-口途径传播,少数通过呼吸道分泌物传播;大部分病毒在下消化道发生最初的感染,肠道细胞上有与肠道病毒结合的特殊受体,病毒经肠道入血,产生病毒血症,再经脉络丛侵犯脑膜,引发脑膜炎症改变。

二、临床表现

(1)本病以夏秋季为高发季节,在热带和亚热带地区可终年发病。儿童多见,成人也可罹患。多为急性起病,出现病毒感染的全身中毒症状如发热、头痛、畏光、肌痛、恶心、呕吐、食欲减退、腹泻和全身乏力等,并可有脑膜刺激征。病程在儿童常超过 1 周,成人病程可持续 2 周或更长时间。

(2)临床表现可因患者的年龄、免疫状态和病毒种类不同而异,如幼儿可出现发热、呕吐、皮疹等症状,而脑膜刺激征轻微甚至阙如;手-足-口综合征常发生于肠道病毒 71 型脑膜炎,非特异性皮疹常见于埃可病毒 9 型脑膜炎。

三、辅助检查

脑脊液压力正常或增高,白细胞数正常或增高,可达$(10\sim100)\times10^6/L$,早期可以多形核细胞为主,8~48 小时后以淋巴细胞为主。蛋白质可轻度增高,糖和氯化物含量正常。

四、治疗

本病是一种自限性疾病,主要是对症治疗、支持治疗和防治并发症。对症治疗:如头痛严重者可用止痛药,癫痫发作可选用卡马西平或苯妥英钠等,脑水肿在病毒性脑膜炎不常见,可适当应用甘露醇。对于疱疹病毒引起的脑膜炎,应用阿昔洛韦抗病毒治疗可明显缩短病程和缓解症状,目前针对肠道病毒感染临床上使用或试验性使用的药物有人免疫球蛋白和抗微小核糖核酸病毒药物普来可那立。

五、护理评估

(一)健康史
发病前有无发热及感染史(呼吸道、消化道)。

(二)症状
发热、头痛、呕吐、食欲减退、腹泻、乏力、皮疹等。

(三)身体状况
(1)生命体征及意识,尤其是体温及意识状态。
(2)头痛:头痛部位、性质、有无逐渐加重及突然加重,脑膜刺激征是否阳性。
(3)呕吐:呕吐物性质、量、频率,是否为喷射样呕吐。
(4)其他症状:有无人格改变、共济失调、偏瘫、偏盲、皮疹。

（四）心理状况

（1）有无焦虑、恐惧等情绪。

（2）疾病对生活、工作有无影响。

六、护理诊断/问题

（一）体温过高

与感染的病原有关。

（二）意识障碍

与高热、颅内压升高引起的脑膜刺激征及脑疝形成有关。

（三）有误吸的危险

与脑部病变引起的脑膜刺激征及吞咽困难有关。

（四）有受伤的危险

与脑部皮质损伤引起的癫痫发作有关。

（五）营养失调：低于机体需要量

与高热、吞咽困难、脑膜刺激征所致的入量不足有关。

（六）生活自理能力缺陷

与昏迷有关。

（七）有皮肤完整性受损的危险

与昏迷抽搐有关。

（八）语言沟通障碍

与脑部病变引起的失语、精神障碍有关。

（九）思维过程改变

与脑部损伤所致的智能改变、精神障碍有关。

七、护理措施

（一）高热的护理

（1）注意观察患者发热的热型及相伴的全身中毒症状的程度，根据体温高低定时监测其变化，并给予相应的护理。

（2）患者在寒战期及时给予增加衣被保暖；在高热期则给予减少衣被，增加其散热。患者的内衣以棉制品为宜，且不宜过紧，应勤洗勤换。

（3）在患者头、颈、腋窝、腹股沟等大血管走行处放置冰袋，及时给予物理降温，30分钟后测量降温后的效果。

（4）当物理降温无效、患者持续高热时，遵医嘱给予降温药物。给予药物降温后特别是有昏迷的患者，要观察其神志、瞳孔、呼吸、血压的变化。

（5）做好基础护理，使患者身体舒适；做好皮肤护理，防止降温后大量出汗带来的不适；给予患者口腔护理，以减少高热导致口腔分泌物减少引起的口唇干裂、口干、舌苔，以及呕吐、口腔残留食物引起的口臭带来的不适感及舌尖、牙龈炎等感染；给予会阴部护理，保持其清洁，防止卧床所致的泌尿系统感染；床单位清洁、干燥、无异味。

（6）患者的饮食应以清淡为宜，给予细软、易消化、高热量、高维生素、高蛋白、低脂肪饮食。

鼓励患者多饮水、多吃水果和蔬菜。意识障碍不能经口进食者及时给予鼻饲,并计算患者每公斤体重所需的热量,配置合适的鼻饲饮食。

(7)保持病室安静舒适,空气清新,室温 18～22 ℃,湿度 50%～60%适宜。避免噪声,以免加重患者因发热引起的躁动不安、头痛及精神方面的不适感。降低室内光线亮度或给患者戴眼罩,减轻因光线刺激引起的燥热感。

(二)病情观察

(1)严密观察患者的意识状态,维持患者的最佳意识水平。严密观察病情变化,包括意识、瞳孔、血压、呼吸、体温等生命体征的变化,结合其伴随症状,正确判断、准确识别因智能障碍引起的表情呆滞、反应迟钝,或因失语造成的不能应答,或因高热引起的精神萎靡,或因颅压高所致脑疝引起的嗜睡、昏睡、昏迷,应及时并准确地反馈给医生,以利于患者得到恰当的救治。

(2)按时给予脱水降颅压的药物,以减轻脑水肿引起的头痛、恶心、呕吐等脑膜刺激征,防止脑疝的发生。

(3)注意补充液体,准确记录 24 小时液体出入量,防止低血容量性休克而加重脑缺氧。

(4)定时翻身、叩背、吸痰,及时清理口鼻呼吸道分泌物,保持呼吸道通畅,防止肺部感染。

(5)给予鼻导管吸氧或储氧面罩吸氧,保证脑组织氧的供给,降低脑组织氧代谢。

(6)避免噪声、强光刺激,减少癫痫发作,减少脑组织损伤,维护患者意识的最佳状态。

(7)癫痫发作及癫痫持续状态的护理　详见癫痫患者的护理。

(三)精神症状的护理

(1)密切观察患者的行为,每天主动与患者交谈,关心其情绪,及时发现有无暴力行为和自杀倾向。

(2)减少环境刺激,避免引起患者恐惧。

(3)注意与患者沟通交流和护理操作技巧,减少不良语言和护理行为的刺激,避免患者意外事件的发生。①在与患者接触时保持安全距离,以防有暴力行为患者的伤害。②在与患者交流时注意表情,声音要低,语速要慢,避免使患者感到恐惧,从而增加患者对护士的信任。③运用顺应性语言劝解患者接受治疗护理,当患者焦虑或拒绝时,除特殊情况外,可等其情绪稳定后再处理。④每天集中进行护理操作,避免反复的操作引起患者的反感或激惹患者的情绪。⑤当遇到患者有暴力行为的倾向时,要保持沉着、冷静的态度,切勿大叫,以免使患者受到惊吓后产生恐惧,引发攻击行为而伤害他人。

(4)当患者烦躁不安或暴力行为不可控时,及时给予适当约束,以协助患者缓和情绪,减轻或避免意外事件的发生。约束患者时应注意以下几点:①约束患者前一定要向患者家属讲明约束的必要性,医生病程和护理记录要详细记录,必要时签知情同意书,在患者情绪稳定的情况下也应向家属讲明约束原因。②约束带应固定在患者手不可触及的地方。约束时注意患者肢体的姿势,维持肢体功能性位置,约束带松紧度适宜,注意观察被约束肢体的肤色和活动度。③长时间约束至少每 2 小时松解约束 5 分钟。必要时改变患者体位,协助肢体被动运动。若患者情况不允许,则每隔一段时间轮流松绑肢体。④患者在约束期间家属或专人陪伴,定时巡视病房,并保证患者在护理人员的视线之内。

(四)用药护理

(1)遵医嘱使用抗病毒药物,静脉给药注意保持静脉通路通畅,做好药物不良反应宣教,注意观察患者有无谵妄、震颤、皮疹、血尿,定期抽血监测肝肾功能。

（2）使用甘露醇等脱水降颅压的药物，应保证输液快速滴注，并观察皮肤情况，药液有无外渗，准确记录出入量。

（3）使用镇静、抗癫痫药物，要观察药效及药物不良反应，定期抽血，监测血药浓度。

（4）使用退热药物，注意及时补充水分，观察血压情况，预防休克。

（五）心理护理

（1）要做好患者心理护理，介绍有关疾病知识，鼓励患者配合医护人员的治疗，树立战胜疾病的信心，减轻恐惧、焦虑、抑郁等不良情绪，以促进疾病康复。

（2）对有精神症状的患者，给予家属帮助，做好患者生活护理，减少家属的焦虑。

（六）健康教育

（1）指导患者和家属养成良好的卫生习惯。

（2）加强体质锻炼，增强抵抗疾病的能力。

（3）注意休息，避免感冒，定期复查。

（4）指导患者服药。

（侯秀娟）

第十节 神经梅毒

梅毒是由梅毒螺旋体感染引起的慢性传染性疾病。累及全身各脏器组织。中枢神经系统（包括大脑、脑膜或脊髓）受累称为神经梅毒。梅毒的病原体是苍白密螺旋体。梅毒螺旋体体外存活能力差，普通消毒剂或热肥皂水可将其杀死，干燥或阳光下极易死亡。梅毒的传染源是人，主要通过性交传播，皮肤黏膜病损传染性强；还可通过接吻、哺乳等传播。传播途径还有母婴传播或共用注射器等引起的血源性传播。

我国人群中梅毒发病率尚不清楚，近年来发病率增高。国外资料显示早期未治疗的梅毒患者约10%最终发展为神经梅毒。根据病程可分为第一期、第二期和第三期梅毒。第一期梅毒主要表现为硬性下疳，多在感染后3周左右发生。第二期梅毒以梅毒疹为特征，病程2～3个月，如未彻底治愈可复发。在2年以上复发者呈第三期梅毒。一期和二期梅毒称为早期梅毒，三期梅毒称晚期梅毒。神经梅毒多发生在三期梅毒阶段。

一、病因和发病机制

神经梅毒的病因为感染了苍白密螺旋体，感染途径有两种，后天感染主要传播方式是不正当的性行为，男同性恋者是神经梅毒的高发人群。先天梅毒则是通过胎盘由患病母亲传染给胎儿。约10%未经治疗的早期梅毒患者最终发展为神经梅毒。感染后脑膜炎改变可导致蛛网膜粘连，从而引起脑神经受累或循环受阻发生阻塞性脑积水。增生性动脉内膜炎可导致血管腔闭塞，脑组织的缺血、软化，神经细胞的变性、坏死和神经纤维的脱髓鞘。

二、临床表现

根据病变部位，神经梅毒分为脑脊膜血管型梅毒和脑实质型梅毒。

（一）脑脊膜血管型神经梅毒

病变主要累及脑膜、脊膜和血管内膜。脑膜受累为主时表现为无菌性脑膜炎，多为慢性起病，全身不适，间歇性头痛，头晕，记忆减退，有时可出现急性梅毒性脑膜炎，患者持续低热，头痛，畏光，颈强直，意识障碍及癫痫发作等，脑脊液通路梗阻时出现颅内压增高的表现。无临床定位体征或出现脑神经麻痹（如双侧面神经麻痹）、瘫痪、视力减退或听力丧失。多在原发感染后 1 年内出现。血管病变以动脉炎为常见，可导致脑梗死，出现相应的临床表现。血管性梅毒损害多发生于原发感染后 5～30 年。脊髓的脊膜血管梅毒比较少见，主要为梅毒性脊膜炎和急性梅毒性横贯性脊髓炎。临床上患者出现进展的肢体无力，感觉障碍（位置觉和振动觉突出）、二便障碍或急性迟缓性瘫痪。疾病后期为痉挛性瘫痪。

（二）脑、脊髓实质型梅毒

脑、脊髓实质型梅毒是梅毒螺旋体直接侵袭神经组织所致。原发感染后 15～20 年起病，多伴有脑膜血管梅毒。临床上主要有两种类型：麻痹性痴呆和脊髓痨。

1.麻痹性痴呆

亦称梅毒性脑膜炎。发生于未经正确治疗的患者中。慢性起病，缓慢进展，患者出现神经精神症状，以精神异常症状突出，情绪不稳，人格改变，淡漠，幻觉，妄想，虚构，记忆、学习能力下降，定向力障碍，言语不清，呈进行性痴呆。神经症状可见偏瘫，眼肌麻痹，失语，意识障碍及癫痫发作等。查体见瞳孔对光反射迟钝，发展为阿-罗瞳孔。如不治疗，可在 3～15 年内死亡。

2.脊髓痨

脊髓后索受累。临床表现为特征的"肢体远端的闪电样疼痛"，症状剧烈，呈刺痛、放射痛、撕裂痛。患者步基宽，摇摆步态，Charcot 关节，营养障碍所致无痛性足底溃疡，阳痿，二便障碍，可伴有脑神经损害，如视神经萎缩、阿-罗瞳孔、动眼神经麻痹等。某些患者出现自主神经功能紊乱。

（三）其他

临床上可见梅毒感染后无神经系统症状，仅依靠实验室检查诊断为无症状性梅毒的患者。无症状性梅毒可有脑脊液异常，头颅 MRI 示脑膜有增强效应。先天性神经梅毒罕见。由梅毒螺旋体经母体传播至胎儿，出现类似成人梅毒的临床表现。脊髓痨少见，其他表现还有脑积水、间质性角膜炎、牙齿畸形和听力丧失等。

三、辅助检查

（一）脑脊液检查

轻中度淋巴细胞增加，蛋白升高，糖含量降低或正常，IgG 升高，寡克隆区带常阳性，对判断疾病活动性有一定作用。

（二）免疫学检查

梅毒血清与脑脊液免疫学检查是重要的诊断方法。性病研究实验在血清中可以产生假阳性，但脑脊液中极少假阳性，不过敏感性较低。快速血浆反应抗体试验曾用于筛选检查，但脑脊液中假阳性率高。血清荧光螺旋体抗体吸附试验阳性常提示梅毒的诊断，但仅仅是定性试验，无法了解滴度。脑脊液 FTA-IgM 可确定诊断。苍白密螺旋体血细胞凝集素检测也可确立诊断。

（三）影像学

头颅 CT、MRI 对发现病变部位有一定帮助。MRI 优于 CT。脑膜受累时可见脑膜增强效应。

(四)病原学检查

可在脑脊液中分离螺旋体,但受条件限制,仅有限的实验室能进行。

四、治疗原则

(一)早期梅毒

正规治疗早期梅毒,有助于预防神经梅毒的发生。苯甲青霉素 G 240 万单位,肌内注射,单剂治疗。治疗后患者定期回院重复检测至血清学阴性。少数患者通常在早期梅毒治疗 2 年后脑脊液正常时才能预防神经梅毒。治疗后仍出现梅毒应重复治疗。对青霉素过敏患者可使用四环素,每次 500 mg,每天 4 次,口服 14 天;多西环素,每次 100 mg,每天 2 次,口服 14 天。药物不良反应:过敏等。应注意治疗初期出现的雅-赫反应,在治疗早期大量梅毒螺旋体进入循环引起。突然发病,寒战,颜面潮红,呼吸困难,血压下降,通常出现在选用青霉素治疗病例。首次使用后 2 小时内出现,7 小时达高峰,24 小时后缓解。一般在首次运用抗生素治疗 24 小时内常规予皮质激素预防。

(二)无症状性梅毒

水溶性青霉素治疗,1 200 万~2 400 万 U/d,持续 14 天。

(三)晚期梅毒

疗效尚有争论。

1.水溶性青霉素

每 4 小时 200 万~400 万单位,每天 1 200 万~2 400 万单位,连续用 10~14 天。

2.氨苄西林

每次 240 万单位,每周 1 次,连续治疗 3 周。

3.青霉素过敏使用四环素

每次 500 mg,每天 4 次,连续 30 天。

4.头孢曲松

每次 1.0~2.0 g,肌内注射或静滴,每天 1 次,连续 14 天。

(四)先天性梅毒

水溶性青霉素治疗,每天 25 万 U/kg,静滴,连续使用 10 天以上。

五、护理评估

(一)健康史

不洁性病史,性向,先天性患者母亲梅毒感染史。

(二)症状

1.无症状型神经梅毒

无症状,脑脊液呈轻度炎性反应,梅毒血清反应阳性。

2.梅毒性脑膜炎

多发生在梅毒感染未经治疗的 2 期,主要为青年男性,发热、头痛和颈强等症状颇似急性病毒性脑炎。

3.血管性梅毒

可见偏瘫、偏身感觉障碍、偏盲失语等,偶可有局限性癫痫、脑积水和脑神经麻痹;脊髓血管梅毒可表现为横贯性脊髓炎,运动、感觉及排尿障碍。

4.脊髓痨

下肢脊神经根支配区域短促、阵发、电击样疼痛,可有感觉异常,随病情进展,可出现深感觉障碍、感觉性共济失调。部分患者可有内脏危象,如胃及膀胱危象。

5.麻痹性痴呆

于初期感染后 10~30 年发病,主要为进行性痴呆合并神经损害征象为主。

(三)身体状况

1.生命体征及意识

有无发热,意识不清,瞳孔大小对光反射。

2.疼痛

有无头痛、肌肉痛。

3.肢体活动障碍

有无肢体活动障碍、偏瘫,肌力、肌张力是否正常,有无共济失调,步态是否正常。

4.视力障碍

有无视力下降、丧失,偏盲,视野改变。

5.语言障碍

有无失语,失语类型。

6.排尿障碍

有无排尿障碍,尿频。

7.吞咽障碍

有无吞咽障碍、饮水呛咳,洼田饮水试验分级。

(四)心理状况

(1)有无焦虑、恐惧、抑郁等情绪。

(2)疾病对生活、工作有无影响。

六、护理诊断/问题

(一)有误吸的危险

与病变引起的吞咽困难有关。

(二)意识障碍

与病变所致神经精神症状有关。

(三)生活自理能力缺陷

与病变所致肢体功能障碍有关。

(四)有受伤的危险

与病变所致肢体功能障碍有关。

(五)语言沟通障碍

与病变引起的失语、精神障碍有关。

(六)知识缺乏

与疾病相关知识缺乏有关。

七、护理措施

(1)环境与休息:保持病室安静舒适,病房内空气清新,温湿度适宜。患者疾病早期不限制活动,但应预防跌倒、坠床的发生。病情危重并有意识障碍的患者卧床休息,长期卧床者应防压疮。

(2)饮食护理:指导患者进高热量、易消化、高维生素饮食。有意识障碍无法进食者应根据医嘱放置胃管,给予鼻饲饮食,保证营养供应,促进疾病康复。

(3)严密观察病情变化,生命体征是否平稳,有无突发肌力下降、偏瘫、癫痫发作,急性意识障碍,及时通知主管医生,给予对症处理。

(4)病情危重卧床期间注意协助患者更换体位,预防压疮的发生。躁动者必要时遵医嘱使用保护性约束措施。

(5)做好消毒隔离工作,预防交叉感染。有创操作注意防护,避免职业暴露。

(6)肢体活动障碍者注意做好跌倒评估,预防跌倒。

(7)尿失禁的患者定时给予便器,锻炼自主排尿功能。留置导尿的患者保持会阴部皮肤及尿管清洁,观察尿液的颜色、性质、量。每月在无菌操作下更换尿管,使用抗反流尿袋,根据患者不同情况定时规律地夹闭、开放尿管,以维持膀胱收缩、充盈功能。注意保护患者隐私。

(8)使用大剂量青霉素等抗生素,进行驱梅治疗原则为及时、足量、足疗程。应向患者做好用药宣教,包括注意事项及不良反应,保证患者院外治疗足疗程。定期抽血,监测血象及肝肾功能。首次应用抗生素时,注意预防雅-赫反应。

(9)护士应加强患者的心理护理,及时了解患者的心理变化,对不同时期的心理变化给予患者不同的心理支持。同时做好疾病知识宣教,帮助患者树立战胜疾病的信心,减轻心理负担。同时也应做好患者家属的心理工作,使患者能够获得更多的心理支持。

(10)健康指导:①做好疾病知识宣教,患者在相应治疗完成后,还须进行长期临床及血清学的观察,患者应了解定期复查复治的重要性,按照医嘱规定时间复诊。②讲明梅毒的传染方式和对个人及社会的危害,早发现、早正规治疗的重要性。③患者治疗期间禁止性生活,伴侣也应进行检查或治疗。④嘱患者做好个人卫生,彻底治愈前不要到公共浴池洗澡或泳池游泳,内衣裤单独清洗,预防交叉感染。

(侯秀娟)

第七章

精神科护理

第一节 恐 惧 症

恐惧症是以恐惧症状为主要临床表现的神经症。患者对某种特定的客体、处境或与人交往时产生持续的和不合理的恐惧,并主动采取回避方式来解除。

一、病因与发病机制

遗传调查发现广场恐惧症患者的家属中有 19% 的人患有类似疾病,且女性亲属的患病率较男性亲属高 2～3 倍。恐惧症患者具有一定人格特征,如害羞、被动、信赖、焦虑等。生化研究约 50% 的社交恐惧症患者,在出现恐怖的同时有血浆肾上腺素含量的升高,惊恐发作则无。社会-心理因素精神分析理论认为成人单纯性恐惧症来源于儿童时期曾有过的体验,随着年龄的增长,一般至青春期消失,但当人体因疾病而变得软弱或被新的精神刺激所诱发,过去经历过的恐惧就可能再显出来。条件反射理论认为恐惧症是由于某些无害的事物或情境与令人害怕的刺激多次重叠出现,形成条件反射,成为患者恐怖的对象,促使患者采取某种行为去回避它。如果回避行为使患者的焦虑得到减轻或消除,便合成为一种强化因素,通过操作性条件反射,使这种行为本身固定下来,持续下去。

二、临床表现

恐惧症的中心症状是恐怖,并因恐怖引起剧烈焦虑甚至达到惊恐的程度。恐惧症的共同特征是:①某种客体或情境常引起强烈的恐惧;②恐惧时常伴有明显的自主神经症状,如头晕、晕倒、心悸、心慌、战栗、出汗等;③对恐惧的客体和情境极力回避,因为要回避常影响正常的生活,愈是回避说明病情愈重;④患者知道这种恐惧是过分的或不必要的,但不能控制。常见的临床类型有以下 3 种。

(一)场所恐惧症

场所恐惧症又称广场恐惧症、旷野恐惧症、聚会恐惧症等,在恐惧症中最为常见,约 60%。多起病于 25 岁左右,35 岁左右为发病高峰,女性多于男性。患者看到周围都是人或空无一人时,会产生剧烈的恐怖,担心自己无法自控或晕倒,或出现濒死感或焦虑不安。有时候害怕较小的封闭空间,如害怕使用公共交通工具,如乘坐汽车、火车、地铁、飞机。害怕到人多拥挤的场所,如剧院、餐馆、菜市场、百货公司等;对高空、黑暗等产生恐怖,而不愿立足于高处,甚至不敢在高楼上居住,或不敢独自一人处于黑暗之中;害怕排队等候;害怕出远门等。严重的患者,可长年在家,不敢出门,甚至在家中也要人陪伴。有的患者在有人陪伴时恐惧症状有所减轻。

(二)社交恐惧症

主要表现为在社交场合中出现恐怖,患者害怕出现在众人面前,在大庭广众面前害怕被别人注意,害怕会当众出丑,因此当着他人的面不敢讲话、不敢写字、不敢进食,不敢与人面对面就座,甚至不敢如厕,严重者可出现面红耳赤、出汗、心跳、心慌、震颤、呕吐、眩晕等。患者可因恐怖而回避朋友,与社会隔绝而仅与家人保持接触,甚至失去工作能力。

如果患者害怕与他人对视,或自认为眼睛的余光在窥视别人,因而惶恐不安者,则称为对视恐怖。如果患者害怕在与人相处时会面红或坚信自己有面红,则称为赤面恐怖。

(三)特定的恐惧症

特定的恐惧症或称特定的单纯恐惧症。表现为对以上两种类型以外的某些特殊物体、情境或活动的害怕。单纯恐惧症症状恒定,多只限于某一特殊对象,但部分患者在消除对某一物体的恐惧之后,又出现新的恐惧对象。多起始于童年,女性多见。

1.物体恐惧症

患者主要表现为对某些特定的物体如动物等产生恐怖,患者害怕的往往不是与这些物体接触,而是担心接触之后会产生可怕的后果,如害怕猫、老鼠、狗、鸟类或昆虫等小动物。在青春期前,对动物恐怖的男女患者比例相近,成人后则以女性为多。有些患者表现为对尖锐物体的恐怖,而不敢接触尖锐物体,害怕自己或别人会受到这些物体的伤害,也有的患者可表现为害怕见到血液等。

2.自然现象恐惧症

对打雷、闪电、波浪等恐惧。对雷雨恐怖者,不仅对雷雨觉得恐怖,而且对可能发生雷雨的阴天或湿度大的天气也可能感到强烈的不安。甚者为了解除焦虑主动离开这些地方,以回避雷雨发生。

以上各种恐惧症可单独出现,也可合并存在。

三、诊断标准

恐惧症是一种以过分和不合理地惧怕外界客体或处境为主的神经症。患者明知没有必要,但仍不能防止恐惧发作,恐惧发作时往往伴有显著的焦虑和自主神经症状。患者极力回避所害怕的客体或处境,或是带着畏惧去忍受。

(1)符合神经症的诊断标准。

(2)以恐惧为主,须符合以下4项:①对某些客体或处境有强烈恐惧,恐惧的程度与实际危险不相称。②发作时有焦虑和自主神经症状。③有反复或持续的回避行为。④知道恐惧过分、不合理,或不必要,但无法控制。

(3)对恐惧情景和事物的回避必须是或曾经是突出症状。

(4)排除焦虑症、精神分裂症、疑病症。

四、护理诊断

(一)社交障碍
与社交恐怖有关。

(二)个人应对无效
与缺乏信心、无助感有关。

(三)精力困扰
与过度紧张有关。

(四)有孤立的危险
与社交恐怖有关。

(五)自尊紊乱
与因恐惧症状而自卑有关。

(六)情境性自我贬低
与感觉自己无法控制局面有关。

五、护理措施

(一)心理护理
护士应以非评判性态度,认真倾听,多鼓励患者,及时肯定其进步。帮助患者认识其性格特点,认清各种负面想法,培养良好的个性。鼓励患者接触自己恐惧的事物和情景,根据患者的不同特点选用不同的方法。有的只是想象恐惧对象,有的真实面对,有的采用系统性脱敏方法,有的直接面对最高刺激,采取暴露疗法等。应鼓励患者主动反复练习,直至适应。患者接触恐惧对象时注意陪同,给予支持性心理护理。教会患者放松的方法,指导在面对恐惧对象和场合时,用放松方法对抗。鼓励患者参加文娱治疗,降低自我专注倾向,转移注意力。还可采用团体方式,让患者彼此讨论社交焦虑发病时情况及其带来的困扰,使患者知道自己的问题不是孤立的,并提供面对面与人交往的机会。

(二)观察
观察患者恐惧的类型、恐惧对象、恐惧发生时间,给予记录;观察患者睡眠情况、情绪变化,有无严重自主神经功能紊乱等,观察用药治疗后的不良反应。

(三)对症护理
患者出现恐惧情绪时,尽量安慰;欲晕厥时,可报告医师给予地西泮或普萘洛尔口服。对新入院患者,详细介绍住院环境和病友,消除其陌生感,尽快熟悉病房环境。患者产生焦虑时,应允许其来回走动,让其表达和倾诉。当患者为了避免紧张不安,产生回避行为时,护理人员要鼓励患者循序渐进接近恐惧对象,避免患者回避社会和社交而产生退缩行为。

六、健康指导

(一)患者
向患者介绍疾病的相关知识,教育患者认识自己错误的认识方式,改变不良性格特征。循序渐进地使自己暴露在恐惧的对象和环境中,正视恐惧的体验,不回避害怕的对象。遵医嘱使用药物辅助治疗。

(二)家属

帮助家属认识恐惧症特点,明确患者恐惧的对象。帮助家属采取正确态度对待患者,鼓励及陪同患者接触恐惧的场合及对象。

(肖燕慧)

第二节 焦 虑 症

焦虑症是以焦虑、紧张的情绪障碍,伴有自主神经功能兴奋和过分警觉为特征的一种慢性焦虑障碍。焦虑并非由于实际的威胁所致,其紧张惊恐的程度与现实情况很不相称。焦虑症是一种普遍的心理障碍,发病于青壮年期,女性发病率比男性高一倍。临床分为广泛性焦虑障碍与惊恐障碍两种主要形式。

一、病因与发病机制

焦虑症的起因,不同学派的研究者有不同的意见,这些意见相互补充。

(一)遗传

已有资料支持遗传因素在焦虑障碍的发生中起一定作用,如 Kendler 等(1992 年)研究了1 033 对女性双生子,认为焦虑障碍有明显的遗传倾向,其遗传度约为 30%,且认为这不是家庭和环境因素的影响。但是某些研究表明,上述遗传倾向主要见于惊恐障碍,而在广泛性焦虑障碍患者中并不明显。

(二)生化因素

焦虑症患者有去甲肾上腺素能活动的增强,焦虑状态时,脑脊液中去甲肾上腺素的代谢产物增加。另外,许多主要影响中枢 5-羟色胺的药物对焦虑症状有效,表明 5-羟色胺参与了焦虑的发生,但确切机制尚不清楚。此外,苯二氮䓬类常用于治疗焦虑症取得良好效果,提示脑内苯二氮䓬受体异常可能为焦虑的生物学基础。

(三)心理因素

行为主义理论认为,焦虑是对某些环境刺激的恐惧而形成的一种条件反射。心理动力学理论认为,焦虑源于内在的心理冲突,是童年或少年期被压抑在潜意识中的冲突在成年后被激活,从而形成焦虑。焦虑症患者的病前性格大多为胆小怕事,自卑多疑,做事思前想后,犹豫不决,对新事物及新环境不能很快适应。在有生活压力事件或自然灾害发生的情况下,焦虑症患者比一般人更倾向于把模棱两可的,甚至是良性的事件解释成危机的先兆,从而出现焦虑症,压力事件还可使焦虑症状维持下去。

二、临床表现

焦虑症的具体症状包括以下特点,这些症状可以单独出现,也可以一起出现。

(1)身体紧张:焦虑症患者常常觉得自己不能放松,全身紧张。

(2)自主神经系统反应性过强。

(3)对未来无名的担心:担心自己的亲人、财产、健康等。

（4）过分机警：患者对周围环境充满警惕,影响了其他工作,甚至影响睡眠。焦虑症有两种主要的临床形式,惊恐障碍和广泛性焦虑。

（一）惊恐障碍

惊恐障碍又称急性焦虑症,据统计约占焦虑症的 41.3%。发作的典型表现常是患者在日常活动中,突然出现强烈恐惧,对外界刺激易出现惊恐反应,常伴有睡眠障碍,如入睡困难、睡眠不稳、做噩梦、易惊醒。患者感到心悸,有濒死感,有胸闷、胸痛、气急、喉头堵塞窒息感,凶此惊叫、呼救或跑出室外。有的伴有显著自主神经症状,如过度换气、头晕、多汗、口干、面部潮红或苍白、震颤、手脚麻木、胃肠道不适等,也可有人格解体、现实解体等痛苦体验。

发作并不局限于任何特定的情况或某一类环境,发作无明显而固定的诱因,以致发作不可预测。发作突然,中止迅速,10 分钟内达到高峰,一般持续 5～20 分钟,发作时意识清晰,事后能回忆发作的经过。此种发作虽历时较短暂,但不久又可突然再发,两次发作的间歇期,没有明显症状。大多数患者在间歇期因担心再次发病而紧张不安,并可出现一些自主神经活动亢进症状,称为预期性焦虑。在发作间歇期,多数患者因担心发作时得不到帮助,因此主动回避一些活动,如不愿单独出门、不愿到人多的场所、不愿乘车旅行等。惊恐发作患者也可有抑郁症状,有的有自杀倾向,需注意防范。

（二）广泛性焦虑症

广泛性焦虑症又称慢性焦虑症,是焦虑症最常见的表现形式。起病缓慢常无明显诱因,有显著的自主神经症状、肌肉紧张和运动性不安,患者难以忍受又无法解脱。

1.焦虑和烦恼

对未来可能发生的、难以预料的某种危险或不幸事件的经常担心是焦虑症的核心症状。患者常有恐慌的预感,终日心烦意乱,坐卧不宁,忧心忡忡,注意力难以集中,对日常生活中的事物失去兴趣,导致生活和工作受到严重影响。尽管知道这是一种主观的过虑,但患者不能控制使其颇为苦恼。

2.运动性不安

表现为搓手顿足、来回走动、不能静坐等,手指和面肌有轻微震颤,精神紧张时更为明显。患者可出现紧张性头痛,常表现为顶、枕区的紧压感。有的患者肌肉紧张和强直,特别在背部和肩部,经常感到疲乏。

3.自主神经功能兴奋

以交感神经系统活动过度为主,如心慌、心跳加速、胸闷、气急、头晕、多汗、面部潮红或苍白、口干、吞咽梗阻感、胃部不适、恶心、腹痛、腹胀、腹泻、尿频等。有的可出现勃起功能障碍、早泄、月经紊乱和性欲缺乏等性功能障碍。

4.过分警觉

表现为惶恐、易惊吓、对声音过敏、注意力不集中、记忆力下降等。难以入睡和容易惊醒,同时可合并抑郁、疲劳、恐惧等症状。

三、诊断标准

（1）在过去 6 个月中的大多数时间里,对某些事件和活动过度担心。

（2）个体发现难以控制自己的担心。

（3）焦虑和担心与至少下面 5 个症状中的 3 个(或更多)相联系(至少有某些症状至少在过去

6个月中的大多数时间里出现,在儿童中,只要一个症状就可以):①坐立不安;②容易疲劳,难以集中注意力,心思一片空白;③易激惹;④肌肉紧张;⑤睡眠问题(入睡困难、睡眠不稳或不踏实)。

(4)焦虑和担心的内容不是其他神经症障碍的特征内容。

(5)焦虑、担心和躯体症状给个体的社交、工作和其他方面造成了有临床显著意义的困难。

(6)上述症状不是由于药物的生理作用或者躯体疾病所引起,也不仅仅是发生在情绪障碍、精神病性障碍或普遍发展障碍之中。

四、护理诊断

(一)焦虑
与担心再次发作有关。

(二)恐惧
与惊恐发作有关。

(三)精力困扰
与精力状态改变有关。

(四)孤立的危险
与担心发作而采取回避方式有关。

(五)睡眠障碍
与焦虑有关。

(六)有营养失调的危险
与焦虑、食欲差有关。

五、护理措施

(一)心理护理
建立良好的护患关系,在尊重、同情、关心患者的同时,又要保持沉着冷静的态度。帮助患者认识焦虑时的行为模式,护士要接受患者的病态行为,不进行限制和批评。鼓励患者用语言表达的方式疏泄情绪,表达焦虑感受。教会患者放松技巧,鼓励其多参加文娱治疗,转移注意力,减轻焦虑。

(二)观察
观察患者的面部表情、目光、语调、语气等,评估患者的焦虑程度、持续时间和躯体症状;观察用药后病情变化及睡眠情况;对伴自杀倾向的患者更要严密观察,防止意外。

(三)生活护理
改善环境对住院患者的不良影响,保持病室安静、整洁、舒适,避免光线、噪声等不良刺激,尽量排除其他患者的不良干扰。关注睡眠环境,必要时根据医嘱使用催眠药物。观察用药的情况及不良反应,及时报告医师给予处理。饮食障碍患者,要合理安排饮食,鼓励进食。

(四)对症护理
对焦虑患者应耐心倾听其痛苦和不安,可按医嘱给予抗焦虑药物;改善患者的焦虑情绪和睡眠,鼓励患者参加力所能及的文娱活动和体育锻炼。患者出现坐立不安、血压升高、心率增快、口干、头痛等症状时,要说明这些症状往往随着焦虑的控制而缓解,并配合生物反馈疗法减轻躯体不适。患者出现睡眠障碍时,注意保持生活规律,按时作息。避免导致患者情绪激惹的因素或话题,允许患者倾诉自己的情感,允许来回走动,发泄自己的情绪。

六、健康指导

(一)患者

介绍焦虑症的有关知识,寻找产生焦虑症的原因并避免,使患者明确躯体症状的产生原因,学会控制焦虑的技巧。积极参加各种活动,转移注意力。自信缺乏的患者要充分发挥自己的积极因素,提高自信。

(二)家属

介绍疾病相关知识,协助患者分析产生焦虑的原因。学会对患者支持的方法,主动督促患者参加各种社交活动。在焦虑发作时注意保护患者安全,并给予安慰。

(肖燕慧)

第三节　强　迫　症

强迫症是一种以强迫症状及强迫行为为主要临床症状的神经症,其共同特点为:①患者意识到这种强迫观念、意向和动作是不必要的,但不能靠主观意志加以控制。②患者为这些强迫症状所苦恼和不安。③患者可仅有强迫观念和强迫动作,或既有强迫观念又有强迫动作,强迫动作可认为是为了减轻焦虑不安而做出来的准仪式性活动。④患者自知力保持完好,求治心切。女性发病率略高,通常在青少年期发病,也有起病于儿童时期。一般而言,强迫症预后不良,部分患者能在1年内缓解。病情超过1年者通常呈持续波动的病程表现,可长达数年。

一、病因与发病机制

(一)遗传因素

该症有一定的家族遗传倾向。研究表明强迫症患者中A型血型较高,而O型血型较低。家系调查表明,强迫症患者的一级亲属中焦虑障碍发病危险率明显高于对照组,但患强迫症的危险率并不高于对照组。患者组父母的强迫症状危险率明显高于对照组父母,单卵双生子中的同病率高于双卵双生子。

(二)生化因素

有人认为强迫症患者5-羟色胺能神经系统活动减弱导致强迫症产生,用增加5-羟色胺生化递质的药物可治疗强迫症。

(三)器质性因素

现代脑影像学研究发现,强迫症患者可能存在涉及额叶和基底节的神经回路的异常。

(四)社会-心理因素

行为主义理论认为强迫症是一种对特定情境的习惯性反应,患者认为强迫行为和强迫性仪式动作可减轻焦虑,从而导致了重复的仪式行为的发生。生活事件和个体的人格特征(强迫型人格)在疾病的发生中也起了一定的作用。如工作环境的变化、处境困难、担心意外或家庭不和、性生活困难、怀孕、分娩造成的紧张等压力源的存在,可促发强迫症状。患者往往表现为墨守成规、优柔寡断、过分仔细、做事古板、苛求完美、力求准确的个性特征。但亦有部分患者没有强迫性格。

二、临床表现

(一)强迫观念

强迫观念多表现为同一意念的反复联想,患者明知多余,但欲罢不能,这些观念可以是毫无意义的。

1.强迫怀疑

患者对自己行为的正确性产生疑虑,虽然明知这种怀疑没有必要,但却无法摆脱。如患者离家后怀疑屋门是否锁好、煤气是否关闭、电灯是否熄灭。在此基础上,患者出现强迫行为,总是疑虑不安,常驱使自己反复查对才能放心,严重时可以影响工作及日常生活。

2.强迫性穷思竭虑

对于日常生活中的琐事或自然现象,明知毫无必要,但无休止地思索。如患者反复思考"天为什么会下雨""先有鸡还是先有蛋"等,但更多的则是日常生活中遭遇某种事情后出现。

3.强迫联想

患者看到或在脑子里出现一个观念或一个词语时,便不由自主联想到另一观念或词语,而大多是对立性质的,此时叫强迫性对立思维。如看到"温暖"即想到"寒冷",看见"安全"便想到"危险",造成内心紧张。

4.强迫表象

患者头脑里反复出现生动的视觉体验(表象),常具有令人厌恶的性质,无法摆脱。

5.强迫回忆

患者对于经历过的事情,不由自主地反复显现于脑海中,虽然明知无任何实际意义,但却无法摆脱。

(二)强迫意向

在某些场合下,患者出现一种与当时情况相违背的念头,而且被这种意向纠缠。患者明知这是违背自己意愿的,但却无法控制其出现。如患者见到墙壁上的电插座,就产生"触摸"的冲动;站在高楼上,就有"跳下去"的冲动。但是患者决不采取行动,患者意识到这种冲动的不合理,事实上也不曾出现过这一动作,但冲动的反复出现却使患者焦虑不安、忧心忡忡,以致患者回避这些场合,损害社会功能。

(三)强迫行为

1.强迫性洗涤

因害怕不清洁而偎患某种传染病,患者接触某物后反复洗手,明知手已洗干净,无须再洗,但却无法控制。

2.强迫性检查

常常表现为核对数字是否有误,检查门、窗、煤气炉是否关好,如患者将门锁上后,担心未锁紧,用钥匙打开验证,每开一次都证明确实已锁牢,但仍不放心,如此反反复复数十次,患者甚感痛苦。

3.强迫性计数

与强迫联想有关的不可克制的计数。患者不自主地计数一些事物,如计数自己的脚步、路边楼房的玻璃窗、公路旁边的标志灯。患者自知无任何意义,但无法控制。

4.强迫性仪式动作

强迫性仪式动作是某种并无实际意义的程序固定的刻板的动作或行为,但患者欲罢不能。此种仪式性动作往往对患者有特殊的意义,象征着吉凶祸福,患者完成这种仪式从而使内心感到安慰。如一患者进门时先进二步,再退一步,表示能逢凶化吉;进门时要完成一套动作表示他孩子的病就能逢凶化吉,自己明知毫无意义,但如不做到则焦虑不安。

5.强迫性迟缓

临床少见,这些患者可能否认有任何强迫观念,缓慢的动机是努力使自己所做的一切都非常完美。由于以完美、精确、对称为目标,所以常常失败,因而增加时间。患者往往不感到焦虑。

三、诊断标准

(1)符合神经症的诊断标准,并以强迫症状为主,至少有下列1项:①以强迫思想为主,包括强迫观念、回忆或表象,强迫性对立观念、穷思竭虑、害怕丧失自控能力等。②以强迫行为(动作)为主,包括反复洗涤、核对、检查或询问等。③上述的混合形式。

(2)患者称强迫症状起源于自己内心,不是被别人或外界影响强加的。

(3)强迫症状反复出现,患者认为没有意义,并感到不快,甚至痛苦,因此试图抵抗,但不能奏效。

(4)社会功能受损。

(5)符合症状标准至少已3个月。

(6)排除其他精神障碍的继发性强迫症状,排除脑器质性疾病特别是基底节病变的继发性强迫症状。

四、护理诊断

(一)焦虑

与强迫症状有关。

(二)睡眠障碍

与强迫观念有关。

(三)社交障碍

与强迫症状所致活动受限有关。

(四)保持健康能力改变

与强迫行为有关。

(五)生活自理能力下降

与强迫行为有关。

(六)有皮肤完整性受损的危险

与强迫行为有关。

五、护理措施

(一)心理护理

护士应与患者建立良好的护患关系,给予患者有力支持,使患者获得安全感和信任感,能主动与医护人员配合。在患者接受症状和相互信任的基础上,让患者参与护理计划的制订,使患者感到被关注和信任,减少焦虑情绪和无助感。帮助患者进行放松训练或进行生物反馈治疗,消除精神紧张及精神压力,转移注意力。用行为训练,如厌恶疗法等消除强迫行为及强迫思维。在患者的病情有所改善时,及时予以肯定和鼓励,让患者对疾病的康复抱有乐观的态度。

(二)生活护理

1.睡眠障碍

评估患者的睡眠状况并记录,做好交班。为患者创造良好的睡眠环境,维持病室的安静。白天督促患者多参加文娱活动,指导患者养成良好的睡眠习惯。必要时遵医嘱给予患者适量的催眠药物。

2.保持皮肤黏膜完整

每天详细评估患者洗涤处皮肤的情况,了解其损伤的程度,并做交班记录。洗涤时选择性质温和、刺激性小的肥皂,注意水温不能过热或过冷。临睡前,在皮肤上涂上护肤的营养霜或药膏。为患者制订每天的活动计划,督促患者多参加文娱活动,转移注意力。尽可能避免让患者在有水的地方停留过长的时间,以减少患者洗涤的次数和时间。对症状顽固者应适当限定其活动范围和施行必要的保护。

(三)安全护理

在疾病久治不愈、反复发作的情况下,患者可产生悲观厌世的情绪,严重者可出现自杀观念和行为。首先应与患者建立有效的沟通,了解患者的内心体验,及时、准确地掌握患者的情绪变化,并采取必要的防范措施。注意沟通技巧,避免使用中伤性的语言和使用粗暴的行为去制止患者的强迫动作和行为。以支持心理治疗为主,坚定患者的治疗信心。观察患者有无反常行为和语言,对有强烈自杀企图和行为的患者进行保护性约束时,要向患者讲清保护的目的,避免患者误解为是对他的惩罚而出现极端的行为反应。

六、健康指导

(一)患者

介绍强迫症的有关知识。教导患者采取顺应自然的态度,学习应付各种压力的积极方法和技巧。进行自我控制训练和放松训练,学会用合理的行为模式代替原有的不良行为模式,减少强迫症状和焦虑情绪。转移注意力,多关注日常生活、学习和工作,多参加体育锻炼。

(二)家属

帮助家属了解疾病知识和患者的心理状态,正确对待患者。教家属配合患者实施自我控制的强化技能,协助患者安排生活和工作。

(肖燕慧)

第四节 器质性精神障碍

一、阿尔茨海默病

阿尔茨海默病是一组病因未明的原发性退行性脑变性疾病。多起病于老年期,潜隐起病,进展缓慢、不可逆,临床上以智能损害为主。

(一)病因及发病机制

病因及发病机制不明,目前普遍认为阿尔茨海默病是一个多因素致病的复杂病理过程,其中遗传因素、环境因素均参与了发病。

1.病因

(1)遗传因素:在阿尔茨海默病的发病中,遗传因素是起主要作用的因素之一,目前已经确定4种基因的突变或多态性与阿尔茨海默病有关。老年痴呆有家族遗传倾向,因此父母或兄弟中有老年性痴呆症患者,本人患老年性痴呆症的可能性要比无家族史者高出4倍。

(2)环境因素:铝的蓄积,阿尔茨海默病的某些脑区的铝浓度可达正常脑的 $10\sim30$ 倍,老年斑(SP)核心中有铝沉积。铝选择性地分布于含有神经纤维缠结(NFT)的神经之中,铝与核内的染色体结合后影响到基因的表达,铝还参与老年斑及神经纤维缠结的形成。故有学者提出"铝中毒学说"。

(3)其他因素:还有感染因素、神经递质障碍等作用因素。

2.发病机制

对阿尔茨海默病病因及发病机制的高度概括就是 ABC 学说:脑老化(A)、Aβ 淀粉样蛋白(B)、神经递质受体通道(C),三者互相作用、互相关联和互相制约导致阿尔茨海默病的发病。

其具体含义:脑老化为最主要的危险因素,是痴呆发生的基础与条件;β 淀粉样蛋白是发病的直接原因;神经递质受体通道是优先受累的靶分子,导致神经元环路失衡,脑的整体功能障碍。但不难看出,不论哪种假说都离不开 β 淀粉样蛋白的效应,可以说 β 淀粉样蛋白几乎是所有因素导致阿尔茨海默病的共同途径,在阿尔茨海默病的发病中起着至关重要的启动作用,其他的病理改变如 NFT、神经元丢失等,均被认为是 Aβ 的解离与凝聚、清除与产生的失衡所引发的。

3.常见的高风险因素

(1)高龄:年龄一直被认为与阿尔茨海默病的最相关的因素,随着年龄的增长,阿尔茨海默病患者可呈指数型增长。

(2)性别:女性多于男性。年龄>65 岁妇女患阿尔茨海默病通常比年龄相匹配的男性高 $2\sim3$ 倍。

(3)头颅外伤史。

(4)遗传性易感基因。

(5)吸烟是引起心脑血管病和阿尔茨海默病的危险因素。

(6)高脂血症、高血压病。

(7)教育程度低。

（8）糖尿病：长期患糖尿病，是目前已知的阿尔茨海默病的最危险因素。

（9）心脏病：心肌梗死、心房颤动和充血性心力衰竭是阿尔茨海默病的明确风险因素。

（10）微量元素（如铝等）：有文献报道铝等金属离子对 Aβ 淀粉样蛋白寡聚化及在老年斑中的积累起促进作用。其确切的病因还在研究探索中。

（二）临床表现

阿尔茨海默病患者多隐袭起病，故很难判断患者认知功能障碍发生的确切时间。少数患者可在躯体疾病、骨折或精神受刺激后出现症状。临床主要表现为持续进行性认知功能减退及其伴随的社会生活功能减退和行为及精神症状。根据疾病的发展和认知功能缺损的严重程度，可分为轻度、中度和重度。

1.轻度

近事记忆障碍常为本病的首发症状，患者对新近发生的事情容易遗忘，如经常失落物品，忘记重要的约会及已许诺的事情，记不住新来同事的姓名；学习新知识困难，看书读报后不能回忆其中的内容。时间定向常有障碍，患者记不清具体的年、月、日。计算能力减退，很难完成简单的计算。思维迟缓，思考问题困难，特别是对新的事物表现出茫然难解。早期患者对自己认知功能缺损有一定的自知力，并力求弥补和掩饰，例如，经常做记录，避免因记忆缺陷给工作和生活带来不良影响，可因此引起焦虑和抑郁。患者对工作和家务漫不经心，不能合理地管理钱财，亦不能安排和准备膳食。尚能完成已熟悉的日常事务，经常回避竞争。患者的个人生活基本能自理。

人格改变往往出现在疾病的早期，患者变得主动性缺乏、活动减少、孤独、自私、对周围环境兴趣减少、对周围人较冷淡，甚至对亲人漠不关心，情绪不稳、易激惹。

2.中度

随着疾病的进展，痴呆程度加重，记忆障碍日益严重，表现为用过的物品随手即忘，日常用品丢三落四，甚至遗失贵重物品，忘记自己的家庭住址，忘记亲人的姓名，但尚能记住自己的名字。有时因记忆减退而出现错构和虚构。远事记忆也受损，不能回忆自己的工作经历，甚至不知道自己的出生年月。除有时间定向障碍外，地点定向也出现障碍，在熟悉的地方也会迷路走失，甚至在家中也找不到自己的房间。言语功能障碍明显，讲话无序，内容空洞或赘述，不能列出同类物品的名称；继之，出现命名不能，在命名测验中对少见物品的命名能力丧失，随后对常见的物品命名亦困难。患者失认以面容认识不能最常见，常不能从面容辨认人物，不认识自己的亲人和朋友，甚至出现丧失对自己的辨别能力，即不认识镜子中自己的影像。失用表现为不能正确地以手势表达方法做出连续的动作，如刷牙动作。患者已不能工作，难以完成家务劳动，甚至洗漱、穿衣等基本生活的料理也越来越困难，需家人帮助。

患者的精神和行为障碍也比较突出，情绪波动不稳；或因找不到自己放置的物品而怀疑被他人偷窃，或因强烈的嫉妒心而怀疑配偶不忠；可伴有片段的幻觉、妄想；有睡眠障碍，部分患者昼夜颠倒，白天思睡，夜间不宁。行为紊乱，常拾捡破烂视为珍宝；乱拿他人的物品占为己有；亦可表现为本能活动亢进，当众裸体；有时出现攻击性行为。

3.重度

重度患者痴呆严重，已不知道自己的姓名和年龄，不认识亲人。患者只有自发言语，内容单调、重复或刻板，或反复发出不可理解的声音，最终不能说话。随着言语功能的丧失，患者活动逐渐减少，并逐渐丧失行走能力，甚至不能站立，只能终日卧床，大小便失禁。晚期患者可出现原始性反射，如强握、吸吮反射等。最明显的神经系统体征是肌张出走，若予以劝阻，可出现愤怒或攻击,行为多缺乏目的性,常在家无目的的乱搬物品,翻箱倒柜,乱捡垃圾并视为珍宝而收藏。

轻度患者可出现抑郁,伴紧张、恐惧、焦虑,甚至有消极言语。中重度患者不会出现典型的抑郁心境,多表现为焦虑、恐惧,这与患者判断能力下降有关。睡眠障碍主要表现为睡眠节律紊乱,夜间失眠、易醒,而白天思睡。阿尔茨海默病病程呈进行性,一般经历5～10年,罕见有自发缓解或自愈,最后发展为严重痴呆,常因压疮、骨折、肺炎、营养不良等继发躯体疾病或衰竭而死亡。

(三)诊断要点

根据 ICD-10 公布的精神与行为障碍分类,下列特点是确诊阿尔茨海默病(编码为 F00)的基本条件。

(1)存在痴呆。

(2)潜隐起病,缓慢退化,通常难以指明起病的时间,但他人会突然察觉到症状的存在。疾病进展过程中会出现明显的高台期。

(3)无临床依据或特殊检查的结果能够提示精神障碍是由其他可引起痴呆的全身性疾病或脑的疾病所致(如甲状腺功能低下、高血钙、维生素 B_{12} 缺乏、烟酸缺乏、神经梅毒、正常压力脑积水或硬膜下血肿)。

(4)缺乏突然性、卒中样发作,在疾病早期无局灶性神经系统损害的体征,如轻瘫、感觉丧视野缺损及运动协调不良(但这些症状会在疾病晚期出现)。

因痴呆多发生于老年人,且有 25%～30% 的痴呆患者可能出现抑郁;而抑郁的患者也可因注意力不集中、情绪低落而表现为表情冷漠,对周围环境缺少兴趣、被动、迟钝、缺少动力、记忆力下降等类似痴呆的表现。所以应特别注意痴呆与老年抑郁的鉴别,以防忽视了抑郁的存在延误治疗而发生患者自杀等不良后果。

两者的鉴别要点如下:①抑郁症常是急性发作,而痴呆为缓慢发作。②抑郁症患者常有精神疾患的病史,如有起伏循环的情绪变化,或家属也有抑郁症状史等。③抑郁症患者情绪压抑发生在前,比知觉、记忆力的改变早数个月,而痴呆则以记忆力及智能的减低先出现;抑郁症患者有显著的情绪变化,而痴呆症患者的情绪变化不显著。④抑郁症患者会抱怨自己记忆力差、注意力不集中、自贬或暴露自己认知的缺陷,而痴呆患者则倾向于隐藏自己认知的缺陷,很少抱怨认知障碍。例如,抑郁症患者对别人的问话,常回答"不知道",若肯回答时则可以选择合适的字词来回答,但痴呆症患者的回答常是含糊不切题或答错。⑤抑郁症患者在记忆力缺陷方面,呈现近期和远期的记忆力均下降;而痴呆症患者常呈现近期记忆力比远期记忆力差。⑥抑郁症患者的精神症状很少出现日落症候群的情形,而痴呆症则常出现。⑦抑郁症患者的精神状态检查可表现良好的构图描绘能力,加以鼓励可以发挥出解释格言谚语的能力,且心理测验也可表现出正常的非语言技巧。痴呆症患者可见到慢性进行性的智能衰退现象。

(四)治疗

目前尚缺乏特殊的病因治疗措施。阿尔茨海默病的治疗主要包括心理社会治疗和药物治疗。

1.心理-社会治疗

对轻症患者应加强心理支持与行为指导,鼓励患者参加适当活动;对重症患者应加强生活上的照顾和护理,注意患者的饮食和营养。心理-社会治疗的目的是尽可能保持患者的认知和社会生活功能,确保患者的安全,以减缓其精神衰退。开展心理社会治疗的重要措施之一是告知家属有关疾病的知识,包括临床表现、治疗方法、疗效、预后及转归等,同时要让家属或照料者熟悉基本的护理原则,主要包括:①对患者的提问,应给予简单明了的回答;②提供有利于患者定向和记忆的提示,如日历、标出常用物品的名称、指出卧室和卫生间的方位等;③不要和患者发生争执;④对兴奋和吵闹的患者应进行劝阻;⑤鼓励患者适当活动;⑥应定期和医师联系,及时得到医师的指导。

2.药物治疗

(1)行为和精神症状的治疗:应给予必要的对症治疗,可短时间、小剂量使用抗精神病药控制幻觉、妄想等精神行为症状。伴有淡漠、抑郁、敌意、攻击、易激惹的患者,可给予抗抑郁药如 SS-RIs。应慎用可以加重认知损害的抗惊厥剂和苯二氮䓬类药物。应注意药物不良反应特别是药物相互作用。当症状改善后,宜及时停药。

(2)改善认知功能的药物:其目的在于改善认知功能和延缓变性过程。迄今为止,改善认知功能的药物为数不少,有的疗效与安慰剂不相上下,有的应用后经认知功能测验评分,患者的认知有一定的改进,但仍不足以给患者的实际生活、工作能力带来助益,然而这类药物仍在不断的开发研究中。目前临床证实疗效比较好的药物主要如下。

1)多奈哌齐:乙酰胆碱酯酶抑制剂,常用剂量 5~10 mg/d,起始剂量为 5 mg/d,1 周后可增加至 10 mg/d。该药不良反应较轻,主要有腹泻、恶心、睡眠障碍,无明显肝脏毒性作用。类似的药物还有重酒石酸利斯的明,常用剂量为 4.5~13.5 mg/d。

2)美金刚:低亲和力、非竞争性 N-甲基-d-天门冬氨酸(NMDA)受体阻滞剂,也被推荐用于治疗中重度阿尔茨海默病。常用剂量为 10~20 mg/d。

(五)护理

1.护理评估

(1)健康史、致病因素:询问有无家族史,有无病毒、细菌等感染史。病因不明,但重金属摄入者,随饮食或呼吸进入体内的有害元素比如铜、汞和铝也是老年痴呆病的诱因。

(2)身心状况:包括症状评估、心理-社会状态。

1)症状评估:阿尔茨海默病患者多隐袭起病,临床上主要表现持续进行性认知功能减退及其伴随的社会生活功能减退和行为及精神症状。

认知功能减退表现:主要是记忆力减退,以近记忆障碍为首发症状,有以下 3 种表现。①经常丢三落四:特别是对刚刚发生过的事情也没有记忆,似乎事情已完全消失,即使经过提醒也记不起来。②智力低下:学习新东西的能力减退,不能用适当的语言表达,甚至外出经常迷路,不能记住物件放在哪里,不会计算收支。③性格改变:原本沉默寡言的人变得滔滔不绝,原本性格开朗的人变得淡漠少语,情绪大幅度波动,性格变得多疑。怀疑配偶不忠,怀疑儿女不孝,爱与人生气,甚至打架。

社会功能减退表现:日常生活能力下降。患者对日常生活活动越来越感到困难,洗澡、进食、穿衣或上厕所都可能需要他人帮助才能完成。

行为及精神症状表现:行为怪异,表现出很强的特异性,临床中出现了形形色色的表现。有的老人会把好吃的藏起来,不给家人分享;有的老人不缺钱,但却爱捡破烂,在家里堆满了垃圾;有的老人跟踪到儿女的房间里,窃听甚至窥视别人在做什么;有的出现了幻听、幻视,拿着棍子追打自己在幻视中看到的物体等。

2)心理-社会状态:由于认知功能减退,自理能力下降,患者易产生焦虑、抑郁心理;接受过正规教育的人其发病年龄比未受过教育者可推迟 7~10 年;长期情绪抑郁、离群独居、丧偶且不再婚、不参加社交活动、缺乏体力和脑力活动等心理社会因素也易致老年性痴呆症。

(3)辅助检查:包括影像学检查和心理测试。

1)影像学检查:对于阿尔茨海默病患者,CT 或 MRI 显示有脑萎缩且进行性加重;正电子发射体层摄影(PET)可测得大脑的葡萄糖利用和灌注在某些脑区(在疾病早期阶段的顶叶和颞叶,以及后期阶段的额前区皮层)有所降低。

2)心理测验:MMSE、长谷川痴呆量表可用于筛查痴呆,韦氏记忆量表和临床记忆量表可测查记忆,韦氏成人智力量表可进行智力测查。

2.护理诊断

(1)记忆受损:与记忆进行性减退有关。

(2)自理缺陷:与认知行为障碍有关。

(3)思维过程紊乱:与思维障碍有关。

(4)语言沟通障碍:与思维障碍有关。

3.护理目标

护理的总体目标:老年痴呆患者能最大限度地保持记忆力和沟通能力,提高日常生活自理能力,较好地发挥残存功能,生活质量得以提高。

4.护理措施

(1)心理护理:美国心理学家勒温曾经将人的心理活动和行为视为一种"场",这个场存在于人的头脑中,对"心理事件"有实在影响的环境。因此,进行心理护理和心理支持尤为重要。应走出阿尔茨海默病患者情感淡漠的误区,认识到他们也有爱与归属的需要,掌握痴呆老人的心理特点:他们的世界一切都是陌生的,不能自我确认,充满恐惧,有针对性的制订护理措施,以改善患者的心理环境,提高生活质量。

1)语言沟通策略:在交谈内容上寻找愉快的刺激因子(记忆与情感交流过程密切相关,当人的后天生活习惯难以维持时,固有的个人愉快回忆可以作为刺激因子使记忆再生),引起患者的关注与兴趣,调动他们的思维。在沟通中注意恰当地运用肢体语言,表示鼓励同情,使患者感到被尊重与关怀。每次只提一个简单的问题,以诱导为主,避免斥责、拒绝等语言。

2)亲情人际疗法:指增加亲属、晚辈、朋友的探视与交流,给予老人心理支持。增加痴呆老人的文体活动,以提高患者的沟通能力,培养乐观情绪,延缓疾病的发展。

(2)认知功能障碍护理。

1)对记忆障碍的护理(回忆疗法):鼓励老人回忆过去的生活经历,特别是让患者回忆一些愉快的事,激发患者的思维活动;帮助其认识目前生活中的人和事,以恢复记忆并减少错误判断;鼓励老人参加一些力所能及的社交活动,通过动作、语言、声音、图像等信息刺激,提高记忆力。对于记忆障碍严重者,通过编写日常生活活动安排表、制订作息计划、挂放日历等,帮助记忆。

2)对智力障碍的护理:促进其多用脑、勤用脑,以刺激大脑的思维活动。并给患者制订切实可行的功能训练计划,包括语言、计算及理解功能训练,做到循序渐进、反复强化、持之以恒。如进行拼图游戏,对一些图片、实物、单词做归纳和分类,进行由易到难的数字概念和计算能力训练等。

3)对思维障碍的护理:对思维贫乏的患者多给予信息及语言刺激,寻找患者感兴趣的话题,用患者经历过的重大事件,诱导启发患者用语言表达,刺激大脑的兴奋性。对思维活跃及紊乱的患者,改变话题,分散注意力,转移思路,使思维恢复到正常状态。对有妄想的患者,护理人员应态度和蔼亲切,语言恰当。注意谈话技巧,不可贸然涉及患者的妄想内容。

4)对定向障碍的护理:必须专人陪护,防止患者单独外出、走失,发生意外事件。对一些轻度痴呆患者进行定向力训练,如在日常生活护理时反复向患者讲述日期、时间、地点,天气等,使患者逐渐形成时间概念。

(3)饮食护理:合理安排膳食,补充微量元素可预防痴呆的发生。改善阿尔茨海默病患者的身体状况,延长寿命,提高生活质量。

1)戒烟酒,严格控制暴饮暴食,定时定量,以维护正常的消化功能。

2)多食富含卵磷脂、乙酰胆碱的食物,如鸡蛋、鱼、肉等,多食坚果、牛奶、麦芽等,有助于提高记忆力。

3)药膳:根据中医理论采用一些有益脑细胞的食物熬制,如山药粥,具有补脑髓补五脏的作用。芝麻核桃粥,有补肾润燥、健脑和中的作用。

(4)生活护理:通过患者自理程度,根据 Orem 的自理模式选择"全补偿""半补偿""支持教育法"。"全补偿"是指全部负责患者的生活护理;"半补偿"是指除督促训练外给予协助;"支持教育法"是指做好指导,协助其养成良好的习惯。

1)预防感染:保持环境清洁、空气清新;根据气候变化增添衣物;保持卧床及大小便失禁患者的皮肤清洁、干燥,勤沐浴。

2)安全护理:建立一个舒适、安全、温暖、明亮、空气新鲜的环境。卧床患者给予床挡加护,危险物品妥善保管,地面保持干燥,通道无障碍物。

(5)睡眠护理:环境中的不合适刺激可增加患者原有的烦躁不安。睡眠紊乱的患者易导致行为异常,甚至攻击行为。为患者安排丰富的日间活动,尽量不安排睡眠时间,采用亮光刺激或设计室内光线(自然或人工)体现白天和黑夜的不同;睡前不大量进食,限制水的饮用;睡前可少量饮用牛奶等安神食品,必要时可服用中药成分的镇静安眠剂。

(6)服药护理:指导监督患者服药,以免发生漏服或错服;对于服药的患者一定要看服,确认咽下,防止患者将药吐掉;观察药物不良反应,报告医师,便于及时调整给药方案。

(7)病情观察:患者年老体弱,机体抵抗力差,再加上记忆和智能受损,因此患者表述症状困难,使症状隐蔽、不典型等。护理人员要仔细耐心观察病情,及时发现问题,及时处理,以免延误病情。并及时记录,做到小痛不放过,无痛不麻痹。

5.健康指导

及早发现痴呆:加强对全社会的健康指导,提高对痴呆症的认识;及早发现记忆障碍,做到"三早",即早发现、早诊断、早干预。选择居家护理,家庭成员的精心护理对于巩固疗效,延缓病程具有重要意义。对家属或照料者进行痴呆疾病常识的宣教,通过定期家访,提高照料者的护理技能,指导照料者掌握与老年痴呆患者交流的方法,提高中晚期老年痴呆患者的生活质量。

6.护理效果评估

经过预防、治疗和护理干预后,老人的认知能力有所提高,并能最大限度地保持社交能力和日常生活自理能力,生活质量有所提高。

二、血管性痴呆

血管性痴呆是指由于脑血管病变引起的痴呆,其起病急缓不一,病程具有波动性,多呈阶梯式发展,常伴有局限性神经系统体征。血管性痴呆是老年期痴呆病因中的第 2 位原因,约占痴呆的 20%。

(一)病因及发病机制

1.病因

多数学者认为血管性痴呆的病因是脑血管病变(包括出血性和缺血性)引起的脑组织血液供应障碍,导致脑血管循环区域的脑结构改变和功能衰退。

2.发病机制

脑血管性病变是血管性痴呆的基础。脑血管病变等多种病因引起大脑长期低灌注,导致大脑神经细胞物质和能量代谢紊乱,促使神经元发生不同程度的坏死或丢失,或者由于出血导致的脑实质损伤而引起记忆、注意、执行功能和语言等高级认知功能的严重受损是血管性痴呆发生的核心机制。

根据发病机制不同,分为以下 6 个亚型:①多发性梗死性痴呆(MID),占 75%;②重要部位的单个梗死痴呆,如丘脑梗死;③小血管病性痴呆,包括微梗死性痴呆、皮质下动脉硬化性脑病、脑白质病变、脑淀粉样血管病(可伴出血);④低灌注性痴呆;⑤出血性痴呆,如丘脑出血;⑥其他,如常染色体显性遗传病合并皮质下梗死和自质脑病。

近几年研究发现,血管性痴呆存在脑内乙酰胆碱的减少。因此,胆碱能系统功能障碍可能亦是血管性痴呆的发生机制之一。

(二)临床表现

血管性痴呆临床表现形式与病损部位、大小及梗死次数有关。其主要包括早期症状、局限性神经系统症状和痴呆症状。

1.早期症状

早期多无明显痴呆表现,主要表现:①情感障碍,为典型症状,表现为持续的情绪不稳定,情感脆弱,严重时表现情感失禁;②各种躯体不适症状,常见的症状有头痛、眩晕、肢体麻木、睡眠障碍和耳鸣等。

2.局限性神经系统症状及体征

由于脑血管受损部位不同,可出现不同的症状和体征。如位于左大脑半球皮质的病变,可能有失语、失用、失读、失写等症状;位于右大脑半球皮质的病变,可能有视空间障碍;丘脑病损的病变可能表现以遗忘、情绪异常、嗜睡等精神症状为主等。

3.痴呆症状

早期出现记忆障碍,随着病情不断发展,痴呆症状呈阶梯式加重。到晚期也表现为全面性痴呆,记忆力、计算力、思维能力、自知力、定向力等均发生障碍。

(三)诊断

目前血管性痴呆的诊断标准很多,尚缺乏一致的认识。根据 ICD-10 公布的精神与行为障碍分类,其中血管性痴呆(编码为 F01)的诊断要点如下:诊断的前提是存在痴呆,认知功能的损害往往不平均,可能有记忆丧失、智能损害及局灶神经系统损害的体征,自知力和判断力可保持较好。突然起病或呈阶段性退化,以及局灶性神经系体征与症状使诊断成立的可能性加大。对于某些病例只有通过 CT 或最终实施神经病理学检查才能确诊。

有关特征为高血压、颈动脉杂音、伴短暂抑郁心境的情绪不稳、哭泣或爆发性大笑、短暂意识混浊或谵妄发作,常因进一步梗死而加剧。人格相对保持完整,但部分患者可出现明显的人格改变,包括淡漠、缺乏控制力或原有人格特点更突出,如自我中心、偏执态度或易激惹。

(四)治疗

血管性痴呆治疗原则:防治脑卒中,改善认知功能和控制精神行为症状。

1.对因治疗

血管性痴呆目前尚无特殊的治疗方法,预防和治疗脑血管病的危险因素是血管性痴呆治疗的基础。包括积极控制高血压、糖尿病,降低胆固醇,降低颅内压;对脑卒中急性期治疗,应根据卒中类型采取适当的抗凝、扩血管、止血治疗;戒烟、戒酒等。

2.改善认知治疗

改善认知治疗是目前被证明有效的治疗措施。如应用胆碱酯酶抑制剂、兴奋性氨基酸受体阻滞剂、脑血循环促进剂、钙通道阻滞剂、脑细胞代谢激活剂、抗氧化药、血管扩张药等改善患者认知功能。

3.精神和行为症状治疗

对出现的精神症状、各种不良的行为、睡眠障碍等应及时使用小剂量抗精神病药治疗。

(五)护理

1.护理评估

(1)健康史、致病因素(生理方面):询问是否有高血压、冠心病、糖尿病、房颤、脑卒中等;是否有痴呆家族史;是否吸烟、饮酒;是否保存自理能力;营养状况、皮肤、排泄情况;睡眠型态;观察患者生命体征、有无神经系统阳性体征等。

(2)心理(症状)状况和社会方面:包括心理(症状)评估、社会方面评估。

1)心理(症状)评估:包括认知功能障碍、行为精神症状与社会功能减退。

认知功能障碍:血管性痴呆的早期核心症状是近事记忆障碍。早期患者虽然出现记忆障碍,但在相当长的时间内,自知力保持良好,智能损害只涉及某些局限的认知功能如计算、命名等困难,而一般推理、判断能力长时间保持正常,人格也相对完整,日常生活自理能力保持良好状态,又称"局限性痴呆""网眼样痴呆"。但随着病情的加重,认知功能损害加剧,情绪不稳或失禁更为突出,易激惹。此外还可出现定向障碍、语言障碍等。

行为精神症状:部分患者可有精神病性症状如幻觉、妄想等;在行为及人格方面也逐渐地发生相应的改变,如变得自私、吝啬、收集废物、无目的的徘徊等。病情进展具有波动性、阶梯样恶化的特点。

社会功能减退:在痴呆的发展过程中,生活自理能力逐渐下降,到晚期生活完全不能自理,不知饥饱,外出走失,大小便失禁,不认识亲人,达到全面痴呆。

2)社会方面评估:患者的家庭和社会支持系统:患者亲属与患者的关系如何,负责照顾的家人是否觉得负担太重且不能得到放松;家人是否热心照顾患者。

2.护理诊断

(1)营养失调(低于机体需要量):与患者咀嚼或吞咽困难、情绪抑郁及老年人因缺齿、味觉改变等有关。

(2)吞咽障碍:与神经肌肉受损、面部麻痹有关。

(3)排便异常:与长期卧床、精神科药物及神经肌肉功能障碍等有关。

(4)睡眠形态紊乱:与脑部病变导致缺氧、环境改变及焦虑、恐惧、兴奋、抑郁不良情绪等有关。

(5)躯体移动障碍:与神经、肌肉受损、肌肉无力等有关。

(6)语言沟通障碍:与认知功能下降、神经系统病变有关。

(7)定向障碍:与记忆力下降有关。

(8)思维过程改变:与认知功能下降有关。

(9)社交能力受损:与思维过程改变、认知功能下降等有关。

(10)生活自理能力缺陷:与认知功能、神经、肌肉功能障碍等有关。

(11)有暴力行为的危险:与幻觉、妄想等有关。

(12)有自杀的危险:与抑郁情绪有关。

(13)有皮肤完整性受损的危险:与大小便失禁、长期卧床有关。

(14)有受伤的危险:与智能下降、感觉减退、定向力障碍等有关。

3.护理目标

(1)患者能够摄入足够营养与水分,保证营养。

(2)患者进食及饮水后未发生误吸及噎食。

(3)患者大小便通畅,能形成按时排便习惯。

(4)患者能够得到充分睡眠,睡眠质量有所改善。

(5)患者肢体功能恢复良好。

(6)患者能最大限度地保持沟通能力,使用剩余的语言能力或手势、延伸进行交流。

(7)患者能正确表达自己需求,最大限度推迟患者思维衰退。

(8)患者最大程度保持自理能力。

(9)照顾者和周围人不发生受伤。

(10)患者能够自诉与其情感状态有关的感受;确认产生自杀观念及其行为的后果。

(11)患者皮肤完好,未发生受损情况。

(12)患者能够减少或不发生外伤的危险。

4.护理措施

(1)饮食护理:合理的膳食可延缓血管性痴呆进展。应结合患者的健康状况,给予易消化、营养丰富、低脂肪、低糖、充足蛋白质及维生素饮食,以增加患者抵抗力。对轻、中度痴呆患者可鼓励自行进食,速度要慢,不可催促,以防噎食。对重度痴呆患者应协助喂食,喂食时注意喂食速度和进食姿势,尽量取坐位或半坐卧位,以免发生呛咳。进食后指导患者保持坐位30分钟以上。若患者拒食,则不应勉强,可先让患者做些别的活动,转移注意力后再劝其进食。对失语及吞咽困难的患者应及早进行吞咽功能训练,对严重吞咽困难的患者,可给予静脉输液或鼻饲,以补充能量。

(2)排泄护理:鼓励患者多饮水、多运动,多食蔬菜、水果及粗纤维丰富的食物,养成良好的饮食及定时排泄习惯等,均可有效预防便秘。腹部按摩能改善肠胃功能、增强肠蠕动,可在每天清晨饮水后30分钟及餐后30分钟顺着肠的蠕动方向顺时针按摩,以利缓解便秘。一旦发生便秘及时给予通便药或缓泻药。另外,大部分痴呆患者都会间断出现大、小便失禁,因此要定时提醒如厕,并且及时更换被大小便污染的衣物。

(3)睡眠护理:血管性痴呆患者大多有睡眠障碍,认知障碍严重时,常白天休息,夜间吵闹。对于这种情况,首先要为患者创造良好的入睡条件,尽量减少或消除影响患者睡眠型态的相关因素,周围环境要安静、舒适;入睡前用温水泡脚;不要进行刺激性谈话或观看刺激性电视节目等;不要给老人饮浓茶、咖啡、吸烟,以免影响睡眠质量;对严重失眠者可给予药物辅助入睡。每天应保证有 6～8 小时的睡眠。对于昼夜颠倒的患者，如病情许可，白天要让其有适度的活动，尽量不让患者在白天睡觉，增加活动，保持兴奋，以使他们能在夜间休息，保证患者足够的休息和睡眠。

(4)生活护理：痴呆患者由于认知能力下降、精神行为异常、定向力障碍导致生活能力下降，护理时应根据不同患者的不同病情因人制宜地采取个性化的护理措施。对于轻、中度的痴呆患者，除了给予适度的生活照顾外，应尽量指导其自理日常生活和保持良好的卫生习惯，采取适当措施制止患者的不卫生行为，并根据天气变化及时建议患者添减衣服，经常为病房开窗换气。长期卧床的患者要为其定期翻身、拍背。对大小便失禁的患者，要及时协助处理大小便，保持皮肤、床铺的整洁、干燥，以减少发生感染、皮肤病及压疮的危险。

(5)安全护理：血管性痴呆患者往往伴有思维混乱、记忆力减退、感觉迟钝、肢体功能运动障碍等，这些均为安全问题的危险因素。

1)防跌倒：对每一位住院痴呆患者均需做好防跌倒风险评估，对跌倒高风险患者，切实落实好防跌倒措施。如注意环境设施的安全，为患者提供安全的休养环境，地面要防滑，保持干燥，特别是浴室要装扶手，便于患者如厕及行走，选择坐式的便器，高度适宜；防跌倒患者衣着大小应适宜，裤脚过长应及时协助卷起，鞋底应防滑等。

2)防自杀：在血管性痴呆的早期，患者的认知功能损害较轻，具有完好的自知力。当患者意识到自己的记忆力、工作和学习能力日渐下降，引起一系列的心理反应，如焦虑、抑郁等。患者在这种不良情绪或幻觉、妄想等支配下可能会发生的自我伤害，因此，护理人员必须做好防自杀风险评估，加强高风险自杀患者管理，有效落实防自杀护理措施，如加强巡视，严密观察病情变化；加强危险品、药品管理等。

3)防暴力：患者在幻觉、妄想支配下可能会出现暴力行为。护理人员应做好防暴力风险评估，密切观察有暴力倾向的患者，及时发现暴力行为先兆，进行有效护理干预，尽量把暴力行为消灭在初期。一旦患者出现暴力行为应保持镇定，设法引开患者注意力，迅速控制局面，及时找出引起暴力原因，针对不同原因采取相应措施，避免类似事件发生。

4)防出走：血管性痴呆患者伴有记忆障碍、定向障碍，离开病区时必须由护理人员或家属陪伴，避免发生走失或其他意外事件。

(6)用药护理：对于吞咽困难的痴呆老人，可将药片掰成小粒或研碎后溶于水中服用；对于不能吞咽或昏迷的患者，应由胃管注入药物；对于拒药、藏药行为的患者，应及时了解拒药、藏药原因，耐心做好解释工作，并且严格执行发药规范，确保患者将药物服下。用药过程中密切观察用药作用与不良反应，如有异常及时通知医师处理。

(7)认知功能障碍的护理：包括记忆训练、语言功能训练、定向力训练等。

1)记忆训练：临床对痴呆患者进行记忆锻炼的方法有瞬时记忆法(念一串不按顺序的数字，从三位数起，每次增加一位数，念完后立即让患者复述，直至不能复述为止)、短时记忆法(给患者看几件物品，让患者回忆刚才看过的东西)、长时记忆法(回忆最近探望过的家人、朋友，看过的电视内容等)。进行记忆训练时可根据患者记忆损害的程度采取不同的锻炼方式和内容，每次时间不宜过长，循序渐进，并经常给予鼓励。

2)语言功能训练：痴呆患者均有不同程度的语言功能障碍，进行语言功能训练时必须注意护理人员要有足够的耐心，利用一切护理、治疗的机会，主动与患者交流。交流时注意力要集中，目光亲切，态度温和，让对方觉得自己非常关注彼此交流。说话自然、语调适中、吐词清晰、语言尽量简单通俗。早期可用单词或短语加视觉信号来进行训练，如卡片、图片等。

3)定向力训练:临床常用现实定向治疗,即护理人员反复向患者提供关于目前情况的信息,如当前日期、时间、地点、周围人物、个人身份等,使患者逐渐恢复时间、地点、人物等定向力。

4)思维障碍的护理:加强病情观察,从患者言行中,及时了解幻觉、妄想发生的时间、内容、频率等,耐心倾听患者对幻觉内容的感受,给予安慰,使患者感到被关心、理解,千万不要与患者争辩,有些患者出现幻觉有规律性,可在其幻觉出现时鼓励患者参加感兴趣的活动,转移其注意力;对有妄想的患者,护理人员应态度和蔼亲切,语言恰当,注意谈话技巧,不可贸然触及患者的妄想内容。

(8)肢体功能障碍的护理:应尽早进行偏瘫肢体的被动运动、主动运动等,防止肌肉萎缩,促进瘫痪肢体功能恢复,降低致残率,并预防各种并发症发生。

5.健康指导

血管性痴呆,重在早期预防。因此必须积极防治高血压病、高脂血症、糖尿病、脑卒中等;养成良好的生活习惯,生活有规律,适当运动,戒烟酒,注意劳逸结合;合理饮食,少食动物脂肪及胆固醇高的食物,多食蔬菜、水果,保持大便通畅。照护痴呆老人是一个漫长的阶段,由于家属缺乏照护知识,特别是护理技能的缺乏,给家属带来了许多压力。所以,应加强对家属进行痴呆疾病常识的宣教及护理技能的指导,使他们能够正确对待患者,掌握疾病相关知识和发展规律,增强战胜疾病信心,提高照料能力,以提高中晚期老年痴呆患者的生活质量,延缓病情发展。

6.护理效果评估

(1)患者营养是否良好。

(2)患者是否发生误吸、噎食。

(3)患者大小便是否正常。

(4)患者睡眠是否充足。

(5)患者定向力、语言能力、肢体活动能力等是否改善。

(6)患者是否保持沟通能力,能否进行有效交流。

(7)患者是否主动料理自己生活,基本生理需求是否得到满足。

(8)患者有无不良情绪,有无发生暴力、自杀行为。

(9)患者皮肤是否破损。

(10)患者是否受伤。

(11)家属对疾病知识是否了解,是否掌握帮助患者进一步恢复生活和社会功能的方法。

三、其他器质性疾病

脑损害和功能紊乱及躯体疾病所致的其他精神障碍是由不同病因引起的脑功能紊乱所致的精神障碍。这些病因有原发性大脑疾病、影响脑的全身性疾病、内分泌障碍如库欣综合征,或其他躯体疾病,以及某些外源性毒性物质(不包括酒和药物)或激素。这些状况有一个共同点,即根据临床特征无法将其诊断为器质性精神障碍,如痴呆或谵妄。这一类患者推测其起病由大脑疾病或功能紊乱直接引起,而并非仅仅与这些疾病或障碍存在偶然的联系,也不是机体对这些疾病症状的心理反应,如长期癫痫所伴发的精神分裂症样障碍。

以下所罗列的疾病为已知存在使本类精神综合征出现的风险相对增加:癫痫;边缘性脑炎;亨廷顿病;头部外伤;脑瘤;能远距离影响中枢神经系统的颅外肿瘤(特别是胰腺癌);脑血管病、损害或畸形;红斑狼疮及其他胶原病;内分泌疾病(特别是甲状腺功能低下和亢进、库欣病);代谢病;热带感染性和寄生虫病;非精神药物的毒性作用。

（一）护理评估

脑损害和功能紊乱及躯体疾病所致的精神障碍，大多是原发疾病发展到一定严重程度，影响到大脑功能活动，在一定条件下出现的精神障碍。在临床表现上，这类精神障碍既有原发疾病的症状体征，又有不同的严重程度和不同类型的精神症状，而且与应激事件强度、社会压力、亲属态度等社会因素有很大关系，因此要求护理人员全面评估患者的情况。

1.生理方面

（1）患者生长发育史、疾病家族史、药物过敏史、外伤和手术史。

（2）患者原发病的进展情况，包括原发疾病的主要症状表现、发展趋势、治疗情况、疗效及预后等。

（3）有无缺氧、腹水、黄疸、水肿、少尿或无尿等表现。

（4）是否存在与原发疾病相关的神经系统症状和体征，如共济失调、肌阵挛、锥体束征阳性、脑膜刺激征、手足震颤、扑翼样震颤、末梢神经炎等。

（5）患者的一般状况，包括生命体征、营养状况、进食情况、大小便和睡眠情况等。是否存在神经系统症状，有哪些阳性体征。

（6）实验室及其他辅助检查结果。

2.心理方面

（1）患者性格特征、兴趣爱好、人际关系如何；生活、学习、工作能力状况如何；对自身疾病的态度如何；是否配合治疗；对治疗有无信心；是否了解该病。

（2）有无记忆障碍：脑器质性疾病患者常发生记忆障碍，表现为远、近记忆力不良。在评估记忆力时，应当在自然的情况下进行，因为这样患者可以从容地回忆。

（3）有无思维障碍：思维障碍在脑器质性疾病患者中并不少见，通常表现为缺乏主动性思维、持续言语、联想加快、抽象思维障碍、妄想等。在评估时，评估者可以通过物品联想、问题转换、完形填空、抽象名词的解释、物品归类等任务去把握患者存在的症状。

（4）有无智能障碍：大脑弥漫性损害时多伴有智能障碍，有的表现为计算能力下降，有的表现为抽象理解能力受损、缺乏概括和判断能力，更为严重的患者会丧失所有的生活技能和以往的知识经验。在评估时，评估者可以让患者进行一些数字计算、物品分类、故事复述等任务。

（5）有无情感障碍：脑器质性疾病患者的情感障碍往往是明显的，在临床观察和交谈中即可发现。患者的表情、言语和姿势均可作为判断情感障碍的参考。通常患者会存在情感迟钝、情绪不稳及悲观抑郁等情感表现。

（6）有无意识障碍：意识障碍在脑器质性疾病中并不少见，尤其是脑外伤，因此应根据心理过程及神经系统体征评估患者的意识状况。

3.社会方面

（1）患者病前是否发生过严重的生活事件，患者对它的反应如何。

（2）目前症状对患者的日常生活能力、患者人际关系及患者的工作能力有何影响。

（3）患者亲属与患者的关系如何，是否能给患者提供支持和关心。

（二）护理诊断

器质性精神障碍除了精神症状之外，同时还存在各种躯体症状，相比其他精神障碍更加复杂，因而涉及的护理诊断更为广泛。以下列出一些较为常见的护理诊断。

1.生理方面

(1)营养失调(低于机体需要量):与生活无规律、食欲下降有关。

(2)睡眠型态紊乱:与脑部疾病导致缺氧有关。

(3)排便异常:与意识障碍、精神药物不良反应等有关。

(4)有感染的危险:与营养失调、生活自理能力下降后致机体抵抗力下降有关。

(5)有皮肤完整性受损的危险:与长期卧床有关。

(6)有受伤的危险:与意识障碍、智能障碍、癫痫发作状态、躯体移动障碍、感觉减退等有关。

2.心理方面

(1)语言沟通障碍:与意识障碍、认知功能下降有关。

(2)思维过程改变:与脑部受损、认知功能下降等有关。

(3)定向力障碍:与记忆力减退、注意力不集中、意识障碍有关。

(4)意识障碍:与脑部的感染、脑血管疾病、脑外伤、变性改变、肿瘤等有关。

(5)急性意识障碍:与躯体疾病、体温过高等有关。

(6)感知改变:与病理生理方面的改变、注意力改变等有关。

(7)思维过程改变:与躯体疾病所致的幻觉、妄想等精神症状有关。

(8)焦虑:与缺乏对疾病恰当的认识和评价、担心疾病的预后、环境改变等有关。

(9)恐惧:与环境及健康状况改变、不能预测疾病的后果等有关。

3.社会方面

(1)生活自理能力缺陷:与意识障碍、认知功能减退、神经系统病变等有关。

(2)社交障碍:与思维过程改变、认知功能下降、定向力下降有关。

(3)有暴力行为的危险:与幻觉、错觉、妄想等有关。

(三)护理目标

1.生理方面

(1)患者能够保证营养、水分补充及电解质的平衡。

(2)患者睡眠的质和量有所改善。

(3)患者未发生感染,机体抵抗力逐渐得到提高。

2.心理方面

(1)患者能与医护人员、亲友、病友等进行有效交流。

(2)患者的定向力完整。

(3)患者意识状态良好,程度未进一步加重。

3.社会方面

(1)患者生活自理能力提高。

(2)患者能与周围相关人员进行沟通。

(3)患者能认识自伤、伤害他人等行为的后果,并能有意识约束自己的冲动想法和行为。

(四)护理措施

1.生理方面

(1)病情观察:生命体征的变化与脑部疾病的关系十分密切,应密切监测。观察两侧瞳孔的大小是否正常,是否等大、同圆,对光反应是否正常。此外,意识障碍的程度是提示颅内疾病轻重程度的重要指标,要随时注意意识状态的变化。

(2)饮食护理:根据患者不同的营养情况采取相应措施,保证患者的营养、水分的补充及维持电解质的平衡。为患者提供含丰富营养成分、清淡易消化的食物,并允许患者选择个人喜好的食物。对于能自行进食的患者给予合理膳食的指导。对不能自行进食的患者,如痴呆患者,护理人员应耐心喂饭。有意识障碍、吞咽功能障碍的患者不能强行进食以防误吸或噎食,可采取鼻饲营养或静脉输液等方法补充营养。颅压高并伴有呕吐的患者,可暂缓进食,因进食可加重呕吐,必要时可静脉输液保证入量,同时也要注意控制输液的速度和量,避免脑水肿加重。癫痫伴发精神障碍的患者应给予低盐饮食,避免过饱,诱发癫痫。有的患者表现为贪食,或者是忘记自己已经吃完饭又要求吃饭时,护理人员要设法转移患者的注意力,避免暴饮暴食,导致消化不良。

(3)睡眠护理:尽量减少或消除影响患者睡眠的各种因素,保证睡眠。帮助患者尽快适应新的生活环境,消除陌生感和不安全感。

(4)个人卫生护理:严重痴呆患者多数不知洗漱,帮助其洗脸或洗澡时,患者可表现为不合作,拒绝,这可能与老人的不安全感有关,或担心脱了衣服会被别人偷走等,这时可让患者熟悉的人帮助他,脱下的衣服要放在他能看到的地方。在给患者洗漱时,还要注意水温不要过热,以免发生烫伤。由于失用,有的痴呆患者拿着衣服不知如何穿,常会出现把裤子当上衣穿,或把鞋子戴在头上,把袜子当成手套等,此时应协助患者穿好衣物,尽管做起来很慢,也要训练患者保持穿衣的功能。

(5)排泄护理:痴呆患者常会有大小便失禁的现象,一方面当患者大小便在裤子里或床上时要及时清理干净;另一方面也要训练患者定时排便,知道有便意时如何表达,知道卫生间的地方。对于便秘、尿潴留的患者,鼓励能活动的患者多做适当的运动,以利于肠蠕动,为患者提供富含粗纤维的食物,刺激肠蠕动,定时督导排便,指导和训练患者养成定时排便的习惯;给予腹部按摩等,必要时与医师联系给予灌肠和导尿。

(6)安全护理:为患者提供安全的治疗环境,对意识障碍、重度痴呆、癫痫发作患者及年老患者,应设专人护理。对长期卧床的患者,应安装床挡或适当给予保护性约束,防止坠床。对意识模糊、行走不便及反应迟钝的患者,可适当限制其活动范围,活动时需有人陪伴。加强危险物品管理,减少环境中对患者有潜在危险的因素,清除环境中的障碍物。

2.心理方面

(1)认知功能障碍的护理:对于患者的记忆力减退、注意力集中困难及定向力障碍,可给予回忆疗法、记忆训练及现实定向训练,如给予提示性信息,如日历、动作提示、放置老照片的影集,反复向患者说明其所处的时间、地点及周围人物身份等。

(2)谵妄状态的护理:处于谵妄状态的患者,对周围环境的认知功能差,在幻觉、错觉及妄想的影响下,患者可表现情绪激动、恐惧,还可能因此而产生冲动或逃避的行为,并且会导致自伤、伤人的后果。为了防止发生意外,应有专人护理,随时注意加强防范。如病床要加床挡,控制患者的活动范围,病室内的设施要简单。当患者激动不安时,护士应该陪伴在患者的床边,耐心地予以安慰,帮助其稳定情绪。必要时可以用约束带暂时给予保护,按照医嘱给镇静剂协助患者安静下来。

(3)癫痫大发作的护理:注意观察,出现先兆症状时,让患者立即平卧,避免摔伤。发作时,保持呼吸道通畅,迅速将牙垫放入患者的口腔内上下齿之间,防止抽搐时咬破唇舌。松解衣领和裤带,适当保护下颌和四肢,防止肢体过度伸张时,导致关节脱臼。但注意不要用力按压,防止发生骨折。抽搐停止后,将头转向一侧,以防口腔分泌物被吸入气管内。发作终止后,应让患者卧床休息,专人守护,观察意识恢复情况,防止出现癫痫持续状态。对发作后意识蒙眬、兴奋躁动的患者,要注意保护,防止摔伤。对于抑郁状态的患者:①将其置于护理人员易观察及安全的环境中,避免单独居住、单独活动;②鼓励患者参加文娱疗活动;③严密观察病情变化,严防患者消极自杀。

(4)对于兴奋状态的患者:①将患者安置于单间,房间内物品简化、安全、规范,减少不良刺激和环境中对患者潜在的危险因素;②要用耐心的态度、温和的语言,帮助患者控制情绪,鼓励其正确表达自己的想法和需要;③加强巡视,密切观察病情变化,必要时可采取保护性约束措施,防止患者在幻觉妄想支配下出现暴力行为。

(5)与患者建立治疗性人际关系:主动发现患者的身心需要,并及时采取措施,尽可能地予以满足。同时鼓励患者表达自己的想法和需要,给予他们发泄情绪和悲伤的机会,从而减轻患者的焦虑、恐惧和抑郁等情感障碍的程度。

3.社会方面

(1)协助和鼓励患者提高生活自理能力,恢复社会功能。

(2)帮助患者认识与发病有关的心理社会问题,根据患者自身的实际情况及疾病恢复情况,与患者共同制订具有可行性和可操作性的康复目标和措施。

(3)指导家属学习和掌握疾病的一般知识,使家属能够识别早期症状,掌握复发先兆,及时为患者提供有效帮助,多关心患者生活,为患者创造恢复健康的良好环境;要妥善管理好药物,监护患者按时按量服药,了解用药后的一般不良反应及处理方法。

(4)当精神症状减轻或者消失后,指导患者和家属了解疾病复发的先兆,掌握自护的方法,并定期复查。

(五)护理效果评估

1.生理方面

(1)患者营养状况是否良好,睡眠是否充足,大小便情况是否正常。

(2)是否发生感染等并发症。

2.心理方面

(1)患者的意识状态有无好转,记忆力、定向力有无改善,有无不良情绪。

(2)是否了解一定的疾病知识。

3.社会方面

(1)患者能否主动料理自己的生活,生活是否有规律。

(2)有无发生暴力行为,能否与他人进行有效交流。

(肖燕慧)

第五节 心 境 障 碍

一、躁狂发作

(一)临床表现

躁狂发作主要有3个临床特征,即情感高涨或易激惹、思维奔逸和精神运动性兴奋,又称三高症状。如果上述症状一次发作持续在1周以上,称为躁狂发作(或称躁狂症)。

1.情感高涨

情感高涨是躁狂发作必备的症状。患者主观体验愉快,自我感觉良好,整天兴高采烈,欢欣喜悦,感到天空格外晴朗,周围事物的色彩格外绚丽,自己无比快乐和幸福。心境高涨往往生动、鲜明,与内心体验和周围环境相协调,具有感染力,常引起周围人的共鸣。患者虽然失眠,但自感精力充沛,心情舒畅。

有的患者情绪反应不稳定、易激惹,时而欢乐愉悦,时而激动暴怒。部分患者以愤怒、易激惹、敌意为特征,并不表现为情感高涨,动辄暴跳如雷、怒不可遏,甚至可出现破坏及攻击行为,但常常很快转怒为喜或赔礼道歉。

2.思维奔逸

患者表现为联想迅速,自觉大脑反应格外敏捷,思维内容丰富多变,概念接踵而至,有时感到说话跟不上思维的速度,常表现为说话声大、语速变快、高谈阔论、滔滔不绝、手舞足蹈、眉飞色舞。但讲话内容较肤浅,且凌乱无意义,常给人以信口开河之感。患者注意力不集中,常随境转移,讲话的内容常从一个主题很快转到另一个主题,表现为意念飘忽,有的患者可出现音联和意联。

3.活动增多

患者精力显得异常旺盛,兴趣范围扩大,喜热闹、交往多,精力旺盛,忙碌不停,爱管闲事,好打抱不平,兴趣广泛但无定性。动作快速敏捷,活动明显增多,但做任何事常常是虎头蛇尾,有始无终。对自己的行为缺乏正确判断,如任意挥霍钱财,乱购物,处事欠深思熟虑,行为轻率不顾后果。注重打扮装饰,但并不得体,行为轻浮,好接近异性。工作上,自认为有过人的才智,乱指挥别人,训斥同事,狂妄自大,但毫无收获。自觉精力充沛,不知疲倦,睡眠明显减少。病情严重时,自我控制能力下降,举止粗鲁,甚至有冲动毁物行为。

4.躯体症状

患者很少有躯体不适主诉,可有交感神经功能兴奋症状,表现为面色红润、双目有神、瞳孔轻度扩大、心率加快、便秘等。因患者体力过度消耗,容易引起失水、体重减轻等。患者食欲增加,性欲亢进,睡眠需要减少,往往影响周围人的正常休息。

5.精神病性症状

部分患者在情绪高涨的基础上可能出现幻觉与妄想。幻觉多为幻听,内容多是称赞自己的才能和权力,与其情绪相符合。妄想的内容常与其自我评价过高密切相关,甚至形成夸大妄想,但内容并不荒谬,与现实联系紧密,经过努力可能办到;而且妄想很少是固定不变的。有时也可出现关系妄想、被害妄想等,一般持续时间不长。

6.其他症状

躁狂发作时患者的主动和被动注意力均有增强,但不能持久,易为周围事物所吸引。在急性发作期这种随境转移的症状最为明显。部分患者有记忆力的增强,常常充满许多细节琐事,对记忆的时间常失去正确的分界,以致与过去的记忆混为一谈而无连贯。在发作极为严重时,患者呈极度的兴奋躁动状态,可有短暂、片段的幻听,行为紊乱而毫无指向,伴有冲动行为;也可出现意识障碍,有错觉、幻觉及思维不连贯等症状。多数患者在疾病的早期即丧失自知力。

躁狂发作临床表现较轻者称为轻躁狂。患者可存在持续至少数天的情感高涨、精力充沛、活动增多,有显著的自我感觉良好,注意力不集中,也不能持久,轻度挥霍,社交活动增多,性欲增强,睡眠需要减少。有时表现为易激惹,自负自傲,行为较莽撞,但不伴有幻觉、妄想等精神病性症状,对患者社会功能有轻度的影响。部分患者有时达不到影响社会功能的程度,一般人常不易觉察。

老年躁狂发作的患者临床上表现为心境高涨的较少,主要表现为易激惹,狂妄自大,有夸大观念及妄想,言语增多,但常较啰唆,可有攻击行为。意念飘忽和性欲亢进等症状亦较少见。病程较为迁延。

(二)病程和预后

无论是单次躁狂发作,还是复发性躁狂症,大多数为急性或亚急性起病,好发季节为春末夏初。躁狂症的发病年龄在 30 岁左右,当然也有的发病较早,在 5～6 岁发病,也有的在 50 岁以后发病,但 90% 以上的病例起病于 50 岁以前。

躁狂发作的自然病程,一般认为持续数周到 6 个月,平均为 3 个月,有的病例只持续数天,个别病例可达 10 年以上。有人认为反复发作的躁狂症,每次发作持续时间几乎相仿,多次发作后可成慢性,有少数患者残留轻度情感症状,社会功能也未完全恢复至病前水平。现代治疗最终能使 50% 的患者完全恢复。有人认为在一生中只发作一次的病例仅占 5%,但也有人认为可高达 50%。在最初的 3 次发作,每次发作间歇期会越来越短,以后发作间歇期持续时间不再改变。对每次发作而言,显著和完全缓解率为 70%～80%。

(三)诊断标准

以情感高涨为主,与其处境不相称,可以从高兴愉快到欣喜若狂,某些病例仅以易激惹为主。病情轻者社会功能无损害或仅有轻度损害,严重者可出现幻觉、妄想等精神病性症状。

(1)症状:以情绪高涨或易激惹为主,并至少有下列 3 项(若仅为易激惹,至少需 4 项)。①注意力不集中或随境转移。②语量增多。③思维奔逸(语速增快、言语急促等)。④联想加快或意念飘忽的体验。⑤自我评价过高或夸大。⑥精力充沛、不感疲乏、活动增多、难以安静,或不断改变计划和活动。⑦鲁莽行为(如挥霍、不负责任,或不计后果的行为等)。⑧睡眠需要减少;性欲亢进。

(2)严重标准:严重损害社会功能,或给别人造成危险或不良后果。

(3)病程标准:符合症状标准和严重标准至少已持续 1 周。可存在某些精神分裂性症状,但不符合精神分裂症的诊断标准,若同时符合精神分裂症的症状标准,在精神分裂症状缓解后,满足躁狂发作标准至少 1 周。

(4)排除标准:排除器质性精神障碍,或精神活性物质和非成瘾物质所致躁狂。

(四)护理评估

1.评估主观资料

(1)认知活动:评估患者有无联想障碍、注意力障碍,有无夸大观念、妄想,以及对自己精神状态的认识能力和程度。

(2)情感活动:评估患者的情绪有无不稳定、自我感觉很好、容易激惹、急躁,评估患者的心情是否高涨。

(3)意志行为活动:评估患者有无活动明显增多、行为异常,是否为兴奋状态,自我控制能力如何,有无冲动、攻击行为等。

2.评估客观资料

(1)躯体状况:评估患者有无睡眠需要减少、精力异常旺盛,以及食欲情况,有无交感神经兴奋表现等。

（2）对精神疾病的认知：评估患者有无自知力及损害程度。

（3）社会-心理状况：评估患者的家庭环境、各成员之间关系是否融洽、经济状况、受教育情况、工作环境及社会支持系统。

（4）既往健康状况：评估患者的家族史、患病史、药物过敏史。

（5）治疗用药情况：评估患者以往治疗用药情况、药物不良反应，有无碳酸锂中毒等情况。

（6）实验室及其他辅助检查：评估患者的血、尿、便常规，血生化、心电图、脑电图检查，以及特殊检查等结果。

（五）护理诊断

1.有暴力行为的危险

与情感控制力下降、激惹状态、挑衅滋事、意识障碍所致谵妄和错乱等有关。

2.有外走的危险

与情绪控制力下降、缺乏自知力有关。

3.营养失调：低于机体需要量

与极度兴奋、活动过多，消耗增加、摄入不足等有关。

4.睡眠形态紊乱

入睡困难、睡眠需求减少，与精神运动性兴奋有关。

5.思维过程障碍

与躁狂所致的思维联想过程和思维内容障碍有关。

6.个人应对不良

与好管闲事、情绪不稳定、易激惹有关。

7.自知力不全或缺乏

与疾病所致精神症状有关。

8.生活自理能力下降

与极度兴奋有关。

9.便秘

与生活起居无规律、饮水量不足等有关。

10.感知改变

与躁狂的感知改变有关。

11.不合作

与自知力缺乏有关。

12.社交障碍

与极度兴奋、易激惹有关。

（六）护理目标

（1）减少过度活动及体力消耗。

（2）患者住院期间不会伤害自己和他人。

（3）建立和维持营养、水分、排泄、休息和睡眠等方面的适当生理功能。

（4）建立良好的护患关系并协助患者建立良好的人际关系。

（5）帮助患者完成自己制订的各项活动计划。

(6)指导患者及其家属认识疾病、预防复发。

（七）护理措施

1.一般护理

(1)提供安全和安静的环境：躁狂患者情绪兴奋，躁动不安，且注意力增强，很容易受周围环境影响，因此应提供一个较宽大的空间，居室须安静、舒适，保持空气新鲜、避免阳光刺激。室内物品要求颜色淡雅、整洁，尽量简化以避免患者兴奋毁物。应与其他冲动易激惹的患者分开管理，以减少患者间情绪相互感染。密切注意患者的精神状态，对情绪亢奋、行为不能自制者，须防止其毁物伤人；对情绪低落者，须防止其自杀。

(2)维持适当的营养：患者由于极度兴奋，整日忙碌于他认为有意义的活动，而忽略了最基本的生理需求，护理人员必须以少量多餐的方式主动地提供高营养、易消化的食物及充足的饮水，满足患者的生理需求。同时，合理地安排患者活动、休息和睡眠的时间，并提示患者维持适当的穿着及个人卫生。

(3)指导患者重建规律的睡眠模式：指导并督促患者每天养成定时休息习惯，如有入睡困难，应做好安眠处理，以保证患者足够的休息时间，这有利于控制症状，安定情绪，促使病情早日康复。

(4)引导患者正确消耗过剩的精力：躁狂症患者往往精力充沛、不知疲倦，加之急躁不安、自控力差、易激惹，容易使精力发泄变成破坏性行为，护理人员应正面引导患者做不需要专心、又无竞争性的活动，以发泄过剩的精力，如参加文娱治疗、打球、跑步、拔河比赛、擦地板等活动，并加以鼓励和肯定。

2.症状护理

部分躁狂症患者以愤怒、易激惹、敌意为特征，甚至可出现破坏和攻击行为。护理人员需及时了解患者既往发生暴力行为的原因，是否有新的诱发因素出现，设法消除或减少这些因素。护理人员要善于早期发现暴力行为的先兆，如情绪激动、无理要求增多、有意违背正常秩序、出现辱骂性语言、动作多而快等，以便及时采取预防措施，避免暴力行为的发生。对处在疾病急性阶段的患者，应尽可能地满足其大部分要求，对于不合理、无法满足的要求也应尽量避免采用简单、直接的方法拒绝，以避免激惹患者。当确定患者有明显的暴力行为先兆时，应立刻按照暴力行为的防范措施处理。

3.用药护理

躁狂患者有不同程度的自知力缺乏，不安心住院，甚至拒绝治疗。应耐心劝说，鼓励患者表达对治疗的感觉和看法，针对个体进行帮助分析并设法解决。在用药的过程中，护理人员应密切观察患者的合作性、药物的耐受性和不良反应，特别是对应用锂盐治疗的患者要更加关注，注意血锂浓度的监测，防止发生锂盐中毒。对恢复期的患者，应明确告知维持用药对巩固疗效、减少复发的意义，并了解患者不能坚持服药的原因，与患者一起寻找解决的办法。对容易忘记服药的患者，则必须与其商量将吃药与日常活动配合在一起的方法并取得家属配合。

4.心理护理

建立良好的护患关系。患者常常兴奋好动，语言增多。患者诉说的诸多感受，往往并非是真正的内心感受和体验，而是用否认的意念来逃避真正的想法。因此，建立良好的护患关系有利于护患间的沟通和交流，让患者表达内心的真实想法，以利病情的缓解。

（八）健康指导

1.患者

（1）协助患者认识疾病的有关知识，教会患者控制情绪的方法，学习新的应对技巧。

（2）指导患者掌握症状复发的先兆，预防复发。

（3）教患者掌握药物的不良反应，坚持用药。

（4）定期门诊复查。

3.家属

（1）指导家属疾病知识及预防复发的知识，教会家属为患者创造良好的家庭环境，锻炼患者的生活和工作能力。

（2）指导家属学会识别、判断疾病症状的办法。

（3）使家属了解督促和协助患者按时服药、定期复查的重要性。

（九）护理效果评估

（1）患者情绪稳定。

（2）患者营养状况良好，维持正常睡眠，生活自理能力恢复。

（3）患者的精神症状得到缓解或消失，自知力恢复。

（4）患者能与护士和病友正常地进行交谈，能反映心理问题与心理需要。

（5）患者配合治疗和护理，积极参与文娱治疗活动。

（6）患者的社交能力、社会适应能力恢复。

二、抑郁发作

（一）临床表现

抑郁发作以明显而持久的心境低落为主，并有相应的思维和行为改变，病情严重者可有精神病性症状，表现可分为核心症状、心理症状群与躯体症状群3个方面。如果抑郁症状一次发作持续存在2周以上即为抑郁发作，也称抑郁症。

1.核心症状

核心症状包括心境或情绪低落、兴趣缺乏及乐趣丧失3个主征，是抑郁的关键症状。

（1）情绪低落：患者终日忧心忡忡、愁眉苦脸，可从轻度心情不佳、闷闷不乐到忧伤、悲观、绝望。此种低落的情绪不为喜乐的环境而改变，患者即使碰到令人高兴的事也高兴不起来，对现在感到无用和无助，对将来感到无望。患者常常可以将自己在抑郁状态下体验的悲观、悲伤情绪与丧亲所致的悲哀相区别。有时患者也会察觉到自己与别人不同，因而尽力掩饰伪装，称之为微笑性抑郁。典型的病例其抑郁心境具有晨重夜轻节律的特点，清晨或上午陷入心境低潮，下午或傍晚渐见好转，此时能进行简短交谈和进餐。

（2）兴趣缺乏：丧失既往生活、工作的热忱，对任何事都兴趣索然。患者行为缓慢，活动减少，生活被动、疏懒，多终日独坐一处，不想做事，不愿和周围人接触交往，逐渐发展到不去工作、疏远亲友、回避社交。

（3）乐趣丧失：患者无法从生活中体验到乐趣，或称为快感缺失。

2.心理症状

（1）焦虑：常是抑郁症的主要症状，常与抑郁伴发，患者表情紧张、恐惧，坐立不安，惶惶不可终日，搓手顿足、来回踱步等，特别是更年期和老年抑郁症患者更明显。伴发的躯体症状可以掩盖主观的焦虑体验而成为临床主诉。

(2)自罪自责:在情感低落的影响下,患者自我评价过低,往往以消极和否定的态度看待自己,过分贬低自己的能力、才智,对过去感到自责自罪,严重时可达妄想程度。

(3)自杀观念和行为:患者最危险的症状。有些患者病理性意志增强,可反复出现自杀观念和行为,不惜采用各种手段和途径,进行周密计划以达到自杀目的。抑郁者的自杀率是正常人的20倍,约有67%的患者有自杀观念,有10%~15%的患者有自杀行为,有过一次重度抑郁(达到要住院的程度)的人群中,最后有1/6死于自杀。抑郁症自杀行为可出现在疾病的任何时期,但往往发生在缓解期,可能是重症期精神运动性抑制而不能将自杀行为付诸行动。

(4)精神病性症状:抑郁症患者悲观失望,有罪过感、无价值感,在此基础上形成妄想。如罪恶妄想、疾病妄想、被害妄想等。可有轻度的感知觉障碍,如幻听、幻视,但抑郁心境缓解后不持续存在。对疾病缺乏自知力。

(5)认知症状:主要是注意力和记忆力的下降。这类症状可逆,随治疗的有效而缓解。认知扭曲也是重要特征,如对各种事物均做出悲观解释,将周围一切看成灰色的。

(6)精神运动性迟滞:患者思维联想速度缓慢,反应迟钝,注意力集中困难,记忆力减退。临床表现为主动言语减少,回答问题拖延很久,语速明显减慢,声音低沉,患者感到脑子不能用了,思考问题困难,工作和学习能力下降。有的患者回答问题过程中,声音越来越小,语速越来越慢,词语越来越减少,严重者无法进行交流。严重时可达木僵状态,称为抑郁性木僵。部分患者可出现激越症状。

3.躯体症状

(1)睡眠障碍:典型的睡眠障碍是早醒,比平时早醒2~3小时,醒后不能再入睡,在早醒的同时常伴有情绪的低潮。有的表现为入睡困难,睡眠不深,少数患者表现为睡眠过多。

(2)食欲减退、体重减轻:多数患者都有食欲缺乏、胃纳呆症状,患者不思茶饭或食之无味,味同嚼蜡,常伴有体重减轻。体重减轻与食欲减退不一定成比例,少数患者可表现为食欲增强、体重增加。

(3)性功能减退:疾病早期即可出现性欲减低,男性可能出现勃起功能障碍,女性患者有性感缺失。

(4)非特异性躯体症状:患者可表现身体任何部位的疼痛,躯体不适主诉可涉及各脏器,自主神经功能失调的症状也较常见。抑郁发作临床表现较轻者称之为轻度抑郁,主要表现为情感低落、兴趣和愉快感的丧失、易疲劳,自觉日常工作能力及社交能力有所下降,不会出现幻觉和妄想等精神病性症状,但临床症状较环性心境障碍和恶劣心境为重。老年抑郁症患者除有抑郁心境外,多数患者有突出的焦虑烦躁情绪,有时也可表现为易激惹和敌意。精神运动性迟缓和躯体不适主诉较年轻患者更为明显。因思维联想明显迟缓及记忆力减退,可出现较明显的认知功能损害症状,类似痴呆表现,如计算力、记忆力、理解和判断能力下降,国内外学者将此种表现称之为抑郁性假性痴呆。躯体不适主诉以消化道症状较为常见,如食欲减退、腹胀、便秘等,常常纠缠于某一躯体主诉,并容易产生疑病观念,进而发展为疑病、虚无和罪恶妄想。病程较漫长,易发展成为慢性。

(二)病程和预后

抑郁症大多数表现为急性或亚急性起病,好发季节为秋冬季。女患者可在月经期间发病。60岁后首次发病者较少。每次发作持续时间因人而异,持续时间比躁狂症长,病程为6~8个月,少数发作持续长达 1～2 年。病程长短与年龄、病情严重程度及发病次数有关。一般认为发作次数越多,病情越严重,伴有精神病性症状,年龄越大,病程持续时间就越长,缓解期也相应缩短。

心境障碍的预后与遗传、人格特点、躯体疾病、社会支持、治疗充分与否等因素有关,预后一般较好,间隙期精神状态基本正常。但反复发作、慢性、老年、有心境障碍家族史、病前为适应不良人格、有慢性躯体疾病、缺乏社会支持系统、未经治疗和治疗不充分者,预后往往较差。研究发现,大多数经治疗恢复的抑郁症患者,仍有 30% 在一年内复发;有过 1 次抑郁发作的患者,其中 50% 的患者会再发;有过 2 次抑郁发作的患者,今后再次发作的可能性为 70%;有 3 次抑郁发作患者,几乎 100% 会复发。

(三)诊断标准

以情感低落为主,与其处境不相称,可以从闷闷不乐到悲痛欲绝,甚至发生木僵,严重者可出现幻觉、妄想等精神病性症状,某些病例的焦虑与运动性激越很显著。

(1)以情感低落为主,并至少有下列 4 项:①兴趣丧失、无愉快感;②精力减退或疲乏感;③精神运动性迟滞或激越;④自我评价过低、自责,或有内疚感;⑤联想困难或自觉思考能力下降;⑥反复出现想死的念头或有自杀、自伤行为;⑦睡眠障碍,如失眠、早醒,或睡眠过多;⑧食欲降低或体重明显减轻。⑨性欲减退。

(2)严重标准:社会功能受损,或给本人造成痛苦或不良后果。

(3)病程标准:符合症状标准和严重标准至少已持续 2 周。可存在某些精神分裂性症状,但不符合精神分裂症的诊断。若同时符合精神分裂症的症状标准,在精神分裂症状缓解后,满足抑郁发作标准至少 2 周。

(4)排除标准:排除器质性精神障碍,或精神活性物质和非成瘾物质所致抑郁。

(四)护理评估

1.评估主观资料

(1)认知活动:评估患者有无自责自罪观念及妄想、疑病观念、疑病妄想、被害妄想和关系妄想,有无自卑、无价值感,有无无助、无望及无力感,以及对自己疾病的认识情况。

(2)情感活动:评估患者是否兴趣减退或丧失,有无愁眉不展、唉声叹气、悲观绝望、哭泣流泪、焦虑恐惧、自罪感、负罪感等。

(3)意志行为活动:评估有无意志活动减少,不愿参加平素感兴趣的活动,有无懒于生活料理及不顾个人卫生,有无自杀自伤的消极企图及行为。

2.评估客观资料

(1)躯体状况:评估患者有无疲乏无力、心悸、胸闷、胃肠不适、便秘、性功能下降等,有无体重明显减轻或增加。

(2)对疾病的认识:评估患者的自知力和损害程度。

(3)社会-心理状况:评估患者的家庭环境、经济状况、受教育情况、工作环境及社会支持系统。

(4)既往健康状况:评估患者的家族史、患病史、药物过敏史。

(5)治疗用药情况:了解患者以往用药情况、药物不良反应等。

(6)实验室及其他辅助检查:评估患者的血、尿、便常规,血生化、心电图、脑电图的结果。

(五)护理诊断

1.有自伤(自杀)的危险

与抑郁、悲观情绪、自责自罪观念、自我评价低、无价值感等有关。

2.焦虑

与情绪抑郁、无价值感、罪恶感、内疚、自责、疑病等因素有关。

3.营养失调:低于机体需要量

与抑郁所致食欲下降,自罪、木僵状态等所致摄入量不足有关。

4.睡眠形态紊乱

早醒、入睡困难,与情绪低落等因素有关。

5.思维过程障碍

与认知障碍、思维联想受抑制有关。

6.个人应对无效

与情绪抑郁、无助感、精力不足、疑病等因素有关。

7.自知力不全或缺乏

与精神疾病症状有关。

8.自我防护能力改变

与精神运动抑制、行为反应迟缓有关。

9.生活自理能力下降(缺失)

与精神运动迟滞、兴趣减低、无力照顾自己有关。

10.便秘与尿潴留

与日常活动减少、胃肠蠕动减慢、药物不良反应有关。

11.情境性自我贬低

与抑郁情绪、自我评价过低、无价值感等有关。

12.不合作

与自知力缺乏有关。

13.社交孤立

与抑郁悲观情绪、社会行为不被接受、社会价值不被接受等有关。

14.绝望

与严重的抑郁情绪、认知功能障碍等有关。

(六)护理目标

(1)患者住院期间不会伤害自己。

(2)建立和维持营养、水分、排泄、休息和睡眠等方面的适当生理功能。

(3)与患者建立良好的护患关系并协助患者建立良好的人际关系。

(4)患者能以言语表述问题,能显现自我价值感的增强。

(5)患者能主动在病房群体中与病友和工作人员相处。

(6)患者能以有效的途径解决问题,进而减轻无力感。

(7)没有明显的妄想及病态的思维。

(七)护理措施

1.一般护理

(1)饮食护理:食欲缺乏、便秘是抑郁患者常出现的症状。饮食种类应选择患者较喜欢的食物,食物宜含有充足热量、蛋白质、维生素及富含纤维。可采取少量多餐的进食方式。若患者有低价值感或自罪妄想不愿进食或拒食时,按相应护理措施处理。若患者坚持不肯进食,或体重持续减轻,则必须采取进一步的护理措施,如喂食、鼻饲、静脉输液等。

(2)生活护理:抑郁患者由于情绪低落、悲观厌世、毫无精力和情绪顾及自己的卫生及仪表,对轻度抑郁患者护理人员可鼓励其在能力范围内自我料理;重度抑郁患者则应帮助其洗脸、洗脚、口腔护理、会阴护理、更衣、如厕、仪表修饰,使患者感到整洁、舒适。允许患者适度的依赖,有助于减轻心理压力。

(3)保证充足睡眠:患者大部分时间卧床不动、不易入睡、睡眠浅、易醒或早醒,而这些又会加剧患者的情感低落,患者的许多意外事件,如自杀、自伤等,就发生在这种时候。护理人员应主动陪伴和鼓励患者白天参加多次短暂的文娱活动,如打球、下棋、唱歌、跳舞等。为患者创造舒适安静的入睡环境,可采取睡前喝热饮、热水泡脚或洗热水澡等协助患者入睡,避免看过于兴奋、激动的电视节目或会客、谈论病情。

2.安全护理

与患者建立良好的治疗性人际关系,随时了解患者自杀意志的强度及可能采取的方法,密切观察有无自杀的先兆症状,尤其在交接班时间、吃饭时、清晨、夜间或工作人员较少时,不让患者单独活动,可陪伴患者参加各种团体活动。谨慎地安排患者生活和居住的环境,安置患者住在护理人员易观察的房间,环境设施安全,光线明亮,整洁舒适,墙壁以明快色彩为主,以利于调动患者积极良好的情绪。严格管理制度,定期巡视。加强对病房设施的安全检查,严格做好药品及危险物品的保管工作,杜绝不安全因素。

3.心理护理

建立良好的护患关系,要有温和、接受的态度,对患者要有耐心和信心,鼓励患者抒发自身的感受,帮助患者了解抑郁症的知识,护理人员应设法打断患者的一些负性思考,帮助患者回顾自己的优点、长处、成就,培养正性的认知方式。严重抑郁患者思维过程缓慢,思维量减少,护理人员应鼓励患者表达自己的想法,引导患者增加对外界的兴趣,协助患者完成某些建设性的工作和参与社交活动,为患者创造和利用各种个人或团体人际接触的机会,以协助患者改善处理问题、人际互动的方式,增强社交的技巧。

(八)健康指导

1.患者

(1)向患者介绍疾病的有关知识,指导患者识别疾病复发的先兆及预防复发方法。

(2)教患者掌握药物的不良反应和预防措施,鼓励患者坚持用药,定期到门诊复查。

(3)鼓励患者积极主动参加家庭和社会活动,锻炼自理能力和社会适应能力。

(4)帮助患者面对和恰当处理现实环境中的各种应激源。

3.家属

(1)指导家属有关疾病知识和预防疾病复发的常识,为患者创造良好的家庭环境和人际互动关系。

(2)指导家属帮助患者管理药物并监护患者按时服药,密切观察病情变化和药物不良作用,保护患者不受冲动或自残行为的伤害。

(肖燕慧)

第八章

肿瘤科护理

第一节 鼻 咽 癌

放射治疗是鼻咽癌的主要治疗手段,但在治疗肿瘤的同时,可引起急性皮肤反应、张口困难等一系列并发症,对患者的生活质量造成极大影响。早期积极的康复训练及护理干预可减少并发症的发生、减轻患者症状,因此在放射治疗技术发展的同时,应重视患者的早期康复训练及护理干预。通过对患者放射治疗期间的评估,制订相应的护理目标及护理措施,以达到减轻患者症状、顺利完成放射治疗的目的。

一、放射治疗患者的健康教育

(一)颞下颌关节功能锻炼

1.护理评估

鼻咽癌患者接受放射治疗后由于颞下颌关节处于高剂量的照射野内,发生关节硬化,肌肉经过高剂量照射后发生退行性变,出现肌肉萎缩纤维化致颞下颌关节功能障碍,主要表现为张口困难,切牙距缩小,甚至进食困难。根据 LENT SOMA 分级标准进行评定,共分 4 级:Ⅰ级,切牙距20～30 mm;Ⅱ级,进干食困难,切牙距 11～20 mm;Ⅲ级,进软食困难,切牙距 5～10 mm;Ⅳ级,切牙距<5 mm,需鼻饲或胃造瘘。

2.护理问题

张口受限,进食受影响。

3.护理目标

放射治疗期间及康复出院后能坚持颞下颌关节功能锻炼,切牙距正常。

4.护理措施

(1)颞下颌关节慢节奏运动:张口"小-中-大"各 3 秒为 1 次,每次间歇 5 秒,10 次为一组,共5 组。

(2)颞下颌关节快节奏运动:张口"小-中-大"各 1 秒为 1 次,每次间歇 5 秒,10 次为一组,共5 组。③咀嚼肌群运动:在颞下颌关节运动每组间加"浅-中-深"吸吐气动作 1 次,共 10 次;将舌头尽量前伸,然后向上向后尽量卷舌 1 次,共 10 次。

颞下颌关节运动操每天锻炼 300 次以上,分 3 个时间段进行:晨起运动 100 次以上,下午运动 100 次以上,晚上睡前运动 100 次以上。在颞下颌关节运动操前后可以用双侧手掌的大鱼际置于同侧颞下颌关节处作环形轻轻按摩 10 分钟,当出现皮损时要等创面痊愈后再进行。配合颈部肌肉的锻炼,颈部尽量向上、向下拉伸,左右侧弯、旋转,每个动作停留 20 秒,每次 10～15 分钟,动作速度宜缓慢,幅度不宜过大。

(二)鼻咽冲洗及滴鼻的正确方法

1.护理评估

鼻咽部黏膜接受照射后充血、水肿,患者自觉鼻塞、鼻腔干燥、鼻腔分泌物增多黏稠等不适。

2.护理问题

鼻塞、鼻腔干燥、鼻腔分泌物增多黏稠。

3.护理目标

鼻腔通畅无脓性分泌物。

4.护理措施

放射治疗期间鼻咽冲洗能起到清洁鼻咽、增强放射敏感性、减轻鼻塞症状、减少鼻甲粘连、鼻道变窄的作用;放射治疗结束后长期冲洗,以保持鼻咽腔的通畅,减少粘连、鼻咽黏膜感染、坏死及鼻咽出血等并发症的发生。可使用简易鼻咽冲洗器、五官科冲洗机进行鼻咽冲洗或使用庆大霉素、复方碘甘油等滴鼻。

(1)简易鼻咽冲洗器使用方法。

用物:简易鼻咽冲洗器、瓶装生理盐水或温开水 500 mL、水桶 1 个。

操作方法:患者取坐位,身体前倾,水桶置前方接水;将冲洗器的吸管置入瓶装生理盐水或温开水中,挤压橡皮球吸水;患者将冲洗器的橄榄头一端放入一侧鼻孔,侧头(冲洗侧鼻孔在上方),缓慢挤压橡皮球,使水缓缓流入鼻腔,从另一侧鼻孔流出,待冲洗液到一半时,换对侧鼻孔冲洗。

注意事项:出现鼻腔新鲜出血时停止冲鼻;忌用力擤鼻,以免鼻咽腔内压增大引发其他部位感染;若鼻咽分泌物多,可增加冲洗液用量至 1 000 mL。

(2)五官科冲洗机使用方法。

用物:五官科冲洗机、微量雾化器、生理盐水或平衡液 100 mL、水桶 1 个。

操作方法:将冲洗液倒入雾化器的储液罐,拧紧,冲洗机管道与雾化器相连,开机,将手指堵住雾化器的泄压孔,此时会看到液体形成均匀的微小水珠由雾化器喷孔喷出。①鼻腔前部冲洗:取坐位,头部自然上仰,鼻子暂停吸气,喷孔对准鼻孔,距离 0～0.5 cm,按住泄压孔即可喷出水气,把脏东西从鼻腔冲洗出来,此时会看见从鼻腔流出来的冲洗液是污浊的,冲洗完一个鼻腔再冲洗另外一个鼻腔。②鼻腔后部冲洗:方法与鼻腔前部冲洗一样,此时鼻子吸气,嘴巴呼气,把冲洗液完全吸入鼻腔内,就像倒吸鼻涕一样,然后及时由嘴巴吐出即可。

注意事项:如感觉不适,松开泄压孔,调整好姿势和呼吸节奏后再冲洗;鼻腔后部冲洗时,进入鼻腔及咽喉部位的冲洗液要及时吐出。

(3)正确滴鼻方法:鼻咽癌患者的鼻腔局部用药主要为庆大霉素、复方碘甘油等,药物经鼻腔黏膜吸收起到收缩黏膜血管止血、保持鼻腔通畅、湿润鼻腔黏膜防止干燥、清除分泌物抗感染等作用。常用的药物剂型有滴鼻剂及喷雾剂。应用滴鼻剂时常采用仰卧垂头位滴鼻,枕头置于肩胛下,头向后仰,鼻孔朝上,每侧滴 3～4 滴,每天 3～4 次,滴后轻捏鼻翼数次。应用喷雾剂时取坐位,头稍抬高,药瓶垂直,喷头置于前鼻孔,嘱患者用鼻子吸气,同时按压喷头,药液均匀喷入鼻腔。在鼻腔局部用药前均应清洁鼻腔,清除鼻内分泌物。

(三)正确保护放射野皮肤

1.护理评估

评估患者皮肤颜色、温度,是否水肿充血。

2.护理问题

放射野皮肤湿性脱皮。

3.护理目标

放射野皮肤Ⅰ度皮炎(干性脱皮)。

4.护理措施

患者颈部放射野皮肤可用温水和柔软的毛巾轻轻沾洗,勿擦洗,勿使用过冷或过热的水刺激;禁止局部热敷;忌使用肥皂或其他碱性沐浴液;禁贴胶布;勿涂擦刺激性或含重金属的药膏或液体,如乙醇、碘酒、风油精等;勿使用普通剃须刀,使用电动剃须刀时避免刮破皮肤;放射治疗期间勿穿高领、硬领上衣,宜穿棉质柔软上衣,领口开大。出现干性脱皮时勿用手撕皮肤以免损伤。外出时避免阳光直接照射放射野皮肤。

(四)含漱的正确方法

1.护理评估

放射治疗期间由于唾液腺受放射线的作用而致分泌功能抑制,口腔分泌唾液减少,患者自觉口干,口腔正常自洁功能减弱。

2.护理问题

患者口腔欠清洁。

3.护理目标

患者口腔清洁湿润。

4.护理措施

指导患者保持口腔清洁,在餐前、餐后、睡前使用软毛刷和含氟牙膏进行刷牙,可用复方硼砂溶液、生理盐水、复方维生素 B_{12} 溶液、中药制剂参果液或金银花、甘草、胖大海等泡水进行含漱,保持口腔湿润无黏液感觉。含漱时鼓动腮部、口腔前庭,让液体在口腔流动与双侧颊部黏膜、上下唇黏膜充分接触,然后头稍后仰,让液体充分接触咽后壁,每次含漱 2～3 分钟。

二、放射治疗期间各种不良反应的观察及护理

(一)口干

由于唾液腺受放射线的作用而致分泌功能抑制,口腔分泌唾液减少,患者自觉口干,在放射治疗开始 1～2 天即可出现,常随着剂量的增加而症状加重。指导患者正确含漱,随身携带水杯,养成少量多次饮水习惯,每天保证摄水量 2 000 mL 左右,可使用甘草、金银花、西洋参、菊花等泡水喝以起到清热生津的作用。

(二)急性腮腺反应

腮腺受放射线作用后出现腮腺区肿胀疼痛,张口困难,于放射治疗开始 1～3 天发生,常见于首次放射治疗后 2～4 小时出现,一般不需特殊处理,指导患者清淡饮食,加强漱口,继续放射治疗 3～4 次后可自行消退。若疼痛影响睡眠,或腮腺区红肿疼痛严重,伴全身发热、腮腺导管口见

脓性分泌物等,可予抗炎对症处理。

(三)急性放射性口咽黏膜反应

1.急性放射性口腔黏膜反应的表现

多在放射治疗 DT 20～30 Gy 时出现,主诉咽痛、吞咽时加重,查体可见口腔黏膜充血、水肿,以咽后壁、咽喉部多见,随着放射治疗剂量的增加,局部出现散在白斑,继而出现糜烂、溃疡。美国放射肿瘤学研究组(RTOG)将急性放射性黏膜反应分为 5 级,标准如下。

0 级:无变化。

1 级:充血、可有轻度疼痛,无须止痛药。

2 级:片状黏膜炎,或有炎性血清血液分泌物,或有中度疼痛,需止痛药。

3 级:融合的纤维性黏膜炎,可伴重度疼痛,需麻醉药。

4 级:溃疡,出血,坏死。

2.急性放射性口腔黏膜反应的护理

0 级、1 级急性放射性黏膜反应的护理主要是鼓励患者加强含漱,保持口腔清洁、湿润,鼓励进食,多吃温凉半流高蛋白饮食,可适当补充蛋白粉、牛奶等,鼓励多吃含维生素丰富的新鲜水果。2 级黏膜反应的患者除加强含漱外,由于咽痛影响进食,可在进食前含漱 1% 普鲁卡因溶液或外喷双氯芬酸钠喷雾剂止痛;予地塞米松、庆大霉素等雾化吸入减轻局部水肿;使用促进黏膜愈合的表皮生长因子(如金因肽),炎症局部可外涂喉风散、西瓜霜、溃疡糊剂等。3 级、4 级的黏膜反应患者疼痛明显,严重影响进食,由主管医师依据患者病情决定是否需暂停放射治疗,予静脉补充营养或停留胃管鼻饲,根据咽拭子细菌培养结果使用抗生素,做好口腔护理。

(四)急性放射性皮肤反应

1.急性放射性皮肤反应的表现

外照射的射线都经过皮肤,随着放射剂量的增加,可出现不同程度的皮肤反应,美国放射肿瘤学研究组(RTOG)将急性放射性皮肤反应分为 5 级。

0 级:无变化。

1 级:滤泡样暗色红斑、脱发、干性脱皮、出汗减少。

2 级:触痛性、鲜色红斑、片状湿性脱皮、中度水肿。

3 级:皮肤皱褶以外部位的融合的湿性脱皮,凹陷性水肿。

4 级:溃疡,出血,坏死。

2.急性放射性皮肤反应的护理

0 级、1 级急性放射性皮肤反应的护理原则是正确保护放射野皮肤,可局部外涂放射治疗皮肤防护剂或冰片滑石粉。2 级皮肤反应出现湿性脱皮时,处理原则是防止感染促进愈合,运用现代伤口愈合理论——湿润、密闭环境可促进伤口愈合,局部可使用美皮康外贴、优拓敷料、康乐宝的皮肤保护粉、重组人表皮生长因子(金因肽、易孚)、湿润烧伤膏等,在局部应用敷料或药物前,应使用无菌生理盐水进行创面的清洁;放射治疗时应将敷料除下以免影响放射治疗效果。3 级、4 级皮肤反应由主管医师依据病情决定是否需要停止放射治疗,予外科换药,清除坏死组织,局部运用抗菌敷料,防止局部伤口感染,必要时依据局部分泌物细菌培养结果使用抗菌药物,鼓励患者加强营养摄入。

三、患者放射治疗期间的饮食指导

鼻咽癌患者放射治疗后普遍存在能量和营养摄入不足、体重下降、贫血、低蛋白和免疫力下降等潜在营养不足,除维生素 C 外,其他营养素摄入达不到平衡膳食要求。OATES 等研究14 例同期放射化学治疗的鼻咽癌患者发现,即使进行胃饲管营养,患者平均体重仍下降约 7 kg,治疗期间下降最为明显。

(一)护理评估

放射治疗期间由于唾液分泌减少、放射性口腔黏膜炎等原因,患者会出现口干、味觉改变、口腔黏膜溃疡、吞咽困难、疼痛,导致患者不愿喝水、不愿进食,体重下降、营养不良。进而放射性损伤修复慢,加重放射治疗反应。因此,放射治疗期间应评估患者的进食量、食物种类、口咽反应程度及体重改变。

(二)护理问题

口咽黏膜炎导致吞咽疼痛、不愿进食、不愿喝水。

(三)护理目标

通过饮食指导患者能配合坚持进食,保持体重下降不超过 10%～15%。

(四)护理措施

(1)出现Ⅱ级或以上口咽反应时,避免刺激口腔黏膜的食物,如很烫、很辣、很咸或酸的食物(醋、橙子或西红柿)。

(2)指导患者饮稀释的果汁,如芒果、梨子、桃汁,避免橙汁、西柚汁。

(3)避免干燥、脆或粗糙、煎炸的食物,如干果、饼干、烤鸡、烧肉等。

(4)把蔬菜、水果、肉类切碎或用搅拌机打碎,加清汤或奶做成混浆饮食,使食物易于咽下又保证营养。

(5)坚持进食,口腔溃疡伴疼痛时,餐前用普鲁卡因溶液含漱或者喷含有麻醉剂成分的喷剂,然后再进食,也可以尝试用吸管进食。

(6)餐前餐后用漱口水漱口。

(7)可以服用一些营养补充品,如一些癌症患者专用奶粉、蛋白粉、能全素等。

(张德刚)

第二节　喉　癌

喉癌分原发性和继发性两种。原发性喉癌指原发部位在喉部的肿瘤,以鳞状细胞癌最为常见。继发性喉癌指来自其他部位的恶性肿瘤转移至喉部,较为少见。喉癌症状主要为声嘶、呼吸困难、咳嗽、吞咽困难、颈部淋巴结转移等。高危人群应当注意戒烟,适当饮酒,做好预防工作。早期发现,早期诊疗对于减轻喉癌的危害非常重要,一方面可提高患者术后生存率,另外有可能尽量保留喉的发音功能,减少术后并发症。

一、病因

喉癌的发生目前尚无确切病因,可能是多种因素共同作用导致,主要有以下方面。

(一)吸烟

吸烟与呼吸道肿瘤关系非常密切。多数喉癌患者都有长期大量吸烟史,喉癌的发生率与每天吸烟量及总的吸烟时间成正比。另外,不可忽视被动吸烟,也可能致癌。吸烟时烟草燃烧可产生烟焦油,其中的苯丙芘有致癌作用,可致黏膜水肿、充血、上皮增生及鳞状化生,使纤毛运动停止,从而致癌。

(二)饮酒

据调查,饮酒者患喉癌的危险性比非饮酒者高 1.5～4.4 倍,尤其是声门上型喉癌与饮酒关系密切。吸烟与饮酒在致癌方面有协同作用。

(三)空气污染

工业产生的粉尘、二氧化硫、铬、砷等长期吸入可能导致呼吸道肿瘤。空气污染严重的城市喉癌发生率高,城市居民高于农村居民。

(四)职业因素

长期接触有毒化学物质,如芥子气、石棉、镍等。

(五)病毒感染

人乳头状瘤病毒(HPV)可引起喉乳头状瘤,目前认为是喉癌的癌前病变。

(六)性激素

喉是第二性征器官,认为是性激素的靶器官。喉癌患者男性明显多于女性。临床研究发现喉癌患者睾酮水平高于正常人,雌激素降低;切除肿瘤后睾酮水平明显下降。

(七)微量元素缺乏

某些微量元素是体内一些酶的重要组成部分,缺乏可能会导致酶的结构和功能改变,影响细胞分裂生长,发生基因突变。

(八)放射线

长期放射性核素,如镭、铀、氡等接触可引起恶性肿瘤。

二、临床表现

喉癌症状主要为声嘶、呼吸困难、咳嗽、吞咽困难、颈部淋巴结转移等。不同原发部位症状出现顺序可不同。

(一)声门上型喉癌

多原发于会厌舌面根部。早期无任何症状,甚至肿瘤发展至相当程度时,仅有轻微或非特异的感觉,如咽痒、异物感、吞咽不适感等,往往在肿瘤发生淋巴结转移时才引起警觉。该型肿瘤分化差,发展快,出现深层浸润时可有咽痛,向耳部放射。如肿瘤侵犯勺状软骨、声门旁或喉返神经可引起声嘶。晚期患者会出现呼吸及咽下困难、咳嗽、痰中带血、咳血等。因此,中年以上患者,出现咽喉部持续不适者,应重视,及时检查以便及早发现肿瘤并治疗。

(二)声门型喉癌

由于原发部位为声带,早期症状为声音的改变,如发音易疲倦、无力,易被认为是"咽喉炎",因此 40 岁以上,声嘶超过 2 周者,应当仔细行喉镜检查。随着肿瘤的进展,可出现声嘶加重甚至失声,肿瘤体积增大可致呼吸困难。晚期随着肿瘤向声门上区或下区发展,可伴有放射性耳痛、呼吸困难、吞咽困难、咳痰困难及口臭等。最后可因大出血、吸入性肺炎或恶病质死亡。该型一般不易发生转移,但肿瘤突破声门区则很快出现淋巴转移。

(三)声门下型喉癌

该型少见,原发部位位于声带平面以下,环状软骨下缘以上。因位置隐蔽,早期症状不明显,易误诊。在肿瘤发展到相当程度时可出现刺激性咳嗽,咳血等。声门下区堵塞可出现呼吸困难。当肿瘤侵犯声带则出现声嘶。对于不明原因吸入性呼吸困难、咳血者,应当仔细检查声门下区及气管。

(四)跨声门型喉癌

跨声门型喉癌指原发于喉室,跨越声门上区及声门区的喉癌。早期不易发现,肿瘤发展慢,从首发症状出现到明确诊断需要六个月以上。

三、检查

(一)颈部查体

包括对喉外形和颈淋巴结的望诊和触诊。观察喉体是否增大,对颈淋巴结触诊,应按颈部淋巴结的分布规律,从上到下,从前向后逐步检查,弄清肿大淋巴结的部位及大小。

(二)喉镜检查

1.间接喉镜检查

最为简便易行的方式,在门诊可完成。检查时需要看清喉的各部分。因患者配合问题,有时不能检查清楚喉部各结构,需要进一步选择其他检查如纤维喉镜。

2.直接喉镜检查

对于间接喉镜下取活检困难者,可采取该检查方式,但患者痛苦较大。

3.纤维喉镜检查

纤维喉镜镜体纤细、柔软、可弯曲,光亮强,有一定的放大功能,并具备取活检的功能,有利于看清喉腔及临近结构的全貌,利于早期发现肿瘤并取活检。

4.频闪喉镜检查

通过动态观察声带振动情况,能够早期发现肿瘤。

(三)影像学检查

通过 X 线片、CT 及磁共振检查,能够确定喉癌侵犯周围组织器官的情况及转移情况。通过浅表超声影像检查,可观察转移淋巴结及与周围组织的关系。

(四)活检

活体组织病理学检查是喉癌确诊的主要依据。标本的采集可以在喉镜下完成,注意应当钳取肿瘤的中心部位,不要在溃疡面上取,因该处有坏死组织。有些需要反复多次活检才能证实。活检不宜过大过深,以免引起出血。

四、诊断和鉴别诊断

(一)诊断

详尽的病史和头颈部的体格检查,间接喉镜、喉断层 X 线拍片、喉 CT、MRI 检查等可以确定喉癌肿物病变的部位、大小和范围。

间接喉镜或纤维喉镜下取病理活检是确定喉癌的最重要的方法,必要时可在直接喉镜下取活检。病理标本的大小视部位有所不同,声门上区的喉癌可采取较大的活检标本,而声门型所取标本不宜过大,以免造成永久性声带损伤。

(二)鉴别诊断

1.喉结核

早期喉癌须与之相鉴别,声带癌多原发于声带的前 2/3,喉结核多位于喉的后部,表现为喉黏膜苍白,水肿,多个浅表溃疡。喉结核的主要症状为声嘶和喉痛,胸片、痰结核菌检查等有利于鉴别诊断,但最终确诊需要活检。

2.喉乳头状瘤

表现为声嘶,也可出现呼吸困难。其外表粗糙,呈淡红色,肉眼较难鉴别;尤其成人喉乳头状瘤是癌前病变,须活检鉴别。

3.喉淀粉样瘤

非真性肿瘤,可能是由于慢性炎症、血液及淋巴循环障碍、新陈代谢紊乱所致喉组织的淀粉样变性,表现为声嘶,检查可见喉室、声带或声门下暗红色肿块,光滑,活检不易钳取。需病理检查以鉴别。

4.喉梅毒

病变多位于喉的前部,常有梅毒瘤,继而出现深溃疡,愈合后有瘢痕组织形成导致喉畸形。患者声嘶但有力,喉痛较轻。一般有性病史,可行梅毒相关检测,活检可证实。

5.喉返神经麻痹或环杓关节炎

也可能被误认为喉癌。

6.喉部其他恶性肿瘤

如淋巴瘤、肉瘤及其他细胞类型的恶性肿瘤等。

7.其他疾病

如声带息肉、喉角化症、喉黏膜白斑病、呼吸道硬结病、异位甲状腺、喉气囊肿,喉软骨瘤,喉Wengerner肉芽肿等,需结合相应病史、检查尤其是活检鉴别。

五、治疗

目前喉癌的治疗包括手术治疗、放射治疗、化疗及生物治疗等,有时多种方式联合治疗,使喉癌 5 年生存率得以提高,最大限度地保留了患者喉的发声功能,提高了患者的生活质量。

(一)手术治疗

在组织胚胎学上,喉的左、右两侧独立发育,声门上、声门及声门下是来自不同的原基;左右淋巴引流互不相通,声门上、声门和声门下淋巴引流各自独立,为喉的手术治疗尤其是部分切除术提供了依据。根据癌肿部位的不同,可采用不同的术式。

1.支撑喉镜下切除术

适用于喉原位癌或较轻的浸润性病变。目前喉激光手术和等离子手术开展逐渐推广,具有微创、出血少、肿瘤播散率低、保留发声功能良好等优点。主要适合较早期病例。

2.喉部分切除术

包括喉裂开、声带切除术;额侧部分喉切除术;垂直半喉切除术;还有一些相应的术式改良,根据声门癌侵犯范围选择。

3.声门上喉切除术

适用于声门上癌。

4.全喉切除术

适用于晚期喉癌。

(二)放射治疗

^{60}Co、和线性加速器是目前放射治疗的主要手段。对于早期喉癌,放疗治愈率与 5 年生存率与手术治疗效果相当。缺点是治疗周期长,可能出现味觉、嗅觉丧失及口干等症状。

(三)手术与放射治疗联合疗法

指手术加术前或术后的放射治疗,可将手术治疗的 5 年生存率提高 $10\%\sim20\%$。

(四)化学疗法

按作用分为诱导化疗,辅助化疗,姑息性化疗等。诱导化疗即手术或放疗前给药,此时肿瘤血供丰富,有利于药物发挥作用。辅助化疗指手术或放疗后加用化疗,以杀灭可能残存的肿瘤细胞。姑息性化疗指复发或全身转移的患者,无法手术,采用姑息性的治疗。

(五)生物治疗

虽目前有部分报道,但多数生物治疗处于实验阶段,疗效未肯定。包括重组细胞因子、过继转移的免疫细胞、单克隆抗体、肿瘤分子疫苗等。

六、护理

(一)心理护理

由于手术造成心理障碍和形象改变,影响进食功能,患者易产生不良的心理情绪。放疗前要全面评估患者,根据患者的文化层次和理解水平,帮助患者正确认识放疗,耐心解释放疗的过程、作用及可能发生的不良反应、处理方法和注意事项,介绍与同病种的患者交流,消除患者的紧张感和恐惧心理。同时要做好患者家属的思想工作,家属心情的好坏可直接影响患者的情绪,调动家属协同护理的主观能动性,护理人员与家属除了给患者生活上的帮助外,应更多地给予患者精神上的鼓励。鼓励患者正确对待疾病,树立战胜疾病的信心,以良好的心态接受放疗并顺利地完成治疗计划。

(二)饮食护理

喉癌患者放疗期间应选择高蛋白、高维生素、清淡易消化、营养丰富易吞咽的食物,如鲜奶、鸡蛋、甲鱼、新鲜的蔬菜、水果等。患者多饮水,每天超过 2 000 mL,保持大便通畅,同时还有利于毒素的排泄,保证全程放疗顺利完成。

(三)保持口腔及咽喉部清洁

喉癌手术后或放疗后,涎腺组织分泌功能受损,唾液减少,口腔自洁功能差,口腔黏膜不同程度的充血、溃疡、糜烂,容易造成口腔炎。从开始放疗就鼓励能够自理的患者坚持餐后漱口,保持口腔、喉部清洁。督促早晚用软毛牙刷刷牙。采用 5% 的碳酸氢钠溶液漱口,改变口腔环境,必要时口腔护理,每天 2 次。出现口腔炎或溃疡者,给予康复新含漱,每天 $3\sim5$ 次,或遵医嘱静脉用药。

(四)放疗并发症的防护

喉癌患者放疗治疗期间要密切观察病情变化,最常见的并发症是喉头水肿,主要表现为声嘶、咽下疼痛、吞咽困难、口干、厌食、乏力等,一般在放疗后 $2\sim4$ 周症状明显。

1.咽下疼痛影响进食者

可于饭前 $15\sim30$ 分钟口服庆普合剂 10 mL,小口咽下,以减轻进食疼痛。饭后温水漱口后康复新液口服,促进黏膜修复,严重时补液对症支持治疗。保证患者在放疗期间必要的能量、热量,减轻放疗反应,利于组织修复。喉头水肿严重时可遵医嘱静脉输注地塞米松 10 mg。

2.放疗期间引起的咽部疼痛、充血等喉头水肿者

痰液黏稠不易咳出的患者,可每天用庆大霉素 8×10^4 U＋氨溴索 30 mg＋地塞米松 5 mg＋生理盐水 2 mL 氧喷雾化吸入,每天 2 次,带气管套管的患者可采取持续湿化法,以输液方式将生理盐水 100 mL 通过头皮针缓慢滴入气管内,每小时滴入 1～2 mL。以利于气道湿化,鼓励患者深呼吸和有效咳嗽,协助叩背,使痰液松动易于排出。严重时遵医嘱抗感染、抗水肿治疗,严密观察呼吸情况,确保呼吸道通畅。

(五)气管套管的护理

因喉癌术后造瘘口内置气管套为开放性伤口,放疗中引起的放射性皮炎是各种细菌易于感染的主要途径,气管内套管的清洗及管口周围皮肤的护理尤为重要。

1.放疗期间

气管套管每天更换 1 次或 2 次。一般将金属气管套管换成塑料套管,以减轻气管黏膜的反应。亦有一部分患者在造瘘口愈合良好的情况下,可在放疗前半小时先将被更换套的金属套管置于 75％的乙醇中浸泡消毒。在行放疗中暂时拔除金属气管套管,放疗后及时将备用好的套管按照气管套管更换流程及时更换。

2.更换气管套管时

可用呋喃西林棉球消毒瘘口周围皮肤,切口及周围皮肤放疗期间尽量不要使用乙醇消毒,以免皮肤长期受刺激产生糜烂,加重局部的皮肤反应。气管套管要使用生理盐水冲洗干净,以免乙醇浸泡消毒后的套管刺激引起患者呛咳。造瘘口周围皮肤黏膜如有糜烂时,可根据医嘱在更换、套管前予莫匹罗星外涂,或者天舒新外喷,防止感染并促进局部修复。

3.用无菌 U 形开口纱布垫套管

开口上方用短胶布粘贴,避免胶布与皮肤接触。套管纱布垫要保持清洁干燥,如被分泌物污染,应及时更换,保持清洁干燥。

4.气管套外口用双层纱布遮挡

减少灰尘,细菌、病毒的侵入。将换下的套管先置于 3％的过氧化氢中浸泡 15 分钟,然后用清水清洗干净备用。

5.妥善固定气管套管

松紧适宜,以能置入 2 指或 3 指,患者感觉舒适为宜。固定带选用宽约为 1 cm 的全棉带子,以减少对颈部照射野皮肤刺激,每天更换,保持清洁。

(六)颈部照射野皮肤的护理

1.放射治疗

要保持颈部照射野皮肤的清洁、干燥,防止感染,保持照射野界线清楚,切勿洗脱照射野标记。

2.避免刺激

照射野内皮肤勿用手指搔痒,忌擦肥皂,禁贴胶布,穿无领棉质衣物。避免冷热刺激,冬季注意保暖,夏天避免阳光直射。

3.放射性皮炎

大多在放疗开始后 2～3 周出现,常有瘙痒、疼痛等不适症状。可于清洁放射区皮肤后,射线

防护喷剂外喷,或者凡士林外涂,每天 2 次或 3 次,局部不必常规清洗。如皮肤表面有污染,可酌情清洗,坚持用药至放疗结束。

（七）易感人群的护理

患者是易感人群,放疗期间应每周至少检查白细胞 1 次,正确抽取血标本,当白细胞数低于 $3.0×10^9/L$,遵医嘱给予相应处理,如给予升白细胞治疗。告知患者注意休息,不与感冒患者接触,不去公共场所,预防交叉感染。

（张德刚）

第三节　食　管　癌

一、概述

食管癌是常见的消化道恶性肿瘤,目前原因不明,与炎症、真菌感染、亚硝胺类化合物摄入、微量元素及维生素缺乏有关。其主要病理类型为鳞癌（90%）,少部分为腺癌、肉瘤及小细胞癌等。可分为髓质型、缩窄型、蕈伞型、溃疡型。以胸中段食管癌较多见,下段次之,上段较少。食管癌发生于食管黏膜上皮的基底细胞,绝大多数是鳞状上皮癌（95%）,腺癌起源于食管者甚为少见,多位于食管末端。贲门癌多为腺癌,贲门部腺癌可向上延伸累及食管下段。主要通过淋巴转移,血行转移发生较晚。

二、诊断

（一）症状

1.早期

常无明显症状,仅在吞咽粗硬食物时有不同程度的不适感,包括:①咽下食物哽噎感,常因进食固体食物引起,第一次出现哽噎感后,不经治疗而自行消失,隔数天或数月再次出现;②胸骨后疼痛,常在咽下食物后发生,进食粗糙热食或刺激性食物时加重;③食物通过缓慢并有滞留感;④剑突下烧灼样刺痛,轻重不等,多在咽下食物时出现,食后减轻或消失;⑤咽部干燥与紧缩感,食物吞下不畅,并有轻微疼痛;⑥胸骨后闷胀不适。症状时轻时重,进展缓慢。

2.中、晚期

（1）吞咽困难:进行性吞咽困难是食管癌的主要症状。初起时进食固体食物有哽噎感,以后逐渐呈进行性加重,甚至流质饮食亦不能咽下。吞咽困难的严重程度除与病期有关外,与肿瘤的类型亦有关系。缩窄型出现梗阻症状早而严重,溃疡型及腔内型出现梗阻症状较晚。

（2）疼痛和呕吐:见于严重吞咽困难病例,多将刚进食的食物伴唾液呕出呈黏液状。疼痛亦为常见症状,多位于胸骨后、肩胛间区,早期多呈间歇性,出现持续而严重的胸痛或背痛,需用止痛药止痛者,为晚期肿瘤外侵的征象。

（3）贲门癌:可出现便血、贫血。

（4）体重下降及恶病质:因长期吞咽困难,引起营养障碍,体重明显下降,消瘦明显。出现恶病质是肿瘤晚期的表现。

(5)邻近器官受累的症状:肿瘤侵及邻近器官可引起相应的症状。癌肿侵犯喉返神经,可发生声音嘶哑;侵入主动脉,溃烂破裂,可引起大量呕血;侵入气管,可形成食管气管瘘;高度阻塞可致食物反流,引起进食时呛咳及肺部感染;持续胸痛或背痛为晚期症状,表示癌肿已侵犯食管外组织。

(二)体征

1.一般情况

以消瘦为主,甚至出现恶病质,有的患者有贫血和低蛋白血症的表现。

2.专科检查

病变早期并无阳性体征;病变晚期可扪及锁骨上转移的淋巴结或上腹部有包块,并有压痛。

(三)检查

1.实验室检查

主要表现为低血红蛋白、低血浆蛋白,有的患者可有大便隐血试验阳性。

2.特殊检查

(1)钡餐检查:是食管癌诊断最常用、最有效、最安全的方法,可了解病灶的部位及范围,此外还可了解胃和十二指肠的情况,供手术设计参考;在钡餐检查时应采取正位、侧位和斜位不同的体位并应用双重造影技术仔细观察食管黏膜形态及食管运动的状况,以免漏诊早期病变。根据钡餐检查的形态将食管癌分为溃疡型(以食管壁不规则缺损的壁龛影为主)、蕈伞型(病灶如菌状或息肉状突入食管腔)、缩窄型(病变以环状狭窄为主,往往较早出现症状)和髓质型(病变以黏膜下肌层侵犯为主,此型病变呈外侵性生长,瘤体往往较大)。又根据食管癌发生的部位将其分为上段(主动脉弓上缘水平以上的食管段)、中段和下段(左下肺静脉下缘至贲门的食管)食管癌。由于能提取组织做病理定性,因此钡餐与食管镜是不能相互取代的检查;由于钡剂可覆盖的病灶表面造成假象,故钡餐检查最好在组织学检查后再进行。

(2)食管镜检查:可在直视下观察病灶的形态和大小,并采取活体组织做出病理学诊断,对病灶不明显但可疑的部位可用刷取脱落细胞检查。

(3)食管拉网检查:是我国学者发明的极其简便、有效、安全、经济的检查方法,尤其适用于大规模普查及早期食管癌的诊断,其诊断学的灵敏度甚至高于依靠肉眼观察定位的食管镜检查;分段食管拉网结合钡餐检查还可确定病变的部位。

(4)CT和MRI检查:可了解食管癌纵隔淋巴转移的情况及是否侵及胸主动脉、气管后壁。

(5)纤维支气管镜检查:主要观察气管膜部是否受到食管癌侵犯,必要时可作双镜检查(即同时加做食管镜检查)。

(6)内窥镜式食管超声(endoscopic esopha geal ultrasound,EEU)引导下细针穿刺活检(fine-needle aspiration,FNA):是少数患者在其他方法不能明确诊断但又高度怀疑食管恶性病变时可做此检查,用细针刺入食管壁抽吸少量组织病理检查以明确诊断。

(7)超声检查:主要了解肿瘤有无腹腔转移,尤其是食管下段肿瘤容易造成胃小弯、胰腺及肝脏的转移,对于这样的患者应避免外科手术并及时进行非手术治疗。

(四)诊断要点

(1)进食时有梗阻感或呛咳、咽部干燥紧束感,进行性吞咽困难等症状。

(2)有消瘦、乏力、贫血、脱水、营养不良等恶病质表现。

(3)中晚期患者可出现锁骨上淋巴结肿大,肝转移性肿块、腹水等。

(4)纤维食管癌、食管吞钡 X 线造影等检查结果能明确诊断。

(五)鉴别诊断

1.食管平滑肌瘤

常见的食管平滑肌瘤可出现类似食管癌下咽困难的症状,通常有症状时间较长但无消瘦;在钡餐检查中可见肿块较圆滑突向食管腔,黏膜无损伤,并有特殊的"八字胡"征;食管拉网及食管镜检查均无癌细胞发现。

2.食管良性狭窄

通常有吞服强酸、强碱液病史,化学性灼伤常造成全食管或食管节段性狭窄,发病以儿童和女性患者多见,根据病史不难鉴别。

3.外压性食管梗阻

食管外的某些异常,如巨大的纵隔肿瘤、纵隔淋巴结、胸骨后甲状腺肿等均可压迫食管造成节段性狭窄致吞咽困难,但通常钡餐检查可见食管黏膜正常,拉网及食管镜检查也无病理学证据。

4.贲门失弛缓症

病史较长,病情可有缓解期,常有呕吐宿食史,有特征性的食管钡餐表现,亚硝酸异戊酯试验阳性,病理学活检无食管癌的证据。

5.食管静脉曲张

常发生在食管中下段,吞咽困难较轻,往往伴有门静脉高压,常见于肝硬化、布-加综合征等。钡餐检查可见食管黏膜紊乱,食管镜下可见黏膜下曲张的静脉,但黏膜表面完整无破坏。绝对禁止活检,以免造成大出血。

三、治疗

一般对较早期病变宜采用手术治疗;对较晚期病变,仍应争取手术治疗。位于中、上段的晚期病变,而年龄较高或有手术禁忌证者,则以放射治疗为佳。

(一)手术疗法

手术是食管癌首选的治疗方法。早期切除常可达到根治效果。手术方法应根据病变大小、部位、病理分型及全身情况而定,原则上应切除食管大部分。中、晚期食管癌常浸润至黏膜下,食管切除范围应在距离癌瘤 5~8 cm。因此,食管下段癌,与代食管器官吻合多在主动脉弓上,而食管中段或上段癌则应吻合在颈部。代食管器官常用的是胃,有时用结肠或空肠。

1.适应证

对病变的大小和部位、病理类型,以及患者的全身情况进行全面分析,在下列情况时,可以考虑外科手术治疗:①早期食管癌(0 期及 I 期),患者一般情况允许,应积极争取手术治疗;②中期内的 II、III 期,患者情况许可,无明显远处转移,条件允许时均应采用术前放射与手术切除或手术切除与术后放疗的综合治疗;③放射治疗后复发、穿孔者,病变范围不大,无远处癌转移,周身情况良好,也应争取手术治疗;④食管癌高度梗阻,无明显远处转移,患者周身情况允许,应积极争取开胸手术,不能切除者,可行分流吻合术,然后辅以放疗和化疗。

2.禁忌证

随着手术技巧、围术期处理及癌症综合治疗观念的建立和发展某些手术禁忌证已得以改变。

(1)食管癌伴有锁骨上淋巴结转移的治疗:上段及颈段食管癌的锁骨上淋巴结转移实为局部

淋巴结转移,在患者自身情况允许、无其他脏器转移、原发病灶可以切除的情况下,应行病灶切除及淋巴结切除术。术后辅以放、化疗。

(2)并发有其他脏器功能不全或损害的患者,只要病灶能够切除、患者能够耐受剖胸术,均应手术治疗。

3.影响切除率的因素

(1)食管癌病变长度:一般超过 5 cm,大都说明肿瘤较为晚期。但早期食管癌要除外,早期食管癌,病灶表浅,有时范围较长。发现食管癌伴有巨大阴影或突出阴影,多数病例已外侵食管周围脏器并发生粘连。食管癌局部有软组织肿块,亦可说明肿瘤外侵。X 线检查,有上述现象出现,可以判断手术切除率较低。

(2)胸背疼痛:胸骨后或背部肩胛区持续性钝痛常揭示肿瘤已有外侵,引起食管周围炎、纵隔炎,也可以是食管深层癌性溃疡所致。下段肿瘤引起的疼痛可以发生在上腹部。疼痛严重不能入睡或伴有发热者,不但手术切除的可能性较小,而且应注意肿瘤穿孔的可能。

(3)出血:有时患者也会因呕血或黑便就诊。肿瘤可浸润大血管特别是胸主动脉而造成致命性大出血。对于有穿透性溃疡患者,特别是 CT 检查显示肿瘤侵犯胸主动脉者,应注意出血的可能。

(4)声音嘶哑:常是肿瘤直接侵犯或转移性淋巴结压迫喉返神经所致。有时也可以是吸入性炎症引起的喉炎所致,间接纤维支气管镜检查有助于鉴别。提示肿瘤外侵及转移严重。

(5)手术径路:常用左胸切口,中、上段食管癌切除术有用右胸切口者。经食管裂孔剥除食管癌法可用于心肺功能差,不能耐受开胸手术者。此法可并发喉返神经麻痹及食管床大出血,应掌握适应证。

对于晚期食管癌,不能根治或放射治疗,进食较困难者,可作姑息性减轻症状手术,如食管腔内置管术、胃造瘘术、食管胃转流或食管结肠转流吻合术。这些减轻症状手术,可能发生并发症,故应严格掌握适应证。

(二)放射治疗

食管癌放射治疗包括根治性和姑息性两大类,单独放射治疗食管癌疗效差,故放射治疗一般仅作为综合治疗的一部分。照射方法包括放射和腔内放射、术前放射和术后放射。治疗方案的选择,需根据病变部位、范围、食管梗阻程度和患者的全身状况而定。颈段和上胸段食管癌手术的创伤大,并发症发生率高,而放疗损伤小放疗优于手术,应以放疗为首选。凡患者全身状况尚可、能进半流质或顺利进流质饮食、胸段食管癌而无锁骨上淋巴结转移及远处转移、无气管侵犯、无食管穿孔和出血征象、病灶长度<8 cm 而无内科禁忌证者,均可做根治性放疗。其他患者则可进行旨在缓解食管梗阻、改善进食困难、减轻疼痛、提高患者生存质量和延长患者生存期的姑息性放疗。放疗源的选择可采取以下原则:颈段及上胸段食管癌选用^{60}Co或 4～8 mV X 线,中胸及下胸段食管癌选用 18 mV 或 18 mV 以上 X 线照射,也可选用^{60}Co远距离外照射。根治性放疗每周照射 5 次,每次 1.8～2.0 Gy,总剂量为 60～70 Gy/(7～8)周。姑息性放疗也尽量给予根治量或接近根治量。术前放疗主要适用于食管癌已有外侵,临床估计单纯手术切除有困难,但肿瘤在放疗后获得部分退缩可望切除者。术前照射能使癌肿及转移的淋巴结缩小、癌肿周围小血管和淋巴管闭塞,可提高切除率,减少术中癌的播散。术前放疗的剂量为 30～70 Gy/(4～8)周,放疗后 4～6 周再做手术切除。对姑息性切除后肿瘤有残留、术后病理检查发现食管切端有癌浸润、手术切缘过于狭窄、肿瘤基本切除但临床估计可能有亚临床病灶残留者,应进行术后放疗,以提

高 5 年生存率。但是,对术中切除不完全的病变,局部可留置银夹标记,术后 2～4 周再做放射治疗,能否提高 5 年生存率尚有争论。术后放疗剂量为 50～70 Gy。近有学者建议采用食管癌体外三野照射法、超分割分段放疗,以及采用 ^{60}Co、^{137}Cs、^{192}Yb 食管腔内近距离放疗,以减少肺组织及脊髓所受的放射剂量而减轻放射损伤,提高放疗的疗效。

(三)药物治疗

由于全身性扩散是食管癌的特征,应用化疗是合乎逻辑的。然而化疗在永久控制此症的效果方面尚未得到证实;显效率在 5％～50％,取决于选用的药物或药物之间的搭配,目前多为数种作用机制不同药物的联合用药。常用方法为:DMP、DBV、PMD 等。但病情改善比较短暂且大多数有效的药物均有毒性。目前临床上常用联合化疗方案有 DDP-BLM、BLMADM、DDP-DS-BLM 及 DDP-ADM-氟尿嘧啶等。临床观察发现,DDP、氟尿嘧啶和 BLM 等化疗药物具有放射增敏作用。近 10 年来将此类化疗药物作为增敏剂与放疗联合应用治疗食管癌,并取得了令人鼓舞的疗效。

(四)综合治疗

1.新辅助化疗

又称诱导化疗或术前化疗,目的:①控制原发病灶,增加完全性手术切除的机会,也可减少术中肿瘤的播散;②肿瘤血供完整,允许更有效的化疗药物的输送;③早期的全身治疗可以消灭微小的转移病灶;④术前化疗允许更为客观地评价肿瘤反应情况,从而确定有效的化疗药物。

2.食管癌的术后化疗

食管癌的术后化疗即辅助化疗研究较少,但现有资料显示其可能明显提高术后生存率。

3.食管癌的术前化疗和放疗

一般是选用一种或数种化疗药物附加术前放疗,3～4 周后手术切除。有些患者局部病灶可以完全消失。术前化疗加术前放疗目前有逐渐增加的趋势。

4.术前放射治疗

该方法能使癌肿及转移的淋巴结缩小,癌肿周围小血管和淋巴管闭塞,可提高切除率,减少术中癌的播散。对术中切除不完全的病变,局部可留置银夹标记,术后 2～4 周再进行放射治疗。能否提高 5 年生存率尚有争论。

5.食管支架或人工贲门

采用记忆合金做的人工支架可将癌瘤所致的狭窄食管腔撑开,可姑息性地解决患者的进食和营养;用高分子材料做的人工贲门可扩开食管下端贲门癌所致的狭窄,并有一定的抗反流作用。

6.食管癌激光切割术

为姑息性治疗食管癌,用激光在食管腔内切割腔内生长的肿瘤,解决患者的进食和营养问题。

四、病情观察

(一)非手术治疗

(1)放射治疗患者应该注意有无放射性肺炎,气管-食管瘘或食管穿孔发生,尤其是癌肿病变在胸主动脉附近时,要注意患者有无突然呕血、便血增加或有血性胸腔积液出现,以便及时停止照射,防止主动脉穿孔发生。

(2)监测患者的血常规,无论放疗还是化疗均对患者的造血系统有抑制,因此在治疗过程中每周至少查 2 次。

(3)生物制剂治疗应注意药物的不良反应和变态反应。

(4)对癌肿的大小应定期复查,以了解非手术治疗的效果并制订下一步治疗方案。

(二)肿瘤切除性手术治疗

(1)注意观察有无出血和感染这两项手术后早期的常见并发症。

(2)吻合口瘘是食管癌手术后最常见、后果最严重的并发症,术后早期较少发生,通常易将术后早期的残胃瘘误诊为吻合口瘘;吻合口瘘常在术后 6～10 天发生,主要表现为突然发热、胸痛、有胸腔积液和血象增高,口服 60%泛影葡胺或稀钡剂造影可明确诊断。

(三)姑息性治疗

如行激光切割手术须注意发生食管穿孔,可表现为突然发生纵隔气肿或气胸并伴有发热和胸腔积液。食管支架或人工贲门在安放后可出现脱落,患者可恢复手术前的症状,应注意检查确认植入物在位。

五、护理措施

(一)术前护理

1.心理护理

患者对手术的耐受力差,对治疗缺乏信心,同时对手术存在着一定程度的恐惧心理。因此,应针对患者的心理状态进行解释、安慰和鼓励,建立充分信赖的护患关系,使患者认识到手术是重要的治疗方法,使其乐于接受手术。

2.加强营养支持

尚能进食者应给予高热量、高蛋白、高维生素的流质或半流质饮食。不能进食者,应静脉补充水分、电解质及热量。低蛋白血症的患者,应输血或血浆蛋白予以纠正。

3.胃肠道准备

(1)注意口腔卫生。

(2)术前安置胃管和十二指肠管。

(3)术前禁食;有食物潴留者,术前晚用等渗盐水冲洗食管,有利于减轻组织水肿,降低术后感染和吻合口瘘的发生率。

(4)拟行结肠代食管者,术前须按结肠手术准备。

4.术前练习

教会患者深呼吸、有效咳嗽、排痰和床上排便等活动。

(二)术后护理

(1)按胸外科术后常规护理。

(2)术后应重点加强呼吸道护理。必要时,行鼻导管吸痰或气管镜吸痰,清除呼吸道分泌物,促进肺扩张。

(3)保持胃肠减压管通畅:术后 24～48 小时引流出少量血液,应视为正常,若引流出大量血液,应立即报告医师处理。胃肠减压管应保留 3～5 天,以减少吻合口张力,以利于吻合口愈合。

(4)密切观察胸腔引流量及性质:若胸腔引流液为大量血性液体,则提示胸腔内有活动性出血;若引流出浑浊液或食物残渣,应考虑食管吻合口瘘;若有粉红色液体伴有脂肪滴排出,则为乳糜胸。出现以上情况,应采取相应措施,明确诊断,予以认真处理。若无异常,术后2～3天即可拔除引流管。

(5)严格控制饮食:由于食管缺乏浆膜层,故吻合口愈合较慢,术后应严格禁食和禁水。禁食期间,每天由静脉补液。安放十二指肠营养管者,可于手术后第2～3天肠蠕动恢复后,经导管滴入营养液,可减少输液量。手术后第5天,若病情无特殊变化,可经口进食牛奶,每次60 mL 每2小时1次,间隔期间可给等量开水。若无不良反应,可逐日增量。术后第10～12天改无渣半流质饮食,但应注意防止进食过快及过量。

(6)吻合口瘘的观察及护理:食管吻合口瘘的临床表现为高热、脉快、呼吸困难、胸部剧痛、患侧呼吸音低、叩诊浊音、白细胞数升高,甚至发生休克。处理原则:行胸膜腔引流促使肺膨胀;选择有效的抗生素抗感染;补充足够的营养和热量。目前,多选用完全胃肠内营养支持经胃造口灌注治疗,效果确切、满意。

(三)健康教育

胃代食管术后,少量多餐,避免睡前、躺着进食,进食后务必慢走,或端坐半小时,防止反流。裤带不宜系得太紧。进食后避免有低头弯腰的动作。给予高蛋白、高维生素、低脂、少渣饮食,并观察进食后有无梗阻、疼痛、呕吐、腹泻等情况。若发现症状应暂停饮食。

(张德刚)

第九章

儿 科 护 理

第一节 惊 厥

惊厥的病理生理基础是脑神经元的异常放电和过度兴奋。惊厥是由多种原因所致的大脑神经元暂时性功能紊乱的一种表现。惊厥发作时全身或局部肌群突然发生阵挛或强直性收缩,多伴有不同程度的意识障碍。惊厥是小儿常见的急症,有 5%~6% 的小儿发生过高热惊厥。

一、病因

小儿惊厥可由众多因素引起,凡能造成脑神经元兴奋性功能紊乱的因素(如脑缺氧、缺血、低血糖、脑炎症、水肿、中毒变性、坏死)均可导致惊厥的发生。其病因可归纳为以下几类。

(一)感染性疾病

1.颅内感染性疾病

该类疾病包括细菌性脑膜炎、脑血管炎、颅内静脉窦炎、病毒性脑炎、脑膜脑炎、脑寄生虫病、各种真菌性脑膜炎。

2.颅外感染性疾病

该类疾病包括呼吸系统感染性疾病、消化系统感染性疾病、泌尿系统感染性疾病、全身性感染性疾病、某些传染病、感染性病毒性脑病、脑病合并内脏脂肪变性综合征。

(二)非感染性疾病

1.颅内非感染性疾病

该类疾病包括癫痫、颅内创伤、颅内出血、颅内占位性病变、中枢神经系统畸形、脑血管病、神经皮肤综合征、中枢神经系统脱髓鞘病和变性疾病。

2.颅外非感染性疾病

(1)中毒:如氰化钠、铅、汞中毒,急性乙醇中毒及各种药物中毒。

(2)缺氧:如新生儿窒息、溺水、麻醉意外、一氧化碳中毒、心源性脑缺血综合征等。

(3)先天性代谢异常疾病:如苯丙酮尿症、黏多糖病、半乳糖血症、肝豆状核变性、尼曼-匹克病。

(4)水电解质紊乱及酸碱失衡:如低钙血症、低钠血症、高钠血症及严重代谢性酸中毒。

(5)全身及其他系统疾病并发症:如系统性红斑狼疮、风湿病、肾性高血压脑病、尿毒症、肝昏迷、糖尿病、低血糖、胆红素脑病。

(6)维生素缺乏症:如维生素 B_6 缺乏症、维生素 B_6 依赖综合征、维生素 B_1 缺乏性脑病。

二、临床表现

(一)惊厥发作形式

1.强直-阵挛发作

患儿在惊厥发作时突然意识丧失,摔倒,全身强直,呼吸暂停,角弓反张,牙关紧闭,面色青紫,持续 10～20 秒,转入阵挛期;不同肌群交替收缩,致肢体及躯干有节律地抽动,口吐白沫(若咬破舌头可吐血沫)。患儿呼吸恢复,但不规则,数分钟后肌肉松弛而缓解,可有尿失禁,然后入睡,醒后可有头痛、疲乏,对发作不能回忆。

2.肌阵挛发作

肌阵挛发作是由肢体或躯干的某些肌群突然收缩(或称电击样抽动),表现为头、颈、躯干或某个肢体快速抽搐。

3.强直发作

强直发作表现为肌肉突然强直性收缩,肢体可固定在某种不自然的位置,持续数秒钟,躯干四肢姿势可不对称,有强直表情,眼及头偏向一侧,睁眼或闭眼,瞳孔散大,可伴呼吸暂停、意识丧失。发作后意识较快恢复,不出现发作后嗜睡。

4.阵挛性发作

阵挛性发作时全身性肌肉抽动,左右可不对称,肌张力可升高或降低,有短暂意识丧失。

5.限局性运动性发作

发作时无意识丧失,常表现为下列形式。

(1)某个肢体或面部抽搐:口、眼、手指对应的脑皮层运动区的面积大,因而这些部位易受累。

(2)杰克逊(Jackson)癫痫发作:发作时大脑皮层运动区异常放电灶逐渐扩展到相邻的皮层区。抽搐也按皮层运动区对躯干支配的顺序扩展:面部→手→前臂→上肢→躯干→下肢。若进一步发展,可成为全身性抽搐,此时可有意识丧失。杰克逊癫痫发作常提示颅内有器质性病变。

(3)旋转性发作:发作时头和眼转向一侧,躯干也随之强直性旋转,或一侧上肢上举,另一侧上肢伸直,躯干扭转等。

6.新生儿轻微惊厥

新生儿轻微惊厥是新生儿期常见的一种惊厥形式。发作时新生儿呼吸暂停,两眼斜视,眼睑抽搐,有频频的眨眼动作,伴流涎、吸吮或咀嚼样动作,有时还出现上肢下肢类似游泳或蹬自行车样的动作。

(二)惊厥的伴随症状及体征

1.发热

发热为小儿惊厥最常见的伴随症状。例如,单纯性或复杂性高热惊厥患儿,于惊厥发作前均有 38.5 ℃甚至 40 ℃以上高热。由上呼吸道感染引起者,还可有咳嗽、流涕、咽痛、咽部出血、扁桃体肿大等表现。如惊厥为其他器官或系统感染所致,绝大多数患儿有发热及其相关的症状和体征。

2.头痛及呕吐

头痛为小儿惊厥常见的伴随症状。年长儿能正确叙述头痛的部位、性质和程度,婴儿常表现为烦躁、哭闹、摇头、抓耳或拍打头部。患儿多伴有频繁的喷射状呕吐,常见于颅内疾病及全身性疾病,如各种脑膜炎、脑炎、中毒性脑病、瑞氏综合征,颅内占位性病变。患儿还可出现程度不等的意识障碍,颈项抵抗,前囟饱满,颅神经麻痹,肌张力升高或减弱,克氏征、布鲁津斯基征及巴宾斯基征呈阳性。

3.腹泻

重度腹泻病可导致水、电解质紊乱及酸碱失衡,出现严重低钠血症或高钠血症,低钙血症、低镁血症。补液不当造成水中毒,也可出现惊厥。

4.黄疸

当出现胆红素脑病时,不仅皮肤、巩膜高度黄染,还可有频繁性惊厥。重症肝炎患儿肝衰竭,出现惊厥前可见到明显黄疸。在瑞氏综合征、肝豆状核变性等的病程中,均可出现黄疸,此类疾病初期或中末期均能出现惊厥。

5.水肿、少尿

各类肾炎或肾病为儿童时期常见多发病。水肿、少尿为该类疾病的首起表现。当部分患儿出现急性、慢性肾衰竭或肾性高血压脑病时,可有惊厥。

6.智力低下

常见于新生儿窒息所致缺氧、缺血性脑病,颅内出血患儿,病初即有频繁惊厥,其后有不同程度的智力低下。智力低下亦见于先天性代谢异常疾病患儿,如未经及时、正确治疗的苯丙酮尿症、枫糖尿症患儿。

三、诊断依据

(一)病史

了解惊厥的发作形式、持续时间、伴随症状、诱发因素及有关的家族史,了解患儿有无意识丧失。

(二)体检

给患儿做全面的体格检查,尤其是神经系统的检查,检查神志、头颅、头围、囟门、颅缝、脑神经、瞳孔、眼底、颈抵抗、病理反射、肌力、肌张力、四肢活动等。

(三)实验室及其他检查

1.血尿粪常规

血白细胞数显著升高,通常提示细菌感染。血红蛋白含量很低,网织红细胞数升高,提示急性溶血。尿蛋白含量升高,提示肾炎或肾盂肾炎。粪便镜检可以排除痢疾。

2.血生化等检验

除常规查肝功能、肾功能、电解质外,还应根据病情选择有关检验。

3.脑脊液检查

对疑有颅内病变的惊厥患儿,应做脑脊液常规、脑脊液生化、脑脊液培养或有关的特殊化验。

4.脑电图

阳性率可达 $80\% \sim 90\%$。小儿惊厥患儿的脑电图上可表现为阵发性棘波、尖波、棘慢波、多棘慢波等多种波型。

5.CT 检查

对疑有颅内器质性病变的惊厥患儿,应做脑 CT 扫描。高密度影见于钙化灶、出血灶、血肿及某些肿瘤;低密度影常见于水肿、脑软化、脑脓肿、脱髓鞘病变及某些肿瘤。

6.MRI 检查

MRI 对脑、脊髓结构异常反映较 CT 更敏捷,能更准确地反映脑内病灶。

7.单光子反射计算机体层成像(SPECT)

SPECT 可显示脑内不同断面的核素分布图像,对癫痫病灶、肿瘤定位及脑血管疾病提供诊断依据。

四、治疗

(一)止惊治疗

1.地西泮

每次 0.25～0.5 mg/kg,最大剂量为 10 mg,缓慢静脉注射,1 分钟不多于 1 mg。必要时可在 15～30 分钟后重复静脉注射一次。之后可口服维持。

2.苯巴比妥钠

新生儿的首次剂量为 15～20 mg,给药方式为静脉注射。维持量为 3～5 mg/(kg·d)。婴儿、儿童的首次剂量为 5～10 mg/kg,给药方式为静脉注射或肌内注射,维持量为 5～8 mg/(kg·d)。

3.水合氯醛

每次 50 mg/kg,加水稀释成 5%～10% 的溶液,保留灌肠。惊厥停止后改用其他止惊药维持。

4.氯丙嗪

剂量为每次 1～2 mg/kg,静脉注射或肌内注射,2～3 小时后可重复 1 次。

5.苯妥英钠

每次 5～10 mg/kg,肌内注射或静脉注射。遇到癫痫持续状态时,可给予 15～20 mg/kg,速度不超过 1 mg/(kg·min)。

6.硫苯妥钠

该药有催眠作用,大剂量有麻醉作用。每次 10～20 mg/kg,稀释成 2.5% 的溶液,肌内注射。也可缓慢静脉注射,边注射边观察,惊厥停止即停止注射。

(二)降温处理

1.物理降温

可用 30%～50% 乙醇擦浴。在患儿的头部、颈、腋下、腹股沟等处放置冰袋,亦可用冷盐水灌肠。可用低于体温 3～4 ℃的温水擦浴。

2.药物降温

一般用安乃近,每次 5～10 mg/kg,肌内注射。亦可用其滴鼻,对大于 3 岁的患儿,每次滴 2～4 滴。

(三)降低颅内压

惊厥持续发作引起脑缺氧、缺血,易导致脑水肿;如惊厥由颅内感染引起,疾病本身即有脑组织充血、水肿,颅内压增高,因而应及时降低颅内压。常用 20% 的甘露醇溶液,每次 5～10 mL/kg,静脉注射或快速静脉滴注(10 mL/min),6～8 小时重复使用。

(四)纠正酸中毒

惊厥频繁或持续发作过久,可导致代谢性酸中毒,如果血气分析发现血 pH<7.2,BE(碱剩余)为 15 mmol/L,可用 5%碳酸氢钠 3～5 mL/kg,稀释成 1.4%的等张溶液,静脉滴注。

(五)病因治疗

对惊厥患儿应通过了解病史、全面体检及必要的化验检查,争取尽快地明确病因,给予相应治疗。对可能反复发作的病例,还应制定预防复发的措施。

五、护理

(一)护理诊断

(1)有窒息的危险。

(2)有受伤的危险。

(3)潜在并发症有脑水肿、酸中毒、呼吸系统衰竭、循环系统衰竭。

(4)患儿家长缺乏关于该病的知识。

(二)护理目标

(1)患儿不发生误吸或窒息。

(2)患儿未发生并发症。

(3)患儿家长情绪稳定,能掌握止痉、降温等应急措施。

(三)护理措施

1.一般护理

(1)护理人员应将患儿平放于床上,取头侧位。保持安静,治疗操作应尽量集中进行,动作轻柔、敏捷,禁止一切不必要的刺激。

(2)护理人员应把患儿的头侧向一边,及时清除呼吸道分泌物;对发绀的患儿供给氧气;患儿窒息时施行人工呼吸。

(3)物理降温可用沾有温水或冷水的毛巾湿敷额头,每 5～10 分钟更换 1 次毛巾,必要时把冰袋放在额部或枕部。

(4)护理人员应注意患儿的安全,预防损伤,清理好周围物品,防止患儿坠床和碰伤。

(5)护理人员应协助做好各项检查,及时明确病因;根据病情需要,于惊厥停止后,配合医师做血糖、血钙、腰椎穿刺、血气分析及血电解质等针对性检查。

(6)护理人员应保持患儿的皮肤清洁、干燥,衣、被、床单清洁、干燥、平整,以防皮肤感染及压疮的发生。

(7)护理人员应关心、体贴患儿,熟练、准确地操作,以取得患儿的信任,消除其恐惧心理;说服患儿及家长主动配合各项检查及治疗,使诊疗工作顺利进行。

2.临床观察内容

(1)惊厥发作时,护理人员应观察惊厥患儿抽搐的时间和部位,有无其他伴随症状。

(2)护理人员应观察病情变化,尤其随时观察呼吸、面色、脉搏、血压、心音、心率、瞳孔大小、对光反射等重要的生命体征,如发现异常,及时通报医师,以便采取紧急抢救措施。

(3)护理人员应观察体温变化,如患儿有高热,及时做好物理降温及药物降温;如体温正常,应注意为患儿保暖。

3.药物观察内容

(1)护理人员应观察止惊药物的疗效。

(2)使用地西泮、苯巴比妥钠等止惊药物时,护理人员应注意观察患儿呼吸及血压的变化。

4.预见性观察

若惊厥持续时间长,频繁发作,护理人员应警惕有脑水肿、颅内压增高。收缩压升高,脉率减慢,呼吸节律慢而不规则,则提示颅内压增高。如未及时处理,可进一步发生脑疝,表现为瞳孔不等大、对光反射消失、昏迷加重、呼吸节律不整甚至呼吸骤停。

六、康复与健康指导

(1)护理人员应做好患儿的病情观察,准备好急救物品,教会家长正确的退热方法,提高家长的急救技能。

(2)护理人员应加强患儿营养与体育锻炼,做好基础护理等。

(3)护理人员应向家长详细交代患儿的病情、惊厥的病因和诱因,指导家长掌握预防惊厥的方法。

（王　涵）

第二节　房间隔缺损

房间隔缺损是最常见的先天性心脏病,女性多于男性,且有家族遗传倾向。房间隔缺损一般分为原发孔缺损和继发孔缺损,前者实际上属于部分心内膜垫缺损,常同时合并二尖瓣和三尖瓣发育不良。后者为单纯房间隔缺损。

一、临床表现

(一)症状

取决于缺损的大小、部位、年龄、分流量及是否合并其他畸形等。分流量小,极少患儿有不适表现,学龄前儿童体检时可闻及一柔和杂音。分流量大者,由于左向右分流使肺循环血流增加出现活动后心慌气短,并表现乏力、气急,反复发作严重的肺部感染、心律失常及心力衰竭。随年龄增长肺循环阻力增加,右心负荷过重,出现右向左分流,临床上出现发绀,应禁忌手术。

(二)体征

主要体征为胸骨左缘第2、3肋间可闻及Ⅱ～Ⅲ级柔和的收缩期杂音,肺动脉瓣第二音亢进及固定性分裂。

二、辅助检查

(一)胸部X线检查

可显示肺充血、肺动脉段突出、右房右室增大等表现。透视下可见肺动脉段及肺门动脉搏动增强,称为肺门舞蹈症。

（二）心电图检查

多见电轴右偏，右心室肥大和不完全右束支传导阻滞。

（三）超声心动图

检查右心房内径增大，主肺动脉增宽，房间隔部分回声脱失，并能直接测量缺损直径大小，彩色多普勒成像提示心房水平左向右分流信号。多普勒超声心动图、超声心动声学造影二者相结合几乎能检测出所有缺损的分流并对肺动脉压力有较高的测量价值。

（四）心导管检查

对疑难病例或出现肺高压，行右心导管或左房造影检查，可明确诊断及合并畸形，又可测量肺动脉压力，估计病程和预后。

三、治疗原则

（一）介入治疗

可以对大部分患者，结合超声心动图检查结果，在超声心动图和 X 线血管造影机器的引导下进行封堵治疗。

（二）外科治疗

在开展非手术介入治疗以前，对所有单纯房间隔缺损已引起血流动力学改变，即已有肺血增多征象、房室增大及心电图相应表现者均应手术治疗。患者年龄太大已有严重肺动脉高压者手术治疗应慎重。

四、护理诊断

（1）活动无耐力与心脏畸形导致的心排血量下降有关。

（2）营养失调（低于机体需要量）：与疾病导致的生长发育迟缓有关。

（3）潜在并发症：心力衰竭、肺部感染、感染性心内膜炎。

（4）焦虑：与自幼患病，症状长期反复存在有关。

（5）知识缺乏：缺乏疾病相关知识。

五、护理目标

（1）患者活动耐力有所增加。

（2）患者营养状况得到改善或维持。

（3）未发生相关并发症，或并发症发生后能得到及时治疗与处理。

（4）患者焦虑减轻或消除，情绪良好。

（5）患者或家属能说出有关疾病的自我保健方面的知识。

六、护理措施

（一）术前护理

1.心理护理

患者及家属均对心脏手术有恐惧感，担心预后，针对患者的心态，护士应详细了解疾病治疗的有关知识，说明治疗目的、方法及其效果，对封堵患者讲解微创手术创伤小，成功率高，消除其恐惧焦虑心理，增强信心，使其能配合治疗。

2.术前准备

入院后及时完成心外科各项常规检查,并在超声心动图下测量 ASD 的横径和长径、上残边、下残边等数值,以确定手术方式。

(二)术后护理

1.观察术后是否有空气栓塞的并发症存在

因修补房间隔缺损时,左心房排气不好,术中易出现空气栓塞,多见于冠状动脉和脑动脉空气栓塞。因而应保持患者术后平卧 4 小时,严密观察患者的反应,并记录血压、脉搏、呼吸、瞳孔以及意识状态等。当冠状血管栓塞则出现心室纤颤,脑动脉栓塞则出现瞳孔不等大、头痛、烦躁等症状,此时应立即对症处理。

2.严密观察心率、心律的变化

少数上腔型 ASD 右房切口太靠近窦房结或上腔静脉阻断带太靠近根部而损伤窦房结,都将产生窦性或交界性心动过缓,这种心律失常需要安置心脏起搏器治疗。密切观察心律变化,维护好起搏器的功能。术后如出现心房颤动、房性或室性期前收缩,注意观察并保护好输入抗心律失常药物的静脉通路。

3.观察有无残余漏

常有闭合不严密或组织缝线撕脱而引起。听诊有无残余分流的心脏杂音,一经确诊房缺再通,如无手术禁忌证,应尽早再次手术。

4.预防并发症

对封堵患者术后早期在不限制正常肢体功能锻炼的前提下指导患者掌握正确有效的咳嗽方法,咳嗽频繁者适当应用镇咳药物,避免患者剧烈咳嗽,打喷嚏及用力过猛等危险动作,防止闭合伞脱落和移位,同时监测体温变化,应用抗生素,预防感染。

5.抗凝指导

ASD 封堵术后为防止血栓形成,均予以抗凝治疗,术后 24 小时内静脉注射肝素 0.2 mg/(kg·d)或皮下注射低分子肝素 0.2 mg/(kg·d),24 小时后改口服阿司匹林 5 mg/(kg·d),连服 3 个月。

(三)出院指导

(1)术后 3～4 天复查超声心动图,无残余分流,血常规、凝血机制正常即可出院。

(2)出院后患者避免劳累,防止受凉,预防感染,注意自我保健。

(3)必要时服用吲哚美辛 3～5 天,术后 1、3、6 个月复查超声心动图,以确保长期疗效。

(4)封堵患者术后口服阿司匹林 5 mg/(kg·d),连服 3 个月。

(王　涵)

第三节　室间隔缺损

室间隔缺损是胚胎间隔发育不全而形成的单个或多个缺损,由此产生左右两心室的异常交通,在心室水平产生异常血流分流的先天性心脏病。室间隔缺损可以单独存在或是构成多种复杂心脏畸形,如法洛四联症、矫正性大动脉转位、主动脉弓离断、完全性心内膜垫缺损、三尖瓣闭锁等畸形中的一个组成部分。室间隔缺损可以称得上是临床最常见的先天性心脏病之一。

一、临床表现

(一)症状

缺损小,一般并无症状。大室间隔缺损及大量分流者,婴儿期易反复发生呼吸道感染,喂养困难,发育不良,甚至左心衰竭。较大分流量的儿童或青少年患者,劳累后常有气促和心悸,发育不良。随着肺动脉高压的发展,左向右分流量逐渐减少,造成双向分流或右向左分流,患者将出现明显的发绀、杵状指、活动耐力下降、咯血等症状,以及腹胀、下肢水肿等右心衰竭表现。

(二)体征

心前区常有轻度隆起,胸骨左缘第三、第四肋间能扪及收缩期震颤,并听到3~4级全收缩期杂音,高位漏斗部缺损杂音则位于第2肋间。肺动脉瓣区第二音亢进。分流量大者,心尖部尚可听到柔和的功能性舒张中期杂音。肺动脉高压导致分流量减少的病例,收缩期杂音逐步减轻,甚至消失,而肺动脉瓣区第二音则明显亢进、分裂,并可伴有肺动脉瓣关闭不全的舒张期杂音。

二、辅助检查

(一)心电图检查

缺损小,心电图正常或电轴左偏。缺损较大,随分流量和肺动脉压力增大而示左心室高电压、肥大或左右心室肥大。严重肺动脉高压者,则提示右心大或伴劳损。

(二)X 线检查

中度以上缺损心影轻度到中度扩大,左心缘向左向下延长,肺动脉圆锥隆出,主动脉结变小,肺门充血。重度阻塞性肺动脉高压心影扩大反而不显著,右肺动脉粗大,远端突变小,分支呈鼠尾状,肺野外周纹理稀疏。

(三)超声心动图

检查左心房、左心室内径增大。二维切面可示缺损的部位和大小。彩色多普勒可显示左心室向右心室分流。

三、治疗原则

(一)介入治疗

部分肌部室间隔缺损和膜周部室间隔缺损可以行介入封堵治疗。

(二)外科手术治疗

在开展非手术介入治疗以前,成人小室间隔缺损 Qp/Qs<1.3 者一般不考虑手术,但应随访观察;中度室间隔缺损者应考虑手术,此类患者在成人中少见;Qp/Qs 为 1.3~1.5 者可根据患者总体情况决定是否手术,除非年龄过大有其他疾患不能耐受手术者仍应考虑手术治疗;大室间隔缺损伴重度肺动脉压增高,肺血管阻力>7 wood 单位者不宜手术治疗。

四、护理诊断

(1)活动无耐力:与心脏畸形导致的心排血量下降有关。

(2)营养失调(低于机体需要量):与疾病导致的生长发育迟缓有关。

(3)潜在并发症:心力衰竭、肺部感染、感染性心内膜炎。

(4)焦虑:与自幼患病,症状长期反复存在有关。

(5)知识缺乏:缺乏疾病相关知识。

五、护理目标

(1)患者活动耐力有所增加。

(2)患者营养状况得到改善或维持。

(3)未发生相关并发症,或并发症发生后能得到及时治疗与处理。

(4)患者焦虑减轻或消除,情绪良好。

(5)患者或家属能说出有关疾病的自我保健方面的知识。

六、护理措施

(一)术前护理

(1)婴幼儿有大室间隔缺损,大量分流及肺功脉高压发展迅速者,按医嘱积极纠正心力衰竭、缺氧、积极补充营养,增强体质,尽早实施手术治疗。

(2)术前患儿多汗,常感冒及患肺炎,故予以多饮水、勤换洗衣服,减少人员流动。预防感冒,有心力衰竭者应定期服用地高辛,并注意观察不良反应。

(二)术后护理

1.保持呼吸道通畅,预防发生肺高压危象

中小型室间隔缺损手术后一般恢复较顺利。对大型缺损伴有肺动脉高压患者,由于术前大量血液涌向肺部,患儿有反复发作肺炎史,并且由于肺毛细血管床的病理性改变,使气体交换发生困难,在此基础上又加上体外循环对肺部的损害,使手术后呼吸道分泌物多,不易咳出,影响气体交换,重者可造成术后严重呼吸衰竭,慢性缺氧加重心功能损害。尤其是婴幼儿,术后多出现呼吸系统并发症,往往手术尚满意,却常因呼吸道并发症而死亡,因此术后呼吸道的管理更为重要。

(1)术后常规使用呼吸机辅助呼吸,对于肺动脉高压患者,术后必须较长时间辅助通气及充分供氧。

(2)肺动脉高压者,在辅助通气期间,提供适当的过度通气,使 pH 7.5~7.55、PaCO$_2$ 0.7~4.7 kPa(5~35 mmHg)、PaO$_2$>13.3 kPa(100 mmHg),有利于降低肺动脉压。辅助通气要设置PEEP,小儿常规应用 0.4 kPa(4 cmH$_2$O),增加功能残气量,防止肺泡萎陷。

(3)随时注意呼吸机同步情况、潮气量、呼吸频率等是否适宜,定期做血气分析,根据结果及时调整呼吸机参数。

(4)肺动脉高压患者吸痰的时间间隔应相对延长,尽可能减少刺激,以防躁动加重缺氧,使肺动脉压力进一步升高,加重心脏负担及引起肺高压危象。

(5)气管插管拔除后应加强体疗,协助排痰,保证充分给氧。密切观察患者呼吸情况并连续监测血氧饱和度。

2.维持良好的循环功能

及时补充血容量密切观察血压、脉搏、静脉充盈度、末梢温度及尿量。心源性低血压应给升压药,如多巴胺、间羟胺等维持收缩压在 12.0 kPa(90 mmHg)以上。术后早期应控制静脉输入晶体液,以 1 mL/(kg·h)为宜,并注意观察及保持左房压不高于中心静脉压。

3.保持引流通畅

保持胸腔引流管通畅,观察有无术后大出血密切观察引流量,若每小时每千克体重超过4 mL表示有活动性出血的征象,连续观察3～4小时,用止血药无效,应立即开胸止血。

(三)出院指导

(1)逐步增加活动量,在术后3个月内不可过度劳累,以免发生心力衰竭。

(2)儿童术后应加强营养供给,多进高蛋白、高热量、高维生素饮食,以利生长发育。

(3)注意气候变化,尽量避免到公共场所,避免呼吸道感染。

(4)定期门诊随访。

(王　涵)

第四节　肺动脉狭窄

肺动脉狭窄是指由于右室先天发育不良而与肺动脉之间的血流通道产生狭窄。狭窄发生于从三尖瓣至肺动脉的任何水平,其可各自独立存在,也可合并存在。该病占先天性心脏病的25%～30%。

一、临床表现

(一)症状

肺动脉狭窄严重的新生儿,出生后即有发绀。重症病儿表现气急、躁动及进行性低氧血症。轻症或无症状的患儿可随着年龄的增长出现劳累后心悸、气促、胸痛或晕厥,严重者可有发绀和右心衰竭。

(二)体征

胸骨左缘第二肋间闻及粗糙收缩期喷射样杂音,向左颈根部传导,可触及震颤,肺动脉瓣第二心音减弱或消失。严重或病程长的患儿有发绀及杵状指(趾)及面颊潮红等缺氧表现。

二、辅助检查

(一)心电图

电轴右偏,P波高尖,右心室肥厚。

(二)X线检查

右心室扩大,肺动脉圆锥隆出,肺门血管阴影减少及纤细。

(三)彩色多普勒超声心动图检查

右心室增大,确定狭窄的解剖学位置及程度。

(四)心导管检查

可测定右心室压力是否显著高于肺动脉压力,并连续描记肺动脉至右心室压力曲线;鉴别狭窄的类型(瓣膜型或漏斗型);测定心腔和大血管血氧含量;注意有无其他先天性异常。疑为漏斗部狭窄或法洛三联症者,可行右心导管造影。

（五）选择性右心室造影

可确定病变的类型及范围,瓣膜型狭窄,可显示瓣膜交界融合的圆顶状征象。若为肺动脉瓣发育不良,在心动周期中可显示瓣膜活动度不良,瓣环窄小及瓣窦发育不良,则无瓣膜交界融合的圆顶状征象。

三、治疗原则

（一）介入治疗

绝大多数这类患者可以进行介入治疗,包括肺动脉瓣球囊扩张、经皮肺动脉瓣置入及肺动脉分支狭窄的支架置入。

（二）外科手术治疗

球囊扩张不成功或不宜行球囊扩张者,如狭窄上下压力阶差＞5.3 kPa(40 mmHg)应采取手术治疗。

四、护理诊断

(1)活动无耐力与心脏畸形导致的心排血量下降有关。

(2)营养失调(低于机体需要量):与疾病导致的生长发育迟缓有关。

(3)潜在并发症:心力衰竭、肺部感染、感染性心内膜炎。

(4)焦虑:与自幼患病,症状长期反复存在有关。

(5)知识缺乏:缺乏疾病相关知识。

五、护理目标

(1)患者活动耐力有所增加。

(2)患者营养状况得到改善或维持。

(3)未发生相关并发症,或并发症发生后能得到及时治疗与处理。

(4)患者焦虑减轻或消除,情绪良好。

(5)患者或家属能说出有关疾病的自我保健方面的知识。

六、护理措施

（一）手术前护理

(1)重症肺动脉瓣狭窄伴有重度发绀的新生儿,术前应静脉给予前列腺素 E,以延缓动脉导管闭合。

(2)休息:由于肺动脉瓣狭窄,右心室排血受阻,致右心室压力增高,负荷加重,患者可出现发绀和右心衰竭情况,故应卧床休息,减轻心脏负担。

(3)氧气吸入:发绀明显者或有心力衰竭的患者,术前均应给予氧气吸入,每天 2 次,每次半小时,改善心脏功能,必要时给予强心、利尿药物。

（二）手术后护理

1.循环系统

(1)建立有创血压监测,持续观察血压变化。对于较重患者,用微量泵泵入升压药物,并根据血压的变化随时进行调整,使血压保持稳定,切勿忽高忽低。

(2)注意中心静脉压的变化,以便了解右心有无衰竭和调节补液速度,必要时应用强心药物。此类患者由于狭窄解除后,短时间内心排血量增多,如心脏不能代偿容易造成心力衰竭。

(3)注意末梢循环的变化,如周身皮肤、口唇、指甲颜色、温度及表浅动脉搏动情况。

(4)维持成人尿量>0.5 mL/(kg·h),儿童尿量>1 mL/(kg·h)以上。

2.呼吸系统

(1)术后使用呼吸机辅助呼吸,保持呼吸道通畅,及时吸痰。用脉搏血氧监测仪观察氧饱和度的变化并监测 PaO_2,如稳定在 10.7 kPa(80 mmHg),可在术后早期停用呼吸机。如发生低氧血症[PaO_2<10.7 kPa(80 mmHg)]应及时向医师报告,如明确存在残余狭窄,及时做好再次手术的准备。

(2)协助患者排痰和翻身,听诊双肺呼吸音,必要时雾化吸入。

3.婴幼儿及较大的肺动脉狭窄患儿术后

婴幼儿及较大的肺动脉狭窄患儿,术后早期右心室压力及肺血管阻力可能仍较高,术后注意观察高压是否继续下降,如有异常表现,及时报告医师,必要时作进一步检查及处理。

(三)出院指导

(1)患儿出院后需要较长期的随诊,如发现残余狭窄导致右室压力逐渐增加,或肺动脉瓣环更加变窄,均应再入院检查,可能需要再次手术,进一步切开狭窄或用补片加宽。

(2)逐步增加活动量,在术后 3 个月内不可过度劳累,以免发生心力衰竭。

(3)儿童术后应加强营养供给,多进高蛋白、高热量、高维生素饮食,以利生长发育。

(4)注意气候变化,尽量避免到公共场所,避免呼吸道感染。

(王　涵)

第五节　法洛四联症

法洛四联症是一种最为常见的发绀型复杂先天性心脏病,占整个先天性心脏病的 12%~14%。法洛四联症包括室间隔缺损、肺动脉狭窄、主动脉骑跨、右心室肥厚四种畸形或病变。

一、临床表现

主要是自幼出现的进行性发绀和呼吸困难,易疲乏,劳累后常取蹲踞位休息。严重缺氧时可引起晕厥,常伴有杵状指(趾),心脏听诊肺动脉瓣第二心音减弱以致消失,胸骨左缘常可闻及收缩期喷射性杂音。脑血管意外(如脑梗死)、感染性心内膜炎、肺部感染为本病常见并发症。

二、辅助检查

(一)血常规检查

可显示红细胞、血红蛋白及红细胞比容均显著增高。

(二)心电图检查

可见电轴右偏、右室肥厚。

(三)X线检查

主要为右室肥厚表现,肺动脉段凹陷,形成木靴状外形,肺血管纹理减少。

(四)超声心动图

可显示右室肥厚、室间隔缺损及主动脉骑跨。右室流出道狭窄及肺动脉瓣的情况也可以显示。

(五)磁共振检查

对于各种解剖结构异常可进一步清晰显示。

(六)心导管检查

对拟行手术治疗的患者应行心导管和心血管造影检查,根据血流动力学改变,血氧饱和度变化及分流情况进一步确定畸形的性质和程度,以及有无其他合并畸形,为制定手术方案提供依据。

三、治疗原则

未经姑息手术而存活至成年的本症患者,唯一可选择的治疗方法为手术纠正畸形,手术危险性较儿童期手术为大,但仍应争取手术治疗。

四、护理诊断

(1)活动无耐力与心脏畸形导致的心排血量下降有关。

(2)营养失调(低于机体需要量):与疾病导致的生长发育迟缓有关。

(3)潜在并发症:心力衰竭、肺部感染、感染性心内膜炎。

(4)焦虑:与自幼患病,症状长期反复存在有关。

(5)知识缺乏:缺乏疾病相关知识。

五、护理目标

(1)患者活动耐力有所增加。

(2)患者营养状况得到改善或维持。

(3)未发生相关并发症,或并发症发生后能得到及时治疗与处理。

(4)患者焦虑减轻或消除,情绪良好。

(5)患者或家属能说出有关疾病的自我保健方面的知识。

六、护理措施

(一)术前护理

(1)贫血的处理:大多数法洛四联症患者的血红蛋白、红细胞计数和红细胞比积都升高,升高程度与发绀程度成正比。发绀明显的患儿,如血红蛋白、红细胞计数和红细胞比积都正常,应视为贫血,术前应给予铁剂治疗。

(2)进一步明确诊断:术前对患者做全面复查,确认诊断无误,且对疾病的特点搞清楚如肺动脉、肺动脉瓣、右室流出道狭窄的部位及程度;主动脉右移骑跨的程度;左室发育情况,是否合并动脉导管未闭、左上腔静脉、房间隔缺损等。

(3)入院后每天吸氧两次,每次 30 分钟;发绀严重者鼓励患者多饮水,预防缺氧发作;缺氧性昏厥发作时,给予充分供氧的同时,屈膝屈胯,可增加外周阻力,减少左向右的分流,增加回心血量,增加氧合;肌肉或皮下注射吗啡(0.2 mg/kg);幼儿静脉注射 β 受体阻滞剂有缓解效应;静脉滴注碳酸氢钠或输液扩容;使用增加体循环阻力的药物如去氧肾上腺素等。

(4)预防感染性心内膜炎:术前应注意扁桃体炎、牙龈炎、气管炎等感染病灶的治疗。

(5)完成术前一般准备。

(二)术后护理

(1)术后应输血或血浆使胶体渗透压达正常值 2.27～2.7 kPa(17～20 mmHg),血红蛋白达 120 g/L 以上。一般四联症术后中心静脉压仍偏高,稍高的静脉压有利于右心排血到肺动脉。

(2)术后当天应用洋地黄类药物,力争达到洋地黄化,儿童心率维持在 100 次/分,成人 80 次/分左右。

(3)术后当天开始加强利尿,呋塞米效果较好,尿量维持＞1 mL/(kg·h),利尿不充分时肝脏肿大,每天触诊肝脏两次,记录出入水量,出量应略多于入量。

(4)术后收缩压维持 12.0 kPa(90 mmHg)左右,舒张压维持 8.0～9.3 kPa(60～70 mmHg),必要时用微泵输入多巴胺或多巴酚丁胺,以增强心肌收缩力,增加心脏的兴奋性。

(5)术后左房压与右房压大致相等,维持在 1.2～1.5 kPa(12～15 cmH$_2$O)。若左房压比右房高 0.5～1.0 kPa(5～10 cmH$_2$O),左室发育不良、左室收缩及舒张功能的严重损害,或有左向右残余分流,预后不良;若右房压比左房压高 0.5～1.0 kPa(5～10 cmH$_2$O),表明血容量过多或右室流出道或肺动脉仍有狭窄,负荷过重,远端肺血管发育不良,或右室功能严重受损。

(6)呼吸机辅助通气,当患者出现灌注肺时,延长机械通气时间,采用小潮气量通气,避免肺损伤。用呼气末正压促进肺间质及肺泡水肿的消退,从而改善肺的顺应性和肺泡通气,提高血氧分压。

(7)术后加强呼吸功能监测,检查有无气胸,肺不张。肺不张左侧较易出现,往往因气管插管过深至右支气管所致,摄胸片可协助诊断。如不能及时摄片,必要时可根据气管插管的深度拔出 1～2 cm。再听呼吸音以判断效果。术中损伤肺组织或放锁骨下静脉穿刺管时刺破肺组织,可致术后张力性气胸。

(8)拔出气管插管后雾化吸氧,注意呼吸道护理,以防肺不张及肺炎的发生。

(9)每天摄床头片一张,注意有无灌注肺、肺不张或胸腔积液征象。

(三)出院指导

(1)遵医嘱服用强心利尿剂,并注意观察尿量。

(2)逐步增加活动量,在术后 3 个月内不可过度劳累,以免发生心力衰竭。

(3)儿童术后应加强营养供给,多进高蛋白、高热量、高维生素饮食,以利生长发育。

(4)注意气候变化,尽量避免到公共场所,避免呼吸道感染。

(5)三个月门诊复查。

(王 涵)

第六节　动脉导管未闭

动脉导管是胎儿时期连接肺动脉与主动脉的生理性血流通道。多于生后 24 小时内导管功能丧失，出生后 4 周内形成组织学闭塞，成为动脉韧带。各种原因造成婴儿时期的动脉导管未能正常闭塞，称为动脉导管未闭（PDA）。未闭的动脉导管位于左锁骨下动脉远侧的降主动脉与左肺动脉根部之间。动脉导管未闭是最常见的先天心脏病之一，占先天性心脏病的 12%～15%，女性多见，男女之比为 1∶(1.4～3.0)。

一、临床表现

(一)症状

导管细、分流量少者，平时可无症状或仅有轻微症状。导管粗、分流量大者，临床常见反复上呼吸道感染，剧烈活动后心悸、气急、乏力。小儿则有发育不良、消瘦、活动受限等。重症患者，有肺动脉高压和逆向分流者，可以出现发绀和心力衰竭的表现。

(二)体征

胸骨左缘第 2 肋间有连续性机械样杂音，收缩期增强，舒张期减弱，并向左锁骨下传导，局部可触及震颤，肺动脉第二音增强。分流量大的患者，因二尖瓣相对狭窄，常在心尖部听到柔和的舒张期杂音。分流量大者，收缩压往往升高，舒张压下降，因而出现周围血管征象，主要表现为脉压增大、颈动脉搏动增强、脉搏宏大、水冲脉，指甲床或皮肤内有毛细血管搏动现象，并可听到枪击音。

二、辅助检查

(一)心电图检查

一般心电图正常或电轴左偏。分流量较大者。肺动脉压明显增高者，则显示左右心室肥大或右心室肥大。

(二)X 线检查

导管较细，血液分流量小者，可无明显表现。典型的为肺充血，心脏中度扩大。左心缘向下向外延长，主动脉突出，呈漏斗征，肺动脉圆锥隆出。

(三)超声心动图检查

二维超声心动图可在主、肺动脉之间探及异常通道，彩色多普勒血流成像显示血流通过导管的方向，并可测出流速与压差。

(四)心导管检查

绝大多数患者根据超声心动图即可确诊，合并重度肺动脉高压者，右心导管可评估肺血管病变程度，作为选择手术适应证的重要参考。

三、治疗原则

因本病易并发感染性心内膜炎，故即使分流量不大亦应及早争取介入或手术治疗。手术安全成功率高,任何年龄均可进行手术治疗,但对已有明显重度肺动脉高压,出现右向左分流者则禁忌手术。

四、护理诊断

(1)活动无耐力:与心脏畸形导致的心排血量下降有关。

(2)营养失调(低于机体需要量):与疾病导致的生长发育迟缓有关。

(3)潜在并发症:心力衰竭、肺部感染、感染性心内膜炎。

(4)焦虑:与自幼患病、症状长期反复存在有关。

(5)知识缺乏:缺乏疾病相关知识。

五、护理目标

(1)患者活动耐力有所增加。

(2)患者营养状况得到改善或维持。

(3)未发生相关并发症,或并发症发生后能得到及时治疗与处理。

(4)患者焦虑减轻或消除,情绪良好。

(5)患者或家属能说出有关疾病的自我保健方面的知识。

六、护理措施

(一)术前护理

(1)主动和患者交谈,尽快消除陌生感,生活上给予关怀和帮助,介绍恢复期的病例,增强患者战胜疾病的信心。

(2)做好生活护理,避免受凉,患感冒、发热要及时用药或用抗生素,控制感染。

(3)术前准确测量心率,血压,以供术后对比。

(4)测量患者体重,为术中、术后确定用药剂量提供依据。

(5)观察心脏杂音的性质。

(二)术后护理

(1)注意血压和出血情况:因导管结扎后阻断了分流到肺循环的血液,使体循环血容量较术前增加,导致术后患者血压较术前增高。术后严密监测血压变化,维持成人收缩压在 18.7 kPa(140 mmHg)以下,儿童收缩压维持在 16.0 kPa(120 mmHg)以下。若血压持续增高不降者,应用降压药物如硝普钠、硝酸甘油等,防止因血压过高引起导管缝合处渗血或导管再通,故术后要观察血压及有无出血征象。

(2)保持呼吸道通畅:有的患者术前肺动脉内压力增高,肺内血流量过多,肺脏长期处于充血状态,肺小血管纤维化使患者的呼吸功能受限,虽手术后能减轻一些肺血管的负担,但在短时间内,肺功能仍不健全;其次是由于麻醉的影响,气管内分泌物较多且不易咳出,易并发肺炎、肺不张。因此术后必须保持呼吸道通畅,轻症患者机械辅助通气 1~2 小时,但合并肺动脉高压者要适当延长辅助通气,协助咳嗽、排痰、雾化吸入,使痰排出。

(3)观察有无喉返神经损伤:因术中喉返神经牵拉,水肿或手术损伤,可出现声音嘶哑,以及进流质时引起呛咳。全麻清醒后同患者对话,观察有无声音嘶哑、进水呛咳现象。如发现声音嘶哑、进水呛咳应根据医嘱给予营养神经的药物,并防止患者饮水时误吸,诱发肺内感染。若出现上述症状,应给予普食或半流质。

(4)观察有无导管再通:注意心脏听诊,如再次闻及杂音,应考虑为导管再通,确诊后应尽快再次手术。

(5)观察有无假性动脉瘤形成:按医嘱合理应用抗生素,注意体温变化。如术后发热持续不退,伴咳嗽、声音嘶哑、咯血,有收缩期杂音出现,胸片示上纵隔增宽,肺动脉端突出呈现块状影,应考虑是否为假性动脉瘤,嘱患者卧床休息,避免活动,并给予祛痰药、缓泻药,以免因剧烈咳嗽或排便用力而使胸膜腔内压剧烈升高,导致假性动脉瘤的破裂。一旦确诊,尽早行手术治疗。

(6)胸腔引流液的观察:留置胸腔引流管的患者,注意观察胸腔引流液的性质和量,若引流速度过快,管壁发热,持续两小时引流量都超过 4 mL/(kg·h),应考虑胸腔内有活动性出血,积极准备二次开胸止血。

(7)术前有细菌性心内膜炎的患者,术后应观察体温和脉搏的变化,注意皮肤有无出血点,有无腹痛等,必要时做血培养。

(8)避免废用综合征:积极进行左上肢功能锻炼。

(三)出院指导

(1)进行左上肢的功能锻炼,避免废用综合征。

(2)逐步增加活动量,在术后 3 个月内不可过度劳累,以免发生心力衰竭。

(3)儿童术后应加强营养供给,多进高蛋白、高热量、高维生素饮食,以利生长发育。

(4)注意气候变化,尽量避免到公共场所,避免呼吸道感染。

(王 涵)

第七节 完全性大动脉错位

完全性大动脉错位(D-transposition of great arteries,D-TGA)是常见的发绀型先天性心脏病,其发病率占先天性心脏病的 7%～9%,本病是指主动脉与肺动脉干位置互换,主动脉接受体循环的静脉血,而肺动脉干接受肺静脉的动脉血即氧合血,大多伴 VSD、ASD、PDA 或其他复杂畸形,使体循环血液在心脏内相互混合,否则患儿难以存活。如不接受手术治疗 80%～90% 的患儿将于 1 岁内死亡。

一、临床特点

(一)缺氧及酸中毒

多属单纯性 D-TGA,两个循环系统之间缺乏足够的交通。无 VSD 或仅有小的 VSD 存在,两个循环间血液混合不充分,出生后不久即出现发绀和呼吸困难,吸氧后并无改善。

(二)充血性心力衰竭

多为 D-TGA 伴有较大的 VSD。由于循环间有较大的交通,血液混合较充分,发绀及酸中毒不明显,症状出现较晚,出生后数周或数月内可有心力衰竭表现,易发生肺部感染。

(三)肺血减少

多为 D-TGA 伴有 VSD 及肺动脉瓣狭窄或解剖左心室(功能右心室)流出道狭窄的病例,症状出现迟,发绀较轻,出现心力衰竭及肺充血的症状较少,自然生存时间最长。

(四)辅助检查

1.超声心动图检查

大动脉短轴可见主动脉瓣口移至右前方与右心室相连,肺动脉瓣口在左后方与左心室相连。四腔切面可显示房间隔或室间隔连续性中断,胸骨上主动脉长轴和胸骨旁主动脉长轴可发现未闭动脉导管。

2.右心导管及造影

右心导管检查显示右心室压力增高,收缩压与主动脉收缩压相似,右心室血氧含量增高,心导管可自右心室进入主动脉,导管也可从右心室经室间隔缺损进入左心室而进入肺动脉,肺动脉压力和血氧含量显著增高。心室造影可显示主动脉起源于右心室,肺动脉起源于左心室。主动脉瓣位置高于肺动脉,与正常相反,主动脉位于正常时的肺动脉处,而肺动脉位于右后侧接近脊柱。

二、护理评估

(一)健康史

了解母亲妊娠史,询问患儿发绀出现的时间及进展情况,有无气促及气促程度,询问家族中有无类似疾病发生。

(二)症状、体征

评估发绀、呼吸困难的程度,有无心力衰竭。

(三)心理-社会评估

了解家长对疾病知识的认识程度和经济支持能力,了解家长对患儿的关爱程度和对手术效果的认知水平。评估较大患儿是否有自卑心理,有无因住院和手术而感到恐惧。

(四)辅助检查

了解 X 线检查及心电图、超声心动图、心导管及造影结果,了解血气分析及电解质测定结果。

三、常见护理问题

(一)气体交换功能受损

与大血管起源的异常,使肺循环的氧合血不能有效地进入体循环有关。

(二)有发生心力衰竭的危险

与心脏长期负荷过重有关。

(三)有低心排血量的危险

与手术致心肌损害使心肌收缩力减弱,术后严重心律失常有关。

(四)有出血的危险

与大血管吻合口渗血、术中止血不彻底、肝素中和不良有关。

(五)有感染的危险

与手术切口、各种引流管及深静脉置管、机体抵抗力下降有关。

(六)合作性问题

切口感染。

四、护理措施

(一)术前

(1)密切观察生命体征、面色、口唇的发绀情况及 SpO_2。

(2)对伴有 PDA 的患儿,为了防止导管关闭,遵医嘱微泵内泵入前列腺素 E,以保持动脉导管的通畅。

(3)吸氧的观察:对伴有 PDA 的患儿,术前仅靠 PDA 分流含氧量高的血到体循环以维持生命,因此应予低流量吸氧,流速为 $0.5\sim1.0$ L/min,用呼吸机辅助呼吸时选择 21% 氧浓度,使 SpO_2 维持在 60%~70% 即可。

(4)根据血气分析的结果,遵医嘱及时纠正酸中毒。

(5)做好术前禁食、备皮、皮试等各项术前准备。

(二)术后

(1)患儿回监护室后,取平卧位,接人工呼吸机辅助呼吸,按呼吸机护理常规进行。

(2)持续心肺监护:密切监测心率、心律、血压、各种心内压。收缩压和左心房压应维持在正常低限水平,并观察是否有良好的末梢循环。术后常规做床边全导联心电图,注意 ST 段、T 波、Q 波的改变,并与术前心电图比较。

(3)严格控制出入液量:手术当天,严格控制输液速度,以 5 mL/(kg·h)泵入,密切注意各心内压力、血压、心率的情况,及时调整。同时密切注意早期的出血量,如术后连续 3 小时 >3 mL/(kg·h)或任何1 小时 >5 mL/kg,应及时报告医师。维持尿量 1 mL/(kg·h)。每小时总结一次出入液量,保持其平衡。

(4)正确应用血管活性药物:术后常规静脉泵入血管活性药物,根据心率、血压和心内压调节输入量。在更换药物时动作要快,同时具备两条升压药物静脉通路,并密切观察血压、心率的变化。药物必须从中心静脉内输入,以防外渗。

(5)加强呼吸道管理:每 2 小时翻身、拍背(未关胸者除外)及气管内吸痰,动作轻,保持无菌,加强对通气回路的消毒,每 48 小时更换呼吸机管道。

(6)观察切口有无渗血、渗液和红肿,保持切口敷料清洁、干燥,以防切口感染。

(7)饮食:呼吸机使用期间,禁食 24~48 小时,待肠蠕动恢复、无腹胀情况时予鼻饲牛奶。呼吸机撤离后 12~24 小时无腹胀者予鼻饲牛奶,从少到多,从稀到浓,并密切观察有无腹胀、呕吐及大便的性状。指导家长合理喂养,喂奶时注意患儿体位以防窒息。

(三)健康教育

(1)护理人员应热情、耐心介绍疾病的发生、发展过程及主要的治疗方法、手术目的及必要性,排除家长顾虑,给予心理支持,使其积极配合治疗。

(2)认真做好各项术前准备,向患儿及其家长讲解备皮、禁食、皮试、术前用药的目的及注意事项,取得家长的理解和配合。

(3)在术后康复过程中,指导家长加强饮食管理,掌握正确的喂养方法。

五、出院指导

(1)合理喂养:少量多餐,不宜过饱。多吃含蛋白质和维生素丰富的食物。

(2)适当活动:避免上下举逗孩子,术后 3 个月内要限制剧烈活动,小学生 6 个月内不宜参加剧烈的体育活动。

（3）切口护理：保持切口清洁，1周内保持干燥，2周后方可淋浴，避免用力摩擦。

（4）防止交叉感染：因手术后体质较弱，抵抗力差，故不宜去公共场所。

（5）出院时如有药物带回，应按医嘱定时服用，不得擅自停服或加服。

（6）按医嘱定期复查。

（王　涵）

第八节　病毒性心肌炎

一、概述

病毒性心肌炎是由病毒感染引起的心肌间质炎症细胞浸润和邻近的心肌细胞坏死、变形，有时病变也可累及心包或心内腹。该病可导致心肌损伤、心功能障碍、心律失常和周身症状。该病可发生于任何年龄，是儿科常见的心脏疾病之一，近年来发生率有增大的趋势。

(一)病因

近年来病毒学及免疫病理学迅速发展，通过大量动物实验及临床观察，证明多种病毒可引起心肌炎。其中柯萨奇病毒B6（1～6型）常见，其他病毒（如柯萨奇病毒A、埃可病毒、脊髓灰质炎病毒、流感病毒、副流感病毒、腮腺炎病毒、水痘病毒、单纯疱疹病毒、带状疱疹病毒及肝炎病毒）也可能致病。柯萨奇病毒具有高度亲心肌性和流行性，据报道很多原因不明的心肌炎和心包炎由柯萨奇病毒B所致。

病毒性心肌炎在一定条件下才发病。例如，当机体继发细菌感染（特别是链球菌感染）、发热、缺氧、营养不良、接受类固醇或放射治疗而抵抗力低下时，可发病。

医师对病毒性心肌炎的发病原理至今未完全了解，目前提出病毒学说、免疫学说等几种学说。

(二)病理

病毒性心肌炎病理改变轻重不等。轻者常以局灶性病变为主，而重者则多呈弥漫性病变。局灶性病变者的心肌外观正常，而弥漫性病变者的心肌苍白、松软，心脏呈不同程度的扩大、增重。镜检可见病变部位的心肌纤维变性或断裂，心肌细胞溶解、水肿、坏死。心肌间质有不同程度的水肿，淋巴细胞、单核细胞和少数多核细胞浸润。左室及室间隔的病变显著。病变可波及心包、心内膜及心脏传导系统。

慢性病例的心脏扩大，心肌间质炎症浸润，心肌纤维化，有瘢痕组织形成，心内膜呈弥漫性或局限性增厚，血管内皮肿胀。

二、临床表现

病情轻重悬殊。轻者可无明显自觉症状，仅有心电图改变。重者可出现严重的心律失常、充血性心力衰竭，心源性休克，甚至死亡。大约1/3以上的病例在发病前1～3周或发病的同时有呼吸道或消化道病毒感染，伴有发热、咳嗽、咽痛、周身不适、腹泻、皮疹等症状，继而出现心脏症状,如年长儿常诉心悸、气短、胸部及心前区不适或疼痛、有疲乏感。发病初期患儿常有腹痛、食欲缺乏、恶心、呕吐、头晕、头痛等表现。3个月以内婴儿有拒乳、苍白、发绀、四肢凉、两眼凝视等症状。心力衰竭者呼吸急促,突然腹痛,发绀,水肿。心源性休克者烦躁不安,面色苍白、皮肤发花、四肢厥冷或末梢发绀。发生窦性停搏或心室纤颤时患儿可突然死亡。如病情拖延至慢性期,常表现为进行性充血心力衰竭、全心扩大,可伴有各种心律失常。

体格检查:多数心尖区第一音低钝。一般无器质性杂音,仅在胸前或心尖区闻及Ⅰ~Ⅱ级吹风样收缩期杂音。有时可闻及奔马律或心包摩擦音。该病严重者心脏扩大,脉细数,颈静脉怒张,肝大并有压痛,有肺部啰音,面色苍白,四肢厥冷,皮肤发花,指(趾)发绀,血压下降。

三、辅助检查

(一)实验室检查

(1)白细胞总数为$(10.0\sim20.0)\times10^9/L$,中性粒细胞数偏高。血沉、抗链"O"大多正常。

(2)血清肌酸磷酸激酶、乳酸脱氢酶及其同工酶、谷草转氨酶的含量在病程早期可升高。超氧化歧化酶在急性期降低。

(3)若从心包、心肌或心内膜中分离到病毒,或用免疫荧光抗体检查找到心肌中特异的病毒抗原,电镜检查心肌发现有病毒颗粒,可以确定诊断。

(4)测定补体结合抗体及用分子杂交法或聚合酶链式反应检测心肌细胞内的病毒核酸也有助于病原诊断。部分病毒性心肌炎患儿有抗心肌抗体,一般于短期内恢复,如抗体量持续提高,表示心肌炎病变处于活动期。

(二)心电图检查

心电图在急性期有多变与易变的特点,对可疑病例应反复检查,以助于诊断。其主要变化为ST-T改变,有各种心律失常和传导阻滞。恢复期多见各种类型的期前收缩。少数慢性期患儿可有房室肥厚的改变。

(三)X线检查

心影正常或不同程度地增大,多数为轻度增大。若该病迁延不愈或合并心力衰竭,则心脏扩大明显。该病合并心力衰竭可见心搏动减弱,伴肺淤血、肺水肿或胸腔少量积液。有心包炎时,有积液征。

(四)心内膜心肌活检

心内膜心肌活检在成人患者中早已开展,该检查用于小儿患者是近年才有报道的,这为心肌炎的诊断提供了病理学依据。据报道,心内膜心肌活检证明约40%原因不明的心律失常、充血性心力衰竭患者患有心肌炎。该检查的临床表现和组织学相关性较差,原因是取材很小且局限,取材时不一定是最佳机会;心内膜心肌活检本身可导致心肌细胞收缩,而出现一些病理性伪迹。因此,心内膜心肌活检无心肌炎表现者不一定无心肌炎,临床医师不能忽视临床诊断。此项检查在一般医院尚难开展,不作为常规检查项目。

四、诊断与鉴别诊断

(一)诊断要点

1.病原学诊断依据

(1)确诊指标:检查患儿的心内膜、心肌、心包或心包穿刺液,发现以下之一者可确诊心肌炎由病毒引起。①分离到病毒。②用病毒核酸探针查到病毒核酸。③特异性病毒抗体呈阳性。

(2)参考依据:有以下之一者结合临床表现可考虑心肌炎由病毒引起。①从患儿的粪便、咽拭子或血液中分离到病毒,并且恢复期血清同型抗体滴度是患儿入院检测的第一份血清的 5 倍或比患儿入院检测的第一份血清同型抗体滴度降低 25% 以上。②病程早期患儿血中特异性IgM 抗体呈阳性。③用病毒核酸探针从患儿的血中查到病毒核酸。

2.临床诊断依据

(1)患儿有心功能不全、心源性休克或心脑综合征。

(2)心脏扩大。

(3)心电图改变,以 R 波为主的 2 个或 2 个以上主要导联(Ⅰ、Ⅱ、aVF、V_5)的 ST-T 改变持续 4 天以上伴动态变化,窦房传导阻滞,房室传导阻滞,完全性右束支或左束支阻滞,成联律、多型、多源、成对或并行性期前收缩,非房室结及房室折返引起异位性心动过速,有低电压(新生儿除外)及异常 Q 波。

(4)CK-MB(肌酸肌酶同工酶)含量升高或心肌肌钙蛋白(cTnI 或 cTnT)呈阳性。

3.确诊依据

(1)具备 2 项临床诊断依据,可临床诊断为心肌炎。发病的同时或发病前 1~3 周有病毒感染的证据支持诊断。

(2)同时具备病原学诊断依据之一,可确诊为病毒性心肌炎,具备病原学参考依据之一,可临床诊断为病毒性心肌炎。

(3)不具备确诊依据,应给予必要的治疗或随诊,根据病情变化,确诊或排除心肌炎。

(4)应排除风湿性心肌炎、中毒性心肌炎、先天性心脏病、结缔组织病、代谢性疾病的心肌损害、甲状腺功能亢进症、原发性心肌病、原发性心内膜弹力纤维增生症、先天性房室传导阻滞、心脏自主神经功能异常、β受体功能亢进及药物引起的心电图改变。

4.临床分期

(1)急性期:新发病,症状及检查的阳性发现明显且多变,一般病程为半年以内。

(2)迁延期:临床症状反复出现,客观检查指标迁延不愈,病程多为半年以上。

(3)慢性期:进行性心脏增大,反复心力衰竭或心律失常,病情时轻时重,病程为 1 年以上。

(二)鉴别诊断

在考虑九省市心肌炎协作组制定的心肌炎诊断标准时,应首先排除其他疾病,包括风湿性心肌炎、中毒性心肌炎,结核性心包炎、先天性心脏病、结缔组织病、代谢性疾病、代谢性疾病的心肌损害、原发性心肌病、先天性房室传导阻滞、高原性心脏病、克山病、川崎病、良性期前收缩、神经功能紊乱、电解质紊乱及药物等引起的心电图改变。

五、治疗、预防、预后

该病尚无特殊治疗方法。应结合患儿的病情采取有效的综合措施。

(一)一般治疗

1.休息

急性期患儿应至少卧床休息至热退 3~4 周;心功能不全或心脏扩大的患儿,更应绝对卧床休息,以减轻心脏负荷及减少心肌耗氧量。

2.抗生素

抗生素虽对引起心肌炎的病毒无直接作用,但因细菌感染是病毒性心肌炎的重要条件,故在开始治疗时,应适当使用抗生素。一般肌内注射青霉素 1～2 周,以清除链球菌和其他敏感细菌。

3.保护心肌

大剂量维生素 C 具有增加冠状血管血流量、心肌糖原、心肌收缩力,改善心功能,清除自由基,修复心肌损伤的作用。剂量为 100～200 mg/(kg·d),溶于 10～30 mL10%～25%的葡萄糖注射液,静脉注射,每天 1 次,15～30 天为 1 个疗程;抢救心源性休克患儿时,第 1 天可用 3～4 次。

极化液、能量合剂及 ATP 因难进入心肌细胞内,故疗效差。近年来多推荐以下几种药物:①辅酶 Q_{10},1 mg/(kg·d),口服,可连用 1～3 个月。②1,6-二磷酸果糖,0.7～1.6 mL/kg,静脉注射,最大量不超过 2.5 mL/kg,静脉注射速度为 10 mL/min,每天 1 次,10～15 天为 1 个疗程。

(二)激素治疗

肾上腺皮质激素可用于抢救危重病例及其他治疗无效的病例。口服泼尼松 1～1.5 mg/(kg·d),用 3～4 周,症状缓解后逐渐减量停药。对反复发作或病情迁延者,可考虑较长期的激素治疗,疗程不少于半年。对于急重抢救病例可采用大剂量,如地塞米松 0.3～0.6 mg/(kg·d),或氢化可的松 15～20 mg/(kg·d),静脉滴注。

(三)免疫治疗

动物实验及临床研究均发现丙种球蛋白对心肌有保护作用。从 1990 年开始,在美国波士顿及洛杉矶的儿童医院已将丙种球蛋白作为病毒性心肌炎治疗的常规用药。

(四)抗病毒治疗

动物实验中联合应用利巴韦林和干扰素可提高生存率,目前欧洲正在进行干扰素治疗心肌炎的临床试验,其疗效尚待确定。环孢霉素 A、环磷酰胺目前尚无肯定疗效。

(五)控制心力衰竭

心肌炎患儿对洋地黄类药物耐受性差,易出现中毒而发生心律失常,故应选用快速作用的洋地黄类药物,如毛花苷 C(西地兰)或地高辛。病重者静脉滴注地高辛,一般病例口服地高辛,饱和量为常规量的 1/2～2/3,心力衰竭不重、发展不快者可每天口服维持量。应早用和少用利尿剂,同时注意补钾,否则易导致心律失常。注意供氧,保持安静。若患儿烦躁不安,可给镇静剂。患儿发生急性左心功能不全时,除短期内并用毛花苷 C(西地兰)、利尿剂、镇静剂、吸入氧气外,应给予血管扩张剂(如酚妥拉明 0.5～1 mg/kg 加入 50～100 mL10%的葡萄糖注射液内),快速静脉滴注。紧急情况下,可先用半量,以 10%的葡萄糖注射液稀释,静脉缓慢注射,然后静脉滴注其余半量。

(六)抢救心源性休克

抢救心源性休克需要吸氧、扩容,使用大剂量维生素 C、激素、升压药,改善心功能及心肌代谢等。

近年来,应用血管扩张剂——硝普钠取得良好疗效,常用剂量为 5～10 mg,溶于 100 mL 5%的葡萄糖注射液中,开始时以 0.2 μg/(kg·min)滴注,以后每隔 5 分钟增加 0.1 μg/kg,直到获得疗效或血压降低,最大剂量不超过 4～5 μg/(kg·min)。

(七)纠正严重心律失常

对轻度心律失常(如期前收缩、一度房室传导阻滞),多不用药物纠正,而主要是针对心肌炎本身进行综合治疗。若发生严重心律失常(如快速心律失常、严重传导阻滞),应迅速、及时地纠正,否则威胁生命。

六、护理

(一)护理诊断
(1)活动无耐力与心肌功能受损、组织器官供血不足有关。

(2)胸闷与心肌炎症有关。

(3)潜在并发症包括心力衰竭、心律失常、心源性休克。

(二)护理目标
(1)患儿的活动量得到适当控制,休息得到保证。

(2)患儿的胸闷缓解或消失。

(3)患儿无并发症或有并发症,但能被及时发现和适当处理。

(三)护理措施
1.休息

(1)急性期患儿要卧床休息至热退后 3~4 周,以后根据心功能恢复情况逐渐增加活动量。

(2)心功能不全的患儿或心脏扩大的患儿应绝对卧床休息。

(3)总的休息时间为 3~6 个月。

(4)护理人员应创造良好的休息环境,合理安排患儿的休息时间,保证患儿的睡眠时间。

(5)护理人员应主动提供服务,满足患儿的生活需要。

2.胸闷的观察与护理

(1)护理人员应观察患儿的胸闷情况,注意诱发和缓解因素,必要时给予吸氧。

(2)护理人员应遵医嘱给予心肌营养药,促进患儿的心肌恢复正常。

(3)患儿要保证休息,减少活动。

(4)护理人员应控制输液的速度和输液总量,减轻患儿的心肌负担。

3.并发症的观察与护理

(1)护理人员应密切注意患儿的心率、心律、呼吸、血压和面色改变,有心力衰竭时给予吸氧、镇静、强心等处理,应用洋地黄类药物时要密切观察患儿有无洋地黄中毒表现,如出现新的心律失常、心动过缓。

(2)护理人员应注意有无心律失常,一旦心律失常发生,需及时通知医师并给予相应处理。例如,对高度房室传导阻滞者给异丙肾上腺素和阿托品来提升心率。

(3)护理人员应警惕心源性休克,注意血压、脉搏、尿量、面色等的变化,一旦出现心源性休克,立即给患儿取平卧位,配合医师给予大剂量维生素 C 或肾上腺皮质激素来治疗。

(四)康复与健康指导
(1)护理人员应给患儿家长讲解病毒性心肌炎的病因、病理、发病机制、临床特点及诊断、治疗措施。

(2)护理人员应强调休息的重要性,指导患儿控制活动量,建立合理的休息制度。

(3)护理人员应讲解该病的预防知识,如预防上呼吸道感染和肠道感染。

(4)护理人员应对有高度房室传导阻滞者讲解安装心脏起搏器的必要性。

七、展望

近年来,心肌炎已成为常见心脏病之一,对人类健康构成了威胁,因而对该病的诊治研究也日益受到重视。心脏扩大、心律失常或心力衰竭为心脏明显受损的表现,心电图 ST-T 改变与异位心律或传导阻滞反映心肌病变的存在。但对于怀疑为病毒性心肌炎的患者,提倡进行心脏活检,行病理学检查。

但分离病毒检查或特异性荧光抗体检查存在以下几个问题。

(1)患儿不易接受。

(2)炎性组织在心肌中呈灶状分布,活检标本小而致病灶标本不一定取得到。

(3)提取 RNA 的质量和检测方法的敏感性不同。

(4)心脏中有病毒,而从血液中不一定检出抗原或抗体;心脏中无病毒,而从心脏中检出抗原或抗体;即使抗原或抗体呈阳性反应,也不足以证实有病毒性心肌炎;只有当感染某种病毒并引起相应的心脏损害时,心脏和血液检查呈阳性反应才有意义。在检查血液中抗原或抗体时,因检测试剂、检查方法、操作技术不同而结果迥异。

因此,病毒性心肌炎的确诊相当困难。由于抗病毒药物的疗效不显著,目前建议采用中西医结合疗法。有人用以黄芪、牛磺酸及一般抗心律失常药物为主的中西医结合方法治疗病毒性心肌炎,取得了比较满意的效果。中药黄芪除具有抗病毒、免疫调节、保护心肌的作用,还可以抑制内向钠-钙交换电流,改善部分心电活动,清除氧自由基,而广泛应用于临床。牛磺酸是心肌游离氨基酸的重要成分,也可通过抑制病毒复制,抑制病毒感染心肌细胞引起的钙电流增大,使受感染而降低的最大钙电流膜电压及外向钾电流趋于正常,使心肌细胞钙内流减少,在病毒性心肌炎动物模型及临床病毒性心肌炎患者中,具有保护心肌、改善临床症状等作用。

（王　涵）

第九节　心　律　失　常

正常心律起源于窦房结,心激动按一定的频率、速度及顺序传导到结间束、房室束、左右束支及普肯耶纤维网而达心室肌。心激动的频率、起搏点或传导不正常都可造成心律失常。

一、期前收缩

期前收缩是由心脏异位兴奋灶发放的冲动所引起的,为小儿时期最常见的心律失常。异位起搏点可位于心房、房室交界或心室组织,分别引起房性、交界性及室性期前收缩,其中室性期前收缩多见。

(一)病因

期前收缩常见于无器质性心脏病的小儿,可由疲劳、精神紧张、自主神经功能不稳定引起,但也可发生于病毒性心肌炎、先天性心脏病或风湿性心脏病。另外,洋地黄、奎尼丁、锑剂中毒,缺氧,酸碱平衡失调,电解质紊乱,心导管检查,心脏手术等均可引起期前收缩。1%～2%的健康学龄儿童的有期前收缩。

(二)症状

年长儿可诉述心悸、胸闷、不适。听诊可发现心律不齐,心搏提前,其后常有一定时间的代偿间歇,心音强弱也不一致。期前收缩常使脉律不齐,若期前收缩发生得过早,可使脉搏短绌。期前收缩的次数因人而异,且同一患儿在不同时期亦可有较大出入。某些患儿于运动后心率加快时期前收缩减少,但也有些患儿运动后期前收缩反而增多,前者常提示无器质性心脏病,后者可能有器质性心脏病。为了明确诊断,了解期前收缩的性质,必须做心电图检查。根据心电图上有无 P 波、P 波形态、P-R 间期的长短及 QRS 波的形态,来判断期前收缩属于何种类型。

1.房性期前收缩的心电图特征

(1)P 波提前,可与前一心动周期的 T 波重叠,形态与窦性 P 波稍有差异,但方向一致。

(2)P-R 间期大于 0.10 s。

(3)期前收缩后的代偿间歇往往不完全。

(4)一般 P 波、QRS-T 波正常,若不继以 QRS-T 波,称为阻滞性期前收缩;若继以畸形的 QRS-T 波,此为心室差异传导所致。

2.交界性期前收缩的心电图特征

(1)QRS-T 波提前,形态、时限与正常窦性 QRS 波基本相同。

(2)期前收缩所产生的 QRS 波前或后有逆行 P 波,P-R 间期小于 0.10 s,如果 P 波在QRS 波之后,则 R-P 间期小于 0.20 s,有时 P 波可与 QRS 波重叠,辨认不清。

(3)代偿间歇往往不完全。

3.室性期前收缩的心电图特征

(1)QRS 波提前,形态异常、宽大,QRS 波时间>0.10 s,T 波的方向与主波的方向相反。

(2)QRS 波前多无 P 波。

(3)代偿间歇完全。

(4)有时在同一导联上出现形态不一、配对时间不等的室性期前收缩,称为多源性期前收缩。

(三)治疗

必须针对基该病因治疗原发病。一般认为期前收缩次数不多、无自觉症状者可不必用药。若患儿期前收缩次数多于每分钟 10 次,有自觉症状,或在心电图上呈多源性,则应治疗。可选用普罗帕酮,口服,每次 5～7 mg/kg,每 6～8 小时 1 次。亦可服用 β 受体阻滞剂——普萘洛尔,每天 1 mg/kg,分 2～3 次服;房性期前收缩患儿若用之无效可改用洋地黄类药物。室性期前收缩患儿必要时可每天应用苯妥英钠 5～10 mg/kg,分 3 次口服;胺碘酮 5～10 mg/kg,分 3 次口服;普鲁卡因胺 50 mg/kg,分 4 次口服;奎尼丁 30 mg/kg,分 4～5 次口服。后者可引起心室内传导阻滞,需心电图随访,在住院观察下应用为妥。对洋地黄过量或引起低血钾者,除停用洋地黄外,应给予氯化钾,口服或静脉滴注。

(四)预后

其预后取决于原发病。有些无器质性心脏病的患儿期前收缩可持续多年,不少患儿的期前收缩最后终于消失;个别患儿可发展为更严重的心律失常,如室性心动过速。

二、阵发性心动过速

阵发性心动过速是异位心动过速的一种,按其发源部位分室上性(房性或房室结性)和室性两种,绝大多数病例属于室上性心动过速。

（一）室上性阵发性心动过速

室上性阵发性心动过速是由心房或房室交界处异位兴奋灶快速释放冲动所产生的一种心律失常。该病虽非常见，但属于对药物反应良好、可以完全治愈的儿科急症之一，若不及时治疗易致心力衰竭。该病可发生于任何年龄，容易反复发作，但初次发病多发生于婴儿时期，个别可发生于胎儿末期（由胎儿心电图证实）。

1.病因

其可在先天性心脏病、预激综合征、心肌炎、心内膜弹力纤维增生症等疾病基础上发生，但多数患儿无器质性心脏病。感染为常见的诱因。该病也可由疲劳、精神紧张、过度换气、心脏手术、心导管检查等诱发。

2.临床表现

临床表现小儿常突然烦躁不安，面色青灰或灰白，皮肤湿冷，呼吸加快，脉搏细弱，常伴有干咳，有时呕吐，年长儿还可自诉心悸、心前区不适、头晕等。发作时心率突然加快，为每分钟160～300次，多数患儿的心率大于每分钟200次，一次发作可持续数秒钟至数天。发作停止时心率突然减慢，恢复正常。此外，听诊时第一心音强度完全一致，发作时心率较固定而规则等为该病的特征。发作持续超过24小时者容易发生心力衰竭。若同时有感染，则可有发热、外周血白细胞数升高等表现。

3.X线检查

X线检查取决于原来有无心脏器质性病变和心力衰竭，透视下见心脏搏动减弱。

4.心电图检查

心电图检查中P波形态异常，往往较正常时小，常与前一心动周期的T波重叠，以致无法辨认。如能见到P波，则P-R间期常为0.08～0.13秒。虽然根据P波和P-R间期长短可以区分房性或交界性期前收缩，但临床上常有困难。QRS波的形态与窦性QRS波的形态相同，发作时间持久者，可有暂时ST段及T波改变。部分患儿在发作间歇期可有预激综合征。

5.诊断

发作的突然起止提示这是心律失常，以往的发作史对诊断很有帮助。通过体格检查发现，心律绝对规律，心音强度一致，心率往往超出一般窦性心律范围，再结合上述心电图特征，诊断不太困难，但需与窦性心动过速及室性心动过速区别。

6.治疗

可先采用物理方法以提高迷走神经张力，如无效或当时有效但很快复发，需用药物治疗。

（1）物理方法：①用浸透冰水的毛巾敷面对新生儿和小婴儿效果较好。用毛巾在4～5℃水中浸湿后，敷在患儿面部，可强烈兴奋迷走神经，每次10～15秒。如1次无效，可隔3～5分钟再用，一般不超过3次。②可使用压迫颈动脉窦法，在甲状软骨水平扪得右侧颈动脉搏动后，用大拇指向颈椎方向压迫，以按摩为主，每次时间不超过5～10秒，一旦转律，便停止压迫。如无效，可用同法再试压左侧，但禁止两侧同时压迫。③以压舌板或手指刺激患儿咽部使之产生恶心、呕吐。

（2）药物治疗：①对病情较重，发作持续24小时以上，有心力衰竭表现者，宜首选洋地黄类药物。此类药物能增强迷走神经张力，减慢房室交界处传导，使室上性阵发性心动过速转为窦性心律，并能增强心肌收缩力，控制心力衰竭。发生室性心动过速或洋地黄引起室上性心动过速，则禁用此药。低钾、有心肌炎、室上性阵发性心动过速伴房室传导阻滞或肾功能减退者慎用此类药物。常用制剂有地高辛(口服、静脉注射)或毛花苷 C(静脉注射),一般采用快速饱和法。②β受体阻滞剂:可试用普萘洛尔,小儿静脉注射剂量为每次 0.05～0.15 mg/kg,以 5%的葡萄糖溶液稀释后缓慢推注,推注 5～10 分钟,必要时每 6～8 小时重复 1 次。重度房室传导阻滞,伴有哮喘症及心力衰竭者禁用此类药物。③维拉帕米:此药为选择性钙离子拮抗剂,抑制 Ca^{2+} 进入细胞内,疗效显著。不良反应为血压下降,并能加重房室传导阻滞。剂量:每次 0.1 mg/kg,静脉滴注或缓注,每分钟不超过 1 mg。④普罗帕酮:有明显延长传导作用,能抑制旁路传导。剂量为每次 1～3 mg/kg,溶于 10 mL 葡萄糖注射液中,静脉缓注 10～15 分钟;无效者可于 20 分钟后重复 1～2 次;有效时可改为口服维持,剂量与治疗期前收缩的剂量相同。⑤奎尼丁或普鲁卡因胺:这两种药能延长心房肌的不应期和降低异位起搏点的自律性,恢复窦性节律。奎尼丁口服剂量开始为每天 30 mg/kg,分 4～5 次服,每 2～3 小时口服 1 次,转律后改用维持量;普鲁卡因胺口服剂量为每天 50 mg/kg,分 4～6 次服;肌内注射用量为每次 6 mg/kg,每 6 小时 1 次,至心动过速为止或出现中毒反应为止。

(3)其他:对个别药物疗效不佳者可考虑用直流电同步电击转复心律,或经静脉将起搏导管插入右心房行超速抑制治疗。近年来对发作频繁、药物难以满意控制的室上性阵发性心动过速采用射频消融治疗取得成功。

7.预防

发作终止后可以维持量口服地高辛 1 个月,如有复发,则于发作控制后再服 1 个月。奎尼丁对预激综合征患儿预防复发的效果较好,可持续用半年至 1 年,也可口服普萘洛尔。

(二)室性心动过速

发生连续 3 次或 3 次以上的室性期前收缩,临床上称为室性心动过速。它在小儿时期较少见。

1.病因

室性心动过速可由心脏手术、心导管检查、严重心肌炎、先天性心脏病、感染、缺氧、电解质紊乱等原因引起,但不少病例的病因不易确定。

2.临床表现

临床表现与室上性阵发性心动过速相似,唯症状较严重。小儿烦躁不安、苍白、呼吸急促,年长儿可诉心悸、心前区痛,严重病例可有晕厥、休克、充血性心力衰竭等。发作短暂者血流动力学的改变较轻,发作持续 24 小时以上者则可发生显著的血流动力学改变,且很少有自动恢复的可能。体检发现心率加快,常高于每分钟 150 次,节律整齐,心音可有强弱不等现象。

3.心电图检查

心电图中心室率常为每分钟 150～250 次。R-R 间期可略有变异,QRS 波畸形,时限增宽(0.10 秒),P 波与 QRS 波之间无固定关系,心房率较心室率缓慢,有时可见到室性融合波或心室夺获现象。

4.诊断

心电图是诊断室性心动过速的重要手段。有时区别室性心动过速与室上性心动过速伴心室差异传导比较困难,必须结合病史、体检、心电图特点、对治疗的反应等仔细加以区别。

5.治疗

药物治疗可应用利多卡因 0.5～1.0 mg/kg,静脉滴注或缓慢推注,必要时可每 10～30 分钟重复,总量不超过 5 mg/kg。此药能控制心动过速,但作用时间很短,剂量过大能引起惊厥、传导阻滞等毒性反应,少数患儿对此药有过敏现象。静脉滴注普鲁卡因胺也有效,剂量为 1.4 mg/kg,以 5%的葡萄糖注射液将其稀释成 1%的溶液,在心电图监测下以每分钟 0.5～1 mg/kg 的速度滴入,如出现心率明显改变或 QRS 波增宽,应停药。此药的不良反应较利多卡因大,可引起低血压,抑制心肌收缩力。口服美西律,每次 100～150 mg,每 8 小时 1 次,对某些利多卡因无效者可能有效;若无心力衰竭,禁用洋地黄类药物。对病情危重、药物治疗无效者,可应用直流电同步电击转复心律。个别患儿采用射频消融治疗后痊愈。

6.预后

该病的预后比室上性阵发性心动过速严重。同时有心脏病存在者病死率可达 50%以上,原无心脏病者也可发展为心室颤动,甚至死亡,所以必须及时诊断,适当处理。

三、房室传导阻滞

心脏的传导系统包括窦房结、结间束、房室结、房室束、左右束支及浦肯野纤维。心脏的传导阻滞可发生在传导系统的任何部位,当阻滞发生于窦房结与房室结之间,便称为房室传导阻滞。阻滞可以是部分性的(第一度或第二度),也可能为完全性的(第三度)。

(一)第一度房室传导阻滞

其在小儿中比较常见,大都由急性风湿性心肌炎引起,但也可发生于个别正常小儿。由希氏束心电图证实阻滞可发生于心房、房室交界或希氏束,房室交界阻滞最常见。第一度房室传导阻滞本身对血流动力学并无不良影响。临床听诊除第一心音较低钝外,无其他特殊体征。诊断主要通过心电图检查,心电图表现为 P-R 间期延长,但小儿 P-R 间期的正常值随年龄、心率不同而不同。部分正常小儿静卧后,P-R 间期延长,直立或运动后,P-R 间期缩短至正常,此种情况说明 P-R 间期延长与迷走神经的张力过高有关。对第一度房室传导阻滞应着重病因治疗。其本身无须治疗,预后较好。部分第一度房室传导阻滞可发展为更严重的房室传导阻滞。

(二)第二度房室传导阻滞

发生第二度房室传导阻滞时窦房结的冲动不能全部传到心室,因而造成不同程度的漏搏。

1.病因

产生原因有风湿性心脏病,各种原因引起的心肌炎、严重缺氧、心脏手术及先天性心脏病(尤其是大动脉错位)等。

2.临床表现及分型

临床表现取决于基本心脏病变及由传导阻滞引起的血流动力学改变。心室率过缓可引起胸闷、心悸,甚至产生眩晕和昏厥。听诊时除原有心脏疾病所产生的改变外,尚可发现心律不齐、脱漏搏动。心电图改变可分为两种类型:①第Ⅰ型(文氏型),R-R 间期逐步延长,终于 P 波后不出现 QRS 波;在 P-R 间期延长的同时,R-R 间期往往逐步缩短,而且脱落的前、后两个 P 波的时间小于最短的 P-R 间期的两倍。②第Ⅱ型(莫氏Ⅱ型),此型 P-R 间期固定不变,但心室搏动呈规律地脱漏,而且常伴有 QRS 波增宽。近年来,对希氏束心电图的研究发现第Ⅰ型比第Ⅱ型常见,但第Ⅱ型的预后比较严重,容易发展为完全性房室传导阻滞,导致阿-斯综合征。

3.治疗

第二度房室传导阻滞的治疗应针对原发病。当心室率过缓,心脏搏出量减少时可用阿托品、异丙肾上腺素治疗。病情轻者可以口服阿托品,舌下含用异丙肾上腺素,情况严重时则以静脉输药为宜,有时甚至需要安装起搏器。

4.预后

预后与心脏的基该病变有关。由心肌炎引起者最后多完全恢复;当阻滞位于房室束远端,有QRS波增宽者预后较严重,可能发展为完全性房室传导阻滞。

(三)第三度房室传导阻滞

其又称完全性房室传导阻滞,在小儿中较少见。发生完全性房室传导阻滞时心房与心室各自独立活动,彼此无关,此时心室率比心房率慢。

1.病因

病因可分为获得性和先天性两种。心脏手术引起的获得性第三度房室传导阻滞最为常见。心肌炎引起的获得性第三度房室传导阻滞也常见。新生儿低血钙与酸中毒也可引起暂时性第三度房室传导阻滞。约有50%的先天性房室传导阻滞患儿的心脏无形态学改变,部分患儿合并先天性心脏病或心内膜弹力纤维增生症等。

2.临床表现

临床表现不一,部分小儿并无主诉,获得性第三度房室传导阻滞者和伴有先天性心脏病者病情较重。患儿因心搏出量减少而自觉乏力、眩晕、活动时气短。最严重的表现为阿-斯综合征。小儿检查时脉率缓慢而规则,婴儿脉率小于每分钟80次,儿童脉率小于每分钟60次,运动后仅有轻度或中度增加;脉搏多有力,颈静脉可有显著搏动,此搏动与心室收缩无关;第一心音强弱不一,有时可闻及第三心音或第四心音;绝大多数患儿心底部可听到Ⅰ~Ⅱ级喷射性杂音,为心脏每次搏出量增加引起的半月瓣相对狭窄所致。因为经过房室瓣的血量也增加,所以可闻及舒张中期杂音。可有心力衰竭及其他先天性、获得性心脏病的体征。在不伴有其他心脏疾病的第三度房室传导阻滞患儿中,X线检查可发现60%的患儿有心脏增大。

3.诊断

心电图是重要的诊断方法。因为心房与心室都以其本身的节律活动,所以P波与QRS波无关。心房率较心室率快,R-R间期基本规则。心室波形有两种形式:①QRS波的形态、时限正常,表示阻滞在房室束之上。②QRS波有切迹,时限延长,说明起搏点在心室内或者伴有束支传导阻滞,常为外科手术所引起。

4.治疗

凡有低心排血量症状或阿-斯综合征表现者需进行治疗。少数患儿无症状,心室率又不太缓慢,可以不必治疗,但需随访观察。纠正缺氧与酸中毒可改善传导功能。由心肌炎或手术暂时性损伤引起者,肾上腺皮质激素可消除局部水肿,恢复传导功能。起搏点位于希氏束近端者,应用阿托品可使心率加快。人工心脏起搏器是一种有效的治疗方法,可分为临时性与永久性两种。对急性获得性第三度房室传导阻滞者临时性起搏效果很好;对第三度房室传导阻滞持续存在,并有阿-斯综合征者需应用埋藏式永久性心脏起搏器。有心力衰竭者,尤其是应用人工心脏起搏器后尚有心力衰竭者,需继续应用洋地黄制剂。

5.预后

非手术引起的获得性第三度房室传导阻滞可能完全恢复,手术引起的获得性第三度房室传导阻滞预后较差。先天性第三度房室传导阻滞,尤其是不伴有其他先天性心脏病者,则预后较好。

四、心律失常的护理

(一)护理评估

1.健康史

(1)了解既往史,对患儿情绪、心慌、气急、头晕等表现进行评估。

(2)应注意评估可能存在的诱发心律失常的因素,如情绪激动、紧张、疲劳、消化不良、饱餐、用力过猛、普鲁卡因胺等的毒性作用、低血钾、心脏手术或心导管检查。

2.身体状况

(1)主要表现:①窦性心律失常。窦性心动过速患儿可无症状或有心悸感。窦性心动过缓,心率过慢可引起头晕、乏力、胸痛等。②期前收缩。患儿可无症状,亦可有心悸或心跳暂停感,频发室性期前收缩可致心悸、胸闷、乏力、头晕,甚至晕厥。室性期前收缩持续时间过长,可诱发或加重心绞痛、心力衰竭。③异位性心动过速。室上性阵发性心动过速发作时,患儿大多有心悸、胸闷、乏力。室性阵发性心动过速发作时,患儿多有晕厥、呼吸困难、低血压,甚至抽搐、心绞痛等。④心房颤动。患儿多有心悸、胸闷、乏力,严重者发生心力衰竭、休克、晕厥及心绞痛发作。⑤心室颤动。心室颤动一旦发生,患儿立即出现阿-斯综合征,表现为意识丧失、抽搐、心跳和呼吸停止。

(2)症状、体征。护理人员应重点检查脉搏频率及节律是否正常,结合心脏听诊可发现:①期前收缩时心律不规则,期前收缩后有较长的代偿间歇,第一心音增强,第二心音减弱,桡动脉触诊有脉搏缺如。②室上性阵发性心动过速心律规则,第一心音强度一致;室性阵发性心动过速心律略不规则,第一心音强度不一致。③心房颤动时心音强弱不等,心律绝对不规则,脉搏短绌,脉率小于心率。④心室颤动患儿神志丧失,摸不到大动脉搏动,继而呼吸停止、瞳孔散大、发绀。⑤第一度房室传导阻滞,听诊时第一心音减弱;第二度Ⅰ型者听诊有心搏脱漏,第二度Ⅱ型者听诊时,心律可慢而整齐或不齐;第三度房室传导阻滞,听诊心律慢而不规则,第一心音强弱不等,收缩压升高,脉压增大。

3.社会-心理因素

患儿可因心律失常引起的胸闷、乏力、心悸等而紧张、不安。期前收缩患儿易过于注意自己的脉搏,思虑过度。心房颤动患儿可能因栓塞致残而忧伤、焦虑。心动过速发作时病情重,患儿有恐惧感。严重房室传导阻滞患儿不能自理生活。需使用人工起搏器的患儿对手术及自我护理缺乏认识,因而情绪低落、信心不足。

(二)护理诊断

1.心排血量减少

患儿心排血量减少与严重心律失常有关。

2.焦虑

患儿因发生心绞痛、晕厥、抽搐而焦虑。

3.活动无耐力

活动无耐力与心律失常导致心排血量减少有关。

4.并发症

并发症有晕厥、心绞痛,与严重心律失常导致心排血量降低,脑和心肌血供减少有关。

5.潜在并发症

其包括心搏骤停,与心室颤动、缓慢心律失常、心室停搏、持续性室性心动过速使心脏射血功能突然中止有关。

(三)预期目标

(1)血压稳定,呼吸平稳,心慌、乏力减轻或消失。

(2)忧虑、恐惧情绪减轻或消除。

(3)保健意识增强,病情稳定。

(四)护理措施

1.减轻心脏负荷,缓解不适

(1)对功能性心律失常患儿,护理人员应鼓励其正常生活,注意劳逸结合。频发期前收缩、室性阵发性心动过速或第二度Ⅱ型及第三度房室传导阻滞患儿,应绝对卧床休息。护理人员应为患儿创造良好的安静休息环境,协助做好生活护理,关心患儿,减少和避免任何不良刺激。

(2)护理人员应遵医嘱给予患儿抗心律失常药物。

(3)患儿心悸、呼吸困难、血压下降、晕厥时,护理人员应及时做好对症护理。

(4)终止室上性阵发性心动过速发作,可试用兴奋迷走神经的方法:①护理人员用压舌板刺激患儿的腭垂,诱发恶心、呕吐。②患儿深吸气后屏气,再用力做呼气动作。③颈动脉窦按摩:患儿取仰卧位,护理人员先给患儿按摩右侧颈动脉窦5～10秒,如无效再按摩左侧颈动脉窦,不可同时按摩两侧。按摩的同时听诊心率,当心率减慢时,立即停止按摩。④患儿平卧,闭眼并使眼球向下,护理人员用拇指按摩在患儿一侧眼眶下压迫眼球,每次10秒。对有青光眼或高度近视者禁用此法。

(5)护理人员应嘱患儿当心律失常发作导致胸闷、心悸、头晕等不适时采取高枕卧位、半卧位或其他舒适体位,尽量避免左侧卧位,因左侧卧位时患儿常能感受到心脏的搏动而使不适感加重。

(6)患儿伴有气促、发绀等缺氧指征时,护理人员应给予氧气持续吸入。

(7)护理人员应评估患儿活动受限的原因和体力活动类型,与患儿及其家长共同制定活动计划,告诉他们限制最大活动量的指征。对无器质性心脏病的心律失常患儿,鼓励其正常学习和生活,建立健康的生活方式,避免过度劳累。

(8)保持环境安静,保证患儿充分的休息。患儿应进食高蛋白、高维生素、低钠的食物,多吃新鲜蔬菜和水果,少食多餐,避免刺激性食物。

(9)护理人员应监测生命体征、皮肤颜色及温度、尿量;监测心律、心率、心电图,判断心律失常的类型;评估患儿有无头晕、晕厥、气急、疲劳、胸痛、烦躁不安等表现;严密心电监护,发现频发、多源性、第二度Ⅱ型房室传导阻滞,尤其是室性阵发性心动过速、第三度房室传导阻滞等,应立即报告医师,协助采取积极的处理措施;监测血气分析结果、电解质及酸碱平衡情况;密切观察患儿的意识状态、脉率、心率、血压等。一旦患儿发生意识突然丧失、抽搐、大动脉搏动消失、呼吸停止等猝死表现,立即进行抢救,如心脏按压、人工呼吸、非同步直流电复律或配合临时起搏等。

2.调整情绪

患儿焦虑、烦躁和恐惧,不仅加重心脏负荷,还易诱发心律失常。护理人员应向患儿及其家长说明心律失常的可治性,稳定的情绪和平静的心态对心律失常的治疗是必不可少的,以消除患儿的思想顾虑和悲观情绪,使其乐于接受和配合各种治疗。

3.协助完成各项检查及治疗

(1)心电监护:对严重心律失常患儿必须进行心电监护。护理人员应熟悉监护仪的性能、使用方法,特别要密切注意有无引起猝死的危险征兆。

(2)特殊检查护理:心律失常的心脏电学检查除常规心电图、动态心电图记录外,还有经食管心脏调搏术等。护理人员应了解这些检查具有无创性、安全、可靠、易操作、有实用性。护理人员应向患儿解释其作用、目的和注意事项,鼓励患儿配合检查。

(3)特殊治疗的护理配合:电复律为利用适当强度的高压直流电刺激,使全部心肌纤维瞬间同时除极,消除异位心律,转变为窦性心律,与抗心律失常药物联合应用,效果更佳。人工心脏起搏器已广泛应用于临床,它能按一定的频率发放脉冲电流,引起心脏兴奋和收缩;安置起搏器后可能发生感染、出血、皮肤压迫坏死等不良反应,护理人员应熟悉起搏器的性能并做好相应护理。介入性导管消融术是使用高频电磁波的射频电流直接作用于病灶区,治疗快速心律失常,不需开胸及全身麻醉。护理人员可告知患儿及其家长大致过程、需要配合的事项及疗效。术前准备除一般基本要求外,需注意检查患儿足背动脉搏动情况,以便与术中、术后的搏动情况相对照;术中、术后加强心电监护,仔细观察患儿有无心慌、气急、恶心、胸痛等症状,及时发现心脏穿孔和心包填塞等严重并发症的早期征象;术后注意预防股动脉穿刺处出血,局部压迫止血 20 分钟,再以压力绷带包扎,观察 15 分钟,然后用沙袋压迫 12 小时,将患儿术侧肢体伸直制动,并观察足背动脉和足温情况,利于早期发现栓塞症状并及时做溶栓处理,常规应用抗生素和清洁伤口,预防感染。患儿卧床 24 小时后如无并发症可下地活动。

五、健康教育

(1)患儿应积极防治原发病,避免各种诱发因素,如发热、疼痛、寒冷、饮食不当、睡眠不足。患儿应用某些药物后产生不良反应及时就医。

(2)患儿应适当休息与活动。无器质性心脏病患儿应积极参加体育锻炼,调整自主神经功能;器质性心脏病患儿可根据心功能情况适当活动,注意劳逸结合。

(3)护理人员应教会患儿或患儿家长检查脉搏和听心律的方法(每天至少检查 1 次);向患儿或患儿家长讲解心律失常的常见病因、诱因及防治知识。

(4)护理人员应指导患儿或患儿家长正确选择食谱。饱食、刺激性饮料均可诱发心律失常,应选择低脂、易消化、清淡、富含营养的饮食。合并心力衰竭及使用利尿剂时应限制钠盐摄入及多进含钾的食物。应多食纤维素丰富的食物,保持大便通畅,心动过缓患儿避免排便时屏气,以免兴奋迷走神经而加重心动过缓,以减轻心脏负荷和防止低钾血症诱发心律失常。

(5)护理人员应让患儿或患儿家长认识服药的重要性,患儿要按医嘱继续服用抗心律失常药物,不可自行减量或撤换药物,如有不良反应及时就医。

(6)护理人员应教给患儿或患儿家长自测脉搏的方法,以利于监测病情;教会家长心肺复苏术以备急用;定期随访,经常复查心电图,及早发现病情变化。

(王　涵)

第十节　急性颅内压增高症及脑疝

急性颅内压增高症是一种常见的神经系统危急综合征。该病急性起病,小儿取侧卧位时颅内压力超过 1.96 kPa。当颅内压力不平衡时,部分脑组织可由压力较高处通过解剖上的裂隙或孔道向压力低处移位,形成脑疝。引起颅内压增高的常见原因有以下几种。①脑组织体积增大:如颅内占位病变、脑炎、脑水肿。②脑血量增多:如缺氧时脑血管扩张,高血压脑病时脑灌注压升高,心力衰竭时静脉回流受阻。③脑脊液生成增多导致良性颅内压增高、脑脊液循环梗阻。

一、临床表现

(一)头痛
头痛是颅内压增高的主要症状,常最先出现,有时是唯一症状。头痛呈持续性或间歇性,多在清晨起床时明显,可因咳嗽、用力等动作而加重。头痛通常为弥漫性,但以额部或枕部疼痛较为明显。婴儿不能诉述头痛,常表现为阵发性哭闹、撞头或尖叫等。

(二)呕吐
呕吐常在清晨空腹时或剧烈头痛时伴发,一般不伴恶心,且与饮食无关,多呈喷射性呕吐。

(三)眼底变化
眼底出现眼静脉淤血、视网膜水肿、视盘水肿、视盘出血等变化。

(四)展神经麻痹及复视
展神经在颅底行走较长,颅内压增高时易受压而发生单侧或双侧不全麻痹,出现复视。

(五)惊厥
惊厥多在颅内压增高后期出现,但急性颅内压增高者也可出现频繁的抽搐发作。

(六)意识障碍
患儿可出现不同程度的意识障碍,如烦躁不安或淡漠、迟钝,继而嗜睡甚至昏迷。

(七)瞳孔变化
早期瞳孔可缩小或忽大忽小。如瞳孔由大变小,最后固定不变,说明已有脑干受损。婴儿前囟未闭,颅缝分离,代偿能力较强,因此颅内压增高症状可不明显。小婴儿可见头颅增大,并出现落日征。

(八)疝的部位
脑疝的临床表现与疝的部位有关。

1.小脑幕切迹疝

颞叶的钩回疝入小脑幕切迹。临床特征:①除出现颅内压增高症状外,还常伴有意识障碍,甚至昏迷。②受压侧的瞳孔扩大,对光反射迟钝或消失,眼睑下垂。③可有颈项强直。④呼吸不规则。⑤受压对侧肢体呈中枢性瘫痪。⑥脑疝严重时,可引起血压、脉搏、呼吸等生命体征的紊乱。

2.颅后窝占位性病变

小脑蚓体的上部及小脑前叶可逆行向上疝入小脑幕切迹,称为小脑幕切迹上疝。患儿可出现四叠体受压表现,两侧上睑下垂,两眼上视障碍,双瞳孔等大但对光反射消失,可有不同程度的意识障碍。

3.枕骨大孔疝

小脑扁桃体及邻近的小脑组织向下疝入枕骨大孔,延髓也有不同程度的下移和受压。缓慢形成枕骨大孔疝的患儿初期可因颈脊神经受牵压,后颈部疼痛加重,甚至可出现吞咽困难、饮水呛咳、锥体束征阳性,急性患儿可突然发生呼吸停止、血压下降、心率缓慢,最终死亡。

二、特殊检查

(一)脑电图检查
颅内压增高时,脑电图显示弥漫性对称高波幅慢节律。

(二)头颅 X 线平片检查
慢性颅内压增高时可见囟门扩大,颅缝裂开,脑回压迹(即指压痕)增多、变深,颅骨变薄,蝶鞍扩大,后床突脱钙等。

(三)头颅 B 超检查
婴儿前囟未闭,可进行该检查。

(四)CT 及 MRI 检查
CT 及 MRI 检查可发现有无脑水肿,了解脑室大小,有无出血或占位病变。

三、腰椎穿刺

出现颅内压增高时,应避免或暂缓进行腰椎穿刺,以免引起脑疝。如必须做腰椎穿刺,可应用小号针头缓慢、间歇地放出少量的脑脊液,穿刺后去枕并抬高下肢至少 12 小时。

四、治疗

(一)病因治疗
尽快查明病因,针对病因积极进行治疗。

(二)一般治疗
(1)患儿必须卧床休息。护理人员应密切观察患儿的意识状态、瞳孔、脉搏、呼吸及血压的变化。

(2)保持头部高位($15°\sim30°$)以利于颈内静脉回流,减少头部充血。

(3)控制液体入量,保持最低需要量。按 1 000 mL/$(m^2 \cdot d)$计算,一般以达到轻度脱水为宜。应用1/5~1/3张含钠溶液,维持电解质及酸碱平衡。

(4)护理人员应保持健儿的呼吸道通畅,给予湿化的氧气吸入。为保持呼吸道通畅,对昏迷患儿可行气管插管或气管切开术。

(5)护理人员应让患儿保持安静,避免用力咳嗽或用力排便。

(三)降低颅内压
(1)甘露醇:常为首选。20％的甘露醇每次 0.5~1.0 g/kg,静脉推注或快速静脉滴注,每 4~6 小时重复一次,用药后 5~15 分钟颅内压开始下降,2~3 小时颅内压降至最低水平,其降压率为 50％左右,可维持 4~6 小时。脑疝出现时可用较大剂量,每次 1.5~2.0 g/kg。

(2)甘油制剂:10％的甘油生理盐水注射液或 10％的甘油果糖注射液(在前者中加 5％果糖

配制而成),静脉滴注,对成人每次 250~500 mL,250 mL 静脉滴注时间为 1~1.5 小时,每天 1~2 次;对儿童根据年龄与症状酌情使用。该药用于降低颅内压,起效较慢,持续时间较长,较少发生反跳。常与甘露醇间隔使用。

(3)呋塞米:可与脱水药同时应用。剂量为每次 1~2 mg/kg,肌内或静脉注射,每天 2~6 次。

(4)常用的肾上腺皮质激素如下。

地塞米松:抗脑水肿作用强,每次 0.25~0.5 mg/kg,每 6 小时 1 次,用药后 12~36 小时见效,4~5 天达最高峰。

氢化可的松:该药的脱水作用虽较地塞米松弱,但其作用较迅速,对于急性患儿可配合地塞米松应用,每天 1~2 次。

(5)过度通气,维持 PaO_2 12.0~20.0 kPa(90~150 mmHg),$PaCO_2$ 3.3~4.0 kPa(25~30 mmHg),pH 7.5 左右,可减低颅内压。

(6)侧脑室持续外引流可迅速降低颅内压,常在颅内高压危象和脑疝时采用。

五、护理措施

(一)避免颅内压增高加重

护理人员应让患儿保持绝对安静,避免躁动、剧烈咳嗽;尽可能集中进行检查和治疗;护理患儿时要动作轻柔,不要猛力转动患儿的头部和翻身;抬高床头 30° 左右,使患儿的头部处于正中位以利于颅内血液回流。疑有脑疝时以平卧位为宜,但要保证气道通畅。

(二)呼吸道管理

护理人员应根据病情选择不同方式供氧,保持患儿的呼吸道通畅,及时清除呼吸道分泌物,以保证血氧分压维持在正常范围。护理人员应备好呼吸器,必要时人工辅助通气。

(三)用药护理

护理人员应按医嘱要求调整输液速度,按时应用脱水药、利尿药等以减轻水肿。使用镇静药时静脉滴注的速度宜慢,以免发生呼吸抑制。护理人员应注意观察药物的疗效及不良反应。

(四)病情观察

护理人员应严密观察患儿的病情变化,定时监测生命体征、瞳孔、肌张力、意识状态等。若患儿发生脑疝,护理人员应立即通知医师并配合抢救。

(五)减轻头痛

护理人员应关心患儿并采取轻抚、按摩、心理暗示等措施帮助患儿,分散其注意力。护理人员应正确用药,观察用药反应。

(六)健康教育

护理人员应向家长及患儿解释保持安静的重要性及抬高头肩部的意义,取得配合;让患儿避免剧烈咳嗽和便秘;根据原发病的特点,做好相应指导。

(王 涵)

第十一节 化脓性脑膜炎

化脓性脑膜炎简称化脑,是小儿时期常见的由化脓性细菌引起的中枢神经系统急性感染性疾病。临床以急性发热、惊厥、意识障碍、颅内压增高、脑膜刺激征及脑脊液脓性改变为特征。如未及时治疗,神经系统后遗症较多,病死率较高。

一、临床特点

(1)化脑的发病可分为两种。①暴发型:骤起发病,一般由脑膜炎双球菌引起,若不及时治疗,可在24小时内死亡。②亚急型:由其他化脓菌引起,于发病前数天常有上呼吸道炎症或胃肠道症状。

(2)典型临床表现可简单概括为3个方面:①感染中毒及急性脑功能障碍症状,包括发热、烦躁,进行性意识障碍,患儿逐渐从精神萎靡、嗜睡、昏睡、浅昏迷到深度昏迷。30%患儿有反复的全身或局限性惊厥发作。部分患儿出现Ⅱ、Ⅲ、Ⅵ、Ⅶ、Ⅷ对脑神经受损或肢体瘫痪症状。脑膜炎双球菌感染者可骤起发病,迅速呈现进行性休克、皮肤出血点、瘀斑、意识障碍和弥散性血管内凝血的症状。②颅内高压征:剧烈头痛、喷射性呕吐,婴儿有前囟饱满、颅缝增宽,合并脑疝时,则有呼吸不规则、突然意识障碍加重、瞳孔不等大等征兆。③脑膜刺激征:颈抵抗最常见,可有凯尔尼格征阳性、布鲁津斯基征阳性。

(3)年龄小于3个月的婴儿和新生儿化脑表现多不典型,主要差异在于:①体温可高可低,可不发热或体温不升。②颅内压增高表现可不明显。可能仅有吐奶、尖叫或颅缝裂开。③惊厥可不典型,如仅见面部、肢体局灶性或肌阵挛等发作。④脑膜刺激征不明显。与小儿肌肉不发达、肌力弱或反应低下有关。

(4)严重患儿可并发硬膜下积液、脑积水、脑室管膜炎、脑性低钠血症,脑神经受累可致耳聋、失明等,脑实质病变可产生继发性癫痫、智力障碍等。

(5)辅助检查:①周围血白细胞数增高、分类中性粒细胞增高。②脑脊液压力增高、外观浑浊、白细胞在数百至数万×10^6/L,分类以中性粒细胞为主,蛋白质增多、糖降低。脑脊液涂片和培养可明确病原体。

二、护理评估

(一)健康史
询问患儿发病前有无呼吸道、胃肠道或皮肤等感染史,新生儿有无脐带感染史及出生时的感染史。

(二)症状、体征
评估患儿生命体征(尤其体温及呼吸状况),意识障碍及颅内高压程度,有无躯体受伤的危险因素。有并发症者,注意评估有无头痛、呕吐、发热不退、小婴儿前囟、颅缝等。

(三)社会、心理
评估患儿及家长对疾病的了解程度,有无焦虑、恐惧,家长文化程度等。

（四）辅助检查

注意评估治疗前后患儿脑脊液的细胞数、分类、生化、培养等的变化，注意周围血象改变、CT检查结果等。

三、常见护理问题

(1)体温过高与细菌感染有关。

(2)合作性问题：颅内高压征。

(3)营养失调：低于机体需要量，与摄入不足、机体消耗增多有关。

(4)有受伤的危险：与抽搐或意识障碍有关。

(5)恐惧或焦虑（家长的）：与疾病重、预后不良有关。

四、护理措施

(1)高热的护理：保持病室安静、空气新鲜，绝对卧床休息。每4小时测体温1次，并观察热型及伴随症状。鼓励患儿多饮水，必要时静脉补液。出汗后及时更衣，注意保暖。体温超过38℃时，及时给予物理降温；如超过39℃，按医嘱及时给予药物降温，以减少大脑氧的消耗，防止高热惊厥。记录降温效果。

(2)饮食护理：保证足够热量摄入，按患儿热量需要制定饮食计划，给予高热量、清淡、易消化的流质或半流质饮食。少量多餐，防呕吐发生。注意食物的调配，增加患儿食欲。频繁呕吐不能进食者，应注意观察呕吐情况并静脉输液，维持水、电解质平衡。偶有吞咽障碍者，应及早鼻饲，以防窒息。监测患儿每天热量摄入量，及时给予适当调整。

(3)体位：给予舒适的卧位，颅内高压者抬高头部15°～30°，保持中位线，避免扭曲颈部。有脑疝发生时，应选择平卧位。呕吐时须将头侧向一边，防止窒息。

(4)加强基础护理：做好口腔护理，呕吐后帮助患儿漱口，保持口腔清洁，及时清除呕吐物，减少不良刺激。做好皮肤护理，及时清除大小便，保持臀部干燥，必要时使用气垫等抗压力器材，预防压疮的发生。

(5)注意患儿安全，躁动不安或惊厥时防坠床及舌咬伤。

(6)协助患儿进行洗漱、进食、大小便及个人卫生等生活护理。

(7)病情观察：①监测生命体征，密切观察病情，注意精神状态、意识、瞳孔、前囟等变化。若患儿出现意识障碍、前囟紧张、躁动不安、频繁呕吐、四肢肌张力增高等，提示有脑水肿、颅内压升高的可能。若呼吸节律不规则、瞳孔忽大忽小或两侧不等大、对光反应迟钝、血压升高，应注意脑疝及呼吸衰竭的存在。②并发症的观察：如患儿在治疗中发热不退或退而复升、前囟饱满、颅缝裂开、呕吐不止、频繁惊厥，应考虑有并发症存在。可做颅骨透照法、头颅超声波检查、头颅CT扫描检查等，以便早确诊，及时处理。

(8)用药护理：了解各种药物的使用要求及不良反应。如静脉用药的配伍禁忌；青霉素应现配现用，防止破坏，影响疗效；注意观察氯霉素的骨髓抑制作用，定期做血象检查；甘露醇须快速输注，避免药物渗出血管外，如有渗出须及时处理，可用50%硫酸镁湿敷；除甘露醇外，其他液体静脉输注速度不宜太快，以免加重脑水肿；保护好静脉，有计划地选择静脉，保证输液通畅；记录24小时出入液量。

(9)心理护理：对患儿及家长给予安慰、关心和爱护，使其接受疾病的事实，鼓励战胜疾病的信心。根据患儿及家长的接受程度,介绍病情、治疗、护理的目的与方法,以取得患儿及家长的信任,使其主动配合。

(10)健康教育:①根据患儿和家长的接受程度介绍病情和治疗、护理方法,使其主动配合,并鼓励患儿和家长共同参与制定护理计划。关心家长,爱护患儿,鼓励其战胜疾病,以取得患儿和家长的信任。②在治疗过程中提供相应的护理知识,如吞咽不良、使用鼻饲者,注意鼻饲后的正确卧位,鼻饲后避免立即翻身和剧烈运动;小婴儿要耐心喂养,给予喂养知识及饮食指导;向患儿及家长解释腰穿后须去枕平卧、禁食2小时的意义,以取得患儿和家长的合作;注意保暖,预防感冒;减少陪护,预防交叉感染,以期尽早康复。③对有并发症患儿,向患儿和家长解释原因,在处理过程中需要患儿和家长配合的都应一一说明,以取得患儿和家长的配合。

五、出院指导

(1)饮食应根据患儿不同年龄给予饮食指导,给予高热量、富含维生素、易消化饮食,并注意饮食的调配,增进食欲。

(2)注意劳逸结合,根据天气变化及时增减衣服,预防感冒。搞好环境卫生,室内经常开窗通风,充分利用日光。注意个人卫生。小儿尽量少去拥挤的公共场所。流行性脑膜炎流行期间避免大型集会,减少人员流动,外出戴口罩,不去疫区。

(3)有后遗症者,应给予相应的功能训练和康复指导。肢体瘫痪者应每天做各关节的被动活动,鼓励患儿主动运动,加强锻炼。恢复期宜做按摩、理疗、体疗、运动功能锻炼等康复治疗。有失语者宜进行语言训练。有癫痫者应指导患儿按时有规律的服药,注意安全,避免过度劳累和情绪激动,定期复查。

(王 涵)

第十二节 病毒性脑炎

病毒性脑炎是指各种病毒感染引起的一组以精神和意识障碍为突出表现的中枢神经系统感染性疾病。80%以上的病毒性脑炎由肠道病毒引起(柯萨奇病毒、埃可病毒),其次为虫媒病毒(如乙脑病毒)、腮腺炎病毒和疱疹病毒等。由于神经系统受累的部位、病毒致病的强度等不同,临床表现差异较大。

一、临床特点

(一)前驱期症状

多数患儿有上呼吸道或胃肠道感染等前驱症状,如发热、头痛、咽痛、食欲减退、呕吐、腹泻等。

(二)脑实质受累症状

(1)意识障碍:对外界反应淡漠、迟钝,或烦躁、嗜睡,甚至出现谵妄、昏迷。如累及脑膜则出现脑膜刺激征。

(2)抽搐:可以为局限性、全身性或为持续性。

(3)运动功能障碍:病变累及脑干可有多数脑神经麻痹,表现为斜视、面瘫或吞咽困难,典型的出现交叉性瘫痪,严重的出现呼吸、循环衰竭。病变累及基底节等锥体外系时,出现各种不同类型的不自主运动,包括多动、震颤、肌张力改变如舞蹈性动作、肌强直等。

(4)小脑受累症状:共济失调、眼球震颤、肌张力低下等。

(5)精神症状:部分患儿精神症状非常突出,如记忆力减退,定向障碍,幻听、幻视;情绪改变、易怒,有时出现猜疑。

(6)自主神经症状:以出汗为明显,其次为唾液分泌增多,颜面潮红;可出现大小便功能障碍。

(三)颅内压增高症状

主要表现为头痛、呕吐、心动过缓、血压升高、球结膜水肿、视盘水肿,婴儿前囟饱满,意识障碍,严重时可出现脑疝,危及生命。

(四)后遗症

大部分病毒性脑炎的病程为 2 周,多可完全恢复,但重者可留下不同程度的后遗症,如肢体瘫痪、癫痫、智力低下、失语、失明等。

(五)辅助检查

(1)周围血常规:白细胞计数正常或偏低。

(2)脑脊液:压力正常或增高,白细胞轻或中度升高,一般不超过 $100 \times 10^6/L$,以淋巴细胞为主,蛋白含量正常或略高,糖和氯化物正常。

(3)病毒学、免疫学检查:部分患儿脑脊液病毒培养及特异性抗体测试阳性。恢复期血清特异性抗体滴度高于急性期 4 倍以上有诊断价值。

二、护理评估

(一)健康史

询问患儿近 1~2 周内有无呼吸道、消化道等前驱感染症状,有无头痛、呕吐,抽搐等表现。

(二)症状、体征

评估患儿的生命体征、意识障碍、肢体瘫痪及头痛程度,注意检查脑膜刺激征,有无脑神经麻痹、精神症状、前囟隆起等表现。

(三)社会、心理

评估患儿、家长的心理状况和对本病的了解程度,有无焦虑、恐惧,以及家庭经济能力。

(四)辅助检查

及时了解血液化验、脑脊液检查结果,以及脑电图、头颅 CT 的改变。

三、常见护理问题

(1)体温过高与病毒感染有关。

(2)营养失调:低于机体需要量,与摄入不足、机体消耗增多有关。

(3)有受伤的危险:与昏迷、抽搐、瘫痪有关。

(4)恐惧(家长):与预后不良有关。

(5)合作性问题:颅内高压征、昏迷。

四、护理措施

(1)合理的体位:患儿取平卧位,上半身可抬高 15°~30°,利于静脉回流,降低脑静脉窦压力,有助于降低颅内压。呕吐患儿可取侧卧位,以便分泌物排出,保持呼吸道通畅。

(2)保持安静:患儿抽搐或躁动不安时,遵医嘱使用镇静药,因为任何躁动不安均能加重脑缺氧。

(3)密切观察病情:注意神志、瞳孔、呼吸、心率、血压、前囟、哭声、肌张力、抽搐次数、性质及持续时间等,应经常巡视,密切观察,详细记录,以便及早发现,给予急救处理。

(4)密切注意药物疗效及不良反应:甘露醇、呋塞米、激素使用后需注意瞳孔、前囟张力、头痛程度、血压、尿量等变化,必要时复查电解质。

(5)维持正常体温:监测体温变化,观察热型及伴随症状。体温>38 ℃时给予物理降温如头置冰水袋、温水擦浴、解热贴敷额等;体温>39 ℃时遵医嘱药物降温,并注意降温疗效。鼓励患儿多饮水,必要时静脉补液;出汗后及时更换衣物,以防受凉。

(6)保护脑细胞:给予氧气吸入,定时监测血氧饱和度;并按医嘱使用甘露醇、呋塞米、地塞米松等以减轻脑水肿。

(7)保证营养供应:饮食宜清淡、易消化、富含营养。注意食物的调配,增加患儿的食欲。少量多餐,以减轻胃的饱胀,防呕吐发生。对昏迷或吞咽困难的患儿,应及早给予鼻饲,保证热量供应。

(8)促进肢体功能的恢复:①卧床期间协助患儿洗漱、进食、大小便和个人卫生等。②教会家长给患儿翻身及皮肤护理的方法,预防压疮的发生。③保持瘫痪肢体于功能位置。病情稳定后,及早督促患儿进行肢体的被动或主动功能锻炼。活动要循序渐进,加强保护措施,防止碰伤。在每次改变锻炼方式时给予指导、帮助和鼓励。

(9)做好心理护理:树立患儿及其家长战胜疾病的信心,促进康复训练,增强患儿自我照顾能力。耐心介绍环境,给予关心、爱护,以减轻患儿的不安与焦虑。

(10)昏迷患儿按昏迷护理。

(11)健康教育:①腰穿是诊断病脑必不可少的检查。让家长懂得:脑脊液每小时可产生 20 mL 左右,抽出 2 mL 脑脊液检查不会影响机体的功能,腰穿后平卧 2 小时、禁食 2 小时即可,以解除患儿及家长的顾虑。②根据患儿及家长的接受程度,介绍病情及病毒性脑炎可能的转归,鼓励患儿和家长树立战胜疾病的信心。③指导、督促家长掌握保护性看护和日常生活护理的有关知识,指导家长做好智力训练和瘫痪肢体功能训练。

五、出院指导

(1)对恢复期或有神经系统后遗症的患儿,继续进行肢体及语言功能训练,如针灸、按摩和理疗等。

(2)有继发性癫痫患儿应定期随访,长期、正规服用抗癫痫药物。

(3)有精神异常者,要注意安全,避免登高、游泳等,多给予关心指导,勿受不良刺激。

(王　涵)

第十三节 麻 疹

麻疹是由麻疹病毒引起的急性呼吸道传染病,以发热、咳嗽、流涕、结膜炎、口腔麻疹黏膜斑及全身皮肤斑丘疹为主要表现。麻疹具有高度的传染性,每年全球有数百万人发病。近年来,在全国范围内出现了麻疹流行,8个月之前的婴儿患病和大年龄麻疹的出现,是我国麻疹流行的新特点。

一、病因

麻疹病毒属副黏液病毒科,为 RNA 病毒,直径在 100～250 nm 之间,呈球形颗粒,有 6 种结构蛋白。仅有一个血清型,近年来发现该病毒有变异,其抗原性稳定。麻疹病毒在体外生活能力不强,对阳光和一般消毒剂均敏感,55 ℃ 15 分钟即被破坏,含病毒的飞沫在室内空气中保持传染性一般不超过 2 小时,在流通空气中或日光下 30 分钟失去活力,对寒冷及干燥耐受力较强。麻疹疫苗需低温保存。

二、发病机制

麻疹病毒侵入易感儿后出现两次病毒血症。麻疹病毒随飞沫侵入上呼吸道、眼结膜上皮细胞,在其内复制繁殖并通过淋巴组织进入血流,形成第一次病毒血症。此后,病毒被单核巨噬细胞系统(肝、脾、骨髓)吞噬,并在其内大量繁殖后再次侵入血流,形成第二次病毒血症。引起全身广泛性损害而出现高热、皮疹等一系列临床表现。

三、病理

麻疹是全身性疾病,皮肤、眼结合膜、鼻咽部、支气管、肠道黏膜及阑尾等处可见单核细胞增生及围绕在毛细血管周围的多核巨细胞,淋巴样组织肥大。皮疹是由麻疹病毒致敏了的 T 淋巴细胞与麻疹病毒感染的血管内皮细胞及其他组织细胞作用时,产生迟发性的变态反应,使受染细胞坏死、单核细胞浸润和血管炎样病变。由于表皮细胞坏死、变性引起脱屑。崩解的红细胞及血浆渗出血管外,使皮疹消退后留有色素沉着。麻疹黏膜斑与皮疹病变相同。麻疹的病理特征是受病毒感染的细胞增大并融合形成多核巨细胞。其细胞大小不一,内含数十至百余个核,核内外有病毒集落(嗜酸性包涵体)。

四、流行病学

(一)传染源

患者是唯一的传染源。出疹前 5 天至出疹后 5 天均有传染性,如合并肺炎传染性可延长至出疹后 10 天。

(二)传播途径

患者口、鼻、咽、气管及眼部的分泌物中均含有麻疹病毒,主要通过喷嚏、咳嗽和说话等空气飞沫传播。密切接触者可经污染病毒的手传播,通过衣物、玩具等间接传播者少见。

(三)易感人群和免疫力

普遍易感,易感者接触患者后,90%以上发病,病后能获持久免疫。由于母体抗体能经胎盘传给胎儿,因而麻疹多见于 6 个月以上的小儿,6 个月至 5 岁小儿发病率最高。

(四)流行特点

全年均可发病,以冬、春两季为主,高峰在 2～5 月份。自麻疹疫苗普遍接种以来,发病的周期性消失,发病年龄明显后移,青少年及成人发病率相对上升,育龄妇女患麻疹增多,并将可能导致先天麻疹和新生儿麻疹发病率上升。

五、临床表现

(一)潜伏期

平均 10 天(6～18 天),接受过免疫者可延长至 3～4 周。潜伏期末可有低热、全身不适。

(二)前驱期(发疹前期)

从发热至出疹,常持续 3～4 天,以发热、上呼吸道炎和麻疹黏膜斑为主要特征。此期患儿体温逐渐增高达 39～40 ℃。同时伴有流涕、咳嗽、流泪等类似感冒症状,但结膜充血、畏光流泪及眼睑水肿是本病特点。90%以上的患者于病程的第 2～3 天,在第一白齿相对应的颊黏膜处,可出现0.5～1 mm 大小的白色麻疹黏膜斑(柯氏斑),周围有红晕,常在 2～3 天内消退,具有早期诊断价值。

(三)出疹期

多在发热后 3～4 天出现皮疹,体温可突然升高到 40～40.5 ℃。皮疹初见于耳后发际,渐延及面、颈、躯干、四肢及手心足底,2～5 天出齐。皮疹为淡红色充血性斑丘疹,大小不等,压之褪色,直径 2～4 mm,散在分布,皮疹痒,疹间皮肤正常。病情严重时皮疹常可融合呈暗红色,皮肤水肿,面部水肿变形。此期全身中毒症状及咳嗽加剧,可因高热引起谵妄、嗜睡,可发生腹痛、腹泻和呕吐,可伴有全身淋巴结及肝、脾肿大,肺部可闻少量湿啰音。

(四)恢复期

出疹 3～5 天后,体温下降,全身症状明显减轻。皮疹按出疹的先后顺序消退,可有麦麸样脱屑及浅褐色素斑,7～10 天消退。麻疹无并发症者病程为 10～14 天。少数患者,病程呈非典型经过。体内尚有一定免疫力者呈轻型麻疹,症状轻,常无黏膜斑,皮疹稀而色淡,疹退后无脱屑和色素沉着,无并发症,此种情况多见于潜伏期内接受过丙种球蛋白或成人血注射的患儿。体弱、有严重继发感染者呈重型麻疹,持续高热,中毒症状重,皮疹密集融合,常有并发症或皮疹骤退、四肢冰冷、血压下降等循环衰竭表现,死亡率极高。此外,注射过减毒活疫苗的患儿还可出现无典型黏膜斑和皮疹的无疹型麻疹。

麻疹的临床表现需与其他小儿出疹性疾病鉴别见表 9-1。

(五)并发症

(1)支气管肺炎:出疹 1 周内常见,占麻疹患儿死因的 90%以上。

(2)喉炎:出现频咳、声嘶,甚至哮吼样咳嗽,极易出现喉梗阻,如不及时抢救可窒息而死。

(3)心肌炎:是少见的严重并发症,多见于 2 岁以下、患重症麻疹或并发肺炎者和营养不良患者。

表 9-1　小儿出疹性疾病鉴别

疾病	病原	发热与皮疹关系	皮疹特点	全身症状及其他特征
麻疹	麻疹病毒	发热 3～4 天,出疹期热更高	红色斑丘疹,自头部→颈→躯干→四肢,退疹后有色素沉着及细小脱屑	呼吸道卡他性炎症、结膜炎、发热第 2～3 天口腔黏膜斑
风疹	风疹病毒	发热后半天至一天出疹	面部→躯干→四肢,斑丘疹,疹间有正常皮肤,退疹后无色素沉着及脱屑	全身症状轻,耳后、枕部淋巴结肿大并触痛
幼儿急疹	人疱疹病毒 6 型	高热 3～5 天热退疹出	红色斑丘疹,颈及躯干部多见,一天出齐,次日消退	一般情况好,高热时可有惊厥,耳后、枕部淋巴结亦可肿大
猩红热	乙型溶血性链球菌	发热 1～2 天出疹,伴高热	皮肤弥漫充血,上有密集针尖大小丘疹,持续 3～5 天退疹,1 周后全身大片脱皮	高热,中毒症状重,咽峡炎、杨梅舌,环口苍白圈,扁桃体炎
肠道病毒感染	埃可病毒柯萨奇病毒	发热时或退热后出疹	散在斑疹或斑丘疹,很少融合,1～3 天消退,不脱屑,有时可呈紫癜样或水泡样皮疹	发热,咽痛,流涕,结膜炎,腹泻,全身或颈、枕淋巴结肿大
药物疹		发热、服药史	皮疹痒感,摩擦及受压部位多,与用药有关,斑丘疹、疱疹、猩红热样皮疹、荨麻疹	原发病症状

(4)麻疹脑炎:多发生于疹后 2～6 天,也可发生于疹后 3 周内。与麻疹的轻重无关。临床表现与其他病毒性脑炎相似,多经 1～5 周恢复,部分患者留有后遗症。

(5)结核病恶化。

六、辅助检查

(一)一般检查

血白细胞总数减少,淋巴细胞相对增多。

(二)病原学检查

从呼吸道分泌物中分离出麻疹病毒,或检测到麻疹病毒均可做出特异性诊断。

(三)血清学检查

在出疹前 1～2 天时用 ELSIA 法可检测出麻疹特异性 IgM 抗体,有早期诊断价值。

七、治疗原则

目前尚无特异性药物,宜采取对症治疗、中药透疹治疗及并发症治疗等综合性治疗措施。麻疹患儿对维生素 A 的需求量加大,WHO 推荐。在维生素 A 缺乏地区的麻疹患儿应补充维生素 A,<1 岁的患儿每天给 10 万单位,年长儿 20 万单位,共两日,有维生素 A 缺乏眼症者,1～4 周后应重复。

八、护理评估

(一)健康史询问

患儿有无麻疹的接触史及接触方式,出疹前有无发热、咳嗽、喷嚏、畏光、流泪及口腔黏膜改变等;询问出疹顺序及皮疹的性状,发热与皮疹的关系;询问患儿的营养状况及既往史,有无接种麻疹减毒活疫苗及接种时间。

(二)身体状况

评估患儿的生命体征,如体温、脉搏、呼吸、神志等;观察皮疹的性质、分布、颜色及疹间皮肤是否正常;有无肺炎、喉炎、脑炎等并发症。分析辅助检查结果,注意有无血白细胞总数减少、淋巴细胞相对增多;有无检测到麻疹病毒特异性 IgM 抗体,或分离出麻疹病毒等。

(三)心理-社会状况

评估患儿及家长的心理状况、对疾病的应对方式;了解家庭及社区对疾病的认知程度、防治态度。

九、护理诊断

(1)体温过高与病毒血症、继发感染有关。

(2)皮肤完整性受损与麻疹病毒感染有关。

(3)营养失调:低于机体需要量,与病毒感染引起消化吸收功能下降、高热消耗增多有关。

(4)有感染的危险:与免疫功能下降有关。

(5)潜在并发症:肺炎、喉炎、脑炎。

十、预期目标

(1)患儿体温降至正常。

(2)患儿皮疹消退,皮肤完整、无感染。

(3)患儿住院期间能得到充足的营养。

(4)患儿不发生并发症或发生时得到及时发现和处理。

十一、护理措施

(一)维持正常体温

1.卧床休息

绝对卧床休息至皮疹消退、体温正常为止。室内空气新鲜,每天通风 2 次(避免患儿直接吹风以防受凉),保持室温于 18～22 ℃,湿度 50％～60％。衣被穿盖适宜,忌捂汗,出汗后及时擦干更换衣被。

2.高热的护理

出疹期不宜用药物或物理方法强行降温,尤其是乙醇擦浴、冷敷等物理降温,以免影响透疹。体温＞40 ℃时可用小量的退热剂,以免发生惊厥。

(二)保持皮肤黏膜的完整性

1.加强皮肤的护理

保持床单整洁干燥和皮肤清洁,在保温情况下,每天用温水擦浴更衣一次(忌用肥皂),腹泻患儿注意臀部清洁,勤剪指甲防抓伤皮肤继发感染。及时评估透疹情况,如透疹不畅,可用鲜芫荽煎水服用并擦身(须防烫伤),以促进血循环,使皮疹出齐、出透,平稳度过出疹期。

2.加强五官的护理

室内光线宜柔和,常用生理盐水清洗双眼,再滴入抗生素眼液或眼膏(动作应轻柔,防眼损伤),可加服维生素 A 预防眼干燥症。防止呕吐物或泪水流入外耳道发生中耳炎。及时清除鼻痂、翻身拍背助痰排出,保持呼吸道通畅。加强口腔护理,多喂白开水,可用生理盐水或朵贝液含漱。

(三)保证营养的供给

发热期间给予清淡易消化的流质饮食,如牛奶、豆浆、蒸蛋等,常更换食物品种,少量多餐,以增加食欲利于消化。多喂开水及热汤,利于排毒、退热、透疹。恢复期应添加高蛋白、高维生素的食物。指导家长作好饮食护理,无需忌口。

(四)注意病情的观察

麻疹并发症多且重,为及早发现,应密切观察病情。出疹期如透疹不畅、疹色暗紫、持续高烧、咳嗽加剧、鼻扇喘憋、发绀、肺部啰音增多,为并发肺炎的表现,重症肺炎尚可致心力衰竭;患儿出现频咳、声嘶、甚至哮吼样咳嗽、吸气性呼吸困难、三凹征,为并发喉炎表现;患儿出现嗜睡、惊厥、昏迷为脑炎表现。病期还可导致原有结核病的恶化。如出现上述表现应予以相应护理。

(五)预防感染的传播

麻疹是可以预防的。为控制其流行,应加强社区人群的健康宣教。

1.管理好传染源

对患儿宜采取呼吸道隔离至出疹后 5 天,有并发症者延至疹后 10 天。接触的易感儿隔离观察 21 天。

2.切断传播途径

病室要注意通风换气。进行空气消毒,患儿衣被及玩具暴晒 2 小时,减少不必要的探视,预防继发感染。因麻疹可通过中间媒界传播,如被患者分泌物污染的玩具、书本、衣物,经接触可导致感染,所以医务人员接触患儿后,必须在日光下或流动空气中停留 30 分钟以上,才能再接触其他患儿或健康易感者。流行期间不带易感儿童去公共场所,托幼机构暂不接纳新生。

3.保护易感儿童

(1)被动免疫:对年幼、体弱的易感儿肌内注射人血丙种球蛋白或胎盘球蛋白,接触后 5 天内注射可免于发病,6 天后注射可减轻症状,有效免疫期 3~8 周。

(2)主动免疫:为提高易感者免疫力,对 8 个月以上未患过麻疹的小儿可接种麻疹疫苗。接种后 12 天血中出现抗体,一月达高峰,故易感儿接触患者后 2 天内接种有预防效果。由于麻疹疫苗免疫接种后阳转率不是 100%,且随时间延长,免疫效果可变弱,1989 年美国免疫咨询委员会提出:4~6 岁儿童进幼儿园和小学时,应第二次接种麻疹疫苗,进入大学的年轻人要再次进行麻疹免疫。急性结核感染者如需注射麻疹疫苗应同时进行结核治疗。

十二、护理评价

评价患儿体温是否降至正常,皮疹是否出齐、出透,皮肤是否完整,是否合并其他感染,能否得到充足的营养;患儿家长是否了解麻疹的有关知识,能否配合好消毒隔离、家庭护理等。

（王　涵）

第十四节　流行性乙型脑炎

流行性乙型脑炎(epidemic encephalitis B)简称乙脑,是由乙脑病毒经蚊虫叮咬而传播的以脑实质炎症为主要病变的中枢神经系统急性传染病,发生于夏秋季,儿童多见。临床上以高热、意识障碍、抽搐、呼吸衰竭、脑膜刺激征及病理反射征为主要特征。

一、病因

乙脑病毒属虫媒病毒乙组的黄病毒科第 1 亚群,呈球形,直径 40～50 nm,核心为单股正链 RNA。病毒抵抗力不强,对温度、乙醚、酸均很敏感。加热至 100 ℃时 2 分钟、56 ℃时 30 分钟可灭活病毒,但耐低温和干燥,为嗜神经病毒,人或动物感染病毒后可产生补体结合抗体、中和抗体及血清抑制抗体。

二、发病机制

感染乙脑病毒的蚊虫叮咬人体后,病毒先在局部组织细胞和淋巴结,以及血管内皮细胞内增殖,不断侵入血流,形成病毒血症。发病与否,取决于病毒的数量、毒力和机体的免疫功能,绝大多数感染者不发病,呈隐性感染。当侵入病毒量多、毒力强、机体免疫功能又不足,则病毒继续繁殖,经血行散布全身。由于病毒有嗜神经性故能突破血脑屏障侵入中枢神经系统,尤在血脑屏障低下时或脑实质已有病毒者易诱发本病。

三、病理

病变广泛存在于大脑及脊髓,但主要位于脑部,且一般以间脑、中脑等处病变为著。肉眼观察可见软脑膜大小血管高度扩张与充血,脑的切面上可见灰质与白质中的血管高度充血、水肿,有时见粟粒或米粒大小的软化坏死灶。显微镜下可见。

(一)血管病变

脑内血管扩张、充血、小血管内皮细胞肿胀、坏死、脱落。血管周围环状出血,重者有小动脉血栓形成及纤维蛋白沉着。血管周围有淋巴细胞和单核细胞浸润,可形成"血管套"。

(二)神经细胞变性、肿胀与坏死

神经细胞变性,胞核溶解,细胞质虎斑消失,重者呈大小不等点、片状神经细胞溶解坏死形成软化灶。坏死细胞周围常有小胶质细胞围绕并有中性粒细胞浸润形成噬神经细胞现象。脑实质肿胀。软化灶形成后可发生钙化或形成空洞。

(三)胶质细胞增生

主要是小胶质细胞增生,呈弥漫性或灶性分存在血管旁或坏死崩解的神经细胞附近。

四、流行病学

(一)传染源

包括家畜、家禽和鸟类;其中猪(特别是幼猪)是主要传染源,人不是重要传染源(病毒血症期

＜5天）。

（二）传播途径

蚊子是主要传播媒介，三带喙库蚊为主。蚊体内病毒能经卵传代越冬，可成为病毒的长期储存宿主。

（三）易感人群

普遍易感，免疫力持久，多为隐性感染 1∶1 000～1∶2 000。10岁以下（2～6岁）儿童多见（80％）。

（四）流行特点

有严格季节性，集中于 7、8、9 月（80％～90％），但由于地理环境与气候不同，华南地区的流行高峰在 6～7 月。华北地区在 7～8 月，而东北地区则在 8～9 月，均与蚊虫密度曲线相一致。

五、临床表现

（一）典型患者的病程可分5期

1.潜伏期

4～21 天，一般为 10～14 天。

2.前驱期

病程第 1～3 天，体温在 1～2 天内升高到 38～39 ℃，伴头痛、神情倦怠和嗜睡、恶心、呕吐、颈抵抗。小儿可有呼吸道症状或腹泻。幼儿在高热时常伴有惊厥与抽搐。

3.极期

病程第 4～10 天，进入极期后，突出表现为全身毒血症状及脑部损害症状。

（1）高热：是乙脑必有的表现。体温高达 39～40 ℃以上。轻者持续 3～5 天，一般 7～10 天，重者可达数周。热度越高，热程越长则病情越重。

（2）意识障碍：大多数人在起病后 1～3 天出现不同程度的意识障碍，如嗜睡、昏迷。嗜睡常为乙脑早期特异性的表现，之后，出现明显意识障碍，由嗜睡至昏睡或昏迷，一般在 7～10 天左右恢复正常，重者持续 1 月以上。热程越长则病情越重。

（3）惊厥或抽搐：乙脑严重症状之一。由于脑部病变部位与程度不同，可表现轻度的手、足、面部抽搐或惊厥，也可为全身性阵发性抽搐或全身强直性痉挛，持续数分钟至数十分钟不等。

（4）呼吸衰竭：乙脑最为严重的症状，也是重要的死亡原因。主要是中枢性的呼吸衰竭，可由呼吸中枢损害、脑水肿、脑疝、低钠性脑病等原因引起。表现为呼吸表浅，节律不整、双吸气、叹息样呼吸、呼吸暂停、潮氏呼吸以至呼吸停止。中枢性呼吸衰竭可与外周性呼吸衰竭同时存在。外周性呼吸衰竭主要表现为呼吸困难、呼吸频率改变、呼吸动度减弱、发绀，但节律始终整齐。

高热、抽搐及呼吸衰竭是乙脑急性期的"三关"，常互为因果，相互影响，加重病情。

（5）神经系统症状和体征：较大儿童及成人均有不同程度的脑膜刺激征，婴儿多无此表现，但常有前囟隆起。若锥体束受损，常出现肢体痉挛性瘫痪、肌张力增强，巴宾斯基征阳性。少数人可呈软瘫。小脑及动眼神经受累时，可发生眼球震颤，瞳孔扩大或缩小、不等大、对光反应迟钝等。自主神经受损常有尿潴留、大小便失禁。浅反身减弱或消失，深反射亢进或消失。

（6）其他：部分乙脑患者可发生循环衰竭，表现为血压下降，脉搏细速。偶有消化道出血。多数患者在本期末体温下降，病情改善，进入恢复期。少数患者因严重并发症或脑部损害重而死于本期。

4.恢复期

极期过后体温在 2~5 天降至正常,昏迷转为清醒,多在 2 周左右痊愈,有的患者有一短期精神"呆滞阶段",以后言语、表情、运动及神经反射逐渐恢复正常。部分患者恢复较慢,需 1~3 个月以上。个别重症患者表现为低热、多汗、失语、瘫痪等。但经积极治疗,常可在 6 个月内恢复。

5.后遗症期

虽经积极治疗,部分患者在发病 6 个月后仍留有神经、精神症状,称为后遗症。发生率 5%~20%。以失语、瘫痪及精神失常最为多见。如继续积极治疗,仍可望有一定程度的恢复。

(二)根据病情轻重分 4 型

1.轻型

患者神志始终清晰,有不同程度嗜睡,一般无抽搐,脑膜刺激不明显。体温通常在 38~39 ℃之间,多在一周内恢复,无恢复期症状。

2.中型(普通型)

有意识障碍如昏睡或浅昏迷。腹壁反射和提睾反射消失。偶有抽搐。体温常在 40 ℃左右,病程约为 10 天,多无恢复期症状。

3.重型

神志昏迷,体温在 40 ℃以上,有反射或持续性抽搐。深反射先消失后亢进,浅反射消失,病理反射强阳性,常有定位病变。可出现呼吸衰竭。病程多在 2 周以上,恢复期常有不同程度的精神异常及瘫痪表现,部分患者可有后遗症。

4.暴发型

少见。起病急骤,有高热或超高热,1~2 天后迅速出现深昏迷并有反复强烈抽搐。如不积极抢救,可在短期内因中枢性呼吸衰竭而死亡。幸存者也常有严重后遗症。

乙脑临床症状以轻型和普通型居多,约占总病例数的三分之二。流行初期重型多见,流行后期轻型多见

六、辅助检查

(一)血常规

白细胞总数升高(常在 $10\sim20\times10^9/g$)及中性粒细胞升高(80%以上)。

(二)脑脊液

外观无色透明或微混,压力增高;白细胞计数多 $0.5\sim1.0\times10^9/L$,其分类早期以中性粒细胞为多,后期以淋巴细胞为主;糖正常或稍高,氯化物正常,蛋白增高。

(三)血清学检查

乙脑特异性 IgM 抗体多在病后 3~4 天即可出现,2 周达到高峰,可用于乙脑的早期诊断。

七、治疗原则

无特效药物,强调早期诊断、早期治疗,把好高热、抽搐、呼吸衰竭三关。

(一)一般治疗

住院隔离、防蚊降温、加强口腔、皮肤护理。

（二）对症处理

重点把三关。

（1）高热：室温 30 ℃以下,体温（肛温 38 ℃以上）,物理降温为主,药物降温为辅。

（2）惊厥或抽搐：去除病因。①治疗脑水肿。②保持呼吸道通畅。③降温。④治疗脑实质炎症用镇静剂,首选安定,小儿每次 0.1～0.3 mg/kg,每次用量小于 10 mg。

（3）呼吸衰竭：针对病因治疗。①痰阻气管：吸痰、吸氧、雾化。②脑水肿、脑疝：脱水、吸氧、激素。③惊厥：镇静。

（4）自主呼吸存在。但呼吸表浅者用呼吸兴奋剂。

（5）自主呼吸停止：气管插管、气管切开、人工呼吸机辅助呼吸。

（三）中医中药治疗

清热、解毒（安宫牛黄丸）。

（四）后遗症治疗

针灸、按摩。

八、护理诊断

（1）体温过高与病毒血症及脑部炎症有关。

（2）气体交换功能受损：与呼吸衰竭有关。

（3）意识障碍：与中枢神经系统损害有关。

（4）潜在并发症：惊厥、呼吸衰竭。

（5）焦虑（家长）：与预后差有关。

九、护理措施

（一）首先做好基础护理

保持病室安静整洁,避免不必要的刺激;病室有防蚊和降温设备,室温控制在 28 ℃以下;保持口腔及皮肤的清洁,防止发生褥疮;注意精神意识、体温、脉搏、血压及瞳孔的变化;昏迷者可行鼻饲,给予足够的营养及维生素。然后针对患儿的高热、惊厥抽搐和呼吸衰竭采取相应的措施。

（二）高热的护理

（1）以物理降温为主,药物降温为辅。用温水、酒精擦浴,冷盐水灌肠。

（2）高热伴抽搐者可用亚冬眠疗法。

（三）惊厥或抽搐的护理

对惊厥或者抽搐患者应争取早期发现先兆,及时处理。分析原因,针对引起抽搐的不同原因进行处理。

（1）如脑水肿所致者进行脱水治疗时,应注意：①脱水剂应于 30 分钟内注入,速度过慢影响脱水效果。②准确记录液体出入量。③因甘露醇是高渗液体,应注意患者心脏功能,防止发生心功能不全。

（2）因脑实质病变引起的抽搐,可按医嘱使用抗惊厥药物。应该特别注意观察该药物对呼吸的抑制。

（3）因呼吸道阻塞所致缺氧者及时吸痰、吸氧,并加大氧流量至 4～5 L/min,保持呼吸道通畅,必要时行气管切开加压呼吸。

(4)如因高热所致者,在积极降温的同时按医嘱给予镇静剂。注意镇静剂药物后的反应。

(5)注意患者安全,防止发生坠床、骨折及舌头被咬伤。

(四)呼吸衰竭的护理

(1)保持呼吸道通畅,定时翻身,拍背,吸痰,雾化吸入以稀释其分泌物。

(2)一般用鼻导管低流量吸氧。

(3)必要时应用人工呼吸机。

(五)恢复期及后遗症的护理要点

(1)加强营养,防止继发感染。

(2)观察患者神志、各种生理功能、运动功能的恢复情况。

(3)对遗留有精神、神经后遗症者,可进行中西医结合治疗。护士应以积极、耐心的护理,从生活上关心、照顾患者,鼓励并指导患儿进行功能锻炼,帮助其尽快恢复。

(六)心理护理

刚清醒的患者其思维能力及接受外界刺激的能力均较差,感情脆弱,易哭、易激动,应使患者保持安静。避免不良刺激。帮助患者适应环境,直至恢复正常。

(七)预防感染的传播

(1)管理传染源:早期发现、隔离、治疗患儿;人畜居地分开。

(2)切断传播途径:防蚊和灭蚊是控制本病流行的重要环节,特别是注意消灭蚊虫孳生地。倡不露宿。黄昏户外活动应避免蚊虫叮咬。

(3)保护易感人群:1岁儿童基础免疫1次,第2年加强1次;5岁再加强1次。

(八)健康教育

大力开展防蚊、灭蚊工作,防止蚊虫叮咬;加强家畜管理;对10岁以下小儿和从非流行区进入流行区的人员进行乙脑疫苗接种;对有后遗症的患儿做好康复护理指导,教会家长切实可行的护理措施及康复疗法,如肢体功能锻炼、语言训练等。坚持用药,定期复诊。

(王 涵)

第十五节 中毒型细菌性痢疾

中毒型细菌性痢疾是急性细菌性痢疾的危重型,临床特征为急起高热、反复惊厥、嗜睡、昏迷,迅速发生循环衰竭和/或呼吸衰竭。而早期肠道症状可很轻或无。以2~7岁体质较好的儿童多见。该病病死率高,必须积极抢救。

一、病因

病原菌为痢疾杆菌,属志贺菌属,革兰染色阴性。痢疾杆菌对外界环境抵抗力较强,最适生长的温度为37 ℃,在水果、蔬菜中能存活10天左右,在牛奶中存活20天,在阴暗潮湿或冰冻的条件下,可存活数周。痢疾杆菌对理化因素敏感,日光照射30分钟或加热60 ℃,15分钟均可将其杀灭。常用的各种消毒剂也能迅速将其杀灭。

二、发病机制

痢疾杆菌致病性很强，可释放内毒素和外毒素，外毒素具有细胞毒性（可使肠黏膜细胞坏死）、神经毒性（吸收后产生神经系统表现）和肠毒性（使肠内分泌物增加）。痢疾杆菌经口进入结肠，侵入肠黏膜上皮细胞和黏膜固有层，在局部迅速繁殖并裂解，产生大量内毒素，形成内毒素血症，引起周身和/或脑的急性微循环障碍，产生休克和/或脑病。抽搐的发生与神经毒素有关。中毒性痢疾患者全身毒血症症状重而肠道炎症反应轻，可能与儿童的神经系统发育不完善、特异性体质对细菌毒素的反应过于强烈有关。血中儿茶酚胺等血管活性物质的增加致使全身小血管痉挛，引起急性循环障碍、DIC、重要脏器衰竭、脑水肿和脑疝。

三、流行病学

(一)传染源
患者和带菌者，其中慢性患者和轻型患者是重要的传染源。

(二)传播途径
经粪-口途径传播，被粪便中病菌污染的食物、水或手，经口感染。

(三)易感人群
普遍易感，儿童及青壮年多见。由于人感染后所产生的免疫力短暂且不稳定，因此易重复感染或复发。

(四)流行特点
本病遍布世界各地，发病率高低取决于当地经济情况、生活水平、环境卫生和个人卫生。一全年均可发病，以夏、秋季为高峰。

四、临床表现

潜伏期1～2天，患儿起病急骤，高热甚至超高热，反复惊厥，迅速出现呼吸衰竭和循环衰竭。肠道症状轻微甚至缺如，需通过直肠拭子或生理盐水灌肠采集大便，镜下发现大量脓细胞和红细胞。

临床按其主要表现分为3型。

(1)休克型：又称周围循环衰竭型。以周围循环衰竭为主要表现。面色苍白、四肢厥冷、脉搏细速、血压下降、皮肤花纹，可伴有心功能不全、少尿或无尿及不同程度的意识障碍。肺循环障碍时，突然呼吸加深加快，呈进行性呼吸困难，直至呼吸衰竭。

(2)脑型：又称呼吸衰竭型。以缺氧、脑水肿、颅压增高，脑疝为主。此型患儿无肠道症状而突然起病，早期即出现嗜睡、面色苍白、反复惊厥、血压正常或稍高，很快昏迷，继之呼吸节律不整、双侧瞳孔不等大、对光反射迟钝或消失，常因呼吸骤停而死亡。

(3)混合型：兼有上述两型的表现，是最凶险的类型，死亡率很高。

五、辅助检查

(一)血常规
周围血白细胞总数和中性粒细胞增加。

(二)大便常规

大便黏液脓血样,镜检可见大量脓细胞、红细胞及巨噬细胞。

(三)大便培养

从粪便培养出痢疾杆菌是确诊的最直接证据。送检标本应注意做到尽早、新鲜、选取黏液脓血部分多次送检,以提高检出率。在夏秋季,2～7岁小儿突然高热、伴脑病或中毒性休克者应疑本病。立即做粪便检查,如当时患者尚无腹泻,可用冷盐水灌肠取便,必要时重复进行。

六、治疗原则

(一)病原治疗

选用对痢疾杆菌敏感的抗生素(如阿米卡星、氨苄西林、第三代头孢菌素等)静脉用药,病情好转后改口服,疗程不短于5～7天,以减少恢复期带菌。

(二)肾上腺皮质激素

肾上腺皮质激素具有抗炎、抗毒、抗休克和减轻脑水肿作用,选用地塞米松短疗程大剂量静脉滴注。

(三)防治脑水肿及呼吸衰竭

综合使用降温措施:静脉推注20%甘露醇脱水治疗;反复惊厥者可用地西泮、水合氯醛止惊或亚冬眠疗法,使用呼吸兴奋剂或辅以机械通气等。

(四)防治循环衰竭

扩充血容量。维持水电解质平衡,可用2:1等张含钠液或5%低分子右旋糖酐扩容和疏通微循环,用5%碳酸氢钠溶液纠正酸中毒,用莨菪碱类药物或多巴胺解除微循环痉挛,根据心功能情况使用毛花苷C。

七、护理诊断

(1)体温过高与毒血症有关。

(2)组织灌注量不足与微循环障碍有关。

(3)潜在并发症:脑水肿、呼吸衰竭等。

(4)焦虑(家长):与病情危重有关。

八、护理措施

(1)高热的护理:卧床休息,监测体温,综合使用物理降温、药物降温,必要时给予亚冬眠疗法。使体温在短时间内降至37 ℃左右,防高热惊厥致脑缺氧、脑水肿加重。

(2)休克的护理:患儿取仰卧中凹位,注意保暖,严密监测患儿生命体征,密切监测病情。建立有效的静脉通路。调节好输液速度,观察尿量并严格记录出入量。

(3)保证营养供给:给予营养丰富、易消化的流质或半流质饮食,多饮水,促进毒素的排出。禁食易引起胀气及多渣等刺激性食物。

(4)密切观察病情变化:监测患儿生命体征,密切观察神志、面色、瞳孔、尿量的变化,准确记录24小时出入量。

(5)遵医嘱给予抗生素、镇静剂、脱水剂、利尿剂等,控制惊厥。降低颅内压,保持呼吸道通畅,准备好各种抢救物品。

(6)腹泻的护理记录大便次数、性状及量。供给易消化流质饮食,多饮水,不能进食者静脉补充营养。勤换尿布,便后及时清洗,防臀红发生。及时采集大便标本送检,必要时用取便器或肛门拭子采取标本。

(7)预防感染的传播对饮食行业及托幼机构的工作人员应定期做大便培养,及早发现带菌者并积极治疗。对患儿采取肠道隔离至临床症状消失后1周或3次便培养阴性止。加强饮水、饮食、粪便的管理及灭蝇。养成良好卫生习惯,如饭前便后洗手、不喝生水、不吃变质不洁食物等。在菌痢流行期间,易感者口服多效价痢疾减毒活疫苗,保护可达85%~100%,免疫期维持6~12个月。

(8)健康教育:向患儿及家长讲解该病的有关知识,指导家长与患儿养成饭前便后洗手的良好卫生习惯,注意饮食卫生,不吃生冷、不结、变质食物等。

(王　涵)

第十六节　腹股沟斜疝

小儿腹股沟疝均是斜疝,几乎没有直疝,在腹股沟或阴囊有一可复性肿块,它与腹膜鞘状突未完全闭合或腹股沟解剖结构薄弱有关,而腹内压增高是其诱发因素,如剧烈哭闹、长期咳嗽、便秘和排尿困难。可发生在任何年龄,右侧多于左侧。

一、临床特点

(1)腹股沟部有弹性的可复性不痛肿物,哭闹或用力排便时明显,安静平卧或轻轻挤压肿块能消失,随着腹压的增大,肿块逐渐增大并渐坠入阴囊。

(2)斜疝嵌顿时,肿块变硬、疼痛,伴呕吐、哭闹不安,无肛门排气排便。晚期则有发热、肿块表皮红肿、便血及触痛加剧。

(3)局部无肿块时指检可感皮下环宽松,可触到增粗的精索,咳嗽时手指可在内环感到冲动感。

(4)辅助检查。①B超:可鉴别腹股沟肿块为肠管或液体。②骨盆部立位X线片:阴囊部肿块有气体或液平面可诊断为斜疝,在鉴别嵌顿疝时有诊断价值。

二、护理评估

(1)了解腹股沟部第一次出现肿块的时间、肿块的性状及和腹内压增高的关系,询问出现肿块的频率,有无疝嵌顿史。

(2)症状、体征:评估腹股沟部有无肿块,肿块的大小及导致肿块改变的相关因素。观察肿块表皮有无红肿、触痛。评估有否疝嵌顿的表现。

(3)社会-心理:评估较大患儿是否因手术而感到情绪紧张,评估家长对此疾病知识和治疗的了解程度和心理反应。

(4)辅助检查:了解 B 超和骨盆部 X 线立位片的检查结果。

三、常见护理问题

(1)焦虑:与环境改变、害怕手术有关。

(2)疼痛:与疝嵌顿、腹部切口有关。

(3)合作性问题:阴囊血肿或水肿。

(4)知识缺乏:缺乏本病相关知识。

四、护理措施

(一)术前

(1)避免哭闹和剧烈咳嗽,哭闹或剧烈咳嗽时可抬高臀部。保持大便通畅,防止斜疝嵌顿。

(2)注意冷暖及饮食卫生,防止感冒及腹泻。

(3)做好禁食、备皮、皮试等术前准备。

(二)术后

(1)术后去枕平卧 4~6 小时,头侧向一边,防止呕吐引起窒息。

(2)监测生命体征,保持呼吸道通畅。

(3)给予高蛋白、高热量、高维生素、适当纤维素、易消化饮食,保持大便通畅。

(4)观察切口有无渗血、渗液、红肿、保持切口敷料清洁干燥,防止婴儿大小便污染。注意观察腹股沟、阴囊有无血肿、水肿及其消退情况。

(5)指导家长多安抚小患儿,分散其注意力,避免哭闹。

(三)健康教育

(1)对陌生的环境,疾病相关知识的缺乏及担心,患儿及家长易产生恐惧、焦虑心理,护理人员应耐心介绍疾病的发展过程、治疗方法和手术的目的及重要性,以排除顾虑,给予心理支持,使其积极配合。

(2)认真做好各项术前准备,向患儿及家长讲解备皮、禁食、皮试、术前用药的目的及注意事项,以取得理解和配合。

(3)避免哭闹和剧烈咳嗽,保持大便通畅,避免增加腹压,防止术侧斜疝复发嵌顿。单侧斜疝术后需注意另一侧腹股沟有无斜疝发生。

五、出院指导

(1)饮食:适当增加营养,给易消化的饮食,多吃新鲜水果蔬菜。

(2)伤口护理:保持伤口的清洁、干燥,小婴儿的双手用干净的手套套住或予以约束,伤口痒时切忌用手抓伤口,以防伤口发炎,伤口未愈合前忌过早浸水洗浴。

(3)注意观察腹股沟、阴囊红肿消退情况,观察腹股沟有无肿物突出。

(孙　乐)

第十七节 尿 道 下 裂

尿道下裂是一种外生殖器畸形,因胚胎发育过程障碍,尿道沟不能完全融合到龟头的远端,尿道口位于冠状沟至会阴之间的任何部位,可同时伴有阴茎下曲畸形。

一、临床特点

(一)临床类型

(1)阴茎头、冠状沟型:尿道外口位于冠状沟腹侧,系带缺如,包皮位于龟头的背侧呈帽状,阴茎发育正常,龟头轻度下曲。

(2)阴茎体型:尿道外口位于阴茎体腹侧,阴茎可向腹侧弯曲。

(3)阴茎、阴囊型:尿道外口位于阴茎、阴囊交界处,阴茎严重向腹侧弯曲,不能站立排尿。

(4)会阴型:尿道外口位于会阴,阴茎海绵体发育不良,严重下曲,阴囊对裂,伴阴茎阴囊转位,外生殖器酷似女性。

(二)辅助检查

染色体检查核型为(46,XY),影像学、腹腔镜检查可见男性性器官。

二、护理评估

(一)健康史

询问有无尿道下裂的家族史。母亲孕期有无外源性雌激素接触和应用史。了解患儿对排尿方式改变的适应能力。

(二)症状、体征

评估患儿尿道开口的位置高低,阴茎发育情况及有无阴茎下弯存在。是否合并单、双侧隐睾。

(三)社会、心理

评估患儿及家长对手术的心理反应,有无担心阴茎外观及成年后的性生活和生育能力。

三、常见护理问题

(1)焦虑:与患儿年幼、幻想阴茎被切除,双亲因患儿性别不明或担心成年后无法婚育有关。

(2)有阴茎血循环障碍的危险:与手术后阴茎肿胀、伤口出血、弹力绷带包扎过紧有关。

(3)感染的危险:与手术切口及引流管有关。

(4)疼痛与手术损伤、术后局部水肿有关。

(5)合作性问题:伤口出血、尿瘘、尿道狭窄。

四、护理措施

(一)术前护理

(1)心理护理了解患儿及家长焦虑的程度,主动听取患儿及家长对有关疾病的述说,了解其对疾病认识程度,保护患儿及家长的隐私。利用图片、玩偶,简单地告知患儿手术后尿道开口会移向前面,避免用"切""割开"等字眼。

(2)强调术前阴茎包皮清洗的重要性,皮肤皱褶处展开清洗,防止术后感染。

(3)术前训练在床上排便。

(二)术后护理

1.卧位

麻醉清醒前去枕头侧位,防止呕吐物吸入引起窒息。密切观察生命体征变化。清醒后取平卧位或平侧卧位,四肢适当约束,尽量少翻动,避免伤口出血,使用护架,避免盖被直接压迫阴茎。

2.导尿管护理

(1)妥善固定导尿管并保持引流通畅,避免折叠、扭曲、过度牵拉,适当约束患儿四肢,防止因烦躁、哭闹而拔管。

(2)由于导尿管的放置容易刺激膀胱引起尿意,嘱患儿不要用力排尿,以免引起尿液自尿道口外溢及导尿管滑出。

(3)定时更换引流袋并观察记录引流液的性质及量。

(4)如发现尿袋内尿量较长时间未见增加,膀胱区膨隆,且孩子有哭叫、疼痛、想排尿等症状,则提示引流不畅,须及时处理,必要时给予膀胱冲洗。

(5)留置导尿管放置 7～12 天,拔管后第一次排尿可能会有疼痛,应鼓励患儿多饮水、增加排尿次数,保持排尿通畅。拔管后注意观察尿线粗细及有无尿瘘发生。

3.伤口护理

评估局部切口敷料渗出情况及是否被尿液污染,观察龟头色泽、阴茎血液循环,如有发紫、肿胀等情况,应立即报告医师处理。术后伤口有渗血时可用消毒干棉签轻轻擦去。阴茎外露部分涂上抗生素软膏。

4.饮食护理

鼓励多饮水,限制各种饮料的摄入,防止尿酸结晶形成阻塞导尿管。多食粗纤维及高蛋白、高维生素的食物,保持大便通畅,如有排便困难,可用开塞露通便,避免因用力排便引起伤口出血及尿液自尿道口外溢。

5.疼痛的护理

观察疼痛发生的时间、性质,倾听其对疼痛的描述,根据疼痛脸谱分级图评估患儿疼痛的程度,如疼痛较轻时鼓励家长给孩子讲故事、听音乐、用有吸引力的玩具分散其注意力,必要时给予药物止痛并观察效果,如夜间阴茎勃起引起疼痛,可每晚睡前口服乙酚。

6.皮肤护理

加强背部皮肤清洁,每天用温水清洗,臀、背部可垫柔软毛巾。如术后肛周皮肤瘙痒,可用 PVP-I 棉签擦拭。

(三)健康教育

(1)向家长讲解疾病的相关知识及手术后可能发生的并发症,如尿瘘、尿道狭窄等。

(2)向家长解释约束患儿四肢的重要性,防止意外拔管。

五、出院指导

(1)伤口:保持阴茎伤口清洁干燥,避免搔抓。局部用 PVP-I、红霉素软膏涂抹至完全愈合。

（2）饮食：加强营养，给予易消化、刺激性小的食物，多喝开水，多吃蔬菜和水果，避免吃含激素类补品。

（3）活动：避免剧烈活动及骑跨动作。

（4）复查：观察尿线粗细，有无排尿困难，如有排尿困难及时来院就诊。出院后2周可回院检查一次，如有尿道狭窄应定期扩张至术后3个月，以后可间隔1年、3年、6年分别随访检查一次。有尿瘘患儿应定期复查，如半年后仍未愈合需手术修补。

（5）阴茎发育差的患儿可遵医嘱在手术后一年酌情使用绒毛膜促性腺激素注射治疗，以刺激阴茎发育。

（孙　乐）

第十八节　先天性肌性斜颈

先天性肌性斜颈是小儿斜颈最常见的原因，由于一侧胸锁乳突肌的挛缩牵拉使颈部歪斜，头部偏向患侧，下颌转向健侧，形成特殊的姿势畸形。

一、临床特点

（1）颈部肿块出生后7～10天左右颈部出现无痛性肿块，质硬，肿块位于胸锁乳突肌中下1/3处，2～3个月后肿块逐渐缩小，6个月后全部消失。胸锁乳突肌缩短明显，可呈条索状挛缩。

（2）颈部向患侧旋转活动有不同程度受限。头明显偏向患侧，下颌向健侧偏斜。

（3）脸部可出现不对称畸形，患侧之耳、眼、眉、嘴角低下，前额狭窄等。

（4）辅助检查颈部B超示患侧胸锁乳突肌纤维性肿块，弥散性纤维化，增粗。

二、护理评估

(一)健康史

了解患儿出生是否有难产及臀位产史，评估患儿有否合并其他先天畸形。了解患儿是否接受过手法矫正。

(二)症状、体征

头明显偏向患侧，下颌向健侧偏斜。胸锁乳突肌中下1/3处可触及质硬、呈圆形或椭圆形的肿块，无红肿，无压痛。

(三)社会、心理

评估家庭经济状况、支持系统、家长文化程度。评估患儿和家长对疾病和手术的认知和心理反应。

(四)辅助检查

了解B超结果。

三、常见护理问题

（一）恐惧

与手术、环境陌生有关。

（二）自我形象紊乱

与头歪向一侧有关。

（三）疼痛

与手术创伤有关。

（四）知识缺乏

缺乏疾病康复知识。

（五）合作性问题

出血、感染。

四、护理措施

（一）术前

（1）监测患儿体温，预防上呼吸道感染。

（2）完善术前检查，配合医师做好术前准备。注意剃净患儿的头发，确保手术区域干净及便于手术后头部的清洁。

（二）术后

1.体位

麻醉未清醒期间，平卧位，头侧向一边；清醒后取仰卧位，用沙袋将头固定于头偏向健侧、下颌转向患侧的位置。

2.病情观察

密切观察生命体征的变化，保持呼吸道通畅。

3.饮食

麻醉未清醒期间予禁食，清醒4～6小时后予少量饮水后无不适，给正常饮食。

4.切口的护理

评估切口出血情况，保持伤口敷料清洁干燥，观察伤口有无红肿、分泌物，局部疼痛有无加剧。

5.疼痛的护理

评估患儿疼痛的程度，根据儿童疼痛脸谱分级；指导家长多安抚患儿，讲故事、唱儿歌以分散患儿注意力；咳嗽、深呼吸时用手轻压伤口，遵医嘱准确使用止痛药并观察止痛效果。

（三）健康教育

（1）患儿及家长对手术易产生恐惧，并担心手术预后，护理人员应热情接待患儿，耐心讲解疾病的治疗过程及术后功能锻炼的重要性，以减轻患儿及家长的顾虑。

（2）在术前准备阶段，认真向患儿及家长讲解术前准备的内容如备皮、皮试、禁食、禁水的时间，术前用药的目的、注意事项，以取得患儿和家长的配合。

（3）术后康复过程中，护理人员应始终将各项术后护理的目的、方法向患儿和家长说明，共同实施护理措施，并开始实施康复训练，以取得满意的康复效果。

五、出院指导

(一)饮食

加强营养,给予富含维生素、蛋白质的食物,注意饮食卫生、合理喂养。

(二)活动

用颈椎固定器使头部处于正常位,固定时间一般为 6 周,固定期间允许脱下,进行皮肤护理或功能锻炼。

(三)功能锻炼

术后 2 周,开始正规康复锻炼:患儿仰卧使头部置于床边,协助治疗者固定患儿双肩,治疗者双手固定患儿下颏及双乳突,将患儿头部轻轻缓慢后仰,充分拉长胸锁乳突肌,再缓慢转向健侧,保持 15 秒,重复 15~20 次,要求每天 3~5 次。

(四)伤口护理

保持伤口的清洁干燥,忌用手抓,以防伤口破损、发炎。

(五)复查

出院后半年来院复查。

(孙　乐)

第十九节　发育性髋关节脱位

发育性髋关节脱位(developmental dislocation of the hip,DDH)是小儿最常见的四肢畸形之一,是因为髋臼发育不良,髋臼很浅,髋后上缘几乎完全不发育,致使股骨头不能正常地容纳在髋臼内,造成股骨半脱位或全脱位。单侧比双侧多,单侧中左侧比右侧多。病因尚不清楚。

一、临床特点

(一)新生儿期

(1)大腿及臀部皮纹不对称,肢体不等长。

(2)患侧下肢活动较健侧差,患侧股动脉搏动减弱。

(3)Allis 征或 Galeazzi 征阳性:新生儿平卧,屈膝 85°~90°或两足平放床上,内踝靠拢可见两膝高低不等。

(4)Ortolani 征或外展试验阳性:让新生儿平卧,屈膝、屈髋各 90°,检查者面对小儿臀部,两手握住小儿双膝同时外展、外旋,正常膝外侧面可触及床面,当外展一定程度受限,而膝外侧面不能触及床面,称为外展试验阳性。当外展至一定程度突然弹跳,则外展至 90°,称为 Ortolani 征阳性。

(5)X 线检查骨盆正位片,内侧间隙增大,上方间隙减少。

(二)较大儿童

(1)步态:单侧脱位时跛行,双侧脱位呈"鸭步",易疲劳,有疼痛、酸胀感。臀部明显后突。

(2)肢体短缩:臀部变宽,呈扁平,大转子显著突出,骨盆前倾,腰段脊柱明显前凸。

(3)Allis征及外展试验阳性。

(4)套叠试验阳性:让小儿平卧,屈髋、屈膝各90°,一手握住膝关节,另一手抵住骨盆两侧髂前上棘,将膝关节向下压可感到股骨头向后脱位;膝关节向上提可感到股骨头进入髋臼。

(5)股骨大粗隆在尼来登线之上。髂前上棘至坐骨结节之连线正常通过大粗隆顶点称作尼来登线。

(6)川德伦堡试验阳性:嘱小孩单腿站立,另一腿尽量屈髋、屈膝,使足离地。正常站立时对侧骨盆上升;脱位后股骨头不能抵住髋臼,臀中肌乏力使骨盆下垂,从背后观察尤为清楚。

(三)X线骨盆平片检查

(1)股骨头及髋臼发育不良。

(2)股骨头位于泼金方格外下或外上方。泼金象限:将两侧髋臼中心连一直线称作H线,再从两侧髋臼外缘向H线做垂直线,将左右各划分成四格。股骨头骨化中心在内下格为正常。

(3)髋臼指数＞25°。自髋臼外缘至髋臼中心做连线,此线与H线相交成锐角,称髋臼指数。正常为20°～25°。

(4)兴登线不连贯。正常闭孔上缘之弧线与股骨颈内侧之弧度相连在一个抛物线上称作兴登线,脱位时此线中断消失。

(5)中心边缘角(CE角)＜15°。取股骨头股骺中心为一点,髋臼外缘为另一点做连线,再做髋臼外缘垂直投线,两线相交所呈之角称CE角(正常约25°)。

二、护理评估

(一)健康史

了解母亲妊娠史,是否臀位产;评估较大儿童是否有治疗史。

(二)症状、体征

体检患儿双下肢是否等长、有无跛形步态或"鸭步",是否有易疲劳、疼痛、酸胀感。臀部是否明显后突。

(三)社会、心理

评估患儿是否因步态异常影响学习、活动而情绪紧张或低落。评估家长是否因本病的治疗过程长、费用高、肢体功能恢复难以预测而有心理上高度焦虑和恐惧。

(四)辅助检查

了解X线检查的结果。

三、常见护理问题

(一)焦虑

与身体形象改变、环境陌生、担心预后和学习有关。

(二)皮肤完整性受损

与长期卧床、躯体不能活动有关。

(三)躯体移动障碍

与牵引约束、石膏固定有关。

(四)疼痛

与手术创伤有关。

(五)有便秘的危险

与排便体位改变、限制活动有关。

(六)知识缺乏

家长缺乏手术、康复知识。

(七)合作性问题

感染、股骨头无菌性坏死。

四、护理措施

(一)非手术治疗的护理

6个月以下婴儿用Pavlik支具,6个月至3岁婴幼儿应用聚氨酯绷带石膏裤固定。

1.体位

保持Von-Rosen铅板或Pavlik吊带使患儿髋关节固定在外展、屈曲、外旋位。

2.皮肤护理

会阴部及大腿内侧定时清洗,保持干燥。

3.绷带裤护理

(1)皮肤护理:预防皮肤损伤,及时将聚氨酯绷带边缘用胶布花瓣粘贴,勤翻身,局部皮肤按摩,保持绷带完整。

(2)观察趾端血液循环,如色泽、肤温、痛觉、肿胀、活动度等。予抬高患肢,改善血液循环,绷带裤内禁用异物填塞及搔抓。

(二)手术治疗的护理

1.术前

(1)指导患儿术前注意保暖,勿着凉,以免影响手术。

(2)训练床上大小便及做被固定肢体的静态舒缩运动,以利术后康复。

(3)教会患儿及家长绷带裤护理注意事项及观察要点,防止并发症。

(4)认真做好牵引的护理。

2.术后

(1)体位:麻醉清醒前平卧位,头侧向一边,保持呼吸道通畅。髋部"人"字石膏固定时,可略为抬高患肢,改为患肢直腿牵引后,要保持肢体外展位。

(2)密切观察生命体征及血压的变化,观察伤口渗血情况,观察患侧肢体末梢血液循环状况,如发现足趾发紫、皮温高、肿胀等异常情况,应即刻与医师取得联系。

(3)饮食护理:应给富含营养、易消化的食物,鼓励患儿多饮水,多食含纤维素丰富的食物和水果,培养定时排便的习惯。

(4)维持皮肤的完整性:保持床单位干燥、平整、无渣屑。协助患儿2～4小时翻身一次,按摩受压部位,以保持皮肤的完整性。

(5)疼痛的护理:评估患儿疼痛的程度,婴幼儿可根据儿童疼痛脸谱评估;指导家长多安抚患儿,讲故事、唱儿歌以分散患儿注意力;咳嗽、深呼吸时用手轻压伤口。遵医嘱准确使用止痛剂后需观察止痛药的效果。

(6)石膏的护理:保持石膏不被排泄物污染,在搬动患儿时,注意肢体位置,防止髋关节外旋和外伸,以免股骨头脱出。协助患儿翻身时,应以健腿作轴翻转,如为双侧石膏固定,则将患儿抬起悬空翻转。

(7)功能锻炼:石膏拆除后,在保护下做肢体功能锻炼,先练习股四头肌,使患肢股四头肌紧绷,然后慢慢升起,屈髋。患儿起初怕疼痛常不敢活动,要循序渐进,逐渐增加活动量,防止关节僵硬、肌张力下降等并发症。要预防外伤以避免植骨块塌陷和股骨干骨折。术后3、6个月分别摄X线片,了解复位情况,并注意有无股骨头无菌性坏死等并发症。

(三)健康教育

(1)入院时热情接待家长和患儿,耐心讲解疾病的治疗过程。

(2)术前准备阶段,认真向家长讲解牵引的目的和意义,做到有效牵引,讲解石膏护理的要点。

(3)向家长重点说明术后各项护理的目的、方法,指导家长正确定时翻身,同时监测皮肤有无受损现象,讲解功能锻炼的目的和意义并予以指导、示范。

五、出院指导

(一)饮食

要加强营养,多食营养丰富的食物。

(二)循序渐进地做好肢体功能锻炼

防止关节僵硬和肌肉萎缩。拆除石膏复查X线检查后,在家长的保护下可开始功能锻炼:屈髋、内收、外展髋关节。

(三)绷带裤的护理

指导家长做好皮肤护理,防止大小便的污染。绷带裤内禁用异物填塞及搔抓。指导家长观察肢体血液循环,如肿胀、色泽改变等需及时来院检查。

(四)定期复查

蛙式绷带裤固定者需间隔3个月来院更换绷带2次,截骨矫形术后半年需来院拆除钢板。

(孙 乐)

第二十节 先天性马蹄内翻足

先天性马蹄内翻足是一种常见的先天性畸形,指婴儿出生后即出现一侧或双侧足呈马蹄内翻、内收。双侧多见,单侧较少。真正病因尚不清楚,很可能由遗传因素、机械压力、神经肌肉异常等多种因素所致。

一、临床特点

(1)出生后即发现一足或两足畸形。

(2)踝关节跖屈,跟腱紧张,足尖低于足跟(马蹄畸形)。

(3)足跟内翻,足内缘高于外侧缘(内翻畸形)。

(4)前足内收,胫骨呈内旋姿势。

(5)一般将畸形分为松软型与僵硬型两大类。①松软型:表现为畸形程度较轻,足小,皮肤及肌腱不紧,可用手法矫正。②僵硬型:表现为畸形严重,趾面可见一条深的横形皮肤皱折,跟骨小,跟腱细而紧,呈现严重马蹄内翻,内收畸形,多为双侧,手法矫正困难。

(6)辅助检查:X线足正侧位片可确定内翻及马蹄畸形的程度。

二、护理评估

(一)健康史

了解有无家族史,询问母亲妊娠史,有无宫内胎位不正和压力过高;有无合并其他畸形;评估出生后畸形进展情况及有无治疗史。

(二)症状、体征

评估患儿足畸形的程度、分型,行走的步态。

(三)社会、心理

评估较大患儿是否因步行困难而情绪紧张或低落,是否有自卑心理。评估家长对疾病和治疗的认识程度,是否因多次更换石膏而有心理上的恐惧和经济上的负担。

(四)辅助检查

了解X线足正侧位片的结果。

三、常见护理问题

(一)疼痛

与手术创伤有关。

(二)有外周组织改变的危险

与石膏固定有关。

(三)有皮肤完整性受损的危险

与石膏固定有关。

(四)知识缺乏

缺乏手术与家庭护理知识。

四、护理措施

(一)术前

(1)监测患儿体温,指导家长及时增减衣服,预防呼吸道感染,注意饮食卫生,合理喂养,防止腹泻。

(2)皮肤准备术前晚温水泡足20分钟。泡后洗净足部及小腿并修剪指趾甲。

(二)术后

1.体位

麻醉未清醒期间,平卧位,头侧向一边,保持呼吸道通畅。

2.病情观察

观察生命体征、伤口渗血情况,渗血多时开窗换药,并注意血压变化。

3.饮食

麻醉未清醒期间予禁食,醒后4～6小时予少量饮水后无不适,给正常饮食。

4.疼痛的护理

评估患儿哭闹的原因及疼痛的程度。指导家长多安抚患儿,给小婴儿予安抚奶嘴,幼儿期可讲故事、唱儿歌以分散患儿注意力。

5.石膏固定护理

(1)在石膏未干固前应避免搬动,尽量减少压迫石膏,如须搬动,应有1~2人协助,用手掌托起,向着同一方向用力,用力要均匀,忌手指用力形成一个压迫点。

(2)石膏未干前,可用电烤灯烤干,应距灯一尺(30~40 cm)左右距离,避免烫伤。

(3)清醒后抬高石膏固定的肢体,促进静脉回流,预防肿胀出血。下肢可用枕垫垫起,使患肢高于心脏位。

(4)严密观察足趾的血液循环、趾端的色泽、温度、痛觉、肿胀、活动度情况;如发现感觉减退、肤色苍白、皮温降低、趾端动脉搏动减弱、趾端活动伴有疼痛等应及时报告医师并配合处理。

(5)石膏边缘要用棉质软布保护,防止压迫性溃疡发生,要注意检查石膏边缘的皮肤及石膏破损情况,如有皮肤红肿、破损应及时诊治。

(6)注意保护石膏的清洁、干燥,避免大小便污染,不要在石膏空隙塞入玩具、食物等。以避免不必要的麻烦。

(7)如上石膏部位皮肤瘙痒,可以轻敲石膏外壳。

(三)健康教育

(1)入院时热情接待家长和患儿,耐心讲解疾病的治疗过程及术后三次更换石膏的意义。

(2)在术前准备阶段,认真向患儿及家长讲解术前准备的内容,备皮的重要性,禁食、禁水、术前用药的目的及注意事项,以取得家长、患儿的配合。

(3)向家长重点说明术后各项护理的目的、方法,共同实施护理措施,以取得满意的康复效果。

五、出院指导

(一)饮食

合理喂养,及时添加辅食,注意饮食卫生。

(二)活动

带石膏期间不能下地行走,可在床上活动。

(三)石膏的护理

(1)要观察肢体末端的颜色,经常抬高石膏固定的肢体,如发现局部肿胀、青紫、皮肤温度低、麻木、趾活动差或痛觉消失等需及时来医院就诊。要经常检查石膏边缘的皮肤及有无破损。

(2)注意保护石膏完整,发现主要关节部位的石膏断裂要及时就诊。

(3)注意保护石膏的清洁、干燥,避免大小便污染。

(四)功能锻炼

每次拆除石膏后可给予手法矫正:一手握住踝部,另一手推前半足外展以矫正内收,其次进行外翻,最后以手掌托住足底行背伸矫正马蹄,每天进行2~3次,每次20分钟。

(五)复查

六周后来院复诊,第三次拆石膏后应在半年后来院复查。

(孙 乐)

第二十一节　肱骨髁上骨折

肱骨髁上骨折是小儿最常见的骨折之一,多见于 4～10 岁的儿童。按承受暴力和骨折后移位的不同,分为伸直形和屈曲形,前者发生率为 95%。骨折后易发生血管、神经的损伤及肘内翻等后遗症。

一、临床特点

(1)骨折的症状与伤势的轻重和就诊的迟早有关。损伤早期,骨折无移位或轻度移位,肘部常无明显的肿胀。晚期或严重移位骨折常致重度肿胀,出现瘀斑或水疱,肘前窝饱满向前突出,肘上后突畸形。

(2)剧烈疼痛,肘关节功能丧失。

(3)有异常活动,可有骨擦音,上臂短缩,肘后三角消失。

(4)如出现桡动脉搏动减弱或消失,伤肢温度降低,血液循环或感觉障碍,为血管损伤的症状。

(5)辅助检查 X 线肘关节正侧位检查,可明确骨折类型与移位情况。伸直形的骨折线从前下方斜向后上方,远折端向后上方移位。屈曲形的骨折线从后下斜向前上方,远折端向前上方移位。

二、护理评估

(一)健康史
评估患儿受伤时间和受伤时的情况,有否其他脏器的合并伤。

(二)症状、体征
了解患儿骨折有无移位、肿胀的程度、指端血液循环和手指活动度,评估有无血管、神经损伤。评估疼痛的程度及生命体征的变化。

(三)社会、心理
评估患儿是否因意外伤害造成疼痛、活动受限影响入学而极度的恐惧。家长是否因孩子受到伤害而有自责的心理。

(四)辅助检查
了解 X 线检查结果。

三、常见护理问题

(一)疼痛
与骨折断端移位对软组织或神经的刺激、患肢出血、肿胀对软组织的压迫有关。

(二)有外周组织灌注改变的危险
与局部组织出血、肿胀、石膏固定或牵引有关。

(三)有皮肤完整性受损的危险

与石膏固定、制动、牵引有关。

(四)焦虑(家长和孩子)

与环境陌生、担心肢体伤残及外伤现场的刺激有关。

(五)知识缺乏

缺乏康复知识。

(六)合作性问题

周围神经血管功能障碍、肘内翻。

四、护理措施

(一)非手术治疗的护理

1.体位

卧床休息,抬高患肢并制动,有利静脉回流,减轻局部肿胀和疼痛。如骨折部位无伤口者,伤后24小时内可用湿毛巾冷敷减少渗出,伤后24小时后改为热敷,促进渗出液的吸收,减轻局部肿胀。

2.饮食护理

鼓励患儿多吃水果、蔬菜,多饮水及优质蛋白,保证营养均衡。

3.病情观察

(1)密切观察生命体征变化:每2~4小时评估骨折远端脉搏的搏动,观察肢端血液循环、感觉、活动和皮肤颜色、温度,有无缺血性疼痛,发现异常及时报告医师。

(2)观察有无神经损伤症状:如拇指对掌活动、外展、内收功能障碍为正中神经损伤所致。如有明显垂腕症状,则桡神经损伤所致。

4.疼痛的护理

评估患儿疼痛的程度,疼痛明显者可遵医嘱给予止痛药物,并观察止痛效果。指导家长给患儿讲故事、唱儿歌以分散注意力。

5.维持皮肤的完整性

对石膏托固定的患儿,要及时用胶布沿绷带边缘粘贴,并经常检查石膏托边缘处皮肤有无损伤。

6.鼓励患儿定时做上肢肌肉收缩运动

如伸指握拳活动。

(二)手术治疗的护理

1.术前

同保守治疗,密切观察生命体征,观察肢端血液循环、感觉、活动和皮肤颜色、温度,有无缺血性疼痛。观察有无神经损伤症状。术前禁食6~8小时。

2.术后

(1)卧位:麻醉未清醒时,取平卧位,头侧向一边,保持呼吸道通畅。清醒可取坐位,抬高患肢。

(2)病情观察:观察肢端血液循环、感觉、活动和皮肤颜色、温度,肢体肿胀程度。

(3)伤口护理:评估伤口出血情况,保持伤口清洁干燥,观察伤口有无红肿、分泌物,疼痛有无加剧。

(三)健康教育

(1)主动关心患儿和家长,鼓励他们说出内心的问题,讲解该疾病的治疗方案及预期效果,同时给予安慰和鼓励,解除因精神因素造成的恐惧、焦虑心理。

(2)讲解骨折的愈合过程及所需时间,石膏护理的注意事项。

(3)在术后康复过程中,讲解骨折恢复期功能锻炼的重要性,并进行示范、指导。

五、出院指导

(一)饮食护理

适当增加营养,指导家长注意饮食卫生。

(二)石膏托的护理

经常检查石膏托边缘处皮肤有无损伤。观察肢端血液循环、感觉、活动和皮肤颜色、温度,肢体肿胀程度。

(三)功能锻炼

鼓励患儿定时做上肢肌肉收缩运动,如伸指握拳活动。

(四)复查时间

半个月后来院复查。

(孙　乐)

第二十二节　股骨干骨折

股骨干骨折是儿童常见的骨折,骨折多系强大暴力所致。骨折后断端移位随骨折部位、暴力方向、肌肉牵力以及肢体重力作用的不同而异。根据骨折部位分为股骨上 1/3 骨折,中 1/3 骨折和下 1/3 骨折。

一、临床特点

(1)大腿局部肿胀严重,有剧烈疼痛和压痛。

(2)肢体短缩、成角畸形,髋膝关节活动障碍,有骨擦音及异常活动。

(3)X 线检查。①股骨全长正侧位片:一般间接暴力常致斜形或螺旋型骨折;直接暴力引起横形或粉碎性骨折。②上 1/3 骨折:骨折近端呈屈曲、外旋、外展移位,远端向上、向内移位。③中1/3 骨折:多数呈重叠向外成角畸形。④下 1/3 骨折:骨折近端向前向内移位,远端向后移位。

二、护理评估

(一)健康史

评估患儿受伤时间、受伤时的情况和治疗过程,检查有否其他脏器的合并伤。

（二）症状、体征

评估患儿意识状态、血压、呼吸、脉搏。评估患肢活动受限和疼痛的程度、肢端血液循环。骨折部位有无异常活动及骨擦音。

（三）社会、心理

评估患儿是否因意外伤害造成疼痛、活动受限而极度的恐惧、哭闹。家长是否因孩子受到伤害担心预后而有自责、焦虑的心理。

（四）辅助检查

了解股骨全长正侧位 X 线摄片的结果。

三、常见护理问题

（一）疼痛

与骨折断端移位对软组织或神经的刺激有关。

（二）有外周组织灌注改变的危险

与局部组织出血、肿胀、石膏固定或牵引有关。

（三）有皮肤完整性受损的危险

与局部组织出血、肿胀、石膏固定或牵引及制动有关。

（四）焦虑

与环境陌生、担心肢体伤残及外伤现场的刺激有关。

（五）知识缺乏

缺乏康复知识。

（六）合作性问题

周围神经血管功能障碍。

四、护理措施

小儿股骨干骨折临床上多采用非手术治疗的方法，常可取得良好的效果。

（一）保持正确体位

确保牵引效果。患儿平卧位、睡硬板床。

（1）婴儿～2 岁：悬吊牵引（Brycnt 法），做好皮肤牵引的护理。闭合复位予石膏固定。

（2）2～6 岁：托马斯架皮肤牵引，牵引重量一般开始为 2～3 公斤。做好皮牵引的护理。

（3）6 岁以上：股骨远端骨牵引，做好骨牵引的护理。

（二）病情观察

密切观察生命体征的变化，每 2～4 小时评估足背动脉的搏动情况，观察末梢血循环、感觉及肢体活动和皮肤颜色、温度，有无缺血性疼痛，发现异常及时报告医师。

（三）饮食

鼓励患儿进食高蛋白、富营养食物，多食蔬菜、水果。

（四）皮肤护理

保持皮肤干燥、无刺激；婴幼儿会阴部垫一次性尿布，并定时按摩受压部位以减轻受压和增加局部血液循环。每班检查患儿皮肤有无潮红、受压征象。对于皮肤牵引的患儿还需注意观察有无胶布过敏和水疱产生，如有应及时通知医师。

（五）疼痛的护理

评估疼痛的部位、性质，根据儿童疼痛脸谱分级评估疼痛的程度，鼓励家长给孩子讲故事、听音乐分散注意力，必要时遵医嘱用止痛剂，并观察止痛的效果。

（六）功能锻炼

在病情允许情况下，指导患儿加强下肢功能锻炼，定时做足的背伸和跖屈活动。

（七）保持排便通畅

给患儿多吃蔬菜、水果，多饮水，教会患儿做腹部舒缩动作，每天 3 次，每次 10～20 分钟，饭后半小时做排便动作，至少保持每 2 天大便一次。

（八）健康教育

（1）护理人员应热情接待患儿，耐心讲解骨折的治疗过程及配合功能锻炼的重要性，以减轻患儿及家长的顾虑。

（2）认真地向患儿和家长讲解牵引的目的和意义，以取得家长或患儿密切的配合。

（3）在康复期护理人员要认真地讲解功能锻炼的重要性，并进行示范、指导，使功能锻炼取得最佳效果。

五、出院指导

（一）饮食指导

鼓励患儿进食高蛋白、富营养食物，多食蔬菜、水果及含钙丰富的食物。

（二）石膏固定患儿的护理

（1）经常观察肢体末端的颜色，抬高石膏固定的肢体，如发现局部肿胀、青紫、皮肤温度降低、麻木、趾活动差或痛觉消失等需及时来医院就诊。要经常检查石膏边缘的皮肤及有无破损。

（2）注意保持石膏完整，发现关节部位的石膏断裂要及时就诊。

（3）注意保护石膏的清洁、干燥，避免大小便污染。

（三）活动

带石膏固定出院的患儿需卧床休息，做好功能锻炼，防止关节僵硬和肌肉萎缩。通常 4～6 周即有足够的骨痂形成，宜在 8 周以后开始做负重活动。

（四）复查时间

出院后 1 个半月来院复查。

（孙　乐）

第二十三节　寰枢椎旋转性移位

寰枢椎旋转性移位是齿突前方与寰枢前弓之间，以及第 1、2 颈椎两个侧块之间的滑膜关节相对旋转引起颈椎活动受限，表现为斜颈畸形。寰枢椎的稳定性有赖于环椎侧块间的横韧带和齿状突的翼状韧带，当上呼吸道感染如急性扁桃体炎、颈深部感染或颈部外伤时，可致这些韧带松弛或断裂，造成寰枢关节不稳定，发生旋转性移位，严重者可因延髓受压而危及生命。

一、临床特点

（1）颈部不适、疼痛，突发性斜颈。

（2）颈部活动受限，活动时疼痛加重，局部触诊有肌痉挛，颈部僵硬。

（3）辅助检查：①X线颈椎正侧位和张口位片：寰枢前弓与齿突间距即 A-O 间距＞3 mm，齿状突偏于一侧。②CT 显示椎管与骨结构的断面图像，可明确诊断。

二、护理评估

（一）健康史

了解颈部不适发生的时间，有无诱发原因；评估是否有上呼吸道感染或颈部的炎症、头颈部外伤史。

（二）症状、体征

评估患儿头颈部活动受限的程度，头是否偏向一侧，有无合并神经系统症状，有无肢体麻木及不全性瘫痪。

（三）社会、心理

评估患儿是否因疼痛、活动受限而有紧张、恐惧的情绪。评估家长是否担心疾病的愈后。

（四）辅助检查

了解颈椎 X 线摄片和 CT 检查结果。

三、常见护理问题

（一）恐惧

与疾病、环境陌生有关。

（二）舒适的改变

与颈部不适、牵引制动有关。

（三）知识缺乏

缺乏疾病康复知识。

（四）合作性问题

呼吸困难、四肢活动障碍。

四、护理措施

（一）体位

予平卧位去枕或肩部垫高，保持颈部伸直或稍后伸，有利于颈椎复位。颈部制动，防止颈部突然转动，枕颌牵引时予头高脚低位。

（二）病情观察

密切观察生命体征的变化，注意呼吸的频率、节律、深度，保持呼吸道通畅；观察四肢肌力，活动能力。

（三）饮食

鼓励患儿多吃水果、蔬菜，多饮水，供给营养均衡的富含维生素、蛋白质、脂肪的高营养膳食，保证大小便通畅。

(四)枕颌牵引的护理

(1)睡较硬床铺,睡牵引床更佳。

(2)保持反牵引力,予头高脚低位。牵引绳应与颈椎纵轴在一直线上,布托(四头带)兜住下颌和枕部,注意使吊带环分开,以免压迫气管和血管。

(3)牵引重量一般为 0.5~1.0 kg,或根据病情从轻到重逐渐加大,加大重量后,观察患儿有无感觉不适,如头痛、头晕、恶心呕吐、腹痛、下肢麻木等,并及时通知医师。

(4)加强巡视,观察呼吸和肢体活动情况。每班检查牵引力和牵引方向是否适宜,防止过度牵引,牵引时头部保持中立位,不要将布托沿颈部下移,防止压迫气管、颈部大血管引起窒息、脑缺氧。

(5)防止下颌、耳郭、枕部皮肤损伤 要求四头带柔软、清洁、干燥;给患儿进食、饮水后擦净下颌,经常检查和按摩耳郭及后枕部受压皮肤。

(五)健康教育

(1)耐心讲解疾病的治疗过程、牵引的注意事项和重要性,以减轻患儿及家长的恐惧和顾虑。鼓励患儿定时做肢体肌肉收缩运动,如上肢伸指、握拳,下肢作足的背伸和屈趾活动。

(2)居家继续牵引或颈椎固定的患儿详细告知家长牵引的方法及注意事项及牵引不适的表现。

五、出院指导

(一)饮食

加强营养,给予富含维生素、蛋白质的食物,注意饮食卫生。

(二)活动

继续牵引或颈椎固定 2~4 周,注意颈部制动,防止颈部突然转动。观察患儿有无感觉不适,如头痛、头晕、恶心呕吐、腹痛、下肢麻木等,如有异常及时来院就诊。

(三)复查

出院 2~4 周后来院复查。

(孙　乐)

第二十四节　臀肌挛缩症

臀肌挛缩症是臀部肌肉因局部肌内注射等导致纤维性变,丧失弹性,长度短缩,从而形成的髋关节活动功能障碍。既往有学者认为该病与遗传因素、体质因素及儿童易感性有关。目前大多数学者则认为与婴儿期臀部反复接受药物注射有关。发病年龄多在 4 岁以上,男性多于女性,通常双侧发病。

一、临床特点

(1)步态异常,行走呈"外八字"步;跑步时,步幅小,呈"跳步症"。

(2)臀部欠丰满,外上象限出现沟状皮肤下陷,皮下可触及索带状硬块,其方向与臀大肌纤维方向一致。

（3）并膝下蹲试验（划圈征）、交腿试验、坐位交腿试验、并膝屈髋试验阳性。①并膝下蹲试验：患儿直立并膝，嘱其下蹲，正常儿童可顺利完成；若患儿不能下蹲或两膝分开后方能下蹲，或蛙式位下蹲为阳性。②交腿试验：患儿坐位或平卧位，嘱其在膝上交叉两下肢，正常儿童可顺利完成；若患儿只能在膝下交叉或不能交叉，则为阳性。③并膝屈髋试验：患儿平卧，检查者将其双下肢伸直并拢，再屈髋20°～30°或强行屈髋则见患儿臀部离床，即为阳性。

（4）辅助检查：骨盆X线片骨质无异常改变，部分患儿可能出现双侧假性髋外翻，肢体假性延长，股骨头假性半脱位等症状。

二、护理评估

（一）健康史
了解患儿在婴儿期是否有臀肌反复注射抗生素药液，特别是加用苯甲醇止痛剂的病史。

（二）症状、体征
评估患儿是否有步态异常、臀部皮纹凹陷及扪及索带状硬块。

（三）社会、心理
评估患儿是否因步态异常而产生自卑心理，评估家庭经济状况、家长文化程度，患儿及家长对疾病和手术的认知和心理反应。

（四）辅助检查
了解X线检查结果。

三、常见护理问题

（一）恐惧
与疾病、手术、环境陌生有关。

（二）自我形象紊乱
与步态异常有关。

（三）疼痛
与手术创伤有关。

（四）合作性问题
出血、感染。

四、护理措施

（一）术前
监测患儿体温，预防上呼吸道感染。配合医师完善术前检查，做好各项术前准备，注意确保手术区域洁净，防止剃破皮肤。

（二）术后
1.体位

麻醉未清醒期间取平卧位，头侧向一边；清醒后取俯卧位，用细软沙袋压迫伤口1～2天。

2.病情观察

密切观察生命体征的变化，俯卧位时要保持呼吸道通畅，特别要重视伤口情况，发现伤口渗血及时报告医师，更换敷料。

3.饮食

麻醉未清醒期间予禁食,醒后4～6小时给予少量饮水,如无不适,可给正常饮食。

4.疼痛的护理

评估患儿疼痛的程度;指导家长多安抚患儿,讲故事、唱儿歌以分散患儿注意力;咳嗽、深呼吸时用手轻压伤口。遵医嘱准确使用止痛剂后需观察止痛效果。

5.功能训练

术后4～5天,患儿可逐渐下地活动,协助患儿进行功能训练,要循序渐进。

(1)被动屈膝、屈髋训练:患儿取仰卧位,责任护士握住患儿小腿做双膝并拢的屈膝、屈髋运动,尽量使双大腿靠近腹部,以增加髋关节的屈曲活动。

(2)主动下蹲训练:患儿站立位,在防滑地板上做双腿并拢脚跟着地的主动下蹲运动,注意下蹲时脚跟不能离地。

(3)髋关节内收训练:当患儿能够达到上述要求后,指导患儿"跷二郎腿""走剪刀步",以增加髋关节内收活动。

(三)健康教育

(1)患儿及家长对手术易产生恐惧、忧虑心理,并担心手术后步态恢复情况。护理人员应耐心讲解疾病的治疗过程及术后功能训练的重要性,以减轻患儿及家长的顾虑。

(2)在术前准备阶段,认真向患儿及家长讲解术前准备的内容,如备皮、皮试、禁食、禁水的时间、术前用药的目的、注意事项,以取得患儿和家长的配合。

(3)术后康复过程中,对伤口疼痛不能坚持训练的患儿,要向患儿及家长反复强调功能训练的重要性,坚持全程训练,以取得满意的康复效果。

五、出院指导

(一)饮食

加强营养,给予富含维生素、蛋白质的食物,提高机体抵抗力。

(二)功能训练

继续按住院期间的功能康复训练的内容进行。

(三)伤口护理

保持伤口的清洁干燥,注意臀部发育情况。

(四)复查

出院后1～2个月来院复查。

(孙　乐)

第十章

康复科护理

第一节 脊 髓 损 伤

一、概述

脊髓损伤是由于各种致病因素引起脊髓结构和功能损害,造成损伤水平以下脊髓功能障碍,包括感觉和运动功能障碍,反射异常及大、小便失禁等相应的病理改变,也就是常见的四肢瘫(颈段脊髓损伤)、截瘫(胸、腰段脊髓损伤),是一种严重致残性损伤。脊髓损伤是一种引起患者生活方式变化的严重疾病,很多患者因此生活不能自理,需要有人照料,如护理不当,还会发生压疮、泌尿系统感染、呼吸系统感染等严重并发症。现代医学在脊髓损伤的药物治疗、手术治疗、康复治疗方面有重大进展。在脊柱脊髓损伤患者的诊治过程中,脊髓损伤康复就显得尤为重要,脊髓损伤康复能够使患者在尽可能短的时间内,用较少的治疗费用,得到最大限度的功能恢复,提高患者的生活质量、减轻家庭、社会负担,为患者回归社会奠定基础。

(一)病因

脊髓损伤的原因依时代及地区、国情或文化习惯的不同而异,过去以战伤、煤矿事故为多,近年来交通事故、工农业劳动灾害事故急剧增加,而运动外伤与日常生活中的损伤亦引起了人们的注意。概括起来:①外伤(交通事故、坠落、跌倒等)有时伴有脊柱骨折脱位,有时不伴有脊柱损伤而单纯脊髓损伤。②脊柱、脊髓发生的肿瘤及血管畸形。③分布到脊髓的血管阻塞。④脊髓的炎症。⑤脊髓被压迫:韧带骨化、椎间盘突出、变形性退行性脊柱疾病等。⑥其他疾病:先、后天畸形、脱髓性变性疾病、代谢性疾病、脊柱结核等。

(二)构建新型康复服务模式

脊髓损伤者治疗困难,伤后障碍多,并发症多,是残疾人中最为困难的一个群体。目前,我国有脊髓损伤者超过 120 多万人,并以每年约 1 万人的速度递增。为了改善脊髓损伤者的生活质量,我国正在积极构建立足社区的新型康复服务模式"中途之家"。

从 2009 年起,中国肢残人协会在上海、浙江、河南、广西等省区市的 12 个单位开展了脊髓损伤者"中途之家"试点工作。借鉴国外和我国台湾地区的康复模式,立足社区,利用现有社会政策和康复资源,实现了机构训练和社区训练相结合、专业指导与病友互助相结合、集中训练与自主训练相结合的新型康复模式。在上海召开的"中途之家"试点工作总结大会上,中国残疾人联合会主席张海迪表示,目前脊髓损伤在世界范围内都是一个医学难题,还没有最好的医疗方法。但试验和实践表明,正确的康复训练可以帮助患者重建功能,提高生活自理能力。"中途之家"成为脊髓损伤者从病床回归到社会途中的"家",许多脊髓损伤者通过积极的治疗和训练,重新回归社会,潜能得到了发挥,精神也获得了解放。

(三)分类

1.按损伤的部位分

(1)四肢瘫:指由于脊髓腔内脊髓神经组织的损伤造成颈段运动、感觉功能的损害和丧失。四肢瘫引起上肢、躯干、大腿及盆腔脏器的功能损害,不包括臂丛病变或椎管外周围神经的损伤。

(2)截瘫:指椎管内神经组织的损伤造成脊髓胸、腰或骶段的运动、感觉功能损害或丧失,其上肢功能完好,不包括腰骶丛病变或椎管外周围神经的损伤。

2.按损伤的程度分

(1)不完全损伤:如果发现神经损伤平面以下包括最低位骶段保留部分感觉或运动功能,这种损伤为不完全损伤。骶部感觉包括肛门黏膜皮肤连接处和深部肛门的感觉,运动功能检查是用手指肛检确定肛门外括约肌的自主收缩。

(2)完全性损伤:是指骶段感觉、运动功能完全消失。

3.按脊髓功能损害分级

脊髓功能损害分级见表 10-1。

表 10-1 ASIA 脊髓功能损害分级

功能损害分级	临床表现(体征)
A.完全性损害	在骶段无任何运动或感觉功能保留
B.不完全性损害	损伤平面以下包括骶节段($S_{1\sim5}$)还存在感觉功能,但无运动功能
C.不完全性损害	损伤平面以下存在运动功能,并且大部分关键肌的肌力<3 级
D.不完全性损害	损伤平面以下存在运动功能,并且大部分关键肌的肌力≥3 级
E.正常	运动和感觉功能正常

二、临床表现

(一)运动障碍表现

表现为肌力、肌张力、反射的改变。

1.肌力改变

主要表现为脊髓损伤平面以下肌力减退或消失,造成自主运动功能障碍。颈段脊髓中央管周围神经组织的损伤导致的运动、感觉功能损伤和丧失称四肢瘫,表现为上肢、躯干、大腿及盆腔脏器的功能障碍。椎管内神经组织的损伤造成脊髓胸、腰或骶段的运动、感觉功能损害或丧失称截瘫,截瘫不涉及上肢功能。

2.肌张力改变

主要表现为脊髓损伤平面以下肌张力的增强或降低,影响运动功能。

3.反射功能的改变

主要表现为脊髓损伤平面以下反射消失、减弱或亢进,出现病理反射。

（二）感觉障碍表现

主要表现为脊髓损伤平面以下感觉（痛温觉、触压觉及本体觉）的减退、消失或感觉异常。

1.不完全性损伤

感觉障碍呈不完全性丧失，病变范围和部位差异明显；损伤部位在前，表现为痛、温觉障碍；损伤部位在后，表现为触觉及本体觉障碍；损伤部位在一侧，表现为对侧浅感觉障碍、同侧触觉及深部感觉障碍。

2.完全性损伤

损伤平面以上可有痛觉过敏，损伤平面以下感觉完全丧失，包括肛门周围的黏膜感觉也丧失。

（三）括约肌功能障碍表现

主要表现为膀胱括约肌和肛门括约肌功能障碍，如尿潴留、尿失禁和排便障碍。脊髓损伤早期膀胱无充盈感，呈无张力性神经源性膀胱，膀胱充盈过度时出现尿失禁。排便功能障碍是因结肠反射缺乏，肠蠕动减慢，导致排便困难，称神经源性大肠功能障碍。如排便反射破坏，发生大便失禁，称弛缓性大肠。

（四）自主神经功能障碍表现

表现为排汗功能和血管运动功能障碍，出现高热及 Guttmann 征，张口呼吸，鼻黏膜血管扩张、水肿而发生鼻塞，心动过缓，直立性低血压，皮肤脱屑及水肿、指甲松脆和角化过度等。

（五）临床综合征

1.中央综合征

病变几乎只发生于颈段，尚存骶部感觉，上肢肌力减弱重于下肢。

2.布朗-塞卡综合征

病变造成较为明显的同侧本体感觉和运动的丧失，对侧的痛温觉丧失。

3.前柱综合征

病变造成不同程度的运动和痛温觉丧失，而本体感觉存在。

4.圆锥综合征

脊髓骶段的圆锥损伤和锥管内的腰神经根损伤，常可引起膀胱、肠道和下肢反射消失。

5.马尾综合征

椎管内的腰骶神经根损伤引起膀胱、肠道及下肢反射消失。

（六）临床并发症表现

呼吸系统并发症、深静脉血栓形成、疼痛、异位骨化、压疮、关节挛缩等。

三、主要功能障碍

（一）运动障碍

表现为肌力、肌张力、反射的改变。

（二）感觉障碍

主要表现为脊髓损伤平面以下感觉（痛温觉、触压觉及本体觉）的减退、消失或感觉异常。

（三）括约肌功能障碍

主要表现为膀胱括约肌和肛门括约肌功能障碍，如尿潴留、尿失禁和排便障碍。

(四)自主神经功能障碍

表现为排汗功能和血管运动功能障碍。

(五)颈段脊髓损伤

四肢瘫;胸、腰段脊髓损伤-截瘫。

(六)日常生活活动能力障碍

严重影响生活质量。

四、康复评定

评定的内容:首先掌握患者的全身状态及心理状态,然后以各种方法判明患者的残疾程度,即残存的恢复能力,并判明妨碍恢复的因素,计算两者之差,即可正确判明其恢复潜力。把一个动作从各个角度分析,使脊髓损伤患者能够完成这些动作并进行训练。

(一)肌力测定

肌力测定通常使用:0级,不能动;1级,能动;2级,良;3级,优;4级,正常。5~6级分级采用徒手肌力检查法。徒手肌力分级评价标准见康复评定章节。

(二)关节活动度测定

不让关节活动,可使肌肉及肌腱短缩,关节周围软组织的柔软性减少或消失,导致关节挛缩,活动范围减少。关节活动范围受限将成为生活动作的极大障碍。使用关节活动度测定仪测定并记录。

(三)感觉测定

感觉评定用于确定感觉平面。大致分为浅部感觉测定、深部感觉测定和固有感觉测定等使用器械或徒手检查并记录。

(四)呼吸测定

脊髓损伤患者(特别是颈髓损伤患者)中,由于储备肺活量低下而引起咳痰能力及耐久性低下,这对功能训练的内容或质量将产生较大的影响。对呼吸型和咳嗽的力量进行评定,对最大呼气及吸气时,胸廓扩张及肺活量进行测定。

(五)功能独立性测定

为了反映脊髓损伤对个体患者的影响,评估患者功能恢复的变化和通过治疗所取得的进步,必须要有一个标准的日常生活能力的测定,即功能独立性测定(functional independence measure,FIM),包括评价入院时、住院中、出院时6个方面的内容、18个项目。每一项按完成情况评为7个等级,最高为7级,最低1级,最后计算FIM总分。FIM基本反映了患者的生活能力及需要借助依赖的程度,体现出脊髓损伤后主要的功能障碍在患者生活能力方面表现。

(六)平衡测定

脊髓损伤的完全麻痹区,因感觉消失,不能辨认位置。平衡测定,大致分为伸腿坐位评定和轮椅上评定。伸腿坐位的测定分为六个阶段来观察姿势保持能力,故主要评定保持时间的长短和徒手抵抗。

(七)其他评定和测定

反射的检查、痉挛的检查、制作支具及轮椅时的评定、住宅构造评定等。

(八)心理、社会状况评估

脊髓损伤患者因有不同程度的功能障碍,患者会产生严重的心理负担及社会压力,对疾病康复有直接影响。要评估患者及家属对疾病及康复的认知程度、心理状态、家庭及社会的支持程度。

五、康复治疗

(一)脊髓损伤康复目标

每个患者的康复目标都有所不同。最有效的康复路线取决于:损伤的类型(疾病或创伤-颈段、胸段或腰段);患者的现有功能水平;患者的需求和个体化目标;患者的社会经济学和环境状态。

(1)完全性脊髓损伤患者的康复目标为维持残存功能,并学会如何在以后的生活中防止并发症(意即如何适应新的生活方式)。这类患者需要足够的心理支持,还要对其房屋进行适应性修改,并提供相应的支具或其他永久性辅助器具以助行走、吃饭、写字等。

(2)不完全性损伤患者康复目标的设定则需针对其想要重获的功能,因为对他们而言,部分功能的恢复更有可能。

(3)短期目标应根据患者的现有情况每周制订1次。长期目标的制订则需参照评定结束后患者的主观愿望,每两周评价1次,如果没有达到目标,就要继续治疗或调整原定目标。

(4)如果能在正确评价的基础上进行有效的训练,最大限度地发挥残存功能,使患者早日回归家庭并重返社会。脊髓损伤后,通过患者及康复工作者的共同努力,依其损伤平面及轻重,其恢复程度只能达到如下的目标。完全性损伤及不完全性损伤的功能预后大不相同,在制订康复目标时要注意损伤水平(平面)以功能最大限度水平(平面)为准。

(二)脊髓损伤外科治疗

外科治疗的主要目标:①对骨折脱位进行复位,纠正畸形。②椎管减压,有利于脊髓功能恢复。③坚强内固定重建脊柱稳定性。④有利于开展早期康复。颈脊髓完全性损伤存在脊髓受压者减压后还可促进颈脊神经根性恢复,从而改善上肢功能,为进一步提高患者康复水平创造了条件。手术仅是脊柱脊髓损伤治疗的重要环节,而非全部,其主要目的是重建脊柱的稳定性、椎管减压以促进脊髓功能的恢复,为早期康复训练创造条件。在正确及时的急救处理、外科治疗和药物治疗的同时,开展早期康复可以最大限度地减少脊髓损伤并发症,并促进神经功能恢复。如果术后不及早开展康复治疗,外科治疗就失去了其重要意义,这对完全性脊髓损伤患者尤其重要。

(三)脊髓损伤功能训练

1.训练计划

动作训练应尽早开始。伤后尚不能来训练室时,应在床边开始进行动作训练。动作训练要达到的目标,在伤后与回归社会之前的内容有所不同。一般将伤后脊柱骨折脱位治疗的卧床期称为急性期,身边的活动能自立时的训练为离床期,设计好出院后的生活而进行训练为社会回归准备期。

2.关节活动范围(ROM)的训练

(1)急性期关节活动范围的训练:急性期以维持伤前正常的关节活动范围为目标,此时瘫痪为弛缓性,故暴力操作易引起软组织的损伤,有可能形成异位骨化。缓慢活动关节。

(2)离床期关节活动范围的训练:离床期为经内固定及治疗脊柱骨折部位已经稳定,允许坐起的时期。急性期由治疗者被动进行,而离床期则由患者自己动作以扩大关节的活动范围。关节活动范围训练的目的在于动作训练能够顺利地进行,如有关节挛缩阻碍动作训练时则应由康复治疗师积极采取对策。

(3)回归社会准备期关节活动范围的训练:此期的患者即将出院,出院后的健康管理则由患者自己去完成,与排泄及皮肤管理的方法相同,有必要指导患者自己去进行关节活动范围的训练。

3.肌力增强训练

肌力增强训练如同关节活动范围训练,按照各个时期进行。

(1)急性期肌力增强训练:此时的训练在于预防卧床期间产生的肌力下降。训练时以不引起疼痛为准,行等长运动及左右对称性运动。

(2)离床期肌力增强训练:离床期要积极进行肌力强化训练,目的是为了有助于获得各种动作,尤其是脊髓损伤者,要想达到用上肢支撑体重,需要有足够的肌力来达到肩及肘关节的稳定。方法有:胸腰髓损伤者用铁哑铃等行逐渐增强训练,颈髓损伤者用重锤、滑轮、橡皮带,或康复治疗师的徒手阻力法,坐位训练及支撑动作,或驾驶增加负荷的轮椅,反复地进行动作训练,以达到肌力的增强。

(3)回归社会准备期的肌力增强训练:此期患者身边动作已能自理,乘坐轮椅的时间已增长,故与入院初期相比已大不相同。训练内容有一对一动作训练及由各种运动而提高肌力及耐力,应积极参与集体训练并与其他患者进行竞争。

4.翻身、支撑、起坐、坐位移动训练

(1)翻身动作训练。为易于完成翻身动作,许多患者利用上肢的反作用来加大上半身的旋转运动量,抓住床栏和床单而使上半身强力旋转。

翻身的训练:不抓物品的翻身方法:交叉两下肢→施行肘伸展双上肢向翻身相反方向水平旋转→肘伸展双下肢努力向翻身方向摆动,旋转→继上身而旋转骨盆,完成翻身。变俯卧位时,先旋转上身,用双肘撑住,然后再旋转骨盆及下肢,完成到腹卧位的翻身动作。

(2)支撑动作训练。支撑动作的必要条件:上肢要有充分的肌力,尤其肩胛带周围的肌力是必需的。四肢瘫者中,斜方肌在使躯干上提时起重要作用,支撑使躯干前倾则三角肌等肩关节屈肌群起重要作用。四肢瘫臀部不能向后上方抬起。腘绳肌的紧张对增加坐位姿势的稳定性是必要的,支撑动作是预防压疮和自己变换姿势和位置的基本动作。

截瘫者支撑动作训练:手撑在大粗隆的侧方,肘伸展,肩胛带下牵,抬起臀部。开始训练时用支撑台,由此便有效上肢长度加长,易于完成上提动作。然而在抬起状态下,臀部向左右前后活动,在抬臀训练动作练习中,在足跟与垫子之间铺上易滑动板而减轻摩擦,由康复治疗师帮助完成。臀部能高抬后练习向高处转移,此时为保护臀部皮肤,要把垫子铺在台上。膝手位(即匍匐爬位)进行骨盆控制的练习,有助于上肢肌力及平衡能力的改善。

四肢瘫者的训练:四肢瘫者中,将失去的姿势予以恢复的能力很重要。为此,运动开始时仅能做些残存能力小的动作,为提高姿势复原的能力,在垫上,轮椅上向前后、左右破坏平衡,然后做恢复姿势的训练。四肢瘫者不能充分抬起臀部时,可在屈膝状态下练习抬起动作。

(3)起坐动作训练。截瘫患者起坐动作的训练:为完成起坐动作需要力量将接近水平的躯干训练到接近于坐位的姿势,起坐后再训练返回水平位的姿势,逐渐减少倾斜的角度。用肘的起坐方法:①仰卧位将头抬起。②头颈部屈曲的同时肩部伸展与内收使肘呈支撑位。③用单侧肘移动体重并伸展对侧肘。④手撑在后方承重,另一侧肘亦伸展,用两手支撑。

截瘫患者翻身起坐的方法:截瘫者的翻身起坐训练。①利用反作用进行动作,准备向翻身相反方向摆动上肢。②上肢用大力气向翻身侧摆动并翻身。③用翻身侧的肘支撑体重,然后在躯体转动时以对侧的手支撑。

四肢瘫痪者的坐位训练:颈髓损伤者坐位训练开始的早期多出现直立性低血压症状,此时用站立斜台慢慢增加直立性低血压的耐受。从将头抬起30°开始,如有不适就立即回到仰卧位。轮椅坐位训练为得到稳定性,为应对直立性低血压,多使用高靠背轮椅。坐位稳定、低血压症状减少后再由高靠背轮椅换至普通型轮椅。

四肢瘫者起坐训练:四肢瘫者起坐动作的方法有数种,根据瘫痪水平和残存肌力,关节活动范围等来选择合适的方法进行训练。为了能够在任何情况下都能坐起,要学会多种方法。①抓住几根绳的起坐方法:利用右前臂将绳子卷起,拉起躯干的同时,左肘靠近躯干并拉起身体,手移向躯干近处,上半身拉成直角;放下绳子,手撑于床面,双手支撑躯干。②抓住床栏的起坐方法:翻向右侧的前臂事先拉住床栏,翻身到半侧卧位,左手背屈钩住床栏,用双上肢用力拉起上身,屈伸头颈部,利用反作用将右肘的位置慢慢地移蹭向下肢侧。

(4)移动与转移动作训练。截瘫者的训练:坐位移动(支撑动作中的移动),在支撑状态下上抬臀部,向前、后、左、右移动,亦可用此方法上下阶梯。

轮椅与床间的转移:①轮椅与床斜对着放,不使用扶手,向轮椅垫的前方移动,在轮椅座位上横向移动。②臀部旋转向床上移动,康复治疗师站在患者的前方辅助及指导。

轮椅与垫子及地面的间转移。①从轮椅转移到地面:轮椅与垫子成直角,尽可能接近,转移动作中,重量加于前方而后轮浮起,双手放在扶手上,或单手及肘放在垫上,向前方移动下降,足板为帆布时,用它来下降,完成从轮椅转移到地面。②从垫子上到轮椅的方法:利用上肢及背肌肌力,臀部向后上方抬起,与轮椅成向后并稍斜向接近。尽可能把扶手压在垫子下,臀部上抬并转移,也有先乘坐到帆布上再做的方法。

四肢瘫者的训练:肱三头肌残存者臀部上提的动作不充分时,如同截瘫者将轮椅斜向接近,亦可指导在下肢屈曲位完成转移动作。

(5)坐位平衡训练:截瘫者在无靠背的情况下能保持轮椅的坐位,由背阔肌及残存的骶棘肌的作用,躯干从前倾位回到站立位,则动作易于完成,故有效使用上肢肌力,可大旋转扶手轮(扶轮)。四肢瘫者,躯干的动态平衡难以维持,因而对四肢瘫者要调整轮椅坐垫及靠背的角度与高度,以得到稳定姿势的坐位。由于对轮椅的改善而在某种程度上补充了四肢瘫者平衡能力的不足。

5.步行训练

步行训练、站立:站立对于心理、生理、职业、休闲等均有益。站立可使心脏得到强化,改善周身循环,站立使内脏得到适当的位置关系,改善呼吸及消化功能,有利于尿从膀胱排出,有利于尿路感染的预防,站立使下肢及背部肌肉伸展而减少坐位时承重部位的压力。站立训练首先是由斜台站立开始,逐渐使之达到站立位,这样即可避免直立性低血压引起的眩晕或晕厥。站立在心理上亦居重要地位,利用站立轮椅则可与其他人在同一高度相接触或接近环境。站立可增加社交、休闲和劳动的机会,回到原工作岗位,并提高了在家庭环境内的活动性。

(四)辅助器具康复训练

1.颈髓损伤

根据患者功能情况选配高靠背轮椅或普通轮椅,上颈髓损伤可选配电动轮椅。早期活动时可佩戴颈托,对需要的患者可配制手功能位矫形器、踝足矫形器(AFO)等,多数患者需要进食、穿衣、打电话、书写等自助具,坐便器、洗澡椅可根据情况选用。

2.胸1~4脊髓损伤

常规配制普通轮椅、坐便器、洗澡椅、拾物器。符合条件者可配备截瘫步行矫形器(RGO等)或髋膝踝足矫形器(HKAFO),配合助行架、拐杖、腰围等进行治疗性站立和步行。多数患者夜间需要踝足矫形器(AFO)维持足部功能位。

3.胸5~腰2脊髓损伤

大部分患者可通过截瘫步行矫形器(RGO)或膝踝足矫形器(KAFO)配合步行架、拐杖、腰围等进行功能性步行,夜间使用踝足矫形器(AFO)维持足部功能位。常规配制普通轮椅、坐便器、洗澡椅可根据情况选用。

4.腰3及以下脊髓损伤

多数应用踝足矫形器(AFO)、四脚拐或手杖等可独立步行,但部分患者仍需要轮椅、坐便器、洗澡椅。

六、康复护理

(一)急性期康复护理

此期第一目标是使受伤部位安静固定,同时还要防止压疮、尿路感染、呼吸系统疾病及关节挛缩等并发症;在此基础上在床边进行过渡到下一步离床期的功能训练。

1.抗痉挛体位的摆放

各种原因所致的肢体瘫痪性疾病的急性期,因生命体征不平稳、瘫痪肢体不能活动或肢体制动等原因,患者被迫卧床。此时,为了防止压疮,预防肢体挛缩,维持良好血液循环,应注意正确的肢体摆放位置,并每隔1~2小时翻身1次。

四肢瘫的患者,肩关节应处于外展位,肘关节伸直,前臂外旋,腕背伸,拇指外展、背伸,手指微屈。如病情允许应定期俯卧位,伸展髋关节。踝关节保持垂直。

2.关节被动活动

指导对瘫痪肢体的关节每天应进行1~2次的被动运动,每次每个关节应至少活动20次,防止关节挛缩、畸形。

3.体位变换

脊髓损伤患者应根据病情变换体位,一般每2小时变换1次,变换前向患者或家属说明目的和要求,取得患者的理解和配合。体位变换时,仔细检查全身皮肤状态:有无局部压红、破溃,皮温情况,肢体血液循环情况,并按摩受压部位。对颈髓损伤患者应注意轴向翻身以维持脊柱的稳定性。

4.呼吸及排痰

颈脊髓损伤波及呼吸肌的患者,应协助并指导训练腹式呼吸运动及咳嗽、咳痰能力,预防肺感染,促进呼吸功能。

5.大、小便的处理

脊髓损伤后1~2周内多采用留置导尿的方法,指导并教会定期开放尿管,一般每3~4小时开放1次,嘱患者做排尿动作,主动增加腹压或用手按压下腹部使尿液排出。应保证每天水摄入量在2 500~3 000 mL,预防泌尿系统感染,以后可根据病情采用间歇导尿法。便秘可用润滑剂、缓泻剂、灌肠等方法。

（二）恢复期康复护理

在恢复期康复护士应配合 PT 师、OT 师监督、保护、辅导患者去实践已学习到的日常生活动作,不脱离整体训练计划,指导患者独立完成功能训练。

1.增强肌力促进运动功能恢复指导

脊髓损伤患者为了应用轮椅、拐杖或自助器,在卧床或坐位时均要重视并协助患者进行肩带肌的训练、上肢支撑力训练及握力训练。肌力Ⅰ级时,给予辅助运动;肌力Ⅱ～Ⅲ级时,可进行较大范围的辅助运动、主动运动及器械性运动,肌力逐渐恢复,可逐步减小辅助力量,肌力达Ⅲ～Ⅳ级时,可进行抗阻力运动。

2.坐位训练的康复护理

病情重的患者可分为长坐位和端坐位训练,可在床上进行。应在康复治疗师的指导下协助患者完成坐位训练,包括坐位静态平衡训练、躯干向前、后、左、右及旋转活动时的动态平衡训练。在坐位平衡训练中,应逐步从睁眼状态过渡到闭眼状态下的平衡训练。

3.转移训练的康复护理

转移训练是日常生活及康复锻炼过程中,有目标、有质量、有意义的体位转换及身体移动。转移训练可增强患者回归社会的信心。主动转移可以提高独立生活的能力,减少患者对他人的依赖,但前提是要有足够的上肢肌力。脊髓损伤患者,尤以 T_{12}～L_1 节段水平损伤的患者需强化训练,争取达到非常熟练的程度,获得完全独立转移的能力,包括帮助转移和独立转移训练,是脊髓损伤患者必须掌握的技能。在协助患者进行转移训练前,康复护士应先演示、讲解,并协助患者完成训练。

（1）床-轮椅转移:由床上移动到轮椅或由轮椅移动到床。

（2）坐-站转移:从坐位转移到站立位。患者应该首先具备1或2级站立平衡能力才可以进行坐-站转移训练。要训练使用矫形器坐起站立,先用双手支撑椅子站起,膝关节向后伸,锁定膝关节,保持站立稳定。用膝踝足支具者,锁定膝关节后,可以开始步行。

（3）辅助转移:需要器械帮助,部分或全部需要他人帮助,才能够完成转移动作。

滑板:四肢瘫患者在上肢肌力不足以支撑躯体并挪动转移时,可以采用滑板（牢固的塑料板或木板）垫在臀下,从滑板上将躯体滑动到轮椅,或滑动到床上。

助力:患者如果上肢肘关节屈肌力3或4级,但手腕无力时不能通过滑板完成转移,则可以用于搂住辅助者的头颈或背部,身体前倾;辅助者头置于患者一侧腋下,两手托患者臀部,同时用双膝关节固定患者的两膝,使用腰部后倾的力量将患者臀部拉向自己的躯干,使患者的膝关节伸直并稳定,然后侧身将患者转移到床上,或从床转移到轮椅上。

转移训练的康复护理要点:①做好解释工作,取得配合。②训练时仅给予最小的辅助,并依次减少辅助量,最终使患者独立翻身。③据患者的实际肌力和关节控制能力,选择适宜的转移方式。④有脊柱内固定或骨折愈合不充分时,注意不要产生显著的脊柱扭转剪力。⑤转移动作后注意身体下面的床垫和裤子等必须平整,避免造成局部压力过大而导致压疮。⑥辅助转移操作者尽量采用缩短运动阻力臂、分解动作、鼓励患者参与等方式,减少对自己腰部的应力,减少发生肌肉、韧带和关节损伤。

4.站立训练的康复护理

病情较轻的患者经过早期坐位训练后,无直立性低血压等不良反应即可在康复治疗师指导下进行站立训练。训练时应注意协助患者保持脊柱的稳定性,协助佩戴腰围训练站立活动。患者站起立床,从倾斜 20°开始,逐渐增加角度,约 8 周达 90°。

5.步行训练的康复护理

伤后 3~5 个月,已完成上述训练,或佩戴矫形器后进行。先在平行杠内站立,要协助患者训练,并注意保护患者安全;后在平行杠内行走训练。可采用迈至步、迈越步、四点步、二点步方法训练,平稳后移至杠外训练,用双拐来代替平行杠,方法相同,训练结束,可获得独立的站立和行走功能。

6.ADL 能力训练的康复护理

指导和协助患者床上活动、就餐、洗漱、更衣、排泄、移动、使用家庭用具等,训练前应协助患者排空大小便,如患者携带尿管、便器等,应在训练前协助患者妥善固定好。训练后,对患者整体情况进行观察,如有不适感及时与康复医师联系,调整训练内容。

(1)对于手不能抓握的患者,需要配合必要的助具,或进行食具改良来协助进食,如在餐饮具下面安装吸盘,以防止滑动,佩戴橡皮食具持物器等。

(2)对于手功能受限的患者在刷牙、梳头时可用环套套在手上,将牙刷或梳子套在套内使用。

(3)拧毛巾时,可指导患者将毛巾中部套在水龙头上,然后将毛巾双端合拢,再将毛巾向一个方向转动,将水挤出。

(4)沐浴时应辅助患者借助长柄的海绵刷擦洗背部和远端肢体。

7.假肢、矫形器、辅助器具使用的康复护理

康复护士在 PT 师、OT 师指导下,熟悉并掌握其性能、使用方法和注意事项,监督、保护患者完成特定动作,发现问题及时纠正。

8.离床期康复护理训练指导

瘫痪者日常动作的基础是坐位,白天的所有活动都以这种姿势进行。轮椅是其新的腿和脚,同时也是保持这种坐位姿势的装置。已渡过急性期的患者应尽早重新获得坐位功能,争取身边动作的自立,并做好下一步回归社会的准备。

功能训练的要点:为了达到上述目标,在训练室进行集中训练回病房要进一步训练、练习。训练的主要目的是通过积极的残存肌肉的增强和关节活动范围的训练,以促进残存部位的活动。同时,使瘫痪部位的躯干和下肢获得适当的柔软性也很重要。在基本条件齐备之后,即可在轮椅或垫上开始各种动作的训练。

开始指导动作时,即使从安全管理方面着想,康复护士不应离开患者。

(1)起身动作训练指导:健康人能用腹肌和髋关节屈肌的力量立起上身。这些肌肉瘫痪的脊髓损伤者则利用上肢剩余肌肉的作用做些动作。最重要的肌肉是肩关节伸展、内旋及肘关节伸展与颈部屈曲的肌肉。躯干柔软性受损害时,此动作困难。

(2)坐位平衡训练指导:不仅在躯干部瘫痪的高位胸髓损伤,就连低位胸髓、腰髓损伤,其保持坐位也不能说容易。这是因有髋关节周围肌肉麻痹的缘故。若上身的重心离开髋关节轴,则向前后方向倒下,故上肢的支持很必要。因此,坐位时为使上肢自由,必须练好将重心的位置正好保持在支持面上。

(3)用支撑动作移动身体训练指导:在保持坐位成功之后,下一个目标是移动身体。胸腰髓损伤者移动动作的基本点是两手按在床上而抬起臀部的支撑动作。为了充分地做此动作,需加强肩胛骨下牵肌及肩关节屈曲肌等的力量。

9.回归社区家庭准备期康复指导

此时期能从床上自由地移坐到轮椅,身边动作可以自主,患者在医院内的动作随之增多。从这一期开始应积极地鼓励其外出和外宿。由于接触了社会环境,能使患者本人真正地感觉到今后需要做什么。在这个基础上,针对其回归社会的准备,应规定一些具体的目标。如患者年轻,或无重大阻碍因素,应能达到下列一些指标。

(1)应用性的轮椅操作训练指导:①每段10~15 cm的升降。②8~10 m的登坡能力。③抬高前轮达到平衡。

(2)应用性的转移动作训练指导:①轮椅与平常坐位处之间。②轮椅与汽车之间。③轮椅与床之间。④轮椅与轮椅之间。

(3)在轮椅上能持续做各种活动的耐久性训练指导:功能训练的要点:应用性的转移动作及轮椅操作训练须在离床期后紧接着做面对面的指导。除此以外,在此时期以集体形式作活动性高的运动训练及室外步行训练。多种运动能使平衡能力和轮椅操作能力得到增强。此外,通过以回归社会为目标的室外步行训练,取得上肢肌力及持久力的提高。

(4)步行能力训练指导:颈髓损伤上肢残留部分功能者,只要无并发症,以轮椅为主的日常生活是能自立的。脊髓损伤者站立、步行有以下好处,即经常使用轮椅者易出现下肢挛缩、骨质疏松、下肢血液循环低下、挛缩致痉挛加重等。如能站立、步行、上下阶梯等则其受益甚大,能有稳定的站立,在社交场面上,对树立自己形象很有作用,其精神效果将是巨大的。对此应加强站立及步行的康复训练。

通过上述集体活动,使其从过去的被动训练转变为由患者自身积极参加的训练。正是这种积极性才是回归社会的第一步。可以认为其心理上的巨大效果,更能超过功能上的训练效果。此外,在出院后继续进行运动活动的也有很多,这不但在保持体力上,而且在脊髓损伤者的生存质量(QOL)方面的意义也是很大的。

10.患者及家属的康复健康教育

教育患者和家属/陪护并取得他们的合作应作为一套完整的康复计划的一部分。康复过程的每一步都应同他们进行讨论并对每一项选择的原因作出解释,这能够让患者更深刻地理解损伤及其结局,从而在康复治疗中更好地配合,还有助于他们以积极的态度解决伤后必须面对的一系列问题。

(1)对家属康复教育:家属是患者的陪护者、监护者和重返社会的支持者,在患者的康复过程中起重要作用。对家属或陪护进行康复技能的健康教育,主要包括疾病的相关知识、康复训练项目、心理护理、日常活动的护理技巧等内容。

家属也会在这场巨变中受创(活动和参与),因此在康复程序中家属扮演着至关重要的角色。康复护理应该教会家属/陪护:①如何进行关节活动度练习。②如何进行安全转移或辅助转移。③如何预防压疮及肺部疾病。④如何管理膀胱功能及预防尿路感染。⑤如何在日常生活动作训练中寻求辅助患者及训练患者之间的平衡。

家属最初对患者的过度护理及保护是可以理解的。应该让家属/陪护知道患者现有的和能够重获的功能,应该让他们认识到:患者自己做的及尝试的动作越多,他的独立性就越强。积极的、现实的功能预测对患者日后的生活很重要。

(2)自我观察的教育:患者截瘫部位感觉障碍,出现问题不易发现,因此,应教会患者自我观察,以便及早发现,如压迫部位皮肤的颜色、尿道口是否清洁干燥、大小便外观是否正常、肌肉挛缩的程度是否加重等。

（3）皮肤护理教育：脊髓损伤由于卧床时间长，皮肤抵抗力有所减退，要教育患者及家属定时翻身，更换体位，按摩骨突处，保持床单清洁平整，预防压疮形成。做到勤翻身、勤观察、勤按摩、勤换洗。

（4）预防肺部并发症教育：为防止呼吸道分泌物淤积，引发肺部感染，教育患者要经常变换体位，翻身拍背，指导患者正确的胸腹式呼吸入有效的咳嗽排痰，痰液排出困难时，采用体位排痰法或进行雾化吸入。

（5）预防泌尿系统感染教育：留置尿管期间，指导家属每天清洗尿道口2次，每周换尿袋2次，导尿管定时开放，尿管拔除后，训练排尿功能，教会患者自己做膀胱按摩，轻轻按压下腹部，协助排尿，同时鼓励患者多饮水，每天2 000～2 500 mL。为提高患者的自我管理能力，减少尿路感染，提高患者的生活质量，对神经源性膀胱患者进行系统健康教育，教会间隙导尿方法。

（6）肠道的护理教育：指导家属给患者以高纤维素饮食，多食蔬菜、水果，在床上适当增加活动量，促进肠蠕动，指导患者进行顺结肠方向腹部按摩，定时排便，必要时使用缓泻剂，以防便秘或灌肠等确保肠道畅通。

（7）预防失用综合征教育：指导患者保持良好的体位，保持关节的功能位置，预防足下垂，教会患者及家属经常对肢体进行主动和被动活动，以保持关节活动度，防止关节变形、强直、肌肉萎缩；对没有瘫痪的上肢，可利用举哑铃、拉弹簧等方法，增强肌力训练。

（8）功能重建的教育：主要围绕功能锻炼和恢复自理能力两方面，下肢截瘫的患者指导在床上练习自己搬动下肢翻身，练习起坐及坐稳；坐位练习穿脱衣服、鞋子，双上肢撑起躯干；站立练习扶床站立，带支具站立站稳、行走，不带支具站立站稳，从轮椅与床上之间的活动，在轮椅上完成生活需要的动作，如洗漱、进食；截瘫者的练习主要锻炼捏与握的功能，练习捏住汤匙进食，增加力量握住更重的物品。

通过康复健康教育，教会一些生存、生活技能，尽量使其达到最大限度的自理，恢复患者的自尊、自信、自我价值感，为其以后的生存、生活奠定基础，尽快回归家庭、社会。

11.脊髓损伤患者心理康复护理

几乎所有的脊髓损伤的患者因伤残所造成的生活、工作和活动能力的障碍和丧失，产生悲观、焦虑、急躁或绝望情绪，疾病康复受到严重影响。对于脊髓损伤患者产生的各种心理问题，通常运用支持、认知和行为等心理学方法帮助患者尽早渡过心理的危险期，树立康复的信心，使他们顺利回归家庭和社会。同时，在心理康复护理和治疗过程中，还要针对脊髓损伤患者的病情和心理特点，注重心理康复策略。

（1）明确康复训练的价值和意义：帮助脊髓损伤患者正确认识康复训练的重要性，引导他们将注意力集中于康复训练，是患者康复的关键，同时也有利于患者心理能量的正确释放，缓解心理压力。一般情况下，对康复训练意义的评价要切合实际，既不能夸大康复训练的功效，给患者造成"只要积极训练就可以完全康复"的概念；也不能贬低康复训练的作用，认为康复训练无足轻重，有则练之，无则不练，这样会影响患者的康复进程和康复效果。

（2）重建患者的价值取向：残疾并不等于失去自由及一切，也不等于没有作为和价值。但是，患者由于受不合理认知观念的困扰，认为残疾等于失去了一切和做人的尊严，无法享受生活，不能参加工作，不能进行社会交往，家人、社会和朋友不会再接纳自己等。产生这些想法的原因是这部分患者的价值观存在偏差，对残疾本身带有偏见所致。所以，对这部分患者进行心理康复护理的一个主要任务就是重新建立患者的价值取向,正确认识残疾和残疾后的人生价值,树立正确的价值观,重新找回人生的幸福感,坦然面对残疾和未来。

(3)心理康复护理。

震惊阶段的心理康复护理:由于患者情感麻木,思维反应迟钝,所以周围人的关心和安慰,可以给患者积极的支持。合理运用心理防御机制,运用体贴性的语言,向患者正面解释脊髓损伤的知识。收集对患者恢复有利的信息,让他们相信脊髓损伤的恢复仍有希望,缓解患者对残疾的恐惧感,减轻其心理压力。同时,指导家属或朋友给患者更多的关心和照顾。

否认阶段的心理康复护理:对处于否认期的患者,一切要顺其自然,不要操之过急,允许患者有一个适应、领悟的过程,逐渐接受残疾的现实。要认真倾听他们的想法,注意建立良好的医患关系。对有较强自制力又愿意接受帮助的患者,可在患者情绪较平静后,有计划、有策略地逐步向患者透露病情,使其在不知不觉中逐步接受自己的病情。有些不太愿意接受帮助的患者,则鼓励他们多接触病友,逐渐从周围病友、医护人员处了解病情。对于只相信药物治疗、手术治疗,甚至偏方、秘方,对康复治疗不了解、不接受的患者,可举一些错失康复治疗时机的典型病例,实事求是地宣传脊髓损伤的康复知识,使他们明白康复治疗的重要性,早日接受康复治疗。

抑郁或焦虑反应阶段的心理康复护理:有研究认为截瘫患者有自杀意念。由于截瘫患者有自杀意念者大部分发生在抑郁期,所以预防自杀是抑郁期健康教育的重点,一些患者表面装得若无其事,其实可能对自杀已有准备,所以要求医护人员、家属、陪护密切注意患者的情绪变化,防止意外事件的发生。抑郁期患者一般都有自卑心理,无法正确评价自己的价值,对残疾生活过分悲观,所以要引导患者积极面对残疾的现实,让患者逐步明白,残疾并不等于残废,脊髓损伤只要坚持康复,可以重新回归家庭和社会,还可以用角色转换的方式,让患者自己思考,让他放弃轻生的念头。

对抗独立阶段心理康复护理:该期患者的情况比较复杂,心理障碍的关键是与所处社会环境之间协调不当,在行为上表现为不适应,对治疗易产生抵触情绪。要对患者的行为表示同情和理解,不要一味指责。可以和患者将心比心进行交谈,劝患者认真思考一下,假如为了有依靠,自己什么也不动,也不参加康复训练,吃亏的最终是自己。利用社会支持系统共同做好心理康复。

适应阶段心理康复护理:适应期最突出的心理障碍是患者面对新生活感到选择职业困难。多数患者已无法从事原来的工作,需要重新选择。因此求职咨询和职前培训已成为主要问题,治疗者应在这方面给患者提供信息,同时帮助他看到自己的潜能,扬长避短,努力适应环境。其次,患者残疾后多数在医院或家中长期治疗休息,很少接触社会,对重返社会心理压力较大,害怕旁人讽刺和嘲笑,所以在出院之前要帮助他们学习一些人际交往技巧,学会处理残疾生活可能遇到的一些特殊情况,指导他们处理好和家人的关系。

在实际康复过程中以上 5 个阶段的划分也不是绝对的,不是所有的患者都经过全部 5 个阶段,有的患者跨过某一阶段,直接进入另一个阶段,有些患者具有相连两个阶段的心理行为特点。心理康复护理,一定要注意辨别患者的情绪变化,准确判断他们的心理特点,有的放矢,灵活掌握心理康复护理策略,只有这样才能给患者行之有效的帮助。

（刘焕芳）

第二节 支气管哮喘

一、概述

支气管哮喘(简称哮喘)是由多种细胞(特别是肥大细胞、嗜酸性粒细胞和 T 细胞、中性粒细胞、气道上皮细胞等)参与的慢性气道炎症性疾病。这种慢性炎症导致气道高反应性和广泛多变的可逆性气流受限,此种症状还伴有气道对多种刺激因子反应性增高。在易感者中此种炎症可引起反复发作的喘息、气促、胸闷和咳嗽等症状,多在夜间或凌晨发作或加重,但可部分地自然缓解或经治疗缓解。支气管哮喘如贻误治疗,随病程的延长可产生气道不可逆狭窄和气道重塑。因此,合理的防治至关重要。

(一)流行病学

哮喘是全球性疾病,全球约有 1.6 亿患者,我国患病率为 1‰~4‰,其中儿童患病率高于青壮年,城市高于农村,老年人的患病率有增高的趋势。成人男女患病率相近,约 40% 的患者有家族史。支气管哮喘患病率在世界大部分地区正以惊人的速度上升,尤其是儿童支气管哮喘,已成为全球关注的公众健康问题和儿童最常见的慢性呼吸道疾病。许多地区在 10~20 年哮喘患病率增加了 1 倍,全世界约 25 万/年哮喘患者死亡。其中年轻人占很大比例。我国儿童哮喘患病率为 0.12%~3.34%,平均 1.54%,较 10 年前平均上升了 64.84%。哮喘的危险因素主要包括遗传、肥胖、性别、变应原、感染、烟草烟雾、空气污染、饮食及其他因素。

(二)支气管哮喘发病病因

本病的病因还不十分清楚。目前认为哮喘是多基因遗传病,受遗传因素和环境因素双重影响。

1.遗传因素

哮喘患者的亲属患病率高于群体患病率,且亲缘越近、病情越严重,其亲属患病率越高。有研究表明,与气道高反应、IgE 调节和特应性相关的基因在哮喘的发病中起着重要作用。

2.环境因素

主要为哮喘的激发因素,包括以下 5 种因素。

(1)吸入性变应原:如尘螨、花粉、真菌、动物毛屑、二氧化硫、氨气等各种特异和非特异性吸入物。

(2)感染:如细菌、病毒、原虫、寄生虫等。

(3)食物:如鱼、虾、蟹、蛋类、牛奶等。

(4)药物:如普萘洛尔、阿司匹林等。

(5)其他:气候改变、运动、妊娠等。

(三)支气管哮喘的分类、分型

1.根据免疫学分型

过敏性哮喘和非过敏性哮喘,以过敏性哮喘更为常见。过敏性哮喘又可分为 IgE 介导哮喘和非 IgE 介导过敏性哮喘,这是目前被广泛认可的哮喘病分类方法。

2.根据发病诱因分类

根据常见发病诱因的不同而将哮喘病分为过敏性哮喘、感染性哮喘、运动性哮喘、药物性哮喘、职业性哮喘、心因性哮喘及某些特殊类型的哮喘(如月经性和妊娠性哮喘)等。

3.根据哮喘的病程分类

根据哮喘的病程长短将哮喘病分为缓解和急性发作期,然后根据缓解期和急性期的不同特点进行病情严重程度的进行分类。

4.根据临床表现分类

(1)急性发作期:指气促、咳嗽、胸闷等症状突然发生,常有呼吸困难,以呼气流量降低为其特征,常因接触刺激物或治疗不当所致。

(2)慢性持续期:在哮喘非急性发作期,患者仍有不同程度的哮喘症状。根据临床表现和肺功能可将慢性持续期的病情程度分4级。

(3)缓解期:指经过或未经治疗症状、体征消失,肺功能恢复到急性发作前水平,并维持四周以上。

5.根据病情严重程度分类

临床上通常将慢性哮喘的病情依据严重程度分为4型:①轻度间歇性哮喘;②轻度持续性哮喘;③中度持续性哮喘;④重度持续性哮喘;根据患者是否有气道阻塞和阻塞的严重程度将哮喘病分为隐匿型哮喘、咳嗽变异性哮喘、难治性哮喘和脆性哮喘等。

6.根据发病的年龄分类

婴幼儿哮喘(2岁以下)、儿童哮喘(3～12岁)、青少年哮喘(13～20岁)、成年人哮喘(20～60岁)和老年性哮喘(60岁以上)。

7.根据发病时间分类

根据发病有无季节性可分为常年性哮喘和季节性哮喘。根据哮喘发病的昼夜变化又单独从哮喘病中分出夜间哮喘。

二、临床表现

(一)症状

1.急性发作时症状

典型表现为发作呼气性呼吸困难或发作性胸闷和咳嗽,伴有哮鸣音。严重者呈强迫坐位或端坐呼吸,甚至出现发绀等;干咳或咳大量白色泡沫痰。部分患者仅以咳嗽为唯一症状(咳嗽变异性哮喘)。在夜间及凌晨发作和加重常是哮喘的特征之一。有些青少年,可在运动时出现胸闷、咳嗽和呼吸困难,称为运动性哮喘。

2.发作间歇期症状

在此期患者常自觉胸闷不适,肺部听诊呼吸音减弱,无哮鸣音,但多数患者症状和体征全部消失。

3.咳嗽变异型哮喘的症状

气道高反应性是支气管哮喘发病的基础,由于气道高反应性的程度不同,临床上出现的症状也就不一样,少数患者只表现为呼吸道过敏的症状,如反复咳嗽、定时的阵咳及刺激后的痉咳。这些患者可以没有喘息,甚至没有干湿性啰音,但可能有变应性疾病病史,如湿疹、过敏性鼻炎或荨麻疹。其血清IgE可能升高,抗过敏药或平喘药有效。如果进行气道反应性测定(过去称支气管激发试验),可能会出现异常。这种以咳嗽为主要表现的哮喘,也称咳嗽变异型哮喘,往往起病较早,多在 3 岁前就有表现,如未经特殊处理,可以发展为典型哮喘,也可以一直表现为咳嗽变异型哮喘。

(二)发病特征

1.发作性

当遇到诱发因素时呈发作性加重。

2.时间节律性

常在夜间及凌晨发作或加重。

3.季节性

常在秋冬季节发作或加重。

4.可逆性

平喘药通常能够缓解症状,可有明显的缓解期。

(三)体征

发作时胸部呈度充气征象,双肺可闻及广泛的哮鸣音,呼气音延长。严重者可出现心率加快、奇脉、胸腹反常运动和发绀。但在轻度哮喘或非常严重哮喘发作时,哮鸣音可不出现,称之为寂静胸。

(四)并发症

1.下呼吸道和肺部感染

哮喘患者约有半数因上呼吸道病毒感染而诱发,由于呼吸道的免疫功能受到干扰,容易继发下呼吸道和肺部感染。

2.水电解质和酸碱失衡

哮喘急性发作期,患者由于缺氧、摄食不足、大汗等,常常并发水、电解质和酸碱平衡失调,这些均是影响哮喘疗效和预后的重要因素。

3.气胸和纵隔气肿

由于哮喘急性发作时气体潴留于肺泡,使肺泡含气过度,肺内压明显增加,哮喘已并发的肺气肿会导致肺大疱破裂,形成自发性气胸。重症哮喘需要机械通气治疗时,气道和肺泡的峰压过高,也易引起肺泡破裂而形成气压伤,引起气胸甚至伴有纵隔气肿。

4.呼吸衰竭

严重哮喘发作造成肺通气不足、感染,治疗和用药不当,并发气胸、肺不张和肺水肿等,均是哮喘并发呼吸衰竭的常见诱因。

5.致命的心律失常

哮喘急性发作时可出现致命性的心律失常,原因可能是由于严重缺氧,水、电解质和酸碱平衡失调,也可能是由于药物的使用不当。

6.黏液栓阻塞与肺不张

哮喘急性发作缓解后可咯出支气管树状的痰,由黏液及嗜酸性粒细胞所组成。支气管因含有黏稠的痰液,在较小的支气管或细支气管内则经常可发现特殊的浓厚且黏稠的黏液栓。黏液栓阻塞了细支气管,并因支气管壁增厚及黏膜充血,水肿形成的皱襞而导致肺不张。

7.闭锁肺综合征

哮喘急性发作时,由于痰栓广泛堵塞了支气管,或频繁使用 β 受体激动剂造成气道平滑肌上

β受体功能下调,如异丙肾上腺素,该药代谢的中间产物 3-甲氧异丙肾上腺素,不仅不能兴奋β受体,而且还能引起β受体阻滞作用,引起支气管平滑肌痉挛而使通气阻滞。

8.肺气肿、肺动脉高压和慢性肺源性心脏病发生

与哮喘控制不佳导致的长期或反复气道阻塞、感染、缺氧、高碳酸血症、酸中毒及血液黏稠度增高等有关。

9.肺结核

长期使用皮质激素导致机体免疫功能减退,可诱发肺结核,出现结核症状。

10.发育不良和胸廓畸形

儿童哮喘,常常引起发育不良和胸廓畸形,究其原因是多方面的,如营养不足、低氧血症、内分泌紊乱等,有报道长期全身使用皮质激素的患儿,有 30％发育不良。

三、主要功能障碍

(一)呼吸功能障碍

哮喘急性发作时呼吸动力学改变,对患者呼吸类型及潮气呼吸时的压力波动产生了影响,哮喘重度发作时,最大呼吸流速,尤其是最大呼气流速明显受限,当残气量增加时,要使潮气呼吸过程处于最适当的呼气流速,其潮气呼吸还应处在最大吸气状态,由于 VC 的降低,呼气流速的受限,因而潮气量必然减少,患者要维持足够的通气,只能增加呼吸频率,因而形成浅快的呼吸形式。产生用力呼气,导致严重的气促。

(二)通气/血流比例失衡和气体交换障碍

哮喘时气道病理学的改变也引起肺泡通气/血流比例失调(在某些肺泡区 V/Q 比值降低)及氧的弥散距离增大,导致低氧血症,通气增加,$PaCO_2$ 正常,甚至降低。重症哮喘患者常见中度低氧血症。

(三)循环功能障碍

哮喘时由于过度充气,呼吸肌做功增加,胸膜腔内压波动幅度增大,影响循环系统。胸内负压增高可降低静脉的回流,最终将导致每搏输出量和收缩压的下降。患者通过增加心率以维持心排血量,胸膜腔内压增加,右心室后负荷增加,心搏耗功增加,心电图有时可见右心劳损。

(四)支气管哮喘伴发的精神障碍

1.情绪障碍型

患者在发作时常伴有恐惧、焦虑、烦躁、抑郁等不良情绪。

2.抑郁-妄想型

可出现妄想。可伴有幻听,也常伴有轻度意识模糊。

3.癫痫样意识障碍型

多为短暂的意识丧失,类似癫痫小发作。患者在哮喘发作时还可伴有癫痫样抽搐。

四、康复评定

(一)危险因素评估

1.宿主因素

(1)遗传因素:目前认为哮喘为多基因遗传与环境因素相互作用导致的疾病。据统计,哮喘的遗传度为 70％～80％,父母其中一方患有哮喘的儿童,其哮喘发病率是其他儿童的 2～5 倍。

（2）肥胖：多项流行病学研究证实肥胖和超体质量可增加哮喘发生的危险性。肥胖患者的潮式呼吸时小气道关闭，导致肺泡与支气管的黏附破坏，气道狭窄加重。而且这种小气道的关闭还能导致局部低氧性肺血管收缩，引起肺间质水肿，继而增加支气管周围的压力。肥胖和哮喘之间关联的基础可能与慢性全身性炎症及能量调节激素等有关。

（3）性别：流行病学调查显示，男性是儿童哮喘的高危因素，我国 2010 年 0～14 岁儿童调查显示，男女患病率比分别为 1.67：1.0 和 1.74：1.0。随着成长，在性别中的差异随之减少，但最近研究显示成人女性患病比例可能超过男性。

2.环境因素

（1）变应原：包括引起哮喘发生和发展各种特异性和非特异性物质。特异性变应原，如尘螨、花粉、真菌、动物毛屑等。

（2）感染：感染对哮喘的发病具有两方面的作用。一方面，在婴儿期接触一些病毒和非典型病原体，如呼吸道合胞病毒（RSV）、流感病毒和支原体等，可诱发哮喘的发生。另一方面，婴幼儿早期接触一些特定的呼吸道感染，可以避免哮喘的发生。特异性体质和病毒感染之间的作用十分复杂，强烈的特异性体质可能影响下呼吸道对病毒感染的反应，病毒感染可以影响变应性疾病的发生和发展。

（3）空气污染：大气污染、汽车尾气（DEP）、烟草烟雾和电磁烟雾等空气污染使哮喘患者呼出气一氧化氮水平增加，降低第一秒用力呼气量（FEV_1），增加哮喘的急性发作。

（4）饮食：如抗氧化剂和 n-3 多不饱和脂肪酸摄入减少，n-6 多不饱和脂肪酸增加可使哮喘和变态反应性疾病增加；盐、冷饮、巧克力等食物摄入量增加亦可增强呼吸道高反应，从而引发或加重哮喘。引起过敏最常见的食物是鱼类、虾蟹、蛋类、牛奶等。

（5）药物：阿司匹林，2.3％～20％哮喘患者因服用阿司匹林类药物而诱发哮喘，称为阿司匹林哮喘。患者症状多在用药后 2 小时内出现。普萘洛尔等 β 受体阻滞剂，可因阻断 β-肾上腺素能受体而引起哮喘。

（6）运动：有 70％～80％的哮喘患者在剧烈运动后诱发哮喘，称为运动诱发性哮喘或称运动性哮喘。典型的病例是在运动 6～10 分钟，停止运动后 1～10 分钟内支气管痉挛最明显，许多患者在30～60 分钟内自行恢复。剧烈运动后因过度通气致使气道黏膜的水分和热量丢失，呼吸道上皮暂时出现克分子浓度过高，导致支气管平滑肌收缩。

（7）气候改变：当气温、温度、气压和/或空气中离子等改变时可诱发哮喘，故在寒冷季节或秋冬气候转变时较多发病。

（8）精神因素：患者情绪激动、紧张不安、怨怒等都会促使哮喘发作，一般认为它是通过大脑皮质和迷走神经反射或过度换气所致。哮喘发病的第一高峰期为 0～14 岁，第二高峰期为 30～40 岁。

（二）实验室及其他检查

1.血液常规检查

发作时可有嗜酸性粒细胞增高，但多数不明显，如并发感染可有白细胞数增高，分类中性粒细胞比例增高。

2.痰液检查

涂片在显微镜下可见较多嗜酸性粒细胞，可见嗜酸性粒细胞退化形成的尖棱结晶（Charcort-Leyden 结晶体）、黏液栓（Curschmann 螺旋）和透明的哮喘珠（Laennec 珠）。

3.肺功能检查

缓解期肺通气功能多数在正常范围。在哮喘发作时,由于呼气流速受限,表现为第一秒用力呼气量（FEV_1）,第一秒用力呼气量/用力肺活量比值（$FEV_1/FVC\%$）、最大呼气中期流速（MMER）、呼出 50％ 与 75％肺活量时的最大呼气流量（MEF50％与 MEF75％）及呼气峰值流速（PEFR）均减少。

4.血气分析

哮喘严重发作时可有缺氧、PaO_2 和 SaO_2 降低,由于过度通气可使 $PaCO_2$ 下降,pH 上升,表现为呼吸性碱中毒。如为重症哮喘,气道阻塞严重,可有缺氧及 CO_2 潴留,$PaCO_2$ 上升,表现为呼吸性酸中毒。如缺氧明显,可合并代谢性酸中毒。

5.胸部 X 线检查

早期在哮喘发作时可见两肺透亮度增加,呈过度充气状态;在缓解期多无明显异常。如并发呼吸道感染,可见肺纹理增加及炎症性浸润阴影。同时要注意肺不张、气胸或纵隔气肿等并发症的存在。

6.特异性变应原的检测

可用放射性变应原吸附试验（RAST）测定特异性 IgE,过敏性哮喘患者血清 IgE 可较正常人高2～6 倍。在缓解期可做皮肤过敏试验判断相关的变应原,但应防止发生变态反应。

（三）呼吸功能评定

1.通气功能评定

发作时呈阻塞性通气功能障碍,呼气流速指标显著下降,FEV_1、$FEV_1/FEV\%$、最大呼气中期流速（MMEF）、呼气峰值流速（PEFR）均减少。

2.支气管激发试验

用以测定气道反应性。在设定的激发剂量范围内,如 FEV_1 下降＞20％,可诊断为激发试验阳性。

3.支气管舒张试验

用以评定气道气流的可逆性。如 FEV_1 较用药前增加＞15％,且绝对值增加＞200 mL,可判断阳性。

（四）肺功能评定

肺功能评定见表 10-2。

表 10-2　哮喘慢性持续期肺功能分级标准

分级	临床表现	肺功能改变
间歇（第一级）	间歇出现症状,＜每周 1 次,短暂发作（数小时至数天）,夜间哮喘症状≤每月 2 次,发作间期无症状	FEV_1≥80％预计值或 PET≥80％个人最佳值,PET 或 FEV_1 变异率＜20％
轻度持续（第二级）	症状≥每周 1 次,但每天 1 次,可能影响活动或睡眠,夜间哮喘症状＞每月 2 次,但＜每周 1 次	FEV_1≥80％预计值或 PET≥80％个人最佳值,PET 或 FEV_1 变异率＜20％～30％
中度持续（第三级）	每天有症状,影响活动和睡眠,夜间哮喘症状≥每周 1 次	FEV_1 为 60％～79％预计值或 PET 为 60％～79％个人最佳值,PET 或 FEV_1 变异率＞30％
严重持续（第四级）	每天有症状,频繁发作,经常出现夜间哮喘症状,体力活动受限	FEV_1＜60％预计值或 PET＜60％个人最佳值,PET 或 FEV_1 变异率＞30％

(五)哮喘患者日常生活能力评定

哮喘患者日常生活能力评定见表10-3。

(六)营养状态评定

营养状态是哮喘患者症状、残疾及预后的重要因素,应该高度重视,评估分良好、中等、不良
3个等级(表10-4)。

表 10-3　哮喘急性发作时病情严重度的分级及日常生活能力评定

病情程度	临床表现	血气分析	血氧饱和度	支气管舒张剂
轻度	对日常生活影响不大,可平卧,说话连续成句,步行、上楼时有气短。呼吸频率轻度增加,呼吸末期散在哮鸣音,脉率<100 次/分。可有焦虑	PaO$_2$ 正常,PaCO$_2$<6.0 kPa(45 mmHg)	>95%	能被控制
中度	日常生活受限,稍事活动便有喘息,喜坐位,讲话常有中断。呼吸频率增加,哮鸣音响亮而弥漫。脉率 100 ~ 120 次/分,可焦虑和烦躁	PaO$_2$ 8.0 ~ 10.7 kPa(60 ~ 80 mmHg),PaCO$_2$ ≤ 6.0 kPa(45 mmHg)	>91%~95%	仅有部分缓解
重度	日常生活受限,喘息持续发作,只能单字讲话,端坐呼吸,大汗淋漓,呼吸频率>30 次/分,哮鸣音响亮而弥漫。脉率>120 次/分,常有焦虑和烦躁	PaO$_2$<8.0 kPa(60 mmHg),PaCO$_2$>6.0 kPa(45 mmHg)	≤90%	无效
危重	患者不能讲话,出现嗜睡、意识模糊,哮鸣音明显减弱或消失。脉率>120 次/分或变慢和不规则	PaO$_2$<8.0 kPa(60 mmHg),PaCO$_2$≥6.0 kPa(45 mmHg)	<90%	无效

(七)心理-社会状态评定

哮喘是一种气道慢性炎症性疾病,患者对环境多种激发因子易过敏,发作性症状反复出现,
严重时可影响睡眠、体力活动。应注意评估患者有无烦躁、焦虑、恐惧等心理反应。由于哮喘需
要长期甚至终身防治,可加重患者及其家属的精神、经济负担。注意评估患者有无忧郁、悲观情
绪,以及对疾病治疗失去信心等。评估家属对疾病知识的了解程度、对患者关心程度、经济情况
和社区医疗服务状况等。

表 10-4　营养状态评定表

分级	临床表现
良好	黏膜红润,皮肤光泽,弹性良好,皮下脂肪丰满而弹性,肌肉结实,指甲毛发润泽,肋间隙及锁骨上窝深浅适中,肩胛部和股部肌肉丰满
中等	于两者之间
不良	皮肤黏膜干燥,弹性降低,皮下脂肪菲薄,肌肉松弛无力,指甲粗糙无光泽,毛发稀疏,肋间隙和锁骨上窝凹陷,肩胛骨和髂骨嶙峋突出

五、康复治疗

(一)康复治疗目标

(1)尽可能控制症状,包括夜间症状。

(2)改善活动能力和生活质量。

(3)使肺功能接近最佳状态。

(4)预防发作及加剧。

(5)提高自我认识和处理急性加重的能力,减少急诊或住院。

(6)避免影响其他医疗问题。

(7)避免药物的不良反应。

(8)预防哮喘引起死亡。

上述治疗目标的意义在于强调:①应该积极地治疗,争取完全控制症状。②保护和维持尽可能正常的肺功能。③避免或减少药物的不良反应。为了达到上述目标,关键是有合理的治疗方案和坚持长期治疗。

(二)康复治疗原则

消除病因,控制急性发作,巩固治疗,改善肺功能,防止复发,提高生活质量。

1.发作期

(1)一般的治疗:卧床休息,解除思想顾虑,保持安静,去除变应原及其他诱因,适当补液,有继发感染者积极抗感染治疗。

(2)控制急性发作:单用或联用支气管舒张剂。

2.哮喘持续状态

要积极解除支气管痉挛,改善通气及防治并发症。

3.缓解期

查找变应原进行脱敏治疗。

(三)康复治疗

尽管哮喘的病因及发病机制均未完全阐明,但目前的治疗方法,只要能够规范地长期治疗,绝大多数患者能够使哮喘症状能得到理想的控制,减少复发甚至不发作,与正常人一样生活、工作和学习。

1.药物治疗治疗

哮喘药物因其均具有平喘作用,常称为平喘药,临床上根据它们作用的主要方面又将其分为以下几种。

(1)缓解哮喘发作:主要作用是舒张支气管,即支气管舒张剂。

β_2 受体激动剂:为首选药物。常用的药物:短效的作用时间为 $4 \sim 6$ 小时,有沙丁胺醇、特布他林和非诺特罗。长效的作用时间为 $10 \sim 12$ 小时,常用的有福莫特罗、沙美特罗及丙卡特罗等。

茶碱类:增强呼吸肌的收缩,气道纤毛清除和抗炎的作用。

抗胆碱类:常用的有异丙托溴铵、噻托溴铵吸入或雾化吸入。

(2)控制哮喘发作:此类药物主要控制哮喘的气道炎症,即抗炎药。主要有糖皮质激素,白三烯拮抗剂及其他如色甘酸钠等。沙美特罗替卡松粉吸入剂以联合用药形式(支气管扩张剂和吸入皮质激素),用于可逆性阻塞性气道疾病的常规治疗,包括成人和儿童哮喘。

2.急性发作期的治疗

急性发作的治疗目的是尽快缓解气道阻塞,纠正低氧血症,恢复肺功能,预防进一步恶化或再次发作,防止并发症。一般根据病情的分度进行综合性治疗。

(1)脱离诱发因素:处理哮喘急性发作时要注意寻找诱发因素。多数与接触变应原、感冒、呼吸系统感染、气候变化、进食不适当的药物(如解热镇痛药、β受体阻滞剂等)、剧烈运动或治疗不足等因素有关。找出和控制诱发因素,有利于控制病情,预防复发。

(2)正确认识和处理重症哮喘是避免哮喘死亡的重要环节。对于重症哮喘发作,应该在严密观察下治疗。治疗的措施包括:①吸氧,纠正低氧血症。②迅速缓解气道痉挛:首选雾化吸入β_2受体激动剂,其疗效明显优于气雾剂。③经上述处理未缓解,一旦出现$PaCO_2$明显增高$[\geqslant 6.7\ kPa(50\ mmHg)]$、吸氧状态下$PaO_2 \leqslant 8.0\ kPa(60\ mmHg)$、极度疲劳状态、嗜睡、神志模糊,甚至呼吸减慢的情况,应及时进行人工通气。④注意并发症的防治:包括预防和控制感染;补充足够液体量,避免痰液黏稠;纠正严重酸中毒和调整水电解质平衡,当$pH < 7.2$时,尤其是合并代谢性酸中毒时,应适当补碱;防治自发性气胸等。

3.运动治疗

支气管哮喘患者在哮喘缓解期或药物控制下可进行适当的体育锻炼,增强心肺功能,以达到减少、减轻支气管哮喘发作的目的。适合支气管哮喘患者锻炼项目有游泳、划船、太极拳、体操、羽毛球、散步、骑车、慢跑等耐力性运动练习。

耐力运动的原则是做适当强度的运动,并持续一定的时间,具体方法视体力情况而定。体力较差时做散步、太极拳等低强度的运动练习,体力较好时练习较快的步行、慢跑、缓慢登楼、游泳等。运动强度应控制在运动时的最高心率为170减去年龄数字的水平,主观感觉以稍感气急,尚能言谈为宜。

4.呼吸训练

(1)放松训练。①前倾依靠位:患者坐于床前或桌前,桌上或床上放两床叠好的被子或4个枕头,患者两臂置于棉被或枕下以固定肩带并放松肩带肌群,头靠在被上或枕上放松颈肌。②椅后依靠位:患者坐于非常柔软舒适的有扶手的椅子或沙发上,头稍后靠于椅背或沙发背上,完全放松5~15分钟。③前倾站立位:自由站立,两手指互握置于身后并稍向下拉以固定肩带,同时身体稍前倾以放松腹肌,也可前倾站立,两手支撑于前方的低桌上以固定肩带,此体位不仅可起到放松肩部和腹部肌肉群的作用,还是腹式呼吸的有利体位。

(2)呼吸模式训练。①缩唇呼吸:也称吹口哨式呼吸法,经鼻吸气,呼气时缩唇,吹口哨样缓慢呼气,口唇缩小到以能够忍受为止,将气体均匀地自双唇之间逸出,一般吸气和呼气的时间比例为1:2或1:3。利用这一方法可减少下呼吸道内压力的递减梯度,防止小气道过早闭塞。②腹式呼吸方法:患者取立位,也可取坐位或仰卧位,上身肌群放松做深呼吸,一手放于腹部,一手放于胸前,吸气时尽力挺腹,也可用手加压腹部,呼气时腹部内陷,尽量将气呼出,一般吸气2秒,呼气4~6秒。吸气与呼气时间比为1:2或1:3。用鼻吸气,用口呼气要求缓呼深吸,不可用力,每分钟呼吸速度保持在7~8次,开始每天2次,每次10~15分钟,熟练后可增加次数和时间,使之成为自然的呼吸习惯。③主动呼气训练:主动呼气代替吸气训练,每次呼气后不要忙于吸气,要稍停片刻,适当延长呼气过程,使呼气更加完善,减少肺泡内残留的气量。然后放松肌肉,轻轻地吸气。这样,增加了呼气量,就增加了吸气量,使呼吸更加完全。

在进行上述呼吸训练时应注意:思想集中,肩背放松,吸鼓呼瘪,吸气时经鼻,呼气时经口,细呼深吸,不可用力。

5.肌力——耐力训练

(1)下肢训练。①方式:采用有氧训练的方法,如步行、划船、骑车、登山等。②强度:根据活动平板或功率车运动试验,得到最大心率及最大 MET 值,然后根据下表确定运动强度。运动后不应出现明显气短、气促或剧烈咳嗽(表 10-5)。

表 10-5 运动训练强度的选择

运动试验终止原因	靶心率	靶 MET 值
呼吸急促,最大心率未达到	75%～85%	70%～85%
达到最大心率	65%～75%	50%～70%
心血管原因	60%～65%	40%～60%

运动时间 30～45 分钟,准备及结束活动时间保证各 5～10 分钟。频率:3～5 次/周,尽可能终生坚持。运动合适的指征:无明显气短、气促。

(2)上肢训练:包括手摇车训练及提重物训练。①手摇车训练:从无阻力开始,每阶段递增 5 W,运动时间 20～30 分钟,速度为 50 转/分,以运动时出现轻度气短、气促为宜。②提重物训练:患者手持重物,开始 0.5 kg,以后增至 2～3 kg,做高于肩部的各个方向运动,每次活动 1～2 分钟,休息 2～3 分钟,每天2 次,监测以出现轻微的呼吸急促和上臂疲劳为度。

6.排痰训练

排痰训练包括体位引流、胸骨叩击、震颤和直接咳嗽,目的是促进呼吸道分泌物直接排出,降低气流阻力,减少支气管及肺的感染。

(1)体位引流:①心理护理排痰前消除患者的紧张情绪,使患者能很好地配合,令患者全身放松,自然呼吸。②采用触诊、叩诊、听诊器听诊等方法判断患者肺部哪一段的痰液需要引流。③引流时间应安排在早晨清醒后进行,因为夜间支气管纤毛运动减弱,气道分泌物易于睡眠时潴留。④将患者置于正确的体位排痰姿势,并且尽可能让患者舒适放松,应随时观察患者面色及表情。病变部位摆于高处,以利于痰液从高处向低处引流。⑤如果患者可以忍受,维持引流体位 30 分钟左右,不要超过 45 分钟,避免患者疲劳。⑥体位排痰期间应配合饮温水、雾化吸入等,使痰液稀释,利于排出。⑦体位排痰过程中,有效咳嗽及局部的叩击可以增加疗效。⑧即使引流时没有咳出分泌物,告诉患者,训练一段时间后可能会咳出一些分泌物。⑨评估与记录评估在引流过的肺叶(段)上听诊呼吸音的改变;记录:痰液潴留的部位,痰液排出的颜色、质感、数量及气味,患者对引流的忍受程度,血压、心率情况,呼吸模式,胸壁扩张的对称性等。

(2)咳嗽训练:深吸气→短暂闭气→关闭声门→增加胸膜腔内压,使呼气时产生高速气流→声门开放,即可形成由肺内冲出的高速气流,促进分泌物移动,随咳嗽排出体外。

(3)理疗:超短波治疗和超声或氧气雾化治疗等。有利于消炎、抗痉挛、排痰及保护黏膜和纤毛功能。超短波治疗采用无热量或微热量,每天 1 次,15～20 次为 1 个疗程。超声雾化治疗每次 20～30 分钟,每天 1 次,7～10 天为 1 个疗程。氧气雾化治疗每次 5～10 分钟,每天 2 次,7～10 天为 1 个疗程。

六、康复护理

(一)康复护理目标

(1)呼吸困难症状减轻:呼吸形态、深度、节律、频率正常,动脉血气分析值正常。

(2)能进行有效呼吸:掌握呼吸功能锻炼的方法,能自行坚持有效锻炼。

(3)能进行有效咳嗽:掌握有效咳嗽的方法,排出痰液。

(4)能够自觉正确使用雾化吸入剂。

(二)康复护理

1.环境与体位

有明确变应原者,应尽快脱离。提供安静、舒适、温湿度适宜的环境,保持室内清洁、空气流通。根据病情给予舒适体位,如为端坐呼吸者提供床旁桌以支撑,减少体力消耗。病室、家庭不宜摆放花草,避免使用皮毛、羽绒或蚕丝织物。保持病室内空气新鲜,每天通风 1～2 次,每次 15～30 分钟,室内保持适宜的温度和湿度。温度为 20～22 ℃,湿度为 50%～70%。

2.缓解紧张情绪

哮喘新近发生和重症发作的患者,通常会情绪紧张,甚至惊恐不安,应多巡视患者尽量陪伴患者,使患者平静,以减轻精神紧张。耐心解释病情和治疗措施,给以心理疏导和安慰,消除过度紧张情绪,这对减轻哮喘发作的症状和病情的控制有重要意义。

3.氧疗护理

重症哮喘患者常伴有不同程度的低氧血症,应给以鼻导管或面罩吸氧,氧流量为 1～3 L/min。吸入的氧浓度不超过 40%。吸入的氧气应尽量温暖湿润,以避免气道干燥和寒冷气流的刺激而导致气道痉挛。给氧的过程中,监测动脉血气分析。如哮喘严重发作,经一般药物治疗无效,或患者出现神志改变,$PaO_2 < 8.0$ kPa(60 mmHg),$PaCO_2 > 6.7$ kPa(50 mmHg)时,准备进行机械通气。

4.饮食护理

大约 20% 的成年患者和 50% 的患儿可以因为不适当饮食诱发或加重哮喘。应提供清淡、易消化、足够热量的饮食,避免进食硬、冷、油煎的食物。尽量避免食用鱼、虾、蟹、蛋类及牛奶等可能导致哮喘发作的食物。某些食物添加剂如酒石黄、亚硝酸盐亦可诱发哮喘发作,应当引起注意。同时戒烟戒酒。

5.口腔与皮肤护理

哮喘发作时,患者常会大量出汗,应每天用温水擦浴,勤换衣服和床单,保持皮肤清洁、干燥和舒适。鼓励并协助患者咳嗽后用温开水漱口,保持口腔清洁。

6.用药护理

观察疗效及不良反应。

(1)β_2 受体激动剂:指导患者按医嘱用药,不宜长期、规律、单一、大量使用。因为长期应用可引起 β2 受体功能下降和气道反应性增高,出现耐药性;指导患者正确使用雾化吸入剂,保证药物疗效;静脉滴注沙丁胺醇时注意控制滴速(2～4 μg/min)。用药过程中观察有无心悸、骨骼肌震颤、低血钾等不良反应。

(2)糖皮质激素:吸入药物治疗,全身不良反应少,少数患者可出现口腔念珠菌感染、声音嘶哑或呼吸道不适,指导患者喷药后 2～3 分钟用清水漱口以减轻局部反应和胃肠道吸收。口服宜在饭后服用,以减少对胃肠道黏膜的刺激。气雾吸入糖皮质激素可减少其口服量,当用气雾剂替代口服剂时,通常同时使用两周后再逐步减少口服量,指导患者不得自行减量或停药。

(3)茶碱类:静脉注射时浓度不宜过高,速度不宜过快,注射时间宜在 10 分钟以上,以防中毒症状发生。其不良反应有恶心、呕吐等胃肠道症状;有心律失常、血压下降和兴奋呼吸中枢作用,严重者可致抽搐甚至死亡。用药时监测血药浓度,安全浓度为 $6\sim16\ \mu g/mL$。发热、妊娠、小儿或老年有心、肝、肾功能障碍及甲状腺功能亢进者不良反应增加。合用西咪替丁、喹诺酮类、大环内酯类药物等可影响茶碱代谢而使排泄减慢,应该加强观察。茶碱缓释片有控释材料,不能嚼服,必须整片吞服。

(4)其他:色甘酸钠及奈多罗米钠,少数患者吸入后可有咽干不适、胸闷、偶见皮疹,孕妇慎用。抗胆碱药吸入后,少数患者有口苦或口干感。酮替芬有镇静、头晕、口干、嗜睡等不良反应,对高空作业人员、驾驶员、操纵精密仪器者应予以强调。白三烯调节剂的主要不良反应是较轻微的胃肠道症状,少数有皮疹、血管性水肿、转氨酶升高,停药后可恢复。

(三)康复健康教育与管理

哮喘患者的教育和管理是提高疗效、减少复发、提高患者生活质量的重要措施。根据不同的对象和具体情况,采用适当的、灵活多样的、为患者及其家属乐意接受的方式对他们进行系统教育,提高积极治疗的主动性,提高用药的依从性,才能保证疗效。哮喘患者通过规范治疗可以达到长期控制,保证良好的生活质量。在急性发作期,患者由于各种不适症状明显,甚至影响正常生活,所以治疗依从性较好。但是,在慢性持续期和缓解期,由于症状减轻甚至没有症状,很多患者就放松了警惕,甚至开始怀疑医师的诊断,擅自停药或减量,从而使症状加重或急性发作。与患者共同制订长期管理、防止复发的计划,对患者进行长期系统管理是非常必要的。对哮喘患者进行长期系统管理,包括以下相关的内容。

1.制订长期治疗方案

根据哮喘的严重程度,在医师的指导下制订长期治疗方案。护士指导患者每天做好哮喘日记,记录哮喘症状和出现的频次及 PEF 值,判定哮喘控制的效果。通常达到哮喘控制并至少维持 3 个月,可试用降级治疗,最终达到使用最少药物维持症状控制的目的。

(1)通过规律的肺功能监测(PEF)客观地评价哮喘发作的程度。

(2)避免和控制哮喘促(诱)发因素,减少复发。

(3)制订哮喘长期管理的用药计划。

2.康复健康教育

(1)提供有关哮喘防治的科普书籍和科普文章供患者和家属翻阅;向患者和家属发放防治哮喘的宣传手册;组织哮喘患者座谈,交流防治经验和体会;责任护士对住院患者进行针对性的宣教。

(2)教育患者了解支气管哮喘目前并没有特效的治疗方法,治疗的目标是:控制症状,维持最轻的症状甚至无症状;防止病情恶化尽可能保持肺功能正常或接近正常水平;维持正常活动(包括运动)能力;减轻(避免)哮喘药物的不良反应;防止发生不可逆气道阻塞;避免哮喘死亡,降低哮喘死亡率。

(3)教育患者了解哮喘控制的标准:①最少慢性症状,包括夜间症状;②哮喘发作次数减至最少;③无须因哮喘而急诊;④最少按需使用 β_2 受体激动剂;⑤没有活动限制;⑥PEF 昼夜变异率<20%;PEF 正常或接近正常。

(4)教育患者了解导致哮喘发病有关原因和诱发因素,使患者能够避免触发因素。①变应原,如花粉类、尘螨、屋尘和粉尘、真菌、蟑螂、纤维(丝、麻、木棉、棕等)、食物(米面类、鱼肉类、乳类、蛋类、蔬菜类、水果类、调味食品类、硬壳干果等)、动物皮毛、化妆品等;②烟草烟雾;油烟、煤烟、蚊香烟雾;③刺激性或有害气体,如油漆、杀虫剂、发胶、香水、煤气或天然气燃烧所产生的二氧化硫等;④职业性因素;⑤呼吸道感染,气候因素,气压的变化;⑥运动和过度通气;⑦过度的情感变化和精神因素。

(四)并发症的防治

1.下呼吸道和肺部感染

(1)在哮喘患者缓解期应提高免疫功能,保持气道通畅,清除气道内分泌物,保持室内清洁,预防感冒,以减少感染机会。

(2)一旦有感染先兆,应尽早经验性应用抗生素治疗,进一步根据药敏试验选用敏感抗生素治疗。

2.水电解质和酸碱失衡

及时检测血电解质和动脉血气分析,及时发现异常并及时处理。除此,对于心功能较好的患者,应注意积极补液,在维持水、电解质平衡的基础上,也利于患者痰液的引流。

3.气胸和纵隔气肿

当哮喘患者出现下列情况时应警惕并发气胸的可能。

(1)病情加重发生于剧烈咳嗽等促使肺内压升高的动作之后。

(2)出现原发病无法解释的严重呼吸困难伴刺激性干咳。

(3)哮喘加重并出现发绀、突发昏迷、休克。

哮喘合并气胸治疗的关键在于尽早行胸膜腔穿刺或引流排气,加速肺复张,同时配合抗感染、支气管扩张剂和糖皮质激素等治疗。对于张力性气胸则应尽早采取胸腔闭式引流,特别是合并肺气肿的哮喘患者。对于张力性气胸和反复发作的气胸,可考虑行外科手术治疗。

哮喘并发纵隔气肿是哮喘急性加重、危及生命的重要原因之一。哮喘急性发作可造成肺泡破裂,气体进入间质,沿气管、血管末梢移行至肺门进入纵隔引起纵隔气肿。

4.呼吸衰竭

一旦出现呼吸衰竭,由于严重缺氧、二氧化碳潴留和酸中毒,哮喘治疗更加困难。要尽量消除和减少诱因,预防呼吸衰竭的发生。应注意观察患者治疗后的反应及监测动脉血气分析的变化。如症状持续不缓解,血气分析 pH 和 $PaCO_2$ 值进行性升高,应考虑及早机械通气治疗。

5.致命的心律失常

如并发心力衰竭时应用洋地黄制剂,为使支气管舒张频繁应用 β 受体激动剂、茶碱制剂等。如果静脉注射氨茶碱,血浓度>30 mg/L 时,可以诱发快速性心律失常。在治疗早期,应积极纠正离子紊乱,保持酸碱平衡。目前,临床上常用多索茶碱替代普通的氨茶碱治疗,可有效地避免由氨茶碱引起的不良反应。雾化吸入 $β_2$ 受体激动剂也能有效地减低心动过速的发生。

6.黏液栓阻塞与肺不张

积极、有效地控制支气管哮喘,注意出入水量的平衡,防止脱水的发生,尽快地采取呼吸道引流和积极的体位引流及叩击背部等护理措施。经上述处理,约75%的患者可在4周内恢复,如果效果不佳,尽快应用纤维支气管镜支气管冲洗吸出黏液栓。

(刘焕芳)

第十一章

重症医学科护理

第一节 心源性猝死

一、疾病概述

(一)概念和特点

心源性猝死是指由心脏原因引起的急性症状发作后以意识突然丧失为特征的、自然死亡。世界卫生组织将发病后立即或 24 小时以内的死亡定为猝死,2007 年美国 ACC 会议上将发病1 小时内死亡定为猝死。

据统计,全世界每年有数百万人因心源性猝死丧生,占死亡人数的 15%～20%。美国每年有约 30 万人发生心源性猝死,占全部心血管病死亡人数的 50% 以上,而且是 20～60 岁男性的首位死因。在我国,心源性猝死也居死亡原因的首位,虽然没有大规模的临床流生病学资料报道,但心源性猝死比例在逐年增高,且随年龄增加发病率也逐渐增高,老年人心源性猝死的概率高达 80%～90%。

心源性猝死的发病率男性较女性高,美国 Framingham 20 年随访冠心病猝死发病率男性为女性的3.8 倍;北京市的流行病学资料显示,心源性猝死的男性年平均发病率为 10.5/10 万,女性为 3.6/10 万。

(二)相关病理生理

冠状动脉粥样硬化是最常见的病理表现,病理研究显示心源性猝死患者急性冠状动脉内血栓形成的发生率为 15%～64%。陈旧性心梗也是心源性猝死的病理表现,这类患者也可见心肌肥厚、冠状动脉痉挛、心电不稳与传导障碍等病理改变。

心律失常是导致心源性猝死的重要原因,通常包括致命性快速心律失常、严重缓慢性心律失常和心室停顿。致命性快速心律失常导致冠状动脉血管事件、心肌损伤、心肌代谢异常和/或自主神经张力改变等因素相互作用,从而引起的一系列病理生理变化,引发心源性猝死,但其最终作用机制仍无定论。严重缓慢性心律失常和心室停顿的电生理机制是当窦房结和/或房室结功能异常时,次级自律细胞不能承担起心脏的起搏功能,常见于病变弥漫累及心内膜下浦肯野纤维的严重心脏疾病。

非心律失常导致的心源性猝死较少,常由心脏破裂、心脏流入和流出道的急性阻塞、急性心脏压塞等原因导致。心肌电机械分离是指心肌细胞有电兴奋的节律活动,而无心肌细胞的机械收缩,是心源性猝死较少见的原因之一。

(三)病因与危险因素

1.基本病因

绝大多数心源性猝死发生在有器质性心脏病的患者。Braunward 认为心源性猝死的病因有 10 大类:①冠状动脉疾患;②心肌肥厚;③心肌病和心力衰竭;④心肌炎症、浸润、肿瘤及退行性变;⑤瓣膜疾病;⑥先天性心脏病;⑦心电生理异常;⑧中枢神经及神经体液影响的心电不稳;⑨婴儿猝死综合征及儿童猝死;⑩其他。

(1)冠状动脉疾患:主要包括冠心病及其引起的冠状动脉栓塞或痉挛等。而另一些较少见的,如先天性冠状动脉异常、冠状动脉栓塞、冠状动脉炎、冠状动脉机械性阻塞等都是引起心源性猝死的原因。

(2)心肌问题和心力衰竭:心肌的问题引起的心源性猝死常在剧烈运动时发生,其机制认为是心肌电生理异常的作用。慢性心力衰竭患者由于其射血分数较低常常引发猝死。

(3)瓣膜疾病:在瓣膜病中最易引发猝死的是主动脉瓣狭窄,瓣膜狭窄引起心肌突发性、大面积的缺血而导致猝死。梅毒性主动脉炎、主动脉扩张引起主动脉瓣关闭不全时引起的猝死也不少见。

(4)电生理异常及传导系统的障碍:心传导系统异常、Q-T 间期延长综合征、不明或未确定原因的室颤等都是引起心源性猝死的病因。

2.主要危险因素

(1)年龄:从年龄关系而言,心源性猝死有两个高峰期,即出生后至 6 个月内及 45~75 岁之间。成年人心源性猝死的发病率随着年龄增长而增长,而老年人是成年人心源性猝死的主要人群。随着年龄的增长,高血压、高血脂、心律失常、糖尿病、冠心病和肥胖的发生率增加,这些危险因素促进了心源性猝死的发生率。

(2)冠心病和高血压:在西方国家,心源性猝死约 80% 是由冠心病及其并发症引起。冠心病患者发生心肌梗死后,左室射血分数降低是心源性猝死的主要因素。高血压是冠心病的主要危险因素,且在临床上两种疾病常常并存。高血压患者左室肥厚、维持血压应激能力受损,交感神经控制能力下降易出现快速心律失常而导致猝死。

(3)急性心功能不全和心律失常:急性心功能不全患者心脏机械功能恶化时,可出现心肌电活动紊乱,引发心力衰竭患者发生猝死。临床上多种心脏病理类型几乎都是由心律失常恶化引发心源性猝死的。

(4)抑郁:其机制可能是抑郁患者交感或副交感神经调节失衡,导致心脏的电调节失调所致。

(5)时间:美国 Framingham 38 年随访资料显示,猝死发生以 7~10 时和 16~20 时为两个高峰期,这可能与此时生活、工作紧张,交感神经兴奋,诱发冠状动脉痉挛,导致心律失常有关。

(四)临床表现

心源性猝死可分为四个临床时期:前驱期、终末事件期、心搏骤停期与生物学死亡期。

1.前驱期

前驱症状表现形式多样,具有突发性和不可测性,如在猝死前数天或数月,有些患者可出现胸痛、气促、疲乏、心悸等非特异性症状,但也可无任何前驱症状,瞬间发生心脏骤停。

2.终末事件期

终末事件期是指心血管状态出现急剧变化到心搏骤停发生前的一段时间,时间从瞬间到1小时不等。心源性猝死所定义时间多指该时期持续的时间。其典型表现包括:严重胸痛、急性呼吸困难、突发心悸或眩晕等。在猝死前常有心电活动改变,其中以致命性快速心律失常和室性异位搏动为主因室颤猝死者,常先有室性心动过速,少部分以循环衰竭为死亡原因。

3.心脏骤停期

心搏骤停后脑血流急剧减少,患者出现意识丧失,伴有局部或全身的抽搐。心搏骤停刚发生时可出现叹息样或短促痉挛性呼吸,随后呼吸停止伴发绀,皮肤苍白或发绀,瞳孔散大,脉搏消失二便失禁。

4.生物学死亡期

从心搏骤停至生物学死亡的时间长短取决于原发病的性质和复苏开始时间。心搏骤停后4～6分钟脑部出现不可逆性损害,随后经数分钟发展至生物学死亡。心搏骤停后立即实施心肺复苏和除颤是避免发生生物学死亡的关键。

(五)急救方法

1.识别心搏骤停

在最短时间内判断患者是否发生心搏骤停。

2.呼救

在不影响实施救治的同时,设法通知急救医疗系统。

3.初级心肺复苏

初级心肺复苏即基础生命活动支持,包括人工胸外按压、开放气道和人工呼吸,被简称CBA三部曲。如果具备AED自动电除颤仪,应联合应用心肺复苏和电除颤。

4.高级心肺复苏

高级心肺复苏即高级生命支持,是在基础生命支持的基础上,应用辅助设备、特殊技术等建立更为有效的通气和血运循环,主要措施包括气管插管、电除颤转复心律、建立静脉通道并给药维护循环等。在这一救治阶段应给予心电、血压、血氧饱和度及呼气末二氧化碳分压监测,必要时还需进行有创血流动力学监测,如动脉血气分析、动脉压、中心动脉压、肺动脉压、肺动脉楔压等。早期电除颤对于救治心搏骤停至关重要,如有条件越早进行越好。心肺复苏的首选药物是肾上腺素,每3～5分钟重复静脉推注1 mg,可逐渐增加剂量到5 mg。低血压时使用去甲肾上腺素、多巴胺、多巴酚丁胺等,抗心律失常药物常用胺碘酮、利多卡因、β受体阻滞剂等。

5.复苏后处理

处理原则是维护有效循环和呼吸功能,特别是维持脑灌注,预防再次发生心搏骤停,维护水电解质和酸碱平衡,防治脑水肿、急性肾衰竭和继发感染等,其中重点是脑复苏提高营养补充。

(六)预防

1.识别高危人群、采用相应预防措施

对高危人群,针对其心脏基础疾病采用相应的预防措施能减少心源性猝死的发生率,如对冠心病患者采用减轻心肌缺血、预防心梗或缩小梗死范围等措施;对急性心梗、心梗后充血性心力衰竭的患者应用β受体阻滞剂;对充血性心力衰竭患者应用血管紧张素转换酶抑制剂。

2.抗心律失常

胺碘酮在心源性猝死的二级预防中优于传统的Ⅰ类抗心律失常药物。抗心律失常的外科手术治疗对部分药物治疗效果欠佳的患者有一定的预防心源性猝死的作用。近年研究证明,埋藏式心脏复律除颤器能改善一些高危患者的预后。

3.健康知识和心肺复苏技能的普及

高危人群尽量避免独居,对其及家属进行相关健康知识和心肺复苏技能普及。

二、护理评估

(一)一般评估

(1)识别心搏骤停:当发现无反应或突然倒地的患者时,首先观察其对刺激的反应,并判断有无呼吸和大动脉搏动。判断心搏骤停的指标包括:意识突然丧失或伴有短阵抽搐;呼吸断续,喘息,随后呼吸停止;皮肤苍白或明显发绀,瞳孔散大,大小便失禁;颈、股动脉搏动消失;心音消失。

(2)患者主诉:胸痛、气促、疲乏、心悸等前驱症状。

(3)相关记录:记录心搏骤停和复苏成功的时间。

(4)复苏过程中须持续监测血压、血氧饱和度,必要时进行有创血流动力学监测。

(二)身体评估

1.头颈部

轻拍肩部呼叫,观察患者反应、瞳孔变化情况,气道内是否有异物。手指于胸锁乳突肌内侧沟中检测颈总动脉搏动(耗时不超过10秒)。

2.胸部

视诊患者胸廓起伏,感受呼吸情况,听诊呼吸音判断自主呼吸恢复情况。

3.其他

观察全身皮肤颜色及肢体活动情况,触诊全身皮肤温湿度等。

(三)心理-社会评估

复苏后应评估患者的心理反应与需求,家庭及社会支持情况,引导患者正确配合疾病的治疗与护理。

(四)辅助检查结果评估

(1)心电图:显示心室颤动或心电停止。

(2)各项生化检查情况和动脉血气分析结果。

(五)常用药物治疗效果的评估

1.血管升压药的评估要点

(1)用药剂量和速度、用药的方法(静脉滴注、注射泵/输液泵泵入)的评估与记录。

(2)血压的评估:患者意识是否恢复,血压是否上升到目标值,尿量、肤色和肢端温度的改变等。

2.抗心律失常药的评估要点

(1)持续监测心电,观察心律和心率的变化,评估药物疗效。

(2)不良反应的评估:应观察用药后不良反应是否发生,如使用胺碘酮可能引起窦性心动过缓、低血压等现象,使用利多卡因可能引起感觉异常、窦房结抑制、房室传导阻滞等。

三、主要护理诊断/问题

(一)循环障碍

与心脏收缩障碍有关。

(二)清理呼吸道无效

与微循环障碍、缺氧和呼吸型态改变有关。

(三)潜在并发症

脑水肿、感染、胸骨骨折等。

四、护理措施

(一)快速识别心搏骤停,正确及时进行心肺复苏和除颤

心源性猝死抢救成功的关键是快速识别心搏骤停和启动急救系统,尽早进行心肺复苏和复律治疗。快速识别是进行心肺复苏的基础,而及时行心肺复苏和尽早除颤是避免发生生物学死亡的关键。

(二)合理饮食

多摄入水果、蔬菜和黑鱼等易消化的清淡食物,可通过改善心律变异性预防心源性猝死。

(三)用药护理

应严格按医嘱用药,并注意观察常用药的疗效和毒不良反应,发现问题及时处理等。

(四)心理护理

复苏后部分患者会对曾发生的猝死产生明显的恐惧和焦虑心情,应帮助患者正确评估所面对情况,鼓励患者和积极参与治疗和护理计划的制订,使之了解心源性猝死的高危因素和救治方法。帮助患者建立良好有效的社会支持系统,帮助患者克服恐惧和焦虑的情绪。

(五)健康教育

1.高危人群

对高危人群,如冠心病患者应教会患者及家属了解心源性猝死早期出现的症状和体征,做到早发现、早诊断、早干预。教会家属基本救治方法和技能,患者外出时随身携带急救物品和救助电话,以方便得到及时救助。

2.用药原则

按时、正确服用相关药物,让患者了解常用药物不良反应及自我观察要点。

五、急救效果的评估

(1)患者意识清醒。

(2)患者恢复自主呼吸和心跳。

(3)患者瞳孔缩小。

(4)患者大动脉搏动恢复。

（王　杨）

第二节 心力衰竭

心力衰竭是由于心脏器质性或功能性疾病损害心室充盈和射血能力而引起的一组临床综合征。心力衰竭(简称心衰)是一种渐进性疾病,其主要临床表现是呼吸困难、疲乏和液体潴留,但不一定同时出现。绝大多数情况下是指各种心脏疾病引起心肌收缩力下降,使心排血量不能满足机体代谢需要,器官、组织血液灌注减少,出现肺循环和/或体循环静脉淤血的临床综合征。少数情况下心肌收缩力尚可使心排血量维持正常,但异常增高的左心室充盈压使肺静脉回流受阻,导致肺循环淤血。心力衰竭按发展速度可分为急性心衰和慢性心衰,以慢性居多;按发生的部位可分为左心、右心和全心衰竭;按左室射血分数是否正常可分为射血分数降低和射血分数正常两类,替代了以往收缩性心力衰竭和舒张性心力衰竭的概念。

一、慢性心力衰竭

慢性心力衰竭是大多数心血管疾病的最终归宿,也是最主要的死亡原因。在西方国家,引起慢性心力衰竭的基础心脏病以高血压、冠心病为主;在我国,过去以心瓣膜病为主,如今冠心病和高血压也已成为心力衰竭的最常见病因,瓣膜病和心肌病位于其后。

(一)病因

1.基本病因

(1)原发性心肌损害。①缺血性心肌损害:冠心病心肌缺血和/或心肌梗死是最常见的原因。②心肌炎和心肌病:各种类型的心肌炎和心肌病均可导致心衰,其中病毒性心肌炎及原发性扩张型心肌病最多见。③心肌代谢障碍性疾病:最常见于糖尿病心肌病,而维生素 B_1 缺乏和心肌淀粉样变性等均属罕见。

(2)心脏负荷过重。①压力负荷(后负荷)过重:心脏收缩期射血阻力增加,常见原因有高血压、主动脉瓣狭窄、肺动脉高压、肺动脉瓣狭窄等。②容量负荷(前负荷)过重:心脏舒张期所承受的容量负荷增加,常见于主动脉瓣或肺动脉瓣关闭不全、房间隔缺损、室间隔缺损、动脉导管未闭等。③伴有全身血容量增多或循环血容量增多的疾病如慢性贫血、甲状腺功能亢进等,心脏的容量负荷也必然增加。

2.诱因

据统计有 80%~90%慢性心力衰竭是在原有心脏病的基础上,由一些增加心脏负荷的因素所诱发,常见的诱发因素有以下几种。

(1)感染:呼吸道感染是最常见、最重要的诱因,其次为感染性心内膜炎、全身感染等。

(2)心律失常:心房颤动是诱发心力衰竭的重要因素,亦可见于其他各种类型的快速性心律失常和严重的缓慢性心律失常。

(3)血容量增加:摄入钠盐过多,输液或输血过多、过快等。

(4)生理或心理压力过大:过度体力活动或情绪激动、妊娠和分娩、愤怒等。

(5)其他:合并贫血和甲状腺功能亢进,不恰当停用洋地黄类药物或降压药及原有心脏病变加重等,也可成为发生心力衰竭的诱因。

(二)心功能分级

1.NYHA 心功能分级

(1)Ⅰ级:患者有心脏病,但体力活动不受限制。平时一般的体力活动不引起疲劳、心悸、呼吸困难或心绞痛等症状。

(2)Ⅱ级:体力活动稍受限制。休息时无自觉症状,但平时一般的体力活动会引起疲劳、心悸、呼吸困难或心绞痛,休息后很快缓解。

(3)Ⅲ级:体力活动明显受限。休息时尚无症状,但一般的轻体力活动就会引起疲劳、心悸、呼吸困难或心绞痛,休息较长时间方可缓解。

(4)Ⅳ级:患者有心脏病,体力活动能力完全丧失,休息时仍可存在心力衰竭症状或心绞痛,进行任何体力活动都会使症状加重。

2.ACC/AHA 心功能分级

(1)A 期:有发生心力衰竭的高危险因素但无心脏结构异常或心衰表现。

(2)B 期:有心肌重塑或心脏结构的异常,但无心衰表现。

(3)C 期:目前或既往有心力衰竭表现,包括射血分数降低和射血分数正常两类。

(4)D 期:即难治性终末期心力衰竭。尽管采用了优化的药物治疗,患者症状仍未改善或迅速复发,典型表现为休息或轻微活动即有症状(包括明显的疲劳感),不能完成日常活动,常有心性恶病质表现,并且需要再次和/或延长住院接受强化治疗。

(三)临床表现

1.左心衰竭

左心衰竭临床上最常见,主要表现为肺循环静脉淤血和心排血量降低。

(1)症状:①呼吸困难是左心衰竭最重要和最常见的症状。劳力性呼吸困难最早出现,开始多发生在较重的体力活动时,休息后缓解,随着病情的进展,轻微体力活动时即可出现。发生机制是运动使回心血量增加,左心房压力升高,加重了肺淤血,引起呼吸困难的运动量随心衰程度加重而减少;夜间阵发性呼吸困难是指患者入睡后突然因憋气而惊醒,被迫坐起,轻者端坐休息后可缓解,重者可有哮鸣音,称之为心源性哮喘。此为左心衰竭的典型表现。发生机制有睡眠平卧血液重新分布使肺血量增加,夜间迷走神经张力增高,小支气管收缩,横膈高位,肺活量减少等;端坐呼吸是严重心力衰竭的表现。当肺淤血达到一定程度时,患者不能平卧,因平卧时回心血量增多,且膈肌上抬,使呼吸更为困难。高枕卧位、半卧位甚至端坐位方能使呼吸困难减轻;急性肺水肿是左心衰呼吸困难最严重的形式。②咳嗽也是较早发生的症状,咳嗽多在体力劳动或夜间平卧时加重,同时可咳出白色浆液性泡沫状痰,偶见痰中带血丝,当肺淤血明显加重或有肺水肿时,可咳粉红色泡沫痰。发生机制为肺泡和支气管黏膜淤血所致。肺静脉因长期慢性淤血致压力升高,导致肺循环和支气管血液循环之间形成侧支,在支气管黏膜下形成扩张的血管,一旦破裂可引起大咯血。③低心排血量症状,如疲劳、乏力、头晕、嗜睡、心悸、发绀等,其原因主要是由于心排血量降低,器官、组织灌注不足及代偿性心率加快所致。④严重左心衰竭时肾血流量明显减少,患者可出现少尿,血尿素氮、肌酐升高,并可有肾功能不全的相关症状。

(2)体征:①呼吸加快、交替脉,血压一般正常,有时脉压减小,皮肤黏膜苍白或发绀。②由于肺毛细血管压增高,液体可渗出至肺泡而出现湿性啰音。开始两肺底闻及湿性啰音,有时伴哮鸣音,随病情加重,湿性啰音可遍及全肺。③除基础心脏病的固有体征外,多数患者有左心室增大,心率加快,心尖区可闻及舒张期奔马律,肺动脉瓣区第二心音亢进,亦可出现心律失常。

2.右心衰竭

单纯右心衰竭较少见,右心衰竭主要表现为体循环静脉淤血。

(1)症状。①胃肠道症状:食欲缺乏、恶心、呕吐、腹胀、便秘及上腹疼痛等症状,是右心衰竭最常见的症状,主要是由于胃肠道淤血引起。②劳力性呼吸困难:右心衰竭可由左心衰竭发展而来,单纯性右心衰多由先天性心脏病或肺部疾病所致,两者均可有明显的呼吸困难。

(2)体征。①水肿:是右心衰的典型体征。水肿首先发生在身体的最低垂的部位,起床活动患者,足、踝及胫骨前水肿较明显,尤以下午为甚,为对称性压陷性水肿。卧床患者,则以骶部和大腿内侧水肿较显著。右心衰严重者,可呈全身性水肿。②颈静脉征:颈外静脉充盈、怒张,是右心衰竭的主要体征,并可出现明显搏动。肝颈静脉返流征阳性则更具有特征性。③肝脏体征:肝因淤血肿大常伴有压痛。持续慢性右心衰可引起心源性肝硬化,晚期可出现肝功能受损、黄疸及大量腹水。④心脏体征:除基础心脏病的相应体征外,单纯右心衰竭的患者,剑突下可见明显搏动,可闻及右室舒张期奔马律,亦可因三尖瓣相对关闭不全出现收缩期吹风样杂音。

3.全心衰竭

左、右心衰的临床表现同时存在。全心衰竭时,肺淤血可因右心衰竭、右心排血量减少而减轻,故表现为呼吸困难减轻而发绀加重。

(四)护理目标

患者的呼吸困难减轻,血气分析维持在正常范围;心排血量增加;水肿、腹水减轻或消失;活动耐力增强;无感染及洋地黄中毒和电解质紊乱发生,或一旦发生,能得以及时发现和控制。

(五)护理措施

1.一般护理

(1)休息与活动:休息包括体力和精神休息两个方面,良好的休息可减轻心脏负担,但长期卧床易发生静脉血栓形成甚至肺栓塞,同时也使消化功能降低,肌肉萎缩。因此,应根据心衰患者的病情轻重安排休息。心功能Ⅰ级时,不限制一般的体力活动,积极参加体育锻炼,但避免剧烈运动及重体力劳动;心功能Ⅱ级时,适当限制体力活动,增加午睡时间,强调下午多休息,停止比较剧烈的运动,保证充足的睡眠;心功能Ⅲ级时,严格限制一般的体力活动,每天有充分的休息时间,但日常生活可自理或在他人协作下自理;心功能Ⅳ级时,绝对卧床休息,生活由他人照顾。定时改变体位,防止发生压疮。为防止长期卧床引起静脉血栓形成甚至肺栓塞、便秘、虚弱、直立性低血压的发生,可根据患者病情安排床上肢体运动、床边活动等。

(2)饮食:给予低盐、低热量、高蛋白、高维生素的清淡易消化饮食,避免产气的食物及浓茶、咖啡或辛辣刺激性食物;戒烟酒;多吃蔬菜、水果,少量多餐,不宜过饱,肥胖者更要适当限制饮食。限制水分和钠盐的摄入,根据患者的具体情况决定每天的饮水量,通常一半量在用餐时摄取,另一半量在两餐之间摄取。必要时行口腔护理,以减轻口渴感。食盐一般限制在每天 5 g 以下,告诉患者及家属低盐饮食的重要性并督促其执行。中度心衰每天摄入量为 2.5~3.0 g,重度心力衰竭控制在 1 g 以下。除了低盐饮食外,还要控制腌制品、发酵的点心、味精、酱油、海产品、罐头、皮蛋、啤酒、碳酸饮料等含钠量高的食品。可用糖、醋、蒜调味以增进食欲。但在应用强效排钠利尿剂时,不宜过分严格限盐,以免引起低钠血症。

(3)排便的护理:指导患者养成每天按时排便的习惯,预防便秘。排便时切忌过度用力,以免增加心脏负荷,甚至诱发严重的心律失常。长期卧床的患者定期变换体位,腹部做顺时针方向的按摩,或每天收缩腹肌数次,必要时使用缓泻剂。

2.病情观察

密切观察患者呼吸困难程度,给氧后发绀情况,肺部啰音的变化、水肿变化情况、血气分析和血氧饱和度等,控制输液量及速度,滴速以 15～30 滴/分为宜,防止输液过多过快。详细记录 24 小时出入水量,准确测量体重并记录。

3.吸氧

一般采用持续吸氧,流量为 2～4 L/min,随时清除鼻腔分泌物,保持输氧管通畅。同时观察患者呼吸频率、节律、深度的改变,随时评估呼吸困难的改善情况并作好记录。

4.用药护理

慢性心力衰竭有非药物治疗和药物治疗,前者如休息、限钠盐、吸氧、祛除诱因、避免刺激、加强营养等,后者包括利尿剂(是治疗心力衰竭最常用的药物)、血管扩张剂、正性肌理药物和其他如血管紧张素转换酶抑制剂(ACEI)、抗醛固酮制剂、β 受体阻滞剂等。

(1)洋地黄类药物:①向患者讲解洋地黄类药物治疗的必要性及洋地黄中毒的表现。②给药前应检查心率、心律情况,若心率低于 60 次/分,或发生节律改变,应暂停给药,并通知医师。③静脉注射用药宜稀释后缓慢注射,一般需 10～15 分钟。注射后注意观察心率、心律改变及患者反应。④毒性反应的观察及护理。胃肠道症状最常见,表现为食欲缺乏、恶心、呕吐;神经精神症状,常见有头痛、乏力、烦躁、易激动;视觉异常,表现为视力模糊、黄视、绿视等。心脏表现主要有心律失常,常见室性期前收缩呈二联律或三联律、心动过缓、房室传导阻滞等各种类型的心律失常。用药后注意观察疗效,及有无上述毒性反应,发现异常时应及时报告医师,并进行相应的处理。⑤洋地黄中毒的处理包括停用洋地黄、补充钾盐、纠正心律失常。立即停用洋地黄是治疗洋地黄中毒的首要措施。可口服或静脉补充氯化钾、门冬氨酸钾镁,停用排钾利尿剂。若有快速性心律失常,可用利多卡因或苯妥英钠。若心动过缓可用阿托品静脉注射或临时起搏器。地高辛中毒可用抗地高辛抗体。

(2)利尿剂:①应用利尿剂前测体重,时间尽量在早晨或日间,以免夜间频繁排尿而影响患者休息;用药后准确记录液体出入量,以判断利尿效果。②观察各类利尿剂的不良反应。噻嗪类利尿剂主要不良反应有电解质紊乱(低钾、低钠、低氯)、高尿酸血症及高血糖;襻利尿剂主要不良反应有水与电解质紊乱、消化道症状、听力障碍等;潴钾利尿剂主要不良反应有胃肠道反应、嗜睡、乏力、皮疹等,不宜同时服用钾盐,高钾血症者禁用。

(3)β 受体阻滞剂:β 受体阻滞剂可产生心肌收缩力减弱、心率减慢、房室传导时间延长、支气管痉挛、低血糖、血脂升高的不良反应,因此,应监测患者的心音、心率、心律和呼吸,定期查血糖、血脂。

(4)非洋地黄类正性肌力药物和 ACEI 长期应用非洋地黄类正性肌力药物可引起心律失常;应用 ACEI,可出现低血压、高血钾、干咳、肾功能减退等。故应严密观察病情变化,发现异常及时处理。

5.心理护理

对有焦虑的心衰患者应鼓励患者说出焦虑的感受及原因。加强与患者的沟通,建立良好的护患关系。指导患者进行自我心理调整,减轻焦虑,如放松疗法、转移注意力等,保持积极乐观、轻松愉快的情绪,增强战胜疾病的信心。

6.健康指导

(1)疾病知识指导:指导患者积极治疗原发病,注意避免心力衰竭的诱发因素,如感染(尤其是呼吸道感染)、心律失常、过度劳累、情绪激动、饮食不当等。注意保暖,防止受凉感冒,保持乐观情绪。

(2)活动指导:合理休息与活动,活动应循序渐进,活动量以不出现心悸、气急为原则。保证充足的睡眠。适当活动有利于提高心脏储备力,提高活动耐力,改善心理状态和生活质量。

(3)饮食指导:坚持合理饮食,进食低盐、低脂、低热量、高蛋白、高维生素、清淡易消化的饮食;少量多餐,每餐不宜过饱,多食蔬菜、水果,防止便秘。戒烟、酒;避免浓茶、咖啡及辛辣刺激性食物。

(4)自我监测指导:教会患者及家属自我监测脉搏,观察病情变化,若足踝部出现水肿,突然气急加重、夜尿增多、体重增加,有厌食饱胀感,提示心衰复发。

(5)用药指导:指导患者及家属强心剂、利尿剂等药物服用方法、剂量、不良反应及注意事项。定期复查,如有不适,及时复诊。

(六)护理评价

患者的呼吸困难得到改善;水肿、腹水减轻或消失,体重减轻,皮肤保持完整;能说出低盐饮食的重要性和服用利尿剂的注意事项;活动耐力增强;体液、电解质、酸碱维持平衡;无感染及洋地黄中毒发生或得到控制。

二、急性心力衰竭

急性心力衰竭是指由于急性心脏病变引起心排血量急剧下降,甚至丧失排血功能,导致组织器官灌注不足和急性淤血的综合征。临床上以急性左心衰竭较常见,主要表现为急性肺水肿,严重者伴心源性休克。是临床上最常见的急危重症之一,抢救是否及时合理与预后密切相关。

(一)病因

1.急性弥漫性心肌损害

急性弥漫性心肌损害常见于急性广泛前壁心肌梗死、乳头肌梗死断裂、急性心肌炎等引起心肌收缩无力,心排血量急剧下降。

2.急性心脏后负荷增加

急性心脏后负荷增加常见于高血压危象、严重瓣膜狭窄、心室流出道梗阻等。

3.急性心脏前负荷增加

急性心脏前负荷增加常见于急性心肌梗死或感染性心内膜炎引起的瓣膜损害、腱索断裂所致瓣膜急性反流、室间隔破裂穿孔等,以及静脉输血、输液过多或过快。

4.心律失常

心律失常常见于原有心脏病的基础上出现快速性(心率超过180次/分)或缓慢性(心率低于35次/分)心律失常。

(二)临床表现

1.症状

急性左心衰竭患者病情发展常极为迅速且十分危重。临床表现为突发严重呼吸困难,呼吸频率为30~40次/分,端坐呼吸,面色灰白、发绀、极度烦躁、大汗淋漓,同时频繁咳嗽,咳出大量白色或粉红色泡沫样痰。极重者可因脑缺氧而致神志模糊。

2.体征

发病刚开始可有一过性血压升高,病情如不缓解,血压可持续下降甚至休克。听诊时两肺满布湿啰音和哮鸣音,心率增快,心尖区第一心音减弱,可闻及舒张期奔马律,肺动脉瓣区第二心音亢进。如不及时抢救,可导致心源性休克而死亡。

(三)护理目标

患者呼吸困难和缺氧改善,情绪逐渐稳定。

(四)护理措施

1.减轻呼吸困难,改善缺氧

(1)体位:立即将患者扶起坐在床边,两腿下垂或半卧位于床上,以减少回心血量、减轻水肿。同时注意防止患者坠床跌伤。

(2)氧疗:给予高流量吸氧,6～8 L/min,并通过20％～30％的乙醇湿化,以降低肺泡内泡沫的表面张力使泡沫消散,增加气体交换面积。通过氧疗将血氧饱和度维持在95％～98％水平。对于病情特别严重者可用面罩呼吸机持续加压给氧,一方面可使气体交换加强,另一方面也可对抗组织液向肺泡内渗透。也可加用50％的乙醇湿化,以降低肺泡内泡沫的表面张力,使泡沫破裂,改善通气功能。

(3)迅速建立两条静脉通道,遵医嘱正确使用药物,观察药物疗效与不良反应。

(4)其他:可采用四肢轮流三肢结扎、静脉放血、气囊暂时阻塞下腔静脉、高渗腹膜透析及高位硬膜外麻醉等疗法,以减轻回心血量,改善心功能。

(5)病情观察:严密观察患者的呼吸频率、节律、深度,判断呼吸困难的程度;观察咳嗽的情况、痰的颜色和量、肺内啰音的变化;心率、心律、心音有无异常;患者皮肤的颜色及意识的变化。

2.心理护理

(1)急性期避免在患者面前讨论病情,以减少误解。护理人员在抢救时应镇静,态度热情,操作熟练、忙而不乱,安慰、鼓励患者,以增强其治疗疾病的信心,减轻恐惧与焦虑。

(2)缓解期分析产生恐惧的原因,鼓励患者说出内心的感受。指导患者进行自我放松,如深呼吸、放松疗法等。向患者解释恐惧对心脏的不利影响,使患者主动配合,保持情绪稳定。

3.健康指导

(1)向患者及家属讲解急性左心衰竭的病因及诱因,鼓励患者积极配合治疗原发病,避免诱发因素。定期复诊。

(2)在静脉输液前嘱患者主动告诉护士自己有心脏病史,以便护士在输液时控制输液量及滴速。

(五)护理评价

患者的缺氧得到改善,表现为动脉血气分析值正常,血氧饱和度＞90％,呼吸平稳;未发生心源性休克,表现为生命体征平稳;患者对医疗护理的反应表现出平静和信任。

(王 杨)

第三节 呼吸衰竭

一、概述

呼吸衰竭是指各种原因引起的肺通气和/或换气功能严重障碍,以至在静息状态下亦不能维持足够的气体交换,导致缺氧伴(或不伴)二氧化碳潴留,进而引起一系列病理生理改变和代谢紊乱的临床综合征。主要表现为呼吸困难、发绀、精神、神经症状等。常以动脉血气分析作为呼吸衰竭的诊断标准:在水平面、静息状态、呼吸空气条件下,动脉血氧分压(PaO_2)低于 8.0 kPa(60 mmHg),伴或不伴二氧化碳分压($PaCO_2$)高于 6.7 kPa(50 mmHg),并排除心内解剖分流和原发于心排血量降低等致低氧因素,可诊断为呼吸衰竭。

(一)病因

参与呼吸运动过程的任何一个环节发生病变,都可导致呼吸衰竭。临床上常见的病因有以下几种。

1.呼吸道阻塞性病变

气管-支气管的炎症、痉挛、肿瘤、异物、纤维化瘢痕,如慢性阻塞性肺疾病(COPD)、重症哮喘等引起呼吸道阻塞和肺通气不足。

2.肺组织病变

各种累及肺泡和/或肺间质的病变,如肺炎、肺气肿、严重肺结核、弥漫性肺纤维化、肺水肿、肺不张、硅沉着病(矽肺)等均可导致肺容量减少、有效弥散面积减少、肺顺应性减低、通气/血流比值失调。

3.肺血管疾病

肺栓塞、肺血管炎、肺毛细血管瘤、多发性微血栓形成等可引起肺换气障碍,通气/血流比值失调,或部分静脉血未经氧合直接进入肺静脉。

4.胸廓与胸膜疾病

胸外伤引起的连枷胸、严重的自发性或外伤性气胸等均可影响胸廓活动和肺脏扩张,造成通气障碍。严重的脊柱畸形、大量胸腔积液或伴有胸膜增厚、粘连,亦可引起通气减少。

5.神经-肌肉疾病

脑血管疾病、颅脑外伤、脑炎及安眠药中毒,可直接或间接抑制呼吸中枢。脊髓高位损伤、脊髓灰质炎、多发性神经炎、重症肌无力、有机磷中毒、破伤风及严重的钾代谢紊乱,均可累及呼吸肌,使呼吸肌动力下降而引起通气不足。

(二)分类

1.按发病的缓急分类

(1)急性呼吸衰竭:多指原来呼吸功能正常,由于某些突发因素,如创伤、休克、溺水、电击、急性呼吸道阻塞、药物中毒、颅脑病变等,造成肺通气和/或换气功能迅速出现严重障碍,短时间内引起呼吸衰竭。

(2)慢性呼吸衰竭:指在一些慢性疾病,包括呼吸和神经肌肉系统疾病的基础上,呼吸功能障碍逐渐加重而发生的呼吸衰竭。最常见的原因为 COPD。

2.按动脉血气分析分类

（1）Ⅰ型呼吸衰竭：即缺氧性呼吸衰竭，血气分析特点为：$PaO_2 < 8.0$ kPa（60 mmHg），$PaCO_2$ 降低或正常。主要见于弥散功能障碍、通气/血流比值失调、动-静脉分流等肺换气障碍性疾病，如急性肺栓塞、间质性肺疾病等。

（2）Ⅱ型呼吸衰竭：即高碳酸性呼吸衰竭，血气分析特点为：$PaO_2 < 8.0$ kPa（60 mmHg），同时 $PaCO_2 > 6.7$ kPa（50 mmHg）。因肺泡有效通气不足所致。单纯通气不足引起的缺氧和高碳酸血症的程度是平行的，若伴有换气功能障碍，则缺氧更严重，如 COPD。

（三）发病机制和病理生理

1.缺氧（低氧血症）和二氧化碳潴留（高碳酸血症）的发生机制

（1）肺通气不足：各种原因造成呼吸道管腔狭窄，通气障碍，使肺泡通气量减少，肺泡氧分压下降，二氧化碳排出障碍，最终导致缺氧和二氧化碳潴留。

（2）弥散障碍：指氧气、二氧化碳等气体通过肺泡膜进行气体交换的物理弥散过程发生障碍。由于氧气和二氧化碳通透肺泡膜的能力相差很大，氧的弥散力仅为二氧化碳的 1/20，故在弥散障碍时，通常表现为低氧血症。

（3）通气/血流比失调：正常成年人静息状态下，肺泡通气量为 4 L/min，肺血流量为 5 L/min，通气/血流比为 0.8。病理情况下，通气/血流比失调有两种形式：①部分肺泡通气不足，如肺泡萎陷、肺炎、肺不张等引起病变部位的肺泡通气不足，通气/血流比减小，静脉血不能充分氧合，形成动-静脉样分流。②部分肺泡血流不足，肺血管病变如肺栓塞引起栓塞部位血流减少，通气正常，通气/血流比增大，吸入的气体不能与血流进行有效交换，形成无效腔效应，又称无效腔样通气。通气/血流比失调的结果主要是缺氧，而无二氧化碳潴留。

（4）氧耗量增加：加重缺氧的原因之一。发热、战栗、呼吸困难和抽搐均增加氧耗量，正常人可借助增加通气量以防止缺氧。而原有通气功能障碍的患者，在氧耗量增加的情况下会出现严重的低氧血症。

2.缺氧对人体的影响

（1）对中枢神经系统的影响：脑组织对缺氧最为敏感。缺氧对中枢神经影响的程度与缺氧的程度和发生速度有关。轻度缺氧仅有注意力不集中、智力减退、定向障碍等；随着缺氧的加重可出现烦躁不安、神志恍惚、谵妄、昏迷。由于大脑皮质神经元对缺氧的敏感性最高，因此临床上缺氧的最早期表现是精神症状。

严重缺氧可使血管的通透性增加，引起脑组织充血、水肿和颅内压增高，压迫脑血管，可进一步加重缺血、缺氧，形成恶性循环。

（2）对循环系统的影响：缺氧可反射性加快心率，使血压升高、冠状动脉血流增加以维持心肌活动所必需的氧。心肌对缺氧十分敏感，早期轻度缺氧即可在心电图上表现出来，急性严重缺氧可导致心室颤动或心搏骤停。长期慢性缺氧可引起心肌纤维化、心肌硬化。缺氧、肺动脉高压及心肌受损等多种病理变化最终导致肺源性心脏病。

（3）对呼吸系统的影响：呼吸的变化受到低氧血症和高碳酸血症所引起的反射活动及原发病的影响。轻度缺氧可刺激颈动脉窦和主动脉体化学感受器，反射性兴奋呼吸中枢，使呼吸加深加快。随着缺氧的逐渐加重，这种反射迟钝，呼吸抑制。

（4）对酸碱平衡和电解质的影响：严重缺氧可抑制细胞能量代谢的中间过程，导致能量产生减少,乳酸和无机磷大量积蓄,引起代谢性酸中毒。而能量的不足使体内离子转运泵受到损害,钾离子由细胞内转移到血液和组织间,钠和氢离子进入细胞内,导致细胞内酸中毒和高钾血症。代谢性酸中毒产生的固定酸与缓冲系统中碳酸氢盐起作用,产生碳酸,使组织的二氧化碳分压增高。

(5)对消化、血液系统的影响:缺氧可直接或间接损害肝细胞,使丙氨酸氨基转移酶升高。慢性缺氧可引起继发红细胞增多,增加了血黏度,严重时加重肺循环阻力和右心负荷。

3.二氧化碳潴留对人体的影响

(1)对中枢神经系统的影响:轻度二氧化碳潴留,可间接兴奋皮质,引起失眠、精神兴奋、烦躁不安等症状,随着二氧化碳潴留的加重,皮质下层受到抑制,表现为嗜睡、昏睡甚至昏迷,称为二氧化碳麻醉。二氧化碳还可扩张脑血管,使脑血流量增加,严重时造成脑水肿。

(2)对循环系统的影响:二氧化碳潴留可引起心率加快,心排血量增加,肌肉及腹腔血管收缩,冠状动脉、脑血管及皮肤浅表血管扩张,早期表现为血压升高。二氧化碳潴留的加重可直接抑制心血管中枢,引起血压下降、心律失常等严重后果。

(3)对呼吸的影响:二氧化碳是强有力的呼吸中枢兴奋剂,$PaCO_2$ 急骤升高,呼吸加深加快,通气量增加;长时间的二氧化碳潴留则会对呼吸中枢产生抑制,此时的呼吸运动主要靠缺氧对外周化学感受器的刺激作用得以维持。

(4)对酸碱平衡的影响:二氧化碳潴留可直接导致呼吸性酸中毒。血液 pH 取决于 HCO_3^-/H_2CO_3 比值,前者靠肾脏的调节(1～3 天),而 H_2CO_3 的调节主要靠呼吸(仅需数小时)。急性呼吸衰竭时二氧化碳潴留可使 pH 迅速下降;而慢性呼吸衰竭时,因二氧化碳潴留发展缓慢,肾减少 HCO_3^- 排出,不致使 pH 明显减低。

(5)对肾脏的影响:轻度二氧化碳潴留可使肾血管扩张,肾血流量增加而使尿量增加。二氧化碳潴留严重时,由于 pH 减低,使肾血管痉挛,血流量减少,尿量亦减少。

二、急性呼吸衰竭

(一)病因

1.呼吸系统疾病

严重呼吸系统感染、急性呼吸道阻塞病变、重度或持续性哮喘、各种原因引起的急性肺水肿、肺血管疾病、胸廓外伤或手术损伤、自发性气胸和急剧增加的胸腔积液等,导致肺通气和换气障碍。

2.神经系统疾病

急性颅内感染、颅脑外伤、脑血管病变等直接或间接抑制呼吸中枢。

3.神经-肌肉传导系统病变

脊髓灰质炎、重症肌无力、有机磷中毒及颈椎外伤等可损伤神经-肌肉传导系统,引起通气不足。

(二)临床表现

急性呼吸衰竭的临床表现主要是低氧血症所致的呼吸困难和多器官功能障碍。

1.呼吸困难

其是呼吸衰竭最早出现的症状。表现为呼吸节律、频率和幅度的改变。

2.发绀

发绀是缺氧的典型表现。当动脉血氧饱和度低于 90％时,可在口唇、甲床等末梢部位出现紫蓝色称为发绀。血红蛋白增高和休克时易出现发绀,严重贫血者即使缺氧也无明显发绀。发绀还受皮肤色素及心功能的影响。

3.精神神经症状

急性缺氧可出现精神错乱、狂躁、抽搐、昏迷等症状。

4.循环系统表现

多数患者有心动过速;严重低氧血症、酸中毒可引起心肌损害,亦可引起周围循环衰竭、血压下降、心律失常、心搏骤停。

5.消化和泌尿系统表现

严重缺氧损害肝、肾细胞,引起转氨酶、尿素氮升高;个别病例可出现蛋白尿和管型尿。因胃肠道黏膜屏障功能损伤,导致胃肠道黏膜充血、水肿、糜烂或应激性溃疡,引起上消化道出血。

(三)诊断

根据急性发病的病因及低氧血症的临床表现,急性呼吸衰竭的诊断不难做出,结合动脉血气分析可确诊。

(四)治疗

急性呼吸衰竭时,机体往往来不及代偿,故需紧急救治。

1.改善与维持通气

保证呼吸道通畅是最基本最重要的治疗措施。立即进行口对口人工呼吸,必要时建立人工呼吸道(气管插管或气管切开)。用手压式气囊做加压人工呼吸,将更利于发挥气体弥散的作用,延长氧分压在安全水平的时间,为进一步抢救赢得机会。

若患者有支气管痉挛,应立即由静脉给予支气管扩张药。

2.高浓度给氧

及时给予高浓度氧或纯氧,尽快缓解机体缺氧状况,保护重要器官是抢救成功的关键。但必须注意吸氧浓度和时间,以免造成氧中毒。一般吸入纯氧小于 5 小时。

3.其他抢救措施

见本节慢性呼吸衰竭。

三、慢性呼吸衰竭

慢性呼吸衰竭是由慢性胸肺疾病引起呼吸功能障碍逐渐加重而发生的呼吸衰竭。由于机体的代偿适应,尚能从事较轻体力工作和日常活动者称代偿性慢性呼吸衰竭;当并发呼吸道感染、呼吸道痉挛等原因致呼吸功能急剧恶化,代偿丧失,出现严重缺氧和二氧化碳潴留及代谢紊乱者称失代偿性慢性呼吸衰竭。以Ⅱ型呼吸衰竭最常见。

(一)病因

以慢性阻塞性肺疾病(COPD)最常见,其次为重症哮喘发作、弥漫性肺纤维化、严重肺结核、尘肺、广泛胸膜粘连、胸廓畸形等。呼吸道感染常是导致失代偿性慢性呼吸衰竭的直接诱因。

(二)临床表现

除原发病的相应症状外,主要是由缺氧和二氧化碳潴留引起的多器官功能紊乱。慢性呼吸衰竭的临床表现与急性呼吸衰竭大致相似,但在以下几方面有所不同。

1.呼吸困难

COPD所致的呼吸衰竭,病情较轻时表现为呼吸费力伴呼气延长,严重时呈浅快呼吸。若并发二氧化碳潴留,$PaCO_2$显著升高或升高过快,可出现二氧化碳麻醉,患者由深而慢的呼吸转为浅快呼吸或潮式呼吸。

2.精神神经症状

慢性呼吸衰竭伴二氧化碳潴留时,随着$PaCO_2$的升高,可表现为先兴奋后抑制。抑制之前的兴奋症状有烦躁、躁动、夜间失眠而白天嗜睡(睡眠倒错)等,抑制症状有神志淡漠、注意力不集中、定向力障碍、昏睡甚至昏迷,亦可出现腱反射减弱或消失、锥体束征阳性等,称为肺性脑病。

3.循环系统表现

二氧化碳潴留使外周体表静脉充盈、皮肤充血、温暖多汗、血压升高、心排血量增多而致脉搏洪大,多数患者有心率加快,因脑血管扩张产生搏动性头痛。

(三)诊断

根据患者有慢性肺疾患或其他导致呼吸功能障碍的疾病史,新近有呼吸道感染,有缺氧、二氧化碳潴留的临床表现,结合动脉血气分析可做出诊断。

(四)治疗

治疗原则是畅通呼吸道、纠正缺氧、增加通气量、纠正酸碱失衡及电解质紊乱和去除诱因。

1.保证呼吸道通畅

呼吸道通畅是纠正呼吸衰竭的首要措施。应鼓励患者咳嗽,对无力咳嗽、咳痰或意识障碍的患者要加强翻身拍背和体位引流,昏迷患者可采用多孔导管通过口腔、鼻腔、咽喉部,将分泌物或胃内反流物吸出。痰液黏稠不易咳出者,可采用雾化吸入稀释痰液;对呼吸道痉挛者可给予支气管解痉药,必要时建立人工呼吸道,并采用机械通气辅助呼吸。

2.氧疗

常用鼻塞或鼻导管吸氧,Ⅱ型呼吸衰竭应给予低流量(1~2 L/min)低浓度(25%~33%)持续吸氧。因Ⅱ型呼吸衰竭时,呼吸中枢对高二氧化碳的反应性差,呼吸的维持主要靠缺氧的刺激,若给予高浓度吸氧,可消除缺氧对呼吸的驱动作用,而使通气量迅速降低,二氧化碳分压更加升高,患者很快进入昏迷。Ⅰ型呼吸衰竭时吸氧浓度可较高(35%~45%),宜用面罩吸氧。应防止高浓度(>60%)长时间(>24小时)吸氧引起氧中毒。

3.增加通气量

减少二氧化碳潴留,二氧化碳潴留主要是由于肺泡通气不足引起的,只有增加肺泡通气量才能有效地排出二氧化碳。目前临床上常通过应用呼吸兴奋药和机械通气来改善肺泡通气功能。

(1)合理应用呼吸兴奋药可刺激呼吸中枢或周围化学感受器,增加呼吸频率和潮气量,使通气改善,还可改善神志,提高咳嗽反射,有利于排痰。常用尼可刹米1.875~3.75 g加入5%葡萄糖液500 mL中静脉滴注,但应注意供氧,以弥补其氧耗增多的弊端。氨茶碱、地高辛可增强膈肌收缩而增加通气量,可配合应用。必要时还可选用纳洛酮以促醒。

(2)机械通气的目的在于提供维持患者代谢所需要的肺泡通气;提供高浓度的氧气以纠正低氧血症,改善组织缺氧;代替过度疲劳的呼吸肌完成呼吸作用,减轻心肺负担,缓解呼吸困难症状。对于神志尚清,能配合的呼吸衰竭患者,可采用无创性机械通气,如做鼻或口鼻面罩呼吸机机械通气;对于病情危重神志不清或呼吸道有大量分泌物者,应建立人工呼吸道,如气管插管气管切开安装多功能呼吸机机械通气。机械通气为正压送气,操作时各项参数(潮气量、呼吸频率、吸呼比、氧浓度等)应适中,以免出现并发症。

4.抗感染

慢性呼吸衰竭急性加重的常见诱因是感染,一些非感染因素诱发的呼吸衰竭也容易继发感染。因此,抗感染治疗是慢性呼吸衰竭治疗的重要环节之一,应注意根据病原学检查及药物敏感试验合理应用抗生素。

5.纠正酸碱平衡失调

慢性呼吸衰竭常有二氧化碳潴留,导致呼吸性酸中毒。呼吸性酸中毒的发生多为慢性过程,机体常常以增加碱储备来代偿。因此,在纠正呼吸性酸中毒的同时,要注意纠正潜在的代谢性碱中毒,可给予盐酸精氨酸和补充钾盐。

6.营养支持

呼吸衰竭患者由于呼吸功能增加、发热等因素,导致能量消耗上升,机体处于负代谢,长时间会降低免疫功能,感染不易控制,呼吸肌易疲劳。故可给予患者高蛋白、高脂肪和低糖,以及多种维生素和微量元素的饮食,必要时静脉滴注脂肪乳。

7.病因治疗

病因治疗是治疗呼吸衰竭的根本所在。在解决呼吸衰竭本身造成的危害的前提下,应针对不同病因采取适当的治疗措施。

(五)转诊

1.转诊指征

呼吸衰竭一旦确诊,应立即转上一级医院诊治。

2.转诊注意事项

转诊前需给予吸氧、吸痰、强心、应用呼吸兴奋药等。

(六)健康指导

缓解期鼓励患者进行耐寒锻炼和呼吸功能锻炼,以增强体质及抗病能力;注意保暖,避免受凉及呼吸道感染,若出现感染症状,应及时治疗;注意休息,掌握合理的家庭氧疗;加强营养,增加抵抗力,减少呼吸道感染的机会。

四、护理评估

(一)致病因素

引起呼吸衰竭的病因很多,凡参与肺通气和换气的任何一个环节的严重病变都可导致呼吸衰竭。

1.呼吸系统疾病

常见于慢性阻塞性肺疾病(COPD)、重症哮喘、肺炎、严重肺结核、弥散性肺纤维化、肺水肿、严重气胸、大量胸腔积液、硅沉着病、胸廓畸形等。

2.神经肌肉病变

如脑血管疾病、颅脑外伤、脑炎、镇静催眠药中毒、多发性神经炎、脊髓颈段或高位胸段损伤、重症肌无力等。

上述病因可引起肺泡通气量不足、氧弥散障碍、通气/血流比例失调,导致缺氧或合并二氧化碳潴留而发生呼吸衰竭。

(二)身体状况

呼吸衰竭除原发疾病症状、体征外,主要为缺氧、二氧化碳潴留所致的呼吸困难和多脏器功能障碍。

1.呼吸困难

呼吸困难是最早、最突出的表现。主要为呼吸频率增快,病情严重时辅助呼吸肌活动增加,出现"三凹征"。若并发二氧化碳潴留,$PaCO_2$ 升高过快或显著升高时,患者可由呼吸过快转为浅慢呼吸或潮式呼吸。

2.发绀

发绀是缺氧的典型表现,可见口唇、指甲和舌发绀。严重贫血患者由于红细胞和血红蛋白减少,还原型血红蛋白的含量减低可不出现发绀。

3.精神神经症状

主要是缺氧和二氧化碳潴留的表现。早期轻度缺氧可表现为注意力分散,定向力减退;缺氧程度加重,出现烦躁不安、神志恍惚、嗜睡、昏迷。轻度二氧化碳潴留,表现为兴奋症状,即失眠、躁动、夜间失眠而白天嗜睡;重度二氧化碳潴留可抑制中枢神经系统导致肺性脑病,表现为神志淡漠、间歇抽搐、肌肉震颤、昏睡,甚至昏迷等二氧化碳麻醉现象。

4.循环系统表现

二氧化碳潴留使外周体表静脉充盈、皮肤充血、温暖多汗、血压升高、心排血量增多而致脉搏洪大;多数患者有心率加快;因脑血管扩张产生搏动性头痛。

5.其他

可表现为上消化道出血、谷丙转氨酶升高、蛋白尿、血尿、氮质血症等。

(三)心理社会状况

患者常因躯体不适、气管插管或气管切开、各种监测及治疗仪器的使用等感到焦虑或恐惧。

(四)实验室及其他检查

1.动脉血气分析

$PaO_2 < 8.0$ kPa(60 mmHg),伴或不伴 $PaCO_2 > 6.7$ kPa(50 mmHg),为最重要的指标,可作为呼吸衰竭的诊断依据。

2.血 pH 及电解质测定

呼吸性酸中毒合并代谢性酸中毒时,血 pH 明显降低常伴有高钾血症。呼吸性酸中毒合并代谢性碱中毒时,常有低钾和低氯血症。

3.影像学检查

胸部 X 线片、肺 CT 和放射性核素肺通气/灌注扫描等,可协助分析呼吸衰竭的原因。

五、护理诊断及医护合作性问题

(1)气体交换受损:与通气不足、通气/血流失调和弥散障碍有关。

(2)清理呼吸道无效:与分泌物增加、意识障碍、人工气道、呼吸肌功能障碍有关。

(3)焦虑:与呼吸困难、气管插管、病情严重、失去个人控制及对预后的不确定有关。

(4)营养失调,低于机体需要量,与食欲缺乏、呼吸困难、人工气道及机体消耗增加有关。

(5)有受伤的危险:与意识障碍、气管插管及机械呼吸有关。

(6)潜在并发症:如感染、窒息等。

（7）缺乏呼吸衰竭的防治知识。

六、护理措施

（一）病情观察

重症患者需持续心电监护,密切观察患者的意识状态、呼吸频率、呼吸节律和深度、血压、心率和心律。观察排痰是否通畅、有无发绀、球结膜水肿、肺部异常呼吸音及啰音;监测动脉血气分析、电解质检查结果、机械通气情况等;若患者出现神志淡漠、烦躁、抽搐时,提示有肺性脑病的发生,应及时通知医师进行处理。

（二）生活护理

1.休息与体位

急性发作时,安排患者在重症监护病室,绝对卧床休息;协助和指导患者取半卧位或坐位,指导、教会病情稳定的患者缩唇呼吸。

2.合理饮食

给予高热量、高蛋白、富含维生素、低糖类、易消化、少刺激性的食物;昏迷患者常规给予鼻饲或肠外营养。

（三）氧疗的护理

1.氧疗的意义和原则

氧疗能提高动脉血氧分压,纠正缺氧,减轻组织损伤,恢复脏器功能。临床上根据患者病情和血气分析结果采取不同的给氧方法和给氧浓度。原则是在畅通气道的前提下,Ⅰ型呼吸衰竭的患者可短时间内间歇给予高浓度（＞35%）或高流量（4～6 L/min）吸氧;Ⅱ型呼吸衰竭的患者应给予低浓度（＜35%）、低流量（1～2 L/min）鼻导管持续吸氧,使 PaO_2 控制在 8.0 kPa（60 mmHg）或 SaO_2 在 90% 以上,以防因缺氧完全纠正,使外周化学感受器失去低氧血症的刺激而导致呼吸抑制,加重缺氧和 CO_2 潴留。

2.吸氧方法

吸氧方法有鼻导管、鼻塞、面罩、气管内和呼吸机给氧。临床常用、简便的方法是鼻导管、鼻塞法吸氧,其优点为简单、方便,不影响患者进食、咳嗽。缺点为氧浓度不恒定,易受患者呼吸影响,高流量对局部黏膜有刺激,氧流量不能大于 7 L/min。吸氧过程中应注意保持吸入氧气的湿化,输送氧气的面罩、导管、气管应定期更换消毒,防止交叉感染。

3.氧疗疗效的观察

若吸氧后呼吸困难缓解、发绀减轻、心率减慢、尿量增多、皮肤转暖、神志清醒,提示氧疗有效;若呼吸过缓或意识障碍加深,提示二氧化碳潴留加重。应根据动脉血气分析结果和患者的临床表现,及时调整吸氧流量或浓度。若发绀消失、神志清楚、精神好转、PaO_2＞8.0 kPa（60 mmHg）、$PaCO_2$＜6.7 kPa（50 mmHg）,可间断吸氧几日后,停止氧疗。

（四）药物治疗的护理

用药过程中密切观察药物的疗效和不良反应。使用呼吸兴奋药必须保持呼吸道通畅,脑缺氧、脑水肿未纠正而出现频繁抽搐者慎用;静脉滴注时速度不宜过快,如出现恶心、呕吐、烦躁、面色潮红、皮肤瘙痒等现象,需要减慢滴速。对烦躁不安、夜间失眠患者,禁用对呼吸有抑制作用的药物,如吗啡等,慎用镇静药,以防止引起呼吸抑制。

(五)心理护理

呼吸衰竭的患者常对病情和预后有顾虑、心情忧郁、对治疗丧失信心,应多了解和关心患者的心理状况,特别是对建立人工气道和使用机械通气的患者,应经常巡视,让患者说出或写出引起或加剧焦虑的因素,针对性解决。

(六)健康指导

1.疾病知识指导

向患者及家属讲解疾病的发病机制、发展和转归。告诉患者及家属慢性呼吸衰竭患者度过危重期后,关键是预防和及时处理呼吸道感染等诱因,以减少急性发作,尽可能延缓肺功能恶化的进程。

2.生活指导

从饮食、呼吸功能锻炼、运动、避免呼吸道感染、家庭氧疗等方面进行指导。

3.病情监测指导

指导患者及家属学会识别病情变化,如出现咳嗽加剧、痰液增多、色变黄、呼吸困难、神志改变等,应及早就医。

(王 杨)

参 考 文 献

[1] 张薇薇.基础护理技术与各科护理实践[M].开封:河南大学出版社,2021.

[2] 吴小玲.临床护理基础及专科护理[M].长春:吉林科学技术出版社,2019.

[3] 刘爱杰,张芙蓉,景莉,等.实用常见疾病护理[M].青岛:中国海洋大学出版社,2021.

[4] 任潇勤.临床实用护理技术与常见病护理[M].昆明:云南科技出版社,2020.

[5] 石晶,张佳滨,王国力.临床实用专科护理[M].北京:中国纺织出版社,2022.

[6] 李秋华.实用专科护理常规[M].哈尔滨:黑龙江科学技术出版社,2020.

[7] 魏晓莉.医学护理技术与护理常规[M].长春:吉林科学技术出版社,2019.

[8] 孙善碧,刘波,吴玉清.精编临床护理[M].北京/西安:世界图书出版公司,2022.

[9] 吴欣娟.临床护理常规[M].北京:中国医药科技出版社,2020.

[10] 王艳.常见病护理实践与操作常规[M].长春:吉林科学技术出版社,2020.

[11] 张蕾.实用护理技术与专科护理常规[M].北京:科学技术文献出版社,2019.

[12] 黄俊蕾,赵娜,李丽沙.新编实用临床与护理[M].青岛:中国海洋大学出版社,2019.

[13] 刘峥.临床专科疾病护理要点[M].开封:河南大学出版社,2021.

[14] 王姗姗.实用内科疾病诊治与护理[M].青岛:中国海洋大学出版社,2019.

[15] 尹玉梅.实用临床常见疾病护理常规[M].青岛:中国海洋大学出版社,2020.

[16] 张然.临床医疗护理与管理[M].哈尔滨:黑龙江科学技术出版社,2019.

[17] 管清芬.基础护理与护理实践[M].长春:吉林科学技术出版社,2020.

[18] 张世叶.临床护理与护理管理[M].哈尔滨:黑龙江科学技术出版社,2020.

[19] 张书霞.临床护理常规与护理管理[M].天津:天津科学技术出版社,2020.

[20] 白彦红.实用临床护理规范[M].长春:吉林科学技术出版社,2019.

[21] 姜永杰.常见疾病临床护理[M].长春:吉林科学技术出版社,2019.

[22] 张俊英.精编临床常见疾病护理[M].青岛:中国海洋大学出版社,2021.

[23] 程娟.临床专科护理理论与实践[M].开封:河南大学出版社,2020.

[24] 于翠翠.实用护理学基础与各科护理实践[M].北京:中国纺织出版社,2022.

[25] 万霞.现代专科护理及护理实践[M].开封:河南大学出版社,2020.

[26] 于红,刘英,徐惠丽,等.临床护理技术与专科实践[M].成都:四川科学技术出版社,2021.

[27] 安旭姝,曲晓菊,郑秋华.实用护理理论与实践[M].北京:化学工业出版社,2022.

［28］杨玉梅,余虹.基础护理［M］.北京:北京出版社,2020.

［29］顾宇丹.现代临床专科护理精要［M］.开封:河南大学出版社,2022.

［30］任秀英.临床疾病护理技术与护理精要［M］.北京:中国纺织出版社,2022.

［31］张晓艳.临床护理技术与实践［M］.成都:四川科学技术出版社,2022.

［32］张文燕,冯英,柳国芳,等.护理临床实践［M］.青岛:中国海洋大学出版社,2019.

［33］赵静.新编临床护理基础与操作［M］.开封:河南大学出版社,2021.

［34］王林霞.临床常见病的防治与护理［M］.北京:中国纺织出版社,2020.

［35］顾宇丹.现代临床专科护理精要［M］.开封:河南大学出版社,2022.

［36］张忠晓.预见性护理在下肢静脉曲张术后患者预防深静脉血栓形成中的应用效果［J］.中国民康医学,2021,33(17):191-192.

［37］白井双,蔡立柏,韩冰,等.心力衰竭病人延续性容量负荷评估护理质量评价指标体系的构建［J］.护理研究,2022,36(19):3398-3404.

［38］刘欢.急性心肌梗死并发心源性休克患者接受心排量监测仪联合综合护理的干预效果［J］.医疗装备,2022,35(10):164-166.

［39］张巍,易敏,周雅婷,等.CCU护理风险管理对法洛四联症患儿术后监护质量的影响［J］.当代医学,2020,26(14):47-50.

［40］丁熙垚,崔妮.综合护理在小儿肠套叠空气灌肠护理中应用的临床效果分析［J］.中国医药指南,2021,19(15):227-228.

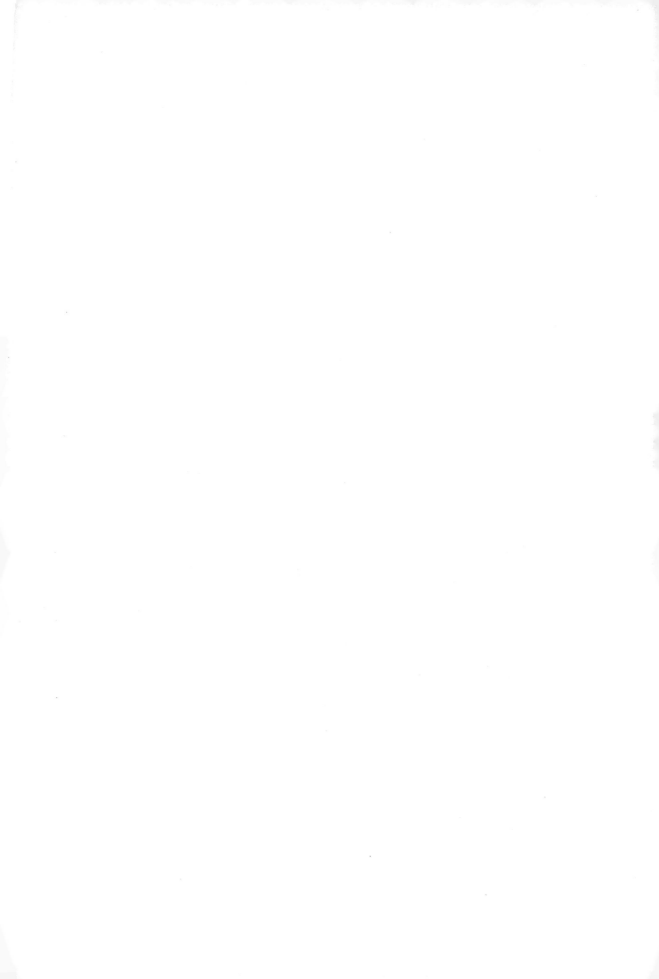